Neurosonología en el Paciente Crítico

Neurosonología en el Paciente Crítico

SOCIEDAD ARGENTINA DE TERAPIA INTENSIVA (SATI)

DIRECTORAS

CORINA PUPPO

Médica Especialista en Medicina Interna, Medicina Intensiva y Emergentología
Coordinadora del Laboratorio de Neuromonitoreo, Centro de Tratamiento
Intensivo, Hospital de Clínicas de Montevideo, Facultad de Medicina,
Universidad de la República (UdelaR)
Investigadora Clínica Nivel I, Sistema Nacional de Investigadores, Agencia
Nacional de Investigación e Innovación (ANII), Uruguay
Médica Intensivista, Unidad Neurocrítica del Servicio Médico Integral (SMI),
Montevideo, Uruguay
Expresidenta, *Latin American Brain Injury Consortium* (LABIC; 2014-2015)

SILVIA H. CARINO

Médica Intensivista y Miembro Titular del Comité de Neurointensivismo de
la Sociedad Argentina de Terapia Intensiva (SATI)
Directora del Curso de Doppler Transcraneal de la Sociedad Argentina de
Terapia Intensiva (SATI) y la Universidad Nacional de La Plata
Colaboradora de la Cátedra Terapia Intensiva, Facultad de Ciencias Médicas,
Universidad Nacional de La Plata
Ex Jefa de la Unidad de Internación y Consultora de Área de
Neurointensivismo, Servicio de Terapia Intensiva, Hospital Interzonal
General de Agudos (HIGA) General José de San Martín, La Plata, Buenos
Aires, Argentina

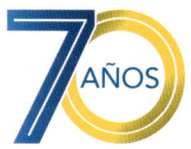
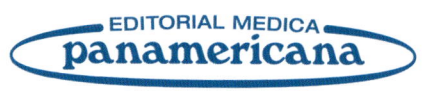

Desde 1953 formando Profesionales de la Salud

BUENOS AIRES - BOGOTÁ - MADRID - MÉXICO
e-mail: info@medicapanamericana.com
www.medicapanamericana.com

ISBN: 978-950-06--9718-7: Libro + Versión electrónica
ISBN 978-950-06-9717-0: Versión electrónica

Sociedad Argentina de Terapia Intensiva
Neurosonología en el paciente crítico; Director
Corina Puppo; Silvia H. Carino. - 1.ª ed - Ciudad
Autónoma de Buenos Aires: Médica Panamericana,
2023.
324 p. + Videos; 25 x 17 cm.

ISBN 978-950-06-9718-7

1. Diagnostico por ultrasonidos. 2. Diagnóstico por
Imagen. 3. Terapia Intensiva. I. Puppo, Corina, dir. II.
Carino, Silvia H., dir.
CDD 616.0757

Esta edición se terminó de imprimir en los talleres
de Latingráfica S.R.L.
Rocamora 4161, Ciudad Autónoma de Buenos Aires,
Argentina

IMPRESO EN LA ARGENTINA

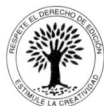

Las ciencias de la salud están en permanente cambio. A medida
que las nuevas investigaciones y la experiencia clínica amplían
nuestro conocimiento, se requieren modificaciones en las
modalidades terapéuticas y en los tratamientos farmacológicos.
Los autores de esta obra han verificado toda la información con
fuentes confiables para asegurarse de que ésta sea completa
y acorde con los estándares aceptados en el momento de la
publicación. Sin embargo, en vista de la posibilidad de un error
humano o de cambios en las ciencias de la salud, ni los autores,
ni la editorial o cualquier otra persona implicada en la preparación
o la publicación de este trabajo, garantizan que la totalidad de
la información aquí contenida sea exacta o completa y no se
responsabilizan por errores u omisiones o por los resultados
obtenidos del uso de esta información. Se aconseja a los lectores
confirmarla con otras fuentes. Por ejemplo, y en particular, se
recomienda a los lectores revisar el prospecto de cada fármaco
que planean administrar para cerciorarse de que la información
contenida en este libro sea correcta y que no se hayan producido
cambios en las dosis sugeridas o en las contraindicaciones
para su administración. Esta recomendación cobra especial
importancia con relación a fármacos nuevos o de uso
infrecuente.

ILUSTRACIÓN DE TAPA: composición de imágenes de
las directoras de la obra alusivas a las aplicaciones de la
neurosonología.

EDITORIAL MÉDICA
panamericana

Visite nuestra página web:
http://www.medicapanamericana.com

ARGENTINA
Marcelo T. de Alvear 2145
(C1122AAG) Buenos Aires, Argentina
Tel.: (54-11) 4821-5520 / 2066 /
Fax (54-11) 4821-1214
e-mail: info@medicapanamericana.com

COLOMBIA
Carrera 7a A N° 69-19 - Bogotá D.C., Colombia
Tel.: (57-1) 345-4508 / 314-5014 /
Fax: (57-1) 314-5015 / 345-0019
e-mail: infomp@medicapanamericana.com.co

ESPAÑA
Calle Sauceda 10, 5a planta (28050) - Madrid, España
Tel.: (34-91) 1317800 / Fax: (34-91) 4570919
e-mail: info@medicapanamericana.es

MÉXICO
Av. Miguel de Cervantes Saavedra N° 233 piso 8,
Oficina 801
Colonia Granada, Delegación Miguel Hidalgo -
C.P. 11520 - México, Distrito Federal
Tel.: (52-55) 5250-0664 / 5262-9470 /
Fax: (52-55) 2624-2827
e-mail: infomp@medicapanamericana.com.mx

Dedicatorias

Al Centro de Tratamiento Intensivo del Hospital de Clínicas de Montevideo, que me permitió crecer como médica clínica, docente e investigadora, y especialmente al Profesor Alberto Biestro, quien me entusiasmó a seguir en el área del neurointensivismo la neuromonitorización y lideró sin pausa su crecimiento.

C. P.

A dos personas inspiradoras:

Doctora Elisa Estenssoro

Doctor Arnaldo Dubin

S. H. C.

Colaboradores

NATALIA ROMINA BALIAN

Médica Especialista en Neurología y Medicina Interna
Médica Asociada al Servicio de Neurología, Hospital Italiano de Buenos Aires, Sección de Enfermedades Cerebrovasculares, Ciudad Autónoma de Buenos Aires, Argentina

LILIAN BENITO MORI

Médica Intensivista, Jefa de la Sala de Terapia Intensiva, Hospital Interzonal General de Agudos Prof. Dr. Luis Güemes, Haedo, Buenos Aires
Directora de la Carrera de Especialista en Medicina Crítica y Terapia Intensiva, Universidad de Buenos Aires, Argentina

DANIEL G. BERGNA

Especialista Consultor en Clínica Pediátrica y Terapia Intensiva Pediátrica
Médico Asistente y Exjefe del Servicio de Terapia Intensiva, Hospital Interzonal de Agudos Especializado en Pediatría (HIAEP) Sor María Ludovica, La Plata, Buenos Aires, Argentina

JORGE CAMACHO

Ingeniero Electricista (Udelar). Doctor en Ingeniería de Sistemas y Automática, Universidad Complutense de Madrid.
Grupo de Sistemas y Tecnologías Ultrasónicas, Instituto de Tecnologías Físicas y de la Información, Consejo Superior de Investigaciones Científicas (CSIC), Madrid, España
Co-iniciador del Laboratorio de Neuromonitoreo, Centro de Tratamiento Intensivo, Hospital de Clínicas de Montevideo, Universidad de la República (UdelaR), Uruguay

PAULA CAPORAL

Especialista en Clínica Pediátrica y Terapia Intensiva Pediátrica
Médica Asistente del Servicio de Terapia Intensiva, Hospital Interzonal de Agudos Especializado en Pediatría (HIAEP) Sor María Ludovica, La Plata, Buenos Aires, Argentina
Instructora de Doppler Transcraneal del Curso Básico de Doppler Transcraneal de la Sociedad Argentina de Terapia Intensiva (SATI)

SILVIA H. CARINO

Médica Intensivista y Miembro Titular del Comité de Neurointensivismo de la Sociedad Argentina de Terapia Intensiva (SATI)
Directora del Curso de Doppler Transcraneal de la Sociedad Argentina de Terapia Intensiva (SATI) y la Universidad Nacional de La Plata
Colaboradora de la Cátedra Terapia Intensiva, Facultad de Ciencias Médicas, Universidad Nacional de La Plata
Exjefa de la Unidad de Internación y Consultora de Área de Neurointensivismo, Servicio de Terapia Intensiva, Hospital Interzonal General de Agudos (HIGA) General José de San Martín, La Plata, Buenos Aires, Argentina

BERNARDO DORFMAN

Jefe de Terapia Intensiva, Clínica Bazterrica
Subjefe de Terapia Intensiva, Sanatorio Güemes
Director de la Carrera de Médicos Especialistas en Terapia Intensiva, Sanatorio Güemes
Coordinador de Terapia Intensiva, Clínica Santa Isabel, Ciudad Autónoma de Buenos Aires, Argentina
Asesor de Neurointensivismo, Hospital El Cruce, Florencio Varela, Buenos Aires, Argentina
Asesor del Comité de Neurointensivismo de la Sociedad Argentina de Terapia Intensiva

ANDRÉS GAYE SAAVEDRA

Médico Neurólogo, Profesor Agregado de la Cátedra de Neurología
Coordinador de la Unidad de ACV, Instituto de Neurología, Hospital de Clínicas, Facultad de Medicina, Universidad de la República (UdelaR), Montevideo, Uruguay

DANIEL AGUSTÍN GODOY

Médico Intensivista
Jefe de Servicio NeuroUCI, Sanatorio Pasteur, Catamarca, Argentina
Actual Presidente (2022-2023) de LABIC (*Latin American Brain Injury Consortium*)

HÉCTOR GÓMEZ

Magister en Ingeniería Eléctrica
Co-iniciador del Laboratorio de Neuromonitoreo,
Centro de Tratamiento Intensivo, Hospital de
Clínicas de Montevideo, Cátedra de Medicina
Intensiva, Facultad de Medicina, Universidad de la
República (UdelaR), Montevideo, Uruguay
Exprofesor Agregado del Instituto de Acústica
Ultrasónica, Instituto de Física, Facultad de
Ciencias, Universidad de la República (UdelaR),
Montevideo, Uruguay

MIGUEL LLANO

Médico Anestesiólogo, Intensivista
Unidad de Cuidados Intensivos, Hospital de
Especialidades de las Fuerzas Armadas N°1,
Quito, Ecuador

ROSSANA GERALDINE LÓPEZ

Médica Especialista en Clínica Médica y Terapia
Intensiva
Exjefa del Servicio de Clínica Médica y Terapia
Intensiva, Jefa del Servicio de Investigación
Dirección de Docencia e Investigación, Instituto
Nacional de Rehabilitación Psicofísico del Sur
(INAREPS)
Subcoordinadora del Servicio de Terapia
Intensiva, Clínica Pueyrredón
Docente de la Escuela Superior de Medicina,
Universidad Nacional de Mar del Plata, Mar del
Plata, Buenos Aires, Argentina
Docente del Curso de Doppler Transcraneal,
Sociedad Argentina de Terapia Intensiva (SATI)
Universidad Nacional de La Plata, La Plata,
Buenos Aires, Argentina
Miembro de la Sociedad Argentina de Terapia
Intensiva, Comité de Neurointensivismo

JORGE MAURICIO MERCADO VILLEGAS

Médico Intensivista, Centro de Tratamiento
Intensivo, Cátedra de Medicina Intensiva,
Hospital de Clínicas, Facultad de Medicina,
Universidad de la República (UdelaR),
Montevideo, Uruguay

LEANDRO MORAES ORONOZ

Médico Intensivista y Doctor en Ciencias
Biológicas (PhD)
Profesor Adjunto de Medicina Intensiva,
Centro de Tratamiento Intensivo, Hospital de
Clínicas, Facultad de Medicina, Universidad de la
República (UdelaR)
Coordinador del Laboratorio de Neuromonitoreo,
Centro de Tratamiento Intensivo, Hospital de
Clínicas, Montevideo, Uruguay

DIEGO MOROCHO

Médico Intensivista. Unidad de Cuidados
Intensivos, Hospital de Especialidades Eugenio
Espejo, Quito, Ecuador

MARÍA ÁNGELES MUÑOZ

Doctora en Medicina y Especialista en Medicina
Intensiva
Profesora Titular Universitaria acreditada por
ANECA
Investigadora Asociada IBIS
Miembro del Comité de Trauma Grave de la
Consejería de Salud de Andalucía, Andalucía,
España

FRANCISCO MURILLO-CABEZAS

Doctor en Medicina y Especialista en Medicina
Intensiva
Excatedrático de Medicina Intensiva, Sevilla,
España

JUAN FRANCISCO PÉREZ ARIZA

Médico Especialista en Medicina Interna y
Medicina Crítica, Universidad de Buenos Aires
Médico Intensivista, Clínica IMAT y Clínica
Universitaria Medicina Integral, Montería,
Colombia
Docente del Curso de Doppler Transcraneal,
Sociedad Argentina de Terapia Intensiva (SATI)
y Facultad de Ciencias Médicas, Universidad
Nacional de la Plata, La Plata, Buenos Aires,
Argentina

CORINA PUPPO

Médica Especialista en Medicina Interna,
Medicina Intensiva y Emergentología
Coordinadora del Laboratorio de
Neuromonitoreo, Centro de Tratamiento
Intensivo, Hospital de Clínicas de Montevideo,
Facultad de Medicina, Universidad de la
República (UdelaR)
Investigadora Clínica Nivel I, Sistema Nacional de
Investigadores, Agencia Nacional de Investigación
e Innovación (ANII), Uruguay
Médica Intensivista, Unidad Neurocrítica del

Servicio Médico Integral (SMI), Montevideo, Uruguay
Expresidenta del *Latin American Brain Injury Consortium* (LABIC; 2014-2015)

PABLO SCHOON

Médico Intensivista, Jefe del Servicio de Cuidados Intensivos, Hospital Interzonal General de Agudos Prof. Dr. Luis Güemes, Haedo, Buenos Aires, Argentina
Subdirector de la Carrera de Especialista en Medicina Crítica y Terapia Intensiva, Universidad de Buenos Aires, Ciudad Autónoma de Buenos Aires, Argentina

SILVANA SVAMPA

Médica Especialista en Terapia Intensiva
Miembro del *Staff*, Directora de la Residencia de Terapia Intensiva, Clínica CMIC, Neuquén, Neuquén
Coordinadora del Equipo de ACV, Policlínico Modelo de Cipolletti, Cipolletti, Río Negro, Argentina Miembro Titular del Comité de Neurointensivismo de la Sociedad Argentina de Terapia Intensiva (SATI)

FRANCISCO M. TAMAGNONE

Especialista en Terapia Intensiva
Especialista en Diagnóstico por Imágenes
Especialista en Clínica Médica
Jefe de Servicio de Diagnóstico por Imágenes, Clínica Nueva Belgrano
Médico de Guardia del Servicio de Terapia Intensiva, Hospital Bernardino Rivadavia, Ciudad Autónoma de Buenos Aires, Argentina
Miembro del Comité de Ecografía Crítica de la Sociedad Argentina de Terapia Intensiva (SATI) Presidente de la Asociación Argentina de Ultrasonografía Crítica (ASARUC)

LEANDRO I. TUMINO

Médico de la Unidad de Terapia Intensiva, Hospital Interzonal General de Agudos (HIGA) General San Martín, La Plata
Instructor de Residentes de Terapia Intensiva, HIGA General San Martín, La Plata, Provincia de Buenos Aires, Argentina
Director del Comité de Neurointensivismo de la Sociedad Argentina de Terapia Intensiva (SATI)

BERNARDO YELICICH

Ingeniero Electricista
Co-iniciador e integrante actual del Laboratorio de Neuromonitoreo, Centro de Tratamiento Intensivo del Hospital de Clínicas de Montevideo, Cátedra de Medicina Intensiva, Hospital de Clínicas, Facultad de Medicina, Universidad de la República (UdelaR), Montevideo, Uruguay

CHRISTIAN YIC

MD. MSc. Especialista en Medicina Intensiva
Exprofesor Adjunto del Departamento de Emergencia, Hospital de Clínicas, Facultad de Medicina, Universidad de la República (UdelaR), Montevideo, Uruguay

MARÍA CRISTINA ZURRÚ (†)

Médica Especialista en Neurología
Jefa de la Sección de Enfermedades Cerebrovasculares, Hospital Italiano de Buenos Aires, Ciudad Autónoma de Buenos Aires, Argentina

Prólogo

ROSA REINA

Especialista en Terapia Intensiva
Docente de la Cátedra Terapia
Intensiva, Facultad de Ciencias
Médicas, Universidad Nacional de
La Plata
Exjefa de Sala de la Unidad
de Terapia Intensiva, Hospital
Interzonal General de Agudos
General San Martín, La Plata,
Buenos Aires, Argentina
Expresidente de la Sociedad
Argentina de Terapia Intensiva
(SATI)

—

En 2013, la Sociedad Argentina de Terapia Intensiva (SATI) inició su primer Curso de Doppler Transcraneal, con la Dra. Silvia Carino como directora. Para ese entonces se comenzaba a considerar que la formación en ecografía crítica es indispensable para los intensivistas en todo el mundo. Lo mismo se fue aplicando al aprendizaje del Doppler transcraneal, un objetivo de enseñanza fundamental para los intensivistas en general, y para los neurointensivistas en particular.

En la actualidad, el Curso de Doppler Transcraneal es uno de los productos educativos de la SATI con mayor alcance a tanto a nivel nacional como internacional.

La presente obra, Neurosonología Crítica, constituye un elemento crucial para el proceso continuo de enseñanza y aprendizaje dirigido a ofrecer mejores herramientas a colegas intensivistas que deseen formarse en esta área.

Recuerdo cuando la Dra Silvia Carino, intensivista argentina y socia activa de la SATI, inició este proyecto y cómo fue conformando y diseñando el programa mismo. Ella decidió compartir esta tarea con la Dra. Corina Puppo, una prestigiosa colega e investigadora de Uruguay, pionera en el uso del Doppler transcraneal en Latinoamérica. Es un enorme orgullo que la Dra. Corina Puppo sea la primera autora.

Cuando fui presidenta de la SATI apoyé el desarrollo de esta iniciativa con enorme interés y colaboré en todas las decisiones que requirieron mi intervención para que este proyecto se vuelva lo que es hoy, una realidad.

Ahora, como expresidenta de la SATI, comparto con las Dras. Carino y Puppo la enorme satisfacción de ver concluida esta indispensable obra escrita en español que permitirá, muy especialmente, un mayor alcance de estos conocimientos a los intensivistas de Latinoamérica.

¡Mis felicitaciones a ambas!

Prefacio

"La utopía está en el horizonte. Camino dos pasos, ella se aleja dos pasos. Camino diez pasos y el horizonte se corre diez pasos más allá. Por mucho que camine nunca la alcanzaré. ¿Entonces para qué sirve la utopía? Para eso, sirve para caminar..."

Eduardo Galeano

Trabajamos dos años en el proyecto de este libro. Lo pusimos en marcha en la cena de una reunión del Grupo Latinoamericano de Neurointensivismo (LABIC) en Buenos Aires. Era una noche de diciembre de 2019, tres meses antes de que la pandemia llegara al cono sur.

No era la primera vez que surgía la idea, pero esta vez lo hizo con mucha fuerza. Fueron dos años enteros eligiendo los temas, las personas, armando el proyecto y enviándolo a la editorial, recibiendo y revisando los capítulos, reuniéndonos por videoconferencia entre Maldonado y La Plata, a la vez que el mundo cambiaba alrededor nuestro y la pandemia iba dejando sus huellas.

Esperamos que este libro y sus videos sean un aporte útil en esta época en la que la ultrasonografía se ha disparado, y que ayude a nuevas generaciones de médicos a entender el funcionamiento de esa maravilla que es la circulación cerebral.

Porque, como también dijo Galeano: "todos, toditos, tenemos algo que decir a los demás, alguna cosa que merece ser por los demás celebrada o perdonada..."

Las directoras

Agradecimientos

Agradezco, en primer lugar, a los diferentes grupos de neuromonitoreo de Japón que me introdujeron en las diferentes técnicas y usos del Doppler transcraneal en 1993. Al profesor T. Shiogai, de la *Kyorin University*, en Tokio, y a los grupos del *Nihon University Hospital*, Yamaguchi, Kurumé e Hiroshima.

A los diferentes colegas de Uruguay, quienes a lo largo de los años se entusiasmaron con la técnica, la aprendieron y la usaron. Muchos de ellos contribuyeron en este libro. A Leandro Moraes, quien ha permanecido investigando y enseñando; Gerardo Fariña, que se convirtió en un técnico avezado, además de un excelente intensivista; otros que estuvieron y siguieron diferentes caminos, y otros que recién comienzan.

A la Dra. Silvia Carino, amiga con quien logramos hacer realidad este libro, y a otros visitantes, pasantes, ingenieros e investigadores latinoamericanos que no puedo nombrar para limitar la extensión de estos párrafos. Todos ellos nos enriquecieron.

Agradezco a los ingenieros uruguayos que nos apoyaron generosamente en la generación del sistema de neuromonitoreo continuo a lo largo de muchos años: Ronney Panerai, investigador de Leicester, Inglaterra, quien nos contactó (las vueltas que da el mundo...) con el ingeniero Héctor Gómez de la Facultad de Ciencias de la Udelar, y éste posteriormente con los ingenieros Jorge Camacho y Bernardo Yelicich, y aún está trabajando con nuestro grupo.

A María de los Ángeles Muñoz, a Paco Murillo-Cabezas y a José María Domínguez Roldán les agradezco su amabilidad, generosidad, y el haber compartido experiencias inolvidables durante varias pasantías por el Servicio de Trauma y Hemorragias Subaracnoidea del Hospital Virgen de Rocío, en Sevilla, donde el Doppler transcraneal era una herramienta imprescindible.

Agradezco a los profesores de la Universidad de Cambridge, Reino Unido, en el Hospital *Addenbrooke's,* a Marek y Zofia Czosnyka, Peter Smielewski y a su grupo de investigadores por su apertura y amabilidad al recibirme en varias oportunidades en su *"Brain Physics Laboratory"* como investigadora invitada para profundizar en el mundo del neuromonitoreo integrado.

También agradezco a la Dra. Viviane Zetola de Curutiba, Brasil, por haberme incorporado a grupos de consenso y jornadas de certificación en DTC.

A la Sociedad Argentina de Terapia Intensiva, que nos estimuló a través de la Dra. Carino, a embarcarnos en esta empresa.

Al Grupo Latinoamericano de Neurointensivismo (LABIC) por su apoyo generoso.

A Horacio, Andrés y Martha, de Editorial Médica Panamericana, un grupo de gran profesionalidad.

Y por supuesto a mi familia, Joso, Javo, Ine y Nacho, siempre presentes.

C. P.

Quiero agradecer a cada autora y a cada autor que participó en esta obra. Este libro se terminó de armar durante la pandemia de COVID-19, lo cual significó un enorme esfuerzo físico y emocional para escribir y, al mismo tiempo, trabajar atendiendo a tantos pacientes críticos. Sin este enorme compromiso este libro no sería hoy una realidad.

¡Muchas gracias!

S. H. C.

Índice

DOPPLER TRANSCRANEAL

PRINCIPIOS FÍSICOS. EFECTO DOPPLER

BERNARDO YELICICH, HÉCTOR GÓMEZ Y JORGE CAMACHO

Contenidos

INTRODUCCIÓN

Este primer capítulo pretende introducir al lector en los conceptos básicos de la técnica del ultrasonido Doppler y los principios físicos que la sustentan. Entender estos conceptos hará posible conocer no solo las ventajas de la técnica, sino también (y quizás más importante aún) sus limitaciones y consideraciones para su aplicación. En la mayoría de los equipos médicos de imagen que actualmente utilizan la tecnología de ultrasonido, la prestación o característica "Doppler" tiende a verse asociada directamente como un apéndice de la tecnología de imágenes por ultrasonido, pero siempre se debe tener en cuenta que para este tipo de imágenes la tecnología basada en el efecto Doppler, si bien comparte parte de su electrónica y componentes con la tecnología que produce las imágenes, se sustenta en un principio físico distinto del utilizado para la generación de las imágenes.

 La reconstrucción de imágenes se sustenta en el principio de que la emisión de una onda de ultrasonido, al chocar con un medio, como puede ser un tejido o un líquido, produce un rebote de la onda, un eco cuya intensidad varía de acuerdo con las características físicas del elemento que lo origina. Midiendo ese eco y asignando tonos de grises a las intensidades recibidas, se puede construir un gráfico en una, dos o tres dimensiones que representa, de algún modo, una "imagen" del interior del organismo.

———

La característica "Doppler" de los equipos médicos de imágenes va un paso más allá y permite medir la velocidad de unas partículas muy específicas e importantes, los eritrocitos, y por ende la velocidad de la sangre sobre la base del principio físico descubierto por Andreas Doppler. Estos equipos utilizan la misma tecnología que el método de reconstrucción de imágenes antes mencionado.

Es útil mencionar que en la actualidad existen equipos médicos modernos que solo utilizan el efecto Doppler –es decir, que no reconstruyen imagen– y tienen una importancia que no es menor en el diagnóstico y seguimiento de algunas patologías. Un ejemplo son los equipos de Doppler transcraneal (DTC), que permiten hacer un análisis muy detallado de las velocidades de la sangre en gran parte del sistema vascular cerebral, en cuanto a su intensidad, dirección, pulsatilidad, distribución dentro del vaso y forma de onda.

Prácticamente todos los ecógrafos actuales incluyen la modalidad Doppler que permite conocer la velocidad y dirección del flujo sanguíneo; también existen algunos equipos que son solamente Doppler, como los de Doppler transcraneal.

Delimitación del tema

 En este capítulo se desarrollará de un modo descriptivo, pero sin llegar a un desarrollo matemático muy detallado, el principio físico descubierto por Christian Andreas Doppler y algunos aspectos prácticos de su funcionamiento.

———

Breve descripción histórica del efecto Doppler

A diferencia del efecto del eco que produce las ondas de sonido, cuyo conocimiento seguramente se remontará a los orígenes del *homo sapiens*, el efecto Doppler fue descrito por el físico austríaco Christian Andreas Doppler a mediados del siglo XIX.

Este efecto se ha aplicado en áreas tan dispares como la medicina (ecógrafos Doppler) y la militar (radares), pasando por otras varias, como medidores industriales de velocidad de flujo, radares civiles, etcétera.

 El fenómeno estudiado por Doppler fue el siguiente: un observador situado en una posición fija, que recibe ondas sonoras de una fuente en movimiento, percibirá el sonido de esas ondas en un tono más alto (más agudo) cuando este se acerque a la fuente y en un tono más bajo (más grave) cuando la fuente de sonido se aleje de él.

———

Para mostrar su descubrimiento, Doppler realizó el siguiente experimento: ubicó a un grupo de músicos que tocaba una nota en particular en un tren en movimiento, y a otro grupo de músicos en la estación, quienes registraban la nota musical que oían mientras el tren se acercaba y se alejaba de ellos sucesivamente. Lo que ocurrió fue que el receptor recibía más o menos cantidad de ondas sonoras por unidad de tiempo según si el tren se acercaba o alejaba relativamente a la posición, respectivamente. Esta diferencia en la frecuencia de las ondas recibidas es dependiente de la velocidad con la que se mueve el tren.

Tiempo después se comprobó que el fenómeno descubierto por Doppler en 1846 para las ondas sonoras era aplicable a otro tipo de ondas, como el ultrasonido y las ondas electromagnéticas.

La diferencia de frecuencia emitida por el emisor y recibida por el receptor depende de la velocidad relativa entre ambos.
Al combinar el efecto Doppler con el efecto de eco sobre un objeto en movimiento, se puede aplicar el efecto Doppler para ondas que se reflejan en un objeto en movimiento. Entonces, midiendo la variación de frecuencia de las ondas provenientes del eco sobre un objeto en movimiento respecto de la frecuencia de la onda emitida, es posible determinar la velocidad de este.

——

Basado en este fenómeno, Satomura diseña, en 1957, el primer sistema de Doppler continuo con aplicación en el campo de la medicina, que consiste en utilizar un cristal transductor para convertir señales eléctricas a ondas sonoras de alta frecuencia (ultrasonido) y emitir esa señal. Se utiliza otro cristal transductor para recibir la señal de ultrasonido reflejada y convertirla en una señal de tensión eléctrica.

Más tarde se desarrolló el método de Doppler pulsado, que consiste en la emisión de la señal de ultrasonido durante cortos lapsos y en forma periódica; la recepción de la señal reflejada se realiza en los períodos en los que no se está emitiendo señal.

EFECTO DOPPLER: EXPLICACIÓN Y DESARROLLO TEÓRICO

Es necesario un mínimo desarrollo teórico para determinar la naturaleza de la relación entre velocidad relativa y desviación de frecuencia.

El siguiente razonamiento requiere un mínimo manejo matemático simbólico, y la lectura de los siguientes párrafos no es indispensable para lo que resta del capítulo. Basta con entender la conclusión.

Desarrollo teórico

En el instante inicial se supone que se tiene un emisor S, que se encuentra en reposo, y un objetivo o receptor R, ambos separados por una distancia inicial 'd'. El receptor R se mueve con velocidad V_r constante respecto del emisor. El emisor emite una señal que se propaga a una velocidad 'c' y cumple:

$$c > v_r$$

Esa señal alcanza al receptor R en un tiempo 't' en el cual la distancia recorrida por la señal es (**fig. 1-1**):

$$ct = d + v_r \cdot t \qquad (1)$$

El tiempo empleado por la señal para alcanzar al receptor es:

$$t = \frac{d}{c - v_r} \qquad (2)$$

Ahora bien, si la fuente S se mueve a una velocidad V_s y el receptor R, a una velocidad V_r durante un tiempo τ, R se movió una distancia:

$$d' = \tau \cdot v_r$$

La señal alcanzará al receptor en un tiempo t', y la distancia recorrida por esta será (**fig. 1-2**):

$$c \cdot (t' - \tau) = (d - v_s \cdot \tau) + v_r \cdot t' \qquad (3)$$

Por lo que el tiempo que demora la señal en alcanzar al receptor en movimiento es:

$$t' = \frac{d + (c - v_s)}{c - v_r}$$

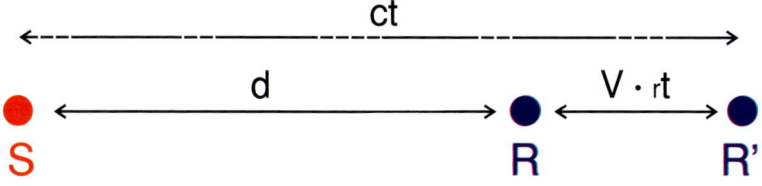

Fig. 1-1. Fuente de señal quieta y receptor en movimiento.

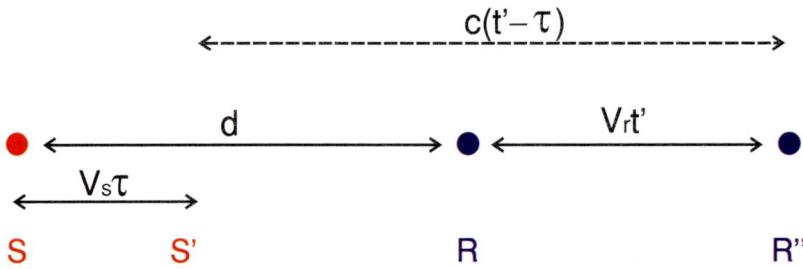

Fig. 1-2. Transmisor y receptor en movimiento.

Para el receptor, el intervalo entre señal emitida y recibida ha sido:

$$\tau' = t' - t$$

$$\tau' = \left(\frac{c - v_s}{c - v_r} \right) \cdot \tau$$

Mientras que para la fuente S el intervalo de tiempo ha sido τ.

La cantidad de señal emitida por la fuente R en el intervalo τ debe ser igual a la cantidad de señal recibida por el receptor R en el intervalo de tiempo τ':

$$f_r \cdot \tau' = f_s \cdot \tau \Rightarrow f = \frac{\tau}{\tau'} \cdot f_s \qquad (4)$$

Donde f_r es la frecuencia de la señal recibida y f_s es la frecuencia de la señal emitida.

Por lo tanto:

$$f_r = \left(\frac{c - v_r}{c - v_s} \right) \cdot f_s$$

$$f_r = \left(\frac{1 - \frac{v_r}{c}}{1 - \frac{v_s}{c}} \right) \cdot f_s = \left(1 - \frac{v_r}{c} \right) \cdot \left(1 - \frac{v_s}{c} \right)^{-1} \cdot f_s$$

Realizando la expansión del segundo término multiplicativo basado en la utilización de la expresión matemática:

$$(1 + x)^n = 1 - n \cdot x + \frac{n \cdot (n - 1)}{2!} \cdot x^2 + \dots \qquad (5)$$

Despreciando los términos de orden mayor o igual a 2 (dado que $v_s / c = x \ll 1$), la expresión queda:

$$f_r = \left(1 - \frac{v_r}{c} \right) \cdot \left(1 + \frac{v_s}{c} \right) \cdot f_s$$

$$f_r = \left(1 - \frac{v_r \cdot v_s}{c^2} + \frac{v_s - v_r}{c} \right) \cdot f_s$$

Aquí se desprecia también el segundo término de la expresión bajo la suposición de que $c^2 \gg V_r V_s$

$$f_r = \left(1 + \frac{v_s - v_r}{c} \right) \cdot f_s \qquad (6)$$

 El retardo en la frecuencia, o frecuencia Doppler, está dado por la diferencia entre f_r y f_s.

$$f_d = f_r - f_s$$

$$f_d = \frac{v_s - v_r}{c} \cdot f_s \qquad (7)$$

$$f_d = -\frac{v_{rs}}{c} \cdot f_s$$

Donde V_{rs} es la velocidad relativa del receptor a la fuente.

Si se puede detectar esa frecuencia y se conoce la frecuencia del emisor, es posible establecer la velocidad diferencial entre la fuente S y el receptor R simplemente despejando la ecuación anterior. Luego del desarrollo, se observa que la relación entre la desviación de frecuencia y la velocidad relativa es de proporcionalidad.

$$v_{rs} = -c\,\frac{f_d}{f_s}$$

 De esta ecuación se puede extraer la siguiente conclusión, que tiene importantes implicancias desde el punto de vista práctico:
Si f_d es negativa, el receptor se aleja de la fuente ($V_s < V_r$).
Si f_d es positiva, el receptor se acerca a la fuente ($V_s > V_r$).
Esto no solo permite determinar el valor absoluto de la velocidad relativa, sino también su dirección.

___

RECEPTOR Y TRANSMISOR DOPPLER

La explicación antes expuesta es aplicable al caso de que el emisor esté fijo y el receptor reciba la señal que se refleja en un objetivo en movimiento, ya que la frecuencia Doppler depende de la velocidad relativa entre ambos.

En el caso de un transmisor (T_x) y un receptor (R_x) de señales estáticos, el transmisor emite ondas hacia un objetivo en movimiento con velocidad $v \ll c$, y el receptor recibe el eco o la onda reflejada en el objeto en movimiento (**fig. 1-3**).

 Para los casos de aplicaciones médicas, tanto el transmisor como el receptor se encuentran dentro de una misma carcasa, comúnmente llamada "sonda" o "transductor"; por lo tanto, el cristal emisor y el cristal receptor o bien son el mismo o están muy cerca uno del otro, por lo que los ángulos θ_r y θ_t son iguales. En la deducción a continuación se comienza por el caso general, donde

los ángulos θ_r y θ_t no son iguales y luego se ve el caso particular $\theta = \theta_t$.

___

La velocidad relativa de T_x y R_x del objetivo es:

$$
\begin{aligned}
v_{Tx} &= v \cdot \cos(\theta_t) \\
v_{Rx} &= v \cdot \cos(\theta_r)
\end{aligned}
\tag{8}
$$

Esto equivale a que R_x se mueva a una velocidad relativa a T_x:

$$v_{rs} = v \cdot \cos(\theta_t) + v \cdot \cos(\theta_r)$$

Esto motiva que la frecuencia de desfasaje Doppler sea:

$$
\begin{aligned}
f_d &= -\frac{v \cdot f_s}{c}\big(\cos(\theta_t) + \cos(\theta_r)\big) \\
f_d &= -\frac{2 \cdot v \cdot f_s}{c}\left[\cos\left(\frac{\theta_r + \theta_t}{2}\right) \cdot \cos\left(\frac{\theta_r - \theta_t}{2}\right)\right]
\end{aligned}
\tag{9}
$$

Si R_x y T_x se encuentran próximos, como es el caso de una sonda de ultrasonido que tiene los transductores de recepción y emisión muy próximos (cuando no son el mismo elemento piezoeléctrico), se puede considerar:

$$\theta = \theta_t \approx \theta_r$$

Por lo tanto, la frecuencia f_d se expresa:

$$f_d = -\frac{2 \cdot f_s \cdot v}{c}\cos(\theta)\tag{10}$$

Si se compara esta ecuación con la (7), se puede apreciar que aparece un factor de 2 en la desviación de la frecuencia de recepción debido a que en

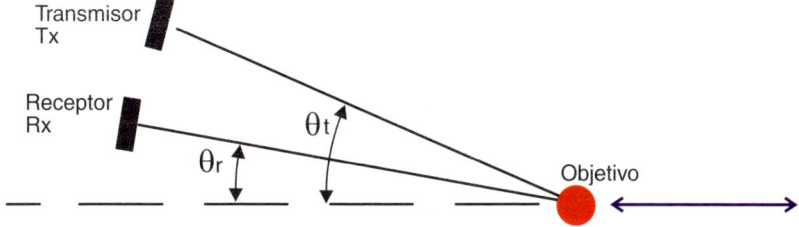

Fig. 1-3. Transmisor y receptor fijos, objetivo en movimiento.

una situación de una onda reflejada en un objeto en movimiento se aplica un doble efecto Doppler:

- Cuando se realiza la emisión, el objeto en movimiento ve una frecuencia relativa diferente debido a su propia velocidad respecto del emisor.
- Luego de la reflexión (eco) de la onda en el objeto en movimiento, este actúa como emisor y el receptor ve otra desviación de frecuencia debido a la velocidad relativa entre ambos, que es igual a la antes mencionada.

Una de las características de los sistemas Doppler de uso médico es el clásico sonido que aparece cuando se insona un vaso. En la práctica médica, como se verá más adelante en este libro, se usan transductores con ondas de ultrasonido del orden de los MHz; por lo tanto, dado que el oído humano detecta ondas de hasta unas decenas de kHz surge la siguiente pregunta: ¿a qué se debe el sonido que aparece cuando se insona un vaso?

A continuación, se responde esta pregunta con el siguiente razonamiento:

En este caso, se supone que la velocidad de movimiento del objeto es muy alta (pero menor que 'c') v < c:

$$f_r = \frac{c - \text{v} \cdot \cos(\theta)}{c + \text{v} \cdot \cos(\theta)} \cdot f_s$$

$$f_d = f_r - f_s = -\frac{2 \cdot \text{v} \cdot \cos(\theta)}{c + \text{v} \cdot \cos(\theta)} f_s \qquad (11)$$

Para el caso de un objetivo muy alejado, o cuando el ángulo de incidencia de la señal es muy pequeño a alta velocidad (v < c) y suponiendo que $\theta_t = \theta_r = \theta \sim 0$, se cumple que:

$$\theta \approx 0$$

$$f_d = -\frac{2 \cdot v}{c + v} f_s \qquad (12)$$

 Entonces, si se cuenta con un sistema que puede detectar las frecuencias de recepción y de emisión y la velocidad de propagación de la onda en el medio, será posible calcular la velocidad del objeto en movimiento.

———

Ahora, si se considera un transmisor T_x que emite una señal:

$$x_T(t) = A_T \cdot \cos(\omega_s \cdot t)$$

Y un receptor R_x que recibe el eco de esa señal:

$$x_R(t) = A_R \cdot \cos(\omega_R \cdot t + \phi) = A_R \cdot \cos\left[(\omega_s + \omega_d) \cdot t + \phi\right]$$

Donde:

- $\omega_s = 2\pi f_s$ es la frecuencia de emisión del transmisor.
- $\omega_r = 2\pi f_r$ es la frecuencia de la señal recibida por el receptor.
- $\omega_d = 2\pi f_d$ es la frecuencia de la señal Doppler buscada ($\omega_d = \omega_r - \omega_s$).
- φ es el ángulo de desfasaje dependiente de las distancias T_x-Objetivo y Objetivo-R_x.

Al multiplicar las señales emitidas (x_T) y recibidas (x_R) entre sí, se obtiene:

$$x_T(t) \cdot x_R(t) = A_T \cdot A_R \cdot \cos(\omega_s \cdot t) \cdot \cos\left[(\omega_s + \omega_d \cdot t) + \phi)\right]$$

$$x_T(t) \cdot x_R(t) = \frac{A_T A_R}{2} \cdot \left(\cos(\omega_d \cdot t + \phi) + \cos\left[(2 \cdot \omega_s + \omega_d) \cdot t) + \phi)\right]\right)$$

Suponiendo que el objetivo no alcanza altas velocidades respecto de la velocidad de propagación, es decir $v_{rs} \ll c$:

$$\omega_d = \left(\frac{v_s - v_r}{c}\right) \cdot \omega_s \ll 2 \cdot \omega_s$$

$$x_T(t) \cdot x_R(t) \approx \frac{A_T \cdot A_R}{2} \cdot \left(\cos(\omega_d \cdot t + \phi) + \cos(2 \cdot \omega_s \cdot t + \phi)\right) \qquad (13)$$

Si se elimina el componente de señal que contiene $2\omega_s$ de la ecuación (13), se obtiene una señal que contiene la frecuencia Doppler.

$$x_d = \frac{A_T \cdot A_T}{2} \cos(\omega_d \cdot t + \phi) \qquad (14)$$

 La señal obtenida es una cuya frecuencia varía con la velocidad del objetivo.

—

Esa señal x_d, cuya frecuencia es mucho menor que la de emisión y depende de la velocidad del objetivo, es la frecuencia del sonido que se escucha en los equipos de Doppler cuando se insona un vaso.

 Esa frecuencia w_d se llama desfasaje o desviación de frecuencia (*frequency shift* en inglés), y se conoce también como frecuencia Doppler.

—

Como ejemplo, en un sistema de ultrasonido con una frecuencia de emisión que se llamará frecuencia central del transductor de 2 MHz, una velocidad de propagación en el tejido de 1540 m/s, una velocidad sanguínea de 100 cm/s y un ángulo de insonación de 0 grados, se aplica la siguiente fórmula:

$$f_d = -\frac{2 \cdot f_s \cdot v}{c} \cos(\theta)$$

Con ella se obtiene la frecuencia de corrimiento *Doppler*, que da un valor del orden del kHz en el rango audible para el oído humano.

REPRESENTACIÓN GRÁFICA DEL DOPPLER

En esta sección se considerarán solo las aplicaciones del efecto Doppler en el área de la medicina. Para este caso, el objeto en movimiento cuya velocidad se quiere detectar es el eritrocito (en realidad, de todas las partículas de la sangre).

Como se muestra en la ecuación (14), en la recepción se obtiene una señal cuya frecuencia es la frecuencia Doppler, que es proporcional a la velocidad de los eritrocitos. Por lo tanto, si se logra medir esa frecuencia se podrá determinar la velocidad de los eritrocitos.

Espectrograma

Siguiendo el razonamiento del apartado anterior, para lograr medir la velocidad a la que se mueve un eritrocito o, para ser más exactos, un conjunto de eritrocitos o partículas del torrente sanguíneo, se debe poder detectar la frecuencia Doppler y representarla de alguna manera con el espectrograma.

 El espectrograma es un gráfico dinámico, donde en el eje de las abscisas se representa el tiempo y en el de las ordenadas, la velocidad de movimiento de los eritrocitos que, como se ha visto anteriormente, es proporcional a la frecuencia Doppler. Por ese motivo se llama espectrograma, y es un gráfico que indica cómo varían los componentes de frecuencia de una señal a lo largo del tiempo.

—

En la **figura 1-4** se observa un espectrograma realizado in vitro sobre un líquido que simula las características de los eritrocitos. En el entorno de los 4 kHz se observa un color rojizo-amarronado más intenso, que indica que el líquido se está moviendo mayormente a una velocidad que corresponde a la frecuencia 4 kHz.

 La detección de la velocidad no ocurre sobre un único eritrocito, sino de una gran cantidad de ellos en un determinado sector del torrente sanguíneo de un vaso. No todos esos eritrocitos se mueven exactamente a la misma velocidad, por lo que es posible que no se detecte una sola frecuencia Doppler, sino un rango de frecuencias con mayor o menor presencia. Por este motivo, el espectrograma contiene también un tercer componente de información, que es la intensidad de una determinada frecuencia.

—

Esta intensidad se puede pensar como la cantidad de eritrocitos que generan esa frecuencia o,

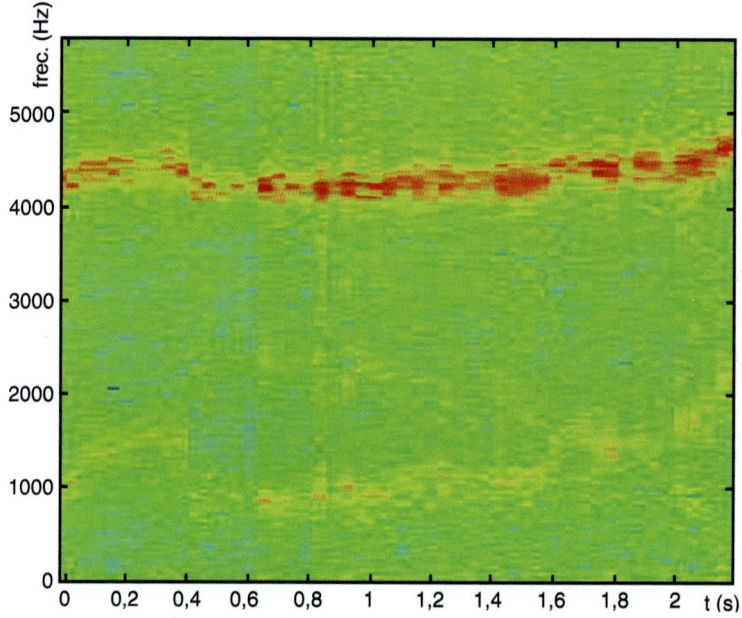

Fig. 1-4. Espectrograma. Se observan en un color rojo más intenso las velocidades presentes en el experimento in vitro.

dicho de otro modo, la cantidad de eritrocitos que viajan a esa velocidad y se representa con una intensidad de color o en escala de grises, dependiendo del equipo (**fig. 1-5**).

Flujo y velocidad

 En las aplicaciones médicas que utilizan el Doppler, a veces se habla de una medida de "flujo sanguíneo" que puede ser medida por él. A continuación se verá que el flujo sanguíneo no es exactamente lo que se mide, pero se puede medir una magnitud que es proporcional al flujo y útil para el análisis de algunas aplicaciones.

———

El flujo, por definición, es el volumen por unidad de tiempo:

$$Q = \frac{v}{t}$$

Y se sabe que el volumen es área por distancia:

$$V = A \cdot d$$

Por lo que:

$$Q = \frac{A \cdot d}{t}$$

Y se conoce también que la velocidad es distancia sobre tiempo, por lo que el flujo sanguíneo es el área del vaso insonada por la velocidad de la sangre:

$$Q = A \cdot v$$

 Si se supone razonablemente que el área del vaso insonado no varía considerablemente, se puede decir que el flujo sanguíneo es proporcional a la velocidad de la sangre.

———

Este tipo de razonamiento es muy utilizado en desarrollos teóricos sobre temas de circulación cerebral, en los que algunos cálculos requieren un planteo de la existencia de un área del vaso, pero no es necesaria su determinación. Más adelante se verán ejemplos concretos.

De este razonamiento se desprende que, si se lograra fabricar un equipo Doppler que pudiera medir

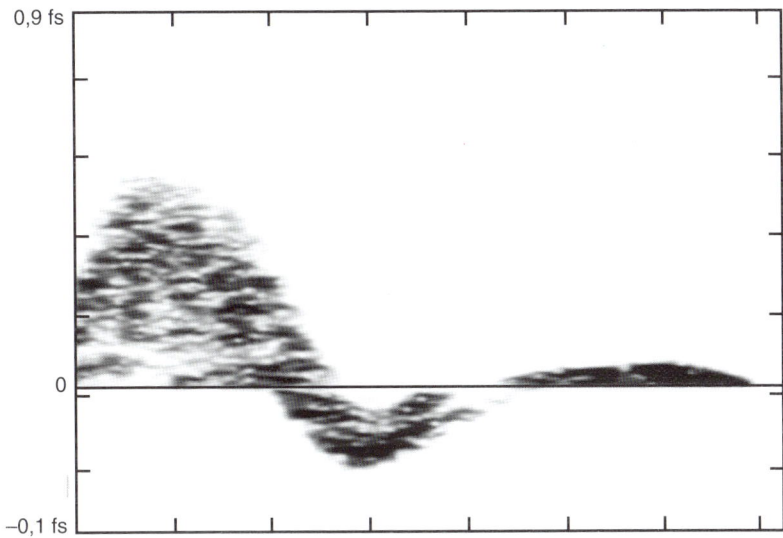

Fig. 1-5. Espectrograma. Se observa en escala de grises un perfil de velocidad.

en forma dinámica el área del vaso insonado simultáneamente a la medida de la velocidad, se obtendría un equipo capaz de medir el flujo sanguíneo.

DOPPLER CONTINUO Y DOPPLER PULSADO

 Doppler continuo se denomina a la tecnología que utiliza una emisión y recepción continua de reflexiones de ondas de ultrasonido. En este caso, se deben usar transductores distintos para la emisión y la recepción, ya que estas se realizan en forma simultánea; también se utilizan transductores partidos a la mitad, donde una mitad emite y la otra recibe.

Esta tecnología no es muy utilizada en la actualidad en el campo de la medicina, pero entenderla permitirá comprender el Doppler pulsado, que es la técnica más extensamente utilizada.

Las ondas de ultrasonido viajan a una velocidad que se puede suponer constante en determinado medio, por lo que es posible decir que, en un tiempo t, la onda viaja a:

$$x = c \cdot t$$

Esa ecuación permite hacer una equivalencia entre tiempo y distancia. Un eco que demore más tiempo que otro en llegar al receptor, significa que proviene de un objeto reflector que está más lejos que el otro. Si nuestro sistema emisor y receptor está continuamente enviando y recibiendo señales, no es posible detectar desde qué distancia (profundidad) proviene un determinado eco. Esto es un problema cuando se está frente a una aplicación médica, ya que el medio que se quiere medir, en algunos casos, está repleto de vasos que pueden ser fuente de detección de diferentes velocidades y se ubican dentro de la zona examinada, por lo que no se puede medir exactamente la distancia de la que provienen ni se tiene una manera fehaciente de discriminar desde qué vaso proviene el o los ecos recibidos. En otro tipo de aplicaciones, esto no es un problema. Por ejemplo, si se quiere medir la velocidad a la que se mueve un vehículo que viaja solo por una carretera, no interesa la distancia a la que se encuentra el vehículo de nuestro sistema, y *a priori* se sabe que el vehículo al que apunta el radar se encuentra aislado de otros coches, por lo que se puede decir, a ciencia cierta, que la medición de la velocidad que da el radar es la de ese vehículo. Si en cambio se quisiera medir la velocidad de la sangre en la arteria cerebral media (ACM) y para ello se apoyara un transductor de Doppler continuo en la ventana craneal transtemporal y se obtuviera una medida de velocidad, nada podría garantizar que esta se trata de la ACM, ya que podría corresponder a un vaso más cercano o lejano a la ventana, es decir, un vaso que se encuentre a mayor o menor profundidad, e incluso se podrían obtener velocidades de distintos vasos de manera simultánea.

 Para esos casos se usa la técnica de Doppler pulsado (PW), que tiene dos diferencias muy importantes respecto del Doppler continuo (CW): una en la emisión y otra en la recepción.

En la etapa de emisión se emiten *bursts* (ráfagas) de pulsos de ultrasonido, en lugar de pulsos en forma continua, lo que permite disminuir la emisión de ultrasonido hacia los tejidos, medir la profundidad –ya que al emitir un *burst* se puede marcar un tiempo de inicio de emisión– y lo más importante es que permite que la recepción se realice en el tiempo que existe entre las ráfagas, y aquí se encuentra la segunda diferencia importante entre CW y PW.

En la recepción se realiza la detección en una ventana temporal (*gate*) de recepción, que se puede regular dentro del tiempo existente entre la emisión de dos ráfagas consecutivas.

En la **figura 1-6** se puede observar un esquema de los *bursts* de emisión y las ventanas de recepción. Estas tienen la posibilidad de "moverse" entre dos ráfagas de ultrasonido (posición) y variar su duración (volumen de la muestra); de esta forma, se pueden recibir los ecos desde una determinada profundidad y descartar aquellos que provienen de otras profundidades. Esto es muy conveniente y marca una diferencia significativa respecto de la técnica de CW Doppler.

Frecuencia de repetición de pulsos

 La tasa de repetición de ráfagas se llama PRF (*pulse repetition frequency* o frecuencia de repetición de pulsos).

Su regulación varía según el equipo; en algunos se pueden utilizar valores predefinidos y, en otros, el cambio es indirecto mediante la variación de la escala. La ubicación de la ventana respecto del inicio de una ráfaga también se puede cambiar, pero, a diferencia de la PRF, puede ser en forma continua, lo que permite hacer un escaneo de profundidades para encontrar el vaso que se quiere insonar. Algunos equipos usan como guía una imagen que muestra, en forma dinámica, las profundidades a la que se detecta algún tipo de velocidad, una especie de escaneo continuo de toda la distancia posible. De ese modo, el operador puede elegir con mucha certeza una distancia a la cual posicionar la ventana.

En la **figura 1-7** se aprecia un cuadro donde se indica con colores rojo y azul la presencia de

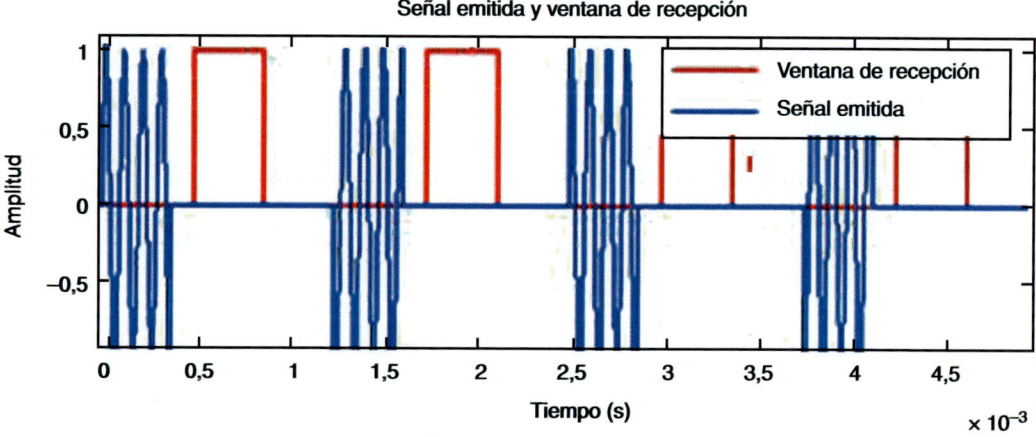

Fig. 1-6. En el esquema se muestran las ventanas de emisión y recepción utilizadas en la técnica de Doppler pulsado.

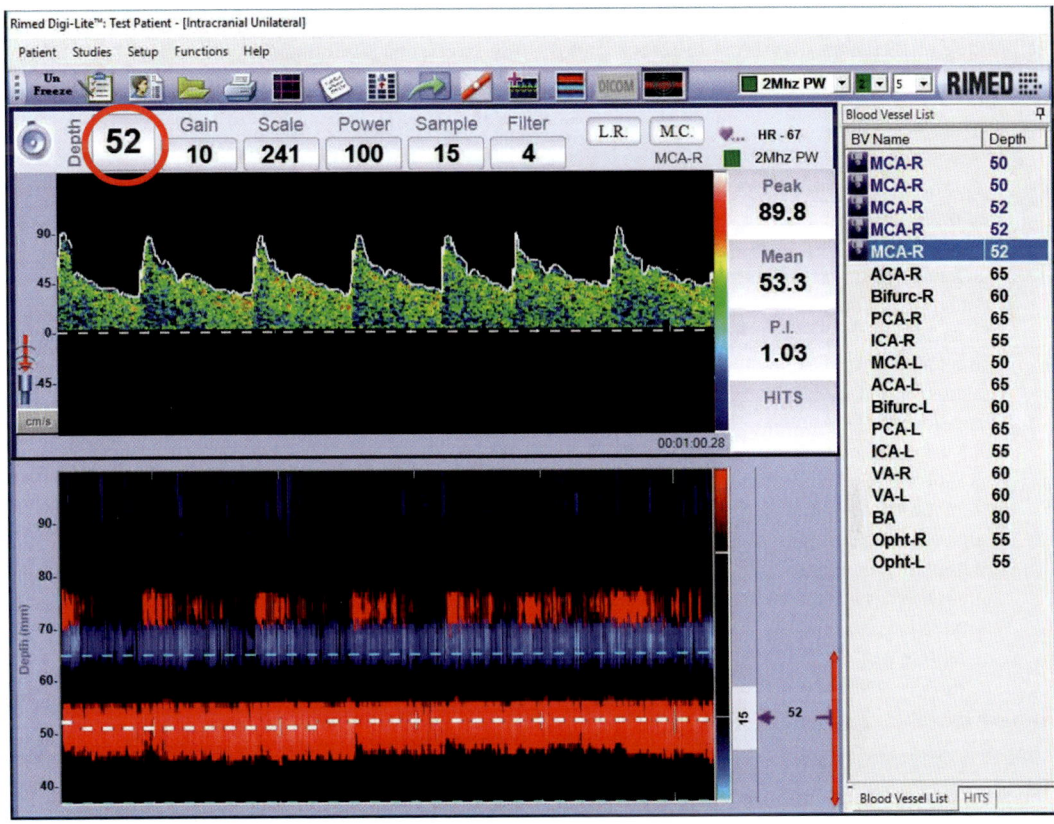

Fig. 1-7. Pantalla de un equipo de Doppler transcraneal. La imagen superior muestra el espectro de velocidades y la inferior, el modo M. El espectro, en verde, está delimitado en su parte superior por un línea blanca, que corresponde a la envolvente. En un círculo rojo se marca la configuración de profundidad desde la cual se toman las muestras para calcular las velocidades.

velocidades (Modo M). Nótese que hay una flecha violeta sobre el número 50, esa es la profundidad a la que se sitúa la ventana 50 mm que se puede ver en el cuadro "Depth" de la parte superior.

Aliasing

En CW Doppler teóricamente es posible detectar cualquier velocidad, y su única limitación son algunas cuestiones técnicas de implementación electrónica. La utilización de PW Doppler tiene muchas ventajas que se han descrito anteriormente; entonces, ¿cuál sería la desventaja? En este apartado se tratará de explicar este punto de un modo intuitivo, ya que el desarrollo teórico es bastante engorroso y no se encuentra entre los alcances de este libro.

El PW es un CW, pero "recortado" en la emisión y también en la recepción. A medida que la PRF disminuye, o sea que el tiempo entre ráfaga y ráfaga se hace mayor, se va perdiendo la capacidad de detección de velocidades. Esto significa que, a medida que el PRF disminuye, la velocidad máxima detectable también lo hace; esto es así por cuestiones teóricas, no por temas de implementación. Visto de forma intuitiva, a medida que la PRF aumenta, se va asemejando más a un sistema CW, por lo que la capacidad de detección de velocidades crece. La técnica de PW tiene como limitante la velocidad máxima detectable, pero esto no es un problema para detectar velocidades de la sangre, ya que hay máximos para determinados vasos. Si se define la escala como las velocidades que se pueden detectar en una determinada configuración del equipo, puede decirse que el PRF está fuertemente relacionado con la escala, es decir, con las velocidades que el equipo es capaz de detectar.

 ¿Qué ocurre cuando se registran velocidades más altas de las que se pueden detectar para determinada PRF? Lo que ocurre en esas condiciones es un fenómeno que se conoce como *aliasing* (solapamiento, traslape).
En el *aliasing*, la velocidad se detecta, pero no se representa correctamente. Intuitivamente, se puede ver que la velocidad de detección no es lo suficientemente rápida para lograr detectar una velocidad muy alta, como cuando se observa la rueda de un automóvil en la televisión y da la impresión de que está girando para el lado equivocado: se detecta el movimiento, pero la representación es errónea. Lo que sucede en un sistema de PW es que esas velocidades que exceden la detección para una determinada configuración se representan como si fueran a una velocidad menor y en sentido contrario.

En la parte inferior de la imagen de la **figura 1-8** aparecen componentes de una velocidad que, en realidad, corresponden a la parte superior de la imagen. Hay algunos equipos que detectan automáticamente este fenómeno y lo corrigen.

En los equipos que no corrigen el *aliasing* automáticamente, la velocidad detectada que se muestra en el *display* será incorrecta, por lo que se deberán realizar algunos cambios:

1) Cambiar la escala para intentar que la imagen se vea entera. El "cambio de escala" hace una ampliación de la capacidad de detección de frecuencias; lo que se está cambiando es el PRF, por lo tanto, se pierde profundidad de detección.

2) Descender la línea del cero.

3) Si las características de la patología que se está investigando lo permiten, se puede disminuir la profundidad de la insonación.

PARÁMETROS Y CONTROLES DE UN ECÓGRAFO DOPPLER

Transductor o sonda

Es el dispositivo que convierte la señal eléctrica en una onda acústica que se propaga por el tejido, se refleja en las estructuras internas del cuerpo y genera ecos que vuelven al transductor. El mismo transductor convierte estos ecos en señales eléctricas que son amplificadas, analizadas y mostradas por el ecógrafo.

 Por lo general, están fabricados con materiales piezoeléctricos, propiedad que les permite deformarse cuando se aplica un campo eléctrico (tensión). Esa deformación es la que genera la onda

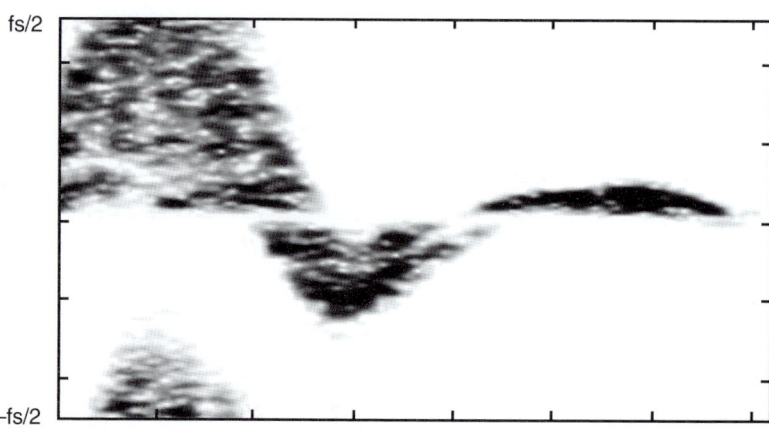

Fig. 1-8. Las velocidades altas no se pueden interpretar correctamente y generan el efecto de *aliasing*.

mecánica (acústica) que se propaga por el tejido. El efecto piezoeléctrico es reversible, de modo que una deformación del transductor (onda acústica incidente) genera un voltaje que es posible medir y convertir en una imagen o señal Doppler.

—

El tipo más simple de sonda es la denominada monoelemento, donde una única cerámica piezoeléctrica se utiliza como emisor y receptor (**fig. 1-9A**). Su desventaja es que inmediatamente después de la excitación eléctrica no se pueden recibir ecos por la saturación de los circuitos de recepción, lo que genera una "zona ciega" de algunos milímetros en los que no se puede medir. La alternativa son los transductores bicristal que, aunque a simple vista son difíciles de distinguir de un transductor monoelemento, están formados internamente por dos elementos piezoeléctricos independientes. Uno de ellos se utiliza para emitir y el otro para recibir, lo que permite reducir prácticamente a cero la "zona ciega", puesto que el elemento receptor no se satura por la señal de excitación en el elemento emisor (**fig. 1-9B**).

La mayoría de los ecógrafos utilizan un tipo de sonda más compleja, denominada *array*

(**fig. 1-9C**). Están formadas por centenares de pequeños elementos piezoeléctricos independientes que, al ser excitados de forma coordinada, permiten modificar las propiedades del haz ultrasónico. Por ejemplo, se puede elegir la dirección de propagación del haz (deflexión), lo que permite generar imágenes angulares sin mover la sonda (imagen modo B). Además, se puede concentrar la energía a una determinada profundidad, lo que se denomina *focalización*.

Distancia de focalización

 Los transductores monoelemento y bicristal suelen estar focalizados a una distancia determinada de su superficie, de la que se obtiene la máxima intensidad del haz y la mejor resolución lateral (haz más estrecho).

—

La *profundidad de foco* es un parámetro importante para optimizar la imagen o la medida Doppler en función de la aplicación, ya que, por ejemplo, no se requiere la misma para una ecografía cardíaca o una transcraneal. Este parámetro se define por los centímetros en que el haz alrededor

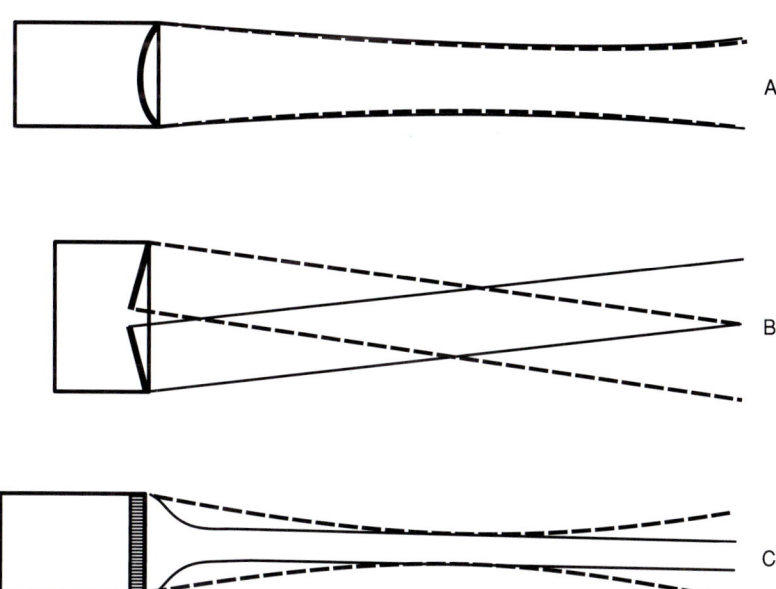

Fig. 1-9. Campo de emisión (línea) y zona de recepción (línea continua) de transductores mono-, dual- y multielemento.

del foco mantiene las características del enfocado que hacen que dentro de esta región se pueda obtener una mejor calidad de imagen o medición.

Para las sondas de tipo *array*, la distancia de focalización se modifica electrónicamente. La mayoría de los ecógrafos ajustan la distancia de foco de forma automática en función de la modalidad de imagen y la profundidad. Para distancias mayores de 4 cm, es común utilizar más de un foco en emisión para conseguir una buena calidad de imagen a todas las profundidades.

Todos los transductores ultrasónicos (monoelemento, bicristal y *array*) tienen una distancia máxima a la cual pueden focalizar debido a que un haz ultrasónico diverge con la distancia. De forma general, un transductor es capaz de focalizar hasta el límite del campo cercano definido por:

$$z_{máx} = \frac{D^2}{4\lambda}$$

donde D es la dimensión más larga del transductor y λ, la longitud de onda. Más allá de esta distancia, el haz diverge y la resolución empeora con la profundidad.

Frecuencia

 La frecuencia es uno de los principales parámetros de una sonda. Define la tasa a la que vibra la cerámica durante la emisión, y se mide normalmente en megahertz (MHz) (millones de ciclos por segundo). Esta será la frecuencia de propagación de la onda que se genere en el tejido y, cuanto más alta sea, mejor resolución se tendrá en la medida o en la imagen. Esto se debe a otro parámetro físico importante, la longitud de onda, que indica la distancia que recorre la onda durante una oscilación.

——

Depende de la velocidad del sonido en el medio y de la frecuencia de la onda según:

$$\lambda = \frac{c}{f}$$

Las frecuencias altas (longitudes de onda cortas) generan ecos de corta duración, por lo cual es posible distinguir dos reflectores muy próximos entre sí. Es el caso, por ejemplo, de la ecografía vascular superficial o la ecografía musculoesquelética, que utilizan frecuencias altas para conseguir distinguir capas de tejido de muy poco espesor (alta resolución).

Por el contrario, los transductores de baja frecuencia generan una longitud de onda mayor, lo que resulta en una peor capacidad para distinguir reflectores próximos entre sí, dado que los ecos que generan son de mayor duración y se superponen. Por lo general, las frecuencias más bajas se utilizan cuando se necesita alcanzar profundidades mayores, o cuando se tiene que atravesar tejidos muy atenuantes (como el tejido óseo en el Doppler transcraneal). Esto se debe a que la atenuación de los tejidos aumenta con la frecuencia, con lo cual, a frecuencias altas, la capacidad de penetración es menor.

Resolución

 La resolución es la capacidad de un ecógrafo para distinguir dos reflectores muy próximos entre sí y se relaciona normalmente con la nitidez de la imagen. Las imágenes de alta resolución permiten ver en detalle estructuras muy pequeñas, mientras que las de baja resolución presentarán un aspecto más borroso.

——

En ecografía, la resolución axial se refiere a la capacidad para distinguir reflectores a lo largo de la dirección de propagación del haz (en profundidad). La resolución axial depende de la frecuencia del transductor y es mayor a frecuencias más altas. Pero también depende de otro concepto denominado *ancho de banda del transductor*, que mide el contenido de frecuencias en torno a la frecuencia central (**fig. 1-10**).

CLASIFICACIÓN DE LOS TRANSDUCTORES SEGÚN EL ANCHO DE BANDA

Cuanto mayor es el ancho de banda del transductor, más corto es el pulso que emite y, por lo tanto, mejor es su resolución. Por el contrario, los

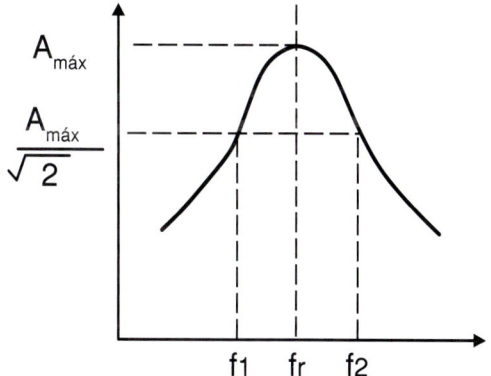

Fig. 1-10. El ancho de banda es el rango de frecuencias en que el dispositivo piezoeléctrico es capaz de trabajar.

transductores con menor ancho de banda generarán pulsos más largos, lo que implica una menor resolución (**cuadro 1-1**).

Los transductores de banda ancha le permiten al usuario seleccionar la frecuencia de trabajo entre unos límites establecidos, con lo cual se puede encontrar un compromiso entre mayor resolución (frecuencias altas) y penetración (frecuencias bajas).

La capacidad para distinguir reflectores en la dirección perpendicular al haz de ultrasonidos se denomina resolución lateral. En este caso, además de aumentar con la frecuencia, la resolución lateral también aumenta con la focalización del transductor. Un transductor enfocado tiene mejor resolución lateral que uno plano y, por lo general, un *array* tiene mejor resolución lateral que un transductor monoelemento, ya que puede enfocar electrónicamente el haz a cualquier profundidad dentro de su campo cercano.

Atenuación, potencia y ganancia

 La amplitud de la onda ultrasónica se reduce a medida que se propaga por el tejido, un efecto conocido como atenuación.
—

Su origen es principalmente la *absorción* debido a que la energía mecánica se pierde en forma de calor. Una segunda causa es la *dispersión*, que se produce cuando el haz ultrasónico cambia de dirección debido a la refracción o a múltiples reflexiones en estructuras menores de la longitud de onda, que pierde amplitud a medida que avanza por el tejido.

La atenuación suele medirse en unidades dB/cm/MHz, esto es cuánto se reduce la amplitud de la onda por cada centímetro que recorre y cada MHz del transductor. Los decibelios son una medida logarítmica, y cada 6 dB la amplitud se reduce a la mitad. Suele considerarse que la atenuación media del tejido en el cuerpo humano es de 0,3 dB/cm/MHz, pero puede ir desde 0,14 dB/cm/MHz en la grasa hasta 3,22 dB/cm/MHz en el hueso.

La atenuación limita la capacidad de penetración de los ultrasonidos, ya que, si la señal recibida es de una amplitud demasiado baja, no será registrada por el ecógrafo. Esto sucede cuando el reflector se encuentra muy alejado de la sonda o el tejido atravesado es muy atenuante. En ambos casos, utilizar un transductor de menor frecuencia permite aumentar la profundidad de la imagen o la medida, ya que la atenuación por centímetro recorrido será menor. Como contrapartida, la resolución será peor y se tendrá menos capacidad para distinguir estructuras de pequeño tamaño.

CUADRO 1-1. CLASIFICACIÓN DE LOS TRANSDUCTORES SEGÚN EL ANCHO DE BANDA		
Gran ancho de banda	**Ancho de banda medio**	**Transductor de banda estrecha**
Respuesta muy amortiguada	Respuesta algo amortiguada	Respuesta poco amortiguada
1-3 ciclos	3-5 ciclos	5-7 ciclos
La resolución axial mejora si la duración del pulso se reduce	Resolución axial de referencia (Δz)	La resolución axial empeora cuando se estrecha la banda

Otra forma de aumentar la penetración es incrementar la potencia emitida, que por lo general depende directamente del voltaje aplicado al transductor.

——

Algunos equipos permiten que el operador controle la potencia emitida. En este caso no se pierde resolución, pero se debe controlar que no se sobrepasen los límites de energía permitidos por la normativa. En este sentido, los dos parámetros más relevantes son el *índice mecánico* (MI), que estima la capacidad de una onda ultrasónica de generar cavitación, y el *índice térmico* (TI), relacionado con el aumento de temperatura que puede generar la onda en el tejido. Ambos parámetros deben permanecer por debajo de los umbrales establecidos en función del tipo de tejido y la duración del examen.

 La tercera forma de mejorar la penetración es aumentar la ganancia del equipo, y es equivalente al control de volumen de un sistema de audio. Una ganancia mayor permite detectar ecos de menor amplitud y, por lo tanto, más lejanos.

——

El límite está en el ruido propio de la electrónica del ecógrafo, que aumenta en la misma proporción que la ganancia. Así, con ganancias demasiado elevadas, surgirá ruido en la imagen o en la señal Doppler hasta el punto de no poder medir cuando el ruido es mayor que la señal. Otro efecto negativo de la utilización de ganancias muy elevadas es que es posible saturar la señal en las regiones próximas a la sonda, ya que allí la señal superará el límite que el ecógrafo puede manejar. Para evitar este efecto, la mayoría de los ecógrafos tienen un control de ganancia que depende de la profundidad (TGC: *Time Gain Compensation*), lo que aumenta progresivamente la ganancia durante la adquisición, manteniendo una ganancia baja en las zonas próximas para evitar la saturación, y una ganancia elevada a profundidades altas para mitigar el efecto de la atenuación.

 Como regla general, es recomendable utilizar la potencia más baja posible para conseguir una imagen o señal evaluable y aumentar la ganancia, si es necesario. Así, se minimiza la energía acústica depositada en el tejido (dependiente de la potencia) y se maximiza la relación señal-a-ruido en la recepción (dependiente de la ganancia).

——

Un caso particular es el Doppler transcraneal, debido a que la atenuación en el hueso es mucho mayor que en los tejidos blandos. Por eso, el examen por lo general se realiza a través de las ventanas craneales transtemporales, donde el espesor del hueso es menor y también lo es la atenuación. También se realiza a través de orificios naturales, como la ventana transorbitaria (que simultáneamente tiene una pared ósea muy fina) o la transforaminal. Fuera de estas ventanas, es prácticamente imposible obtener señales evaluables del cerebro, debido a la elevada atenuación que introduce el tejido óseo del cráneo.

CONCLUSIONES

El DTC mide la velocidad, no el flujo sanguíneo.
Si se asume que el ángulo de insonación permanece constante y que el diámetro del vaso insonado permanece constante, se puede afirmar que la velocidad medida con la técnica de DTC es proporcional al flujo sanguíneo.
Tal como se mostró en la **figura 1-7**, la lectura de velocidad de la sangre en los equipos de DTC se basa en la detección de la envolvente de la señal Doppler detectada (línea blanca en la parte superior), pero, como se observa en esa figura, debajo de la curva existe una amplia gama de colores que refleja las distintas velocidades que se están detectando en el vaso insonado. Por lo tanto, la información disponible en los equipos es más detallada de la que se muestra solamente en la envolvente. Los distintos tipos de patrones que se pueden observar, como las distribuciones no homogéneas de velocidades debajo de la curva o turbulencias de la sangre, pueden deberse a distintas condiciones del paciente.

BIBLIOGRAFÍA

Deane C. Doppler Ultrasound: principles and practice [en línea]. 2015 [citado: septiembre de 2022]. Disponible en: https://fetalmedicine.org/var/uploads/web/Doppler/Doppler%20Ultrasound%20-%20Principles%20and%20practice.pdf.

Evans DH, McDicken WN. Doppler Ultrasound: Physics, Instrumentation, and Clinical Applications. 2.nd ed. Chichester: Wiley; 2000. P. 456.

Intracranial cerebrovascular evaluation. Radiology Key [en línea]. Fastest Radiology Insight Engine [citado: septiembre de 2022]. Disponible en: https://radiologykey.com/intracranial-cerebrovascular-evaluation/.

Paolinelli GP. Ecografía Doppler: Principios y aplicaciones. Revista Médica Clínica Las Condes 2004;15(2).

Paolinelli GP. Principios físicos e indicaciones clínicas del ultrasonido Doppler. Revista Médica Clínica Las Condes 2013;24:139-48.

Scherle Matamoros CE, Pérez Nellar J. Utilidad del ultrasonido Doppler transcraneal en Neurología. Acta Médica de Cuba 2009;12(1).

Scherle Matamoros CE. Ultrasonido Doppler transcraneal. Manual de Prácticas Médicas HGQ Hermanos Ameijeiras; 2006.

Uppal T, Mogra R. RBC motion and the basis of ultrasound Doppler instrumentation. Australas J Ultrasound Med 2010;13:32-4.

Yelicich B, Morales D, Oliveri M. Sistema de Monitoreo Múltiple de la Autorregulación Cerebral (SMMAC). Proyecto de fin de carrera, Facultad de Ingeniería, Universidad de la República, Uruguay. Octubre; 2006.

CIRCULACIÓN CEREBRAL NORMAL. ANATOMÍA Y CONCEPTOS IMPORTANTES RELACIONADOS CON EL DOPPLER TRANSCRANEAL

SILVANA SVAMPA

Contenidos

INTRODUCCIÓN

Para poder acceder al reconocimiento de los diferentes vasos cerebrales insonados mediante el estudio con Doppler transcraneal (DTC) en pacientes neurocríticos internados en la unidad de cuidados intensivos (UCI), es necesario poseer un conocimiento básico de la anatomía vascular cerebral, tanto arterial como venosa, así como también reconocer la distribución anatómica y sus variantes normales.

En este capítulo se hará un abordaje general de la anatomía vascular cerebral, con hincapié en los vasos arteriales que conforman el polígono de Willis provenientes de las llamadas "circulaciones cerebrales anteriores y posteriores", ya que son los de más fácil acceso para el estudio con DTC, así como en los componentes vasculares venosos y los senos durales que tienen implicancias en numerosas patologías cerebrovasculares.

DESCRIPCIÓN DE LA MACROCIRCULACIÓN Y LA MICROCIRCULACIÓN CEREBRAL NORMAL

 Desde el punto de vista de su tamaño, la circulación cerebral está conformada por la macrocirculación y la microcirculación, que están conectadas entre sí por arteriolas penetrantes.

——

La macrocirculación cerebral comprende las cuatro arterias principales y sus ramas hasta finalizar en las ramas piales por las arteriolas penetrantes alojadas en los espacios de Virchow-Robinson. Se distribuyen en una circulación anterior que se origina en las arterias carótidas internas (ACI) y otra posterior que nace a partir de las arterias vertebrales (AV). Ambas son las encargadas de la perfusión global del cerebro. Hay zonas donde las arterias llegan de manera directa para suplir el requerimiento energético, como el diencéfalo y mesencéfalo, mientras que otras, como la corteza cerebral, presentan extensas ramificaciones arteriales que forman la "red pial" a través de las tres arterias cerebrales —anterior, media y posterior— con múltiples anastomosis.

La microcirculación cerebral está constituida por pequeñas arteriolas, capilares y vénulas; todos estos vasos se caracterizan por tener un diámetro menor de 0,1 mm. El sitio donde se realiza el intercambio de oxígeno, nutrientes y metabolitos entre la sangre y el sistema nervioso se denomina barrera hematoencefálica (BHE).[1] Este es un componente muy importante de la microcirculación, ya que constituye una barrera selectiva.[2] Su pared está formada por endotelio, lámina basal, pericitos y astrocitos (**fig. 2-1**).[3]

 Los pericitos son las células encargadas de regular la permeabilidad de la BHE, la angiogénesis, el aclaramiento metabólico y, parcialmente, el flujo sanguíneo de los capilares, lo que constituye una red densa entre las arteriolas y las vénulas.[4]

——

La microcirculación finaliza en la circulación venosa cerebral: venas cerebrales y senos durales. Su red de anastomosis es más densa que la arterial, lo cual la hace menos vulnerable a los eventos cerebrovasculares.

ANATOMÍA DE LA CIRCULACIÓN CEREBRAL NORMAL

Desde su origen en el ventrículo izquierdo, la arteria aorta emerge hacia el mediastino superior por delante de la tráquea y la columna vertebral, y forma una curvatura hacia abajo y a la izquierda llamada "cayado de la aorta". Desde allí se desprenden tres ramas principales (**fig. 2-2**):

- Tronco braquiocefálico.
- Arteria carótida común izquierda.
- Arteria subclavia izquierda.

Tanto la arteria carótida común izquierda como la subclavia izquierda ascienden por el mediastino superior y se ubican a la izquierda de la tráquea. El tronco braquiocefálico, que se origina a la derecha en el cayado de la aorta, se divide en las arterias subclavia derecha y carótida común derecha, próxima a la tráquea y posterior a la articulación esternoclavicular. El cayado aórtico se diferencia entre los adultos jóvenes y los mayores por ser rectilíneo y homogéneo en los primeros, mientras que con la edad se torna tortuoso, se elonga y se desplaza.[5]

CIRCULACIÓN CEREBRAL ANTERIOR

 Está constituida por las ramas emitidas por la arteria carótida interna una vez que ingresa al cráneo, y se caracteriza por suplementar el 72% del flujo sanguíneo cerebral.

——

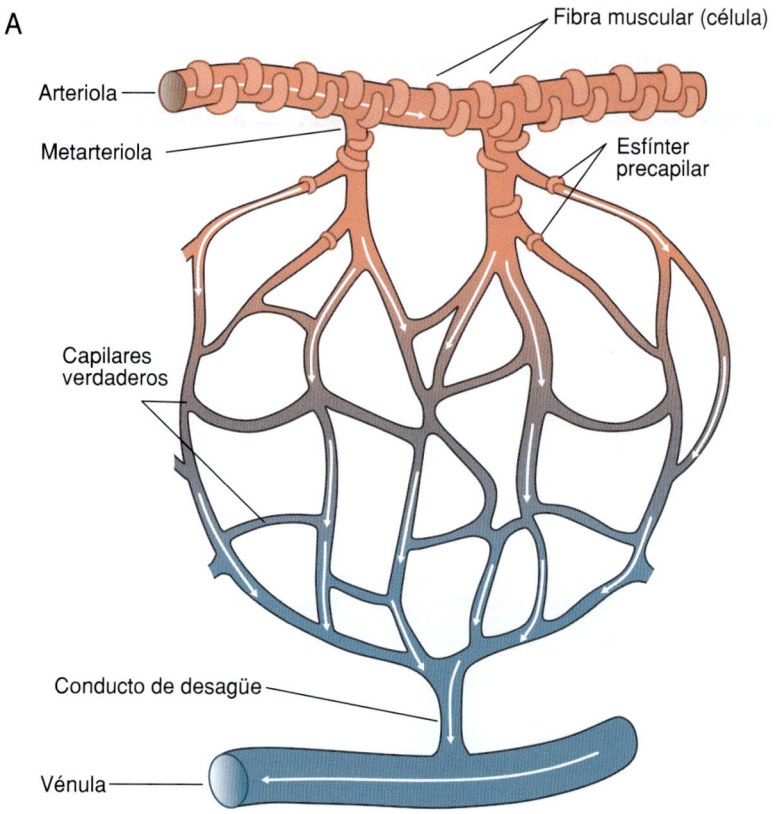

A

Fibra muscular (célula)

Arteriola

Metarteriola

Esfínter precapilar

Capilares verdaderos

Conducto de desagüe

Vénula

B

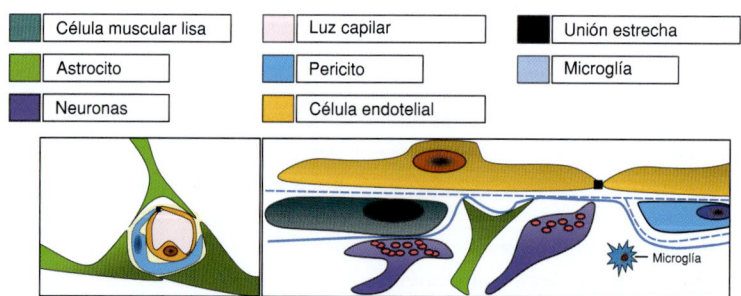

Célula muscular lisa	Luz capilar	Unión estrecha
Astrocito	Pericito	Microglía
Neuronas	Célula endotelial	

Microglía

Fig. 2-1. A. Componentes anatómicos de la microcirculación cerebral. **B.** Barrera hematoencefálica (BHE). Las células endoteliales forman uniones estrechas, en sus márgenes, que sellan la vía de difusión acuosa paracelular entre las células. Los pericitos se distribuyen en forma discontinua a lo largo de los capilares cerebrales y rodean parcialmente el endotelio. Los pericitos y las células endoteliales están rodeados por una membrana basal que forma una matriz perivascular extracelular nítida (lámina basal 1, [LB1]), diferente en su composición de la matriz extracelular que forma el límite del parénquima cerebral (glía/neuronas) con la BHE (lámina basal 2, [LB2]). Los pies de los astrocitos forman una red compleja que rodea los capilares. Esta asociación celular tan cercana es importante en la generación y el mantenimiento de las propiedades de la BHE. Las proyecciones axonales de las neuronas hacia el músculo liso arteriolar contienen mediadores vasoactivos y péptidos que regulan, al igual que otros péptidos liberados desde células asociadas al endotelio, el flujo sanguíneo regional. La microglía está compuesta por células inmunocompetentes residentes en el cerebro.[3]

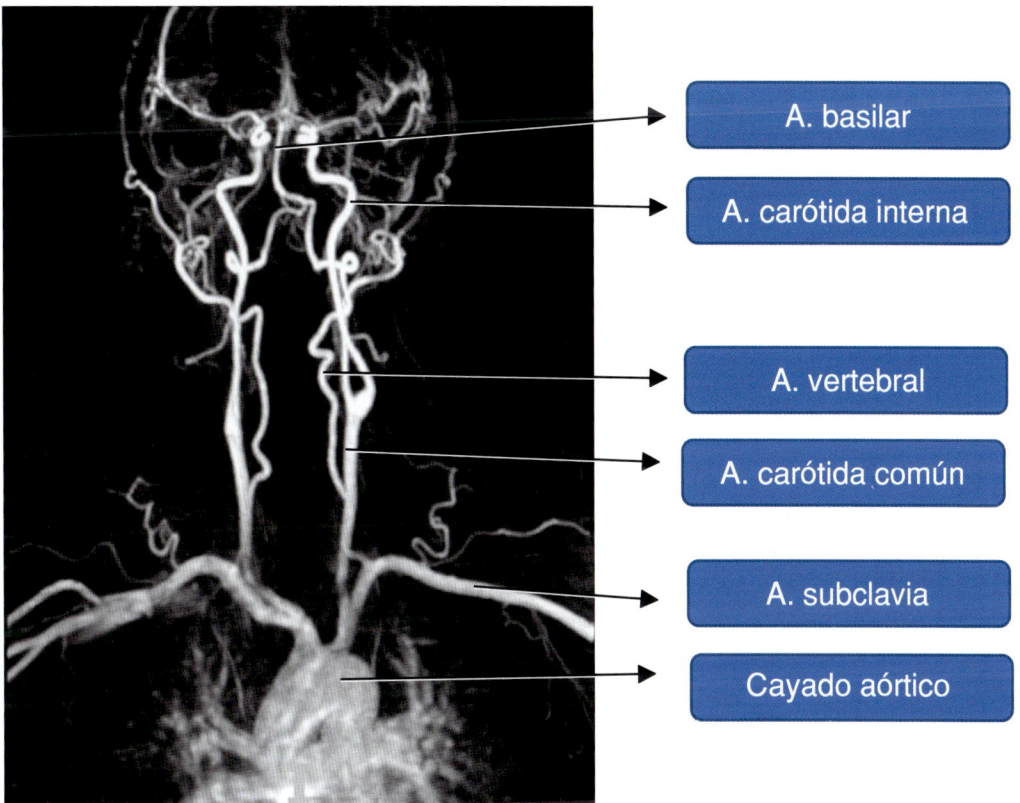

Fig. 2-2. Angiorresonancia magnética (frente) del arco aórtico y sus grandes ramas.

La arteria carótida interna se origina de la bifurcación de la arteria carótida común a nivel medio cervical (a la altura de la 4.ª vértebra cervical). En su recorrido extracraneal, no emite ramas. Ingresa al cráneo a través del canal carotídeo, transcurre por la porción petrosa del hueso temporal, luego pasa por el agujero rasgado anterior (*foramen lacerum*) al seno cavernoso y se acerca al margen lateral del seno esfenoidal hasta llegar a la región del sifón carotídeo. La arteria carótida interna perfora la duramadre a la altura media de la apófisis clinoides anterior, donde se origina el segmento supraclinoideo. De este segmento surgen tres ramas importantes (**fig. 2-3**):

- Arteria oftálmica: se caracteriza porque sus ramas se anastomosan con ramas de la arteria carótida externa.
- Arteria coroidea posterior.

- Arteria coroidea anterior: surge en la porción supraclinoidea de la arteria carótida interna, antes de que esta se divida en las arterias cerebral media y anterior. También puede nacer de la arteria cerebral media, o incluso de la arteria comunicante posterior. Presenta dos ramas, una profunda y otra superficial.

En su recorrido final en el espacio perforado anterior, la arteria carótida interna se divide en sus dos ramas terminales, la arteria cerebral anterior y la arteria cerebral media.

Arteria cerebral anterior

Su disposición es anteromedial y proporciona irrigación a los segmentos anterior, superior y medial del lóbulo frontal, así como también a las regiones mediales de ambos hemisferios cerebrales,

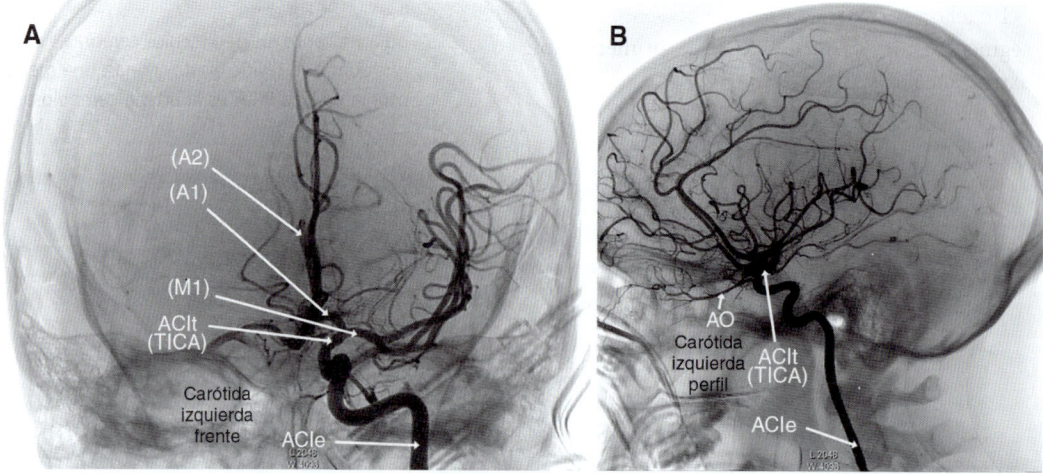

Fig. 2-3. Ramas de la arteria carótida interna en una arteriografía cerebral normal. ACIt: arteria carótida interna terminal; ACIe: arteria carótida interna extracraneal. **A.** Enfoque anteroposterior. **B.** Perfil. M1: arteria cerebral media, segmento prebifurcación; A1 y A2: arteria cerebral anterior (ACA) y sus ramas (precomunicante y poscomunicante, respectivamente). En el perfil se puede observar la arteria oftálmica (AO).

por detrás del esplenio del cuerpo calloso. Se acerca a la cisura longitudinal para poder comunicarse con su homónima contralateral a través de la arteria comunicante anterior y completar así la parte anterior del polígono; termina en el surco parieto-occipital. La arteria comunicante anterior divide a la arteria cerebral anterior en sus porciones A1 y A2, los dos primeros de los cinco segmentos que la arteria cerebral anterior presenta en su recorrido. El segmento A1, desde su origen en la arteria carótida interna, es el segmento horizontal que pasa por el quiasma óptico y llega hasta la emergencia de la arteria comunicante anterior y desde ahí presenta cuatro segmentos más (A2, A3, A4 y A5). El segmento A2 se extiende desde la unión con la arteria comunicante anterior hasta su bifurcación en arteria pericallosa y arteria supramarginal. El segmento A3 es el pericalloso y va desde este surco hasta el genu del cuerpo calloso, mientras que los segmentos A4 y A5 son los más pequeños y se extienden sobre el cuerpo calloso.

Arteria cerebral media

Rama terminal de la arteria carótida interna que tiene una distribución amplia y compleja, de curso lateral al quiasma óptico. Ocupa la cisterna silviana,

por eso también se denomina arteria silviana. En su recorrido, presenta distintos segmentos:

- M1: segmento horizontal. En su inicio da origen a las ramas penetrantes o arterias lentículo-estriadas, que irrigan las regiones de los ganglios basales y la cápsula interna.
- M2: segmento insular. Forma la "rodilla" que se divide en dos: una rama superior que transcurre por el área órbito-frontal y parietal posterior, y una rama inferior que se extiende por el polo temporal y parietal.
- M3: segmento opercular. Está ubicado en la superficie hemisférica y presenta tres ramas: frontal, parietal y temporal.
- M4: segmento cortical. Va desde la cisura de Silvio y llega a los lóbulos frontal y parietal.

CIRCULACIÓN CEREBRAL POSTERIOR

Es la encargada de suministrar un tercio de la perfusión cerebral, fundamentalmente en el territorio posterior, correspondiente al lóbulo occipital, el bulbo, la protuberancia, el mesencéfalo y el cerebelo.

Las arterias vertebrales surgen de las ramas proximales ascendentes de las arterias subclavias del cuello. Se caracterizan por presentar cuatro segmentos, de los cuales los tres primeros son extracraneales:

- V1 es la más proximal, ascendente; se extiende desde su origen en la arteria subclavia hasta su ingreso por el foramen transverso de la 5.ª o 6.ª vértebra cervical.
- V2 se extiende desde la 6.ª vértebra cervical, transcurre por el foramen transverso hasta la 3.ª vértebra cervical, y luego cambia su dirección para ingresar por el axis y pasar por detrás del atlas, rodeando la articulación atlantooccipital.[5]
- V3 llega a la duramadre desde el atlas, la atraviesa, y entra por el foramen magno.
- V4 es el "segmento intracraneal" (**fig. 2-4**). Comienza en el foramen magno y, antes de anastomosarse con su homónima contralateral a nivel bulboprotuberancial, da origen a las arterias espinales anteriores y posteriores (esta última también puede ser rama de la arteria cerebelosa posteroinferior), una rama penetrante de la médula y la arteria cerebelosa posteroinferior o PICA.

 La PICA se extiende por la cara superior de la médula y alcanza los pedúnculos cerebrales inferiores, donde se divide en dos ramas: una medial y otra lateral. La PICA es la arteria cerebelosa más importante, ya que irriga tanto a la médula espinal en su porción dorsolateral como el cerebelo, a nivel ventral de ambos hemisferios, y el vermis cerebeloso.

La arteria espinal anterior, desde su nacimiento en el segmento V4 de la arteria vertebral, se dirige a través de la cisura mediana anterior hacia el cordón espinal, donde finaliza.

En la mayoría de las series informadas, la arteria vertebral izquierda se caracteriza por ser más grande que la derecha, con un diámetro luminal de 2,3 mm, mientras que el de la derecha es de 2 mm. Es dominante en el 42% de los casos, mientras que la derecha lo es en el 32%, y solo son iguales el 26% de las veces.[6-7] Ambas arterias vertebrales suministran la sangre para el tronco encefálico. Se unen para formar la arteria basilar. La profundidad de esa unión es muy variable, puede ser a nivel pontomedular o más distal.

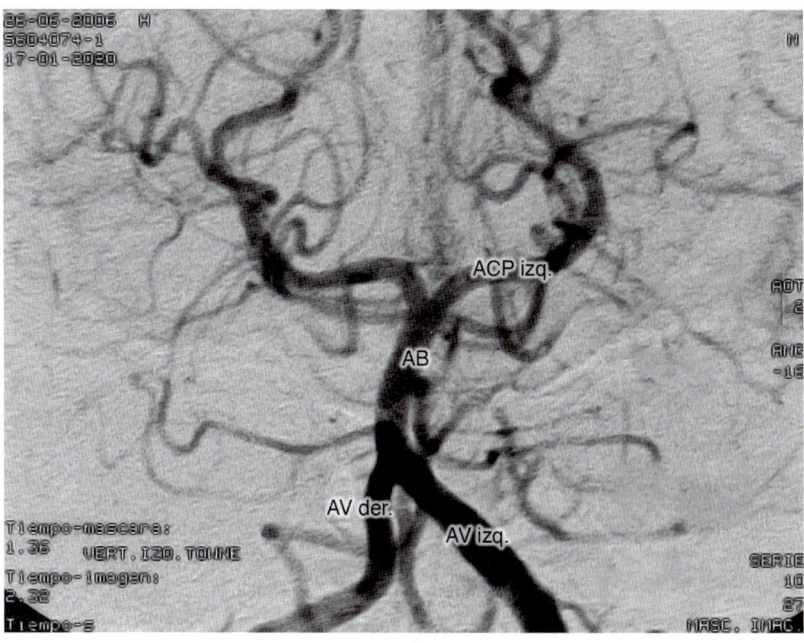

Fig. 2-4. Arterias del sector posterior. AV: arterias vertebrales; AB: arteria basilar; ACP: arterias cerebrales posteriores.

Arteria basilar

La arteria basilar corre por la parte ventral de la protuberancia y se bifurca en las arterias cerebrales posteriores a la altura de la cisterna interpeduncular justo por debajo del infundíbulo de la hipófisis. Tiene una longitud aproximada de 32 mm. Termina en la unión pontomesencefálica y da origen a las dos arterias cerebrales posteriores. Antes de su bifurcación, da origen a varias ramas perforantes, como:

- **Arterias pontinas penetrantes:** son pequeñas y numerosas, y se dividen en paramedianas y circunflejas. Las primeras se encargan de suministrar sangre a la vía corticoespinal a nivel medial.
- **Arteria cerebelosa anteroinferior (AICA):** atraviesa lateralmente los pedúnculos cerebrales y desde allí suministra sangre a las regiones petrosa del cerebelo e inferior pontina, donde se desprende la arteria laberíntica. Durante su recorrido emite ramas perforantes al bulbo y la protuberancia, y ramas que se anastomosan con ramas de la PICA.
- **Arteria cerebelosa superior:** se desplaza lateralmente a los pedúnculos cerebelosos superiores y de ella nacen dos ramas, una medial y otra lateral, que se encargan de abastecer a los núcleos profundos del cerebelo.

Las arterias cerebrales posteriores son las encargadas de nutrir el cerebro medio, el tálamo, la porción medial del lóbulo occipital y la porción inferior del lóbulo temporal. Si bien estas arterias constituyen las ramas terminales de la arteria basilar, un porcentaje menor puede nacer de la arteria carótida interna (origen fetal). Ambas van rodeando el tronco cerebral para dirigirse a la unión pontomesencefálica, y luego atraviesan los pedúnculos cerebrales hasta llegar a la superficie ventromedial de la corteza, donde irrigan los lóbulos occipitales, la parte medial e inferior de los lóbulos temporales y la posterior e inferior de los parietales. Presentan los siguientes segmentos:

- P1 es precomunicante y se extiende dentro de la cisterna interpeduncular hasta la unión con la arteria comunicante posterior (ACoP), que cursa lateralmente al pedúnculo cerebral.
- P2 es el segmento ambiens, que se desliza por el arco posterior de la cisterna ambiens y acompaña a la vena de Rosenthal.
- P3 es el segmento que transcurre por arriba y medial de la cisterna cuadrigémina hasta el surco calcarino.
- P4 irriga los territorios de la corteza al atravesar el tentorio.

POLÍGONO DE WILLIS

El polígono de Willis lleva el nombre de quien lo describió, Thomas Willis, en 1664, como un sistema de compensación en caso de oclusión vascular.[8] Es el sitio de anastomosis de las circulaciones anterior y posterior e interhemisférica.

> El polígono de Willis tiene la importante función de comunicar ambas circulaciones, anterior y posterior, y ambos lados, izquierdo y derecho, de la circulación hemisférica.

Las arterias que lo constituyen son (**fig. 2-5**):

- Arterias cerebrales anteriores.
- Arteria comunicante anterior: comunica ambos segmentos A1 de las arterias cerebrales anteriores.
- Arterias carótidas internas.
- Arterias cerebrales posteriores.
- Arterias comunicantes posteriores: son ramas de las arterias carótidas internas que comunican los segmentos P1 de las arterias cerebrales posteriores.
- Arteria basilar.

Todos los componentes del polígono emiten ramas perforantes a lo largo de su trayecto.

> El 52% de los polígonos son anómalos, y pueden presentar como variantes anatómicas la hipoplasia, la presencia de vasos accesorios, un origen anómalo y ausencia de alguno de los vasos constituyentes del polígono.[9]

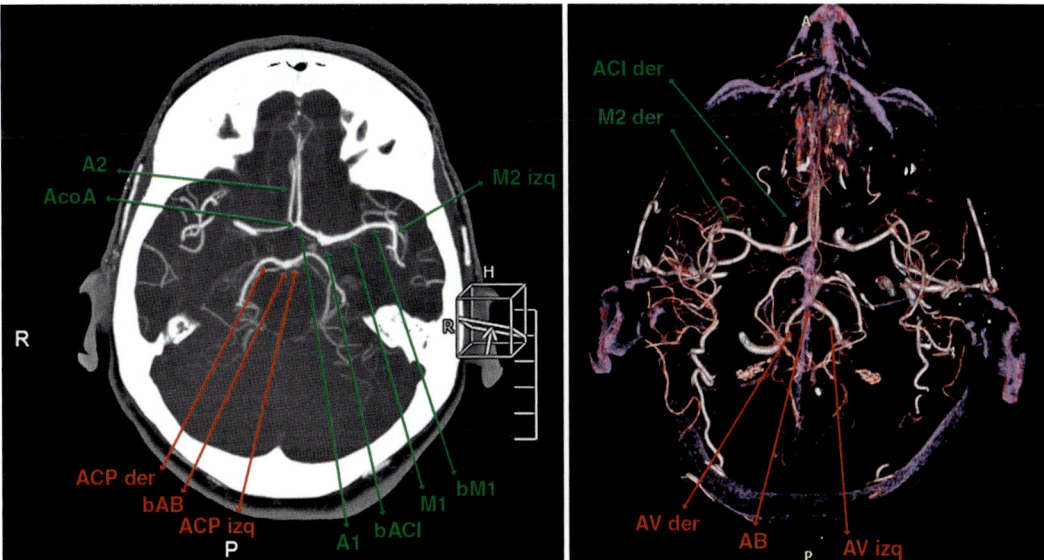

Fig. 2-5. Polígono de Willis. La angiotomografía cerebral muestra en el panel izquierdo un corte tomográfico axial en el plano del polígono de Willis. Las arterias del sector posterior están señaladas con flechas rojas. En el sector posterior, las siguientes arterias forman el polígono: arteria cerebral posterior derecha (ACP der); bifurcación de la arteria basilar en ambas cerebrales posteriores (bAB); arteria cerebral posterior izquierda (ACP izq). Con flechas verdes se señalan las arterias dependientes de la bifurcación de la carótida interna, o sea, el sector anterior de la circulación. De este sector forman el polígono: A1, sector pre-comunicante de la arteria cerebral anterior; bifurcación de la arteria carótida interna izquierda en la cerebral media y cerebral anterior izquierda (bACI). Las siguientes arterias se ven en el mismo plano, pero no forman el polígono: M1, segmento inicial (prebifurcación) de la arteria cerebral media izquierda; bifurcación de la arteria cerebral media izquierda (bMI); M2, segmento distal (posbifurcación) de la misma arteria (nótese que, a la derecha, el segmento M2 no se ve en este plano); A2, segmentos poscomunicantes de las arterias cerebrales anteriores (la flecha señala la derecha). AcoA: arteria comunicante anterior. En el panel derecho se muestra una reconstrucción tridimensional de las arterias cerebrales del mismo estudio, en la que se pueden ver las arterias en diferentes niveles de profundidad, por lo que se agregan otras arterias que no se encontraban en el plano del polígono: arteria basilar (AB); arteria vertebral derecha (AV der); arteria vertebral izquierda (AV izq). También se ven en la reconstrucción los segmentos terminales de ambas carótidas, en este caso se señaló la derecha (ACI der). Es importante resaltar que el segmento M2 izquierdo que no ve en el plano del polígono, sí se puede ver en la reconstrucción. Las arterias comunicantes posteriores no se visualizan, lo que puede deberse a la diferente anatomía del polígono o a que no estén fun-cionantes, ya que es frecuente y puede ponerse en evidencia con maniobras de compresión carotídea.

La variante más frecuente es la hipoplasia hasta en un 24%. Se la considera como tal cuando el diámetro arterial externo es inferior a 1 mm (en los vasos principales) y a 0,5 mm si se trata de una arteria comunicante. La hipoplasia más común afecta el segmento P1 de la arteria cerebral posterior, luego el A1 de la arteria cerebral anterior y la arteria comunicante anterior. Los vasos accesorios pueden corresponder a duplicación o triplicación vascular, tener tamaño normal o ser hipoplásicos; en un 8% son más frecuentes en la arteria comunicante anterior y en un 4%, en la arteria cerebral anterior. Como

origen anómalo, la arteria cerebral posterior nace, hasta en un 10% de los casos, de la arteria carótida interna (origen fetal) y esta anomalía puede ser unilateral o bilateral. En cuanto a la ausencia de algunos de sus componentes, la arteria comunicante posterior puede faltar hasta en un 6% de los casos.

En condiciones normales, el flujo sanguíneo presente en las arterias comunicantes es insignificante, pero si el polígono está incompleto debido a la falta de alguno de sus componentes o alguna oclusión vascular parcial o total, el flujo se puede redirigir a través de ellas. La ausencia del segmento A1 modifica el flujo de ambas arterias carótidas internas, y es mayor del lado contralateral y menor del homolateral, si se compara con individuos sin anomalías. La presencia de una arteria cerebral posterior fetal genera un mayor flujo en la arteria carótida interna homolateral. Si es bilateral, el flujo de la arteria basilar cae hasta un 50%.[10]

La prueba de compresión carotídea que se realiza durante la insonación de una arteria cerebral media permite evaluar la capacidad colateral del polígono de Willis.

La circulación anterior es más funcional que la posterior, tiene numerosas anastomosis a nivel pial leptomeníngeo de las tres arterias cerebrales en territorios limítrofes corticales y mejor capacidad de respuesta de las comunicantes anteriores respecto de las posteriores en circunstancias patológicas. La circulación vertebrobasilar transporta un volumen sanguíneo equivalente al de una sola carótida y es más lenta que la circulación anterior.

Desde el punto de vista anatómico, el polígono presenta más anomalías en el circuito posterior, y esto se ve reflejado en pacientes que sufren enfermedades cerebrovasculares.[10] Todas estas situaciones anatómicas deben considerarse a la hora de interpretar las variaciones de las velocidades de flujo sanguíneo cerebral detectadas por el Doppler transcraneal, tanto en condiciones normales como en aquellos pacientes que han desarrollado alguna enfermedad cerebrovascular.

SISTEMA VENOSO CEREBRAL

 Se caracteriza por tener mayor variación anatómica que el lecho arterial, tanto de forma individual como entre ambos hemisferios de un mismo individuo.

———

Está formado por las venas cerebrales y los senos durales. Las venas cerebrales son de mayor calibre que las arterias, y carecen de válvulas y músculo liso en su pared. Luego de anastomosarse, confluyen en las dos venas yugulares internas que se dirigen afuera del cráneo hacia la aurícula derecha.[11]

Venas cerebrales

Las venas cerebrales se organizan en forma compleja tanto en el territorio supratentorial como en la fosa posterior.

El sistema venoso supratentorial se divide en venas superficiales y profundas (**fig. 2-6**).

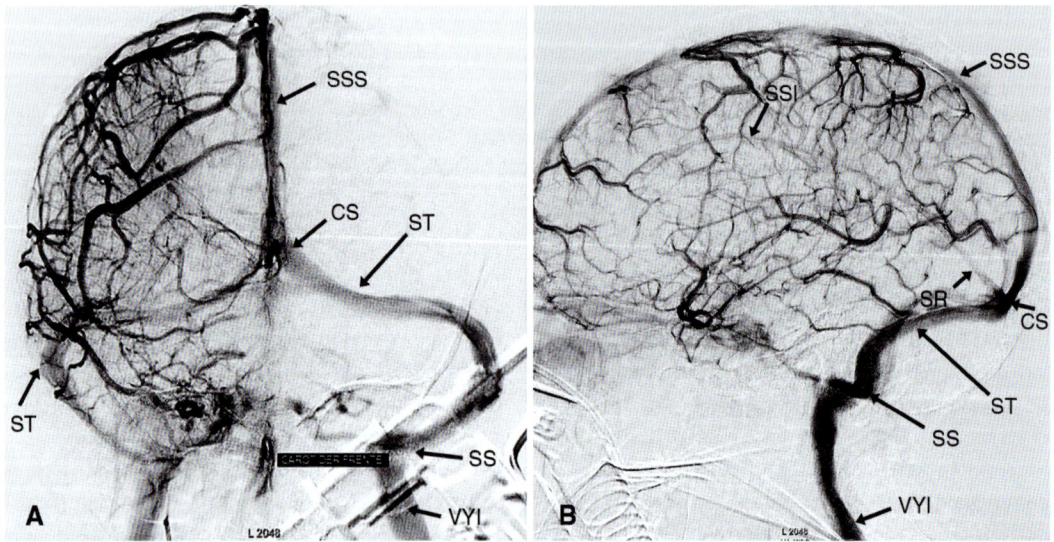

Fig. 2-6. Senos venosos. Tiempo venoso en una angiografía digital normal. **A.** Enfoque anteroposterior. **B.** Perfil. SSS: seno sagital superior; SSI: seno sagital inferior; SR: seno recto; CS: confluencia de los senos o prensa de Herófilo; ST: seno transverso; SS: seno sigmoideo; VYI: vena yugular interna.

Venas superficiales: son las corticales que drenan la corteza cerebral y se anastomosan con las venas cerebral media superficial, cerebral superior e inferior. Se caracterizan por salir del espacio subaracnoideo y conformar las "venas puentes" que ocasionan el sangrado de las lesiones traumáticas subdurales.

Venas profundas: drenan las sustancias blanca y gris (las estructuras alrededor de los ventrículos laterales, III y IV ventrículos y cisterna interpeduncular) en forma centrífuga hacia los senos y en forma centrípeta hacia la vena de Galeno.[12] Se pueden clasificar en venas subependimarias, medulares, de la cápsula interna, ganglio-basales, claustro, coroideas y talámicas. Finalmente confluyen en las venas basal de Rosenthal, cerebral interna y de Galeno.

- La vena cerebral interna es tributaria de la vena de Galeno y transcurre por el techo del tercer ventrículo, donde recibe el aporte de las venas subependimarias.
- La vena de Galeno está formada por la unión de las venas coroidea, septal y tálamo-estriada. Es la vena cerebral mayor.
- La vena de Rosenthal está formada por la unión de las venas cerebral anterior, cerebral media profunda y la vena estriada.

El sistema venoso de la fosa posterior se divide en cuatro grupos:

- Superficiales: drenan la superficie cortical del cerebelo y se dividen en aquellas que drenan la superficie tentorial, petrosa o suboccipital en los hemisferios cerebelosos o el vermis.
- Profundas: se denominan según la fisura donde se encuentran en: cerebelo, mesencefálicas, pontocerebelosas y cerebelo-bulbar.
- Del tronco encefálico: corresponde a la vena petrosa inferior y sus afluentes. Pueden ser transversales o longitudinales.
- Venas puentes: se clasifican en tres grupos, uno superior o Galeno, que desemboca en la vena de Galeno, un grupo anterior o petroso que drena en los senos nasales y un grupo posterior o tentorial.

Senos venosos durales

Están formados por la duramadre, que constituye sus paredes. Por lo tanto, estas son rígidas y no se colapsan cuando son comprimidas. Confluyen en el polo occipital.

Prensa de Herófilo o confluencia de los senos

La confluencia de los senos, también llamada prensa de Herófilo, está formada por la unión de los siguientes senos (dos de ellos llegan a la confluencia y otros dos parten de ella).

Los senos que llegan a la confluencia son:

- Seno sagital o longitudinal superior: ubicado en la hoz del cerebro.
- Seno recto: continúa al seno sagital inferior (situado en el borde inferior libre de la hoz del cerebro) y a la vena de Galeno.

Los senos que parten de la confluencia son:

- Seno occipital: está ubicado en la parte inferior de la confluencia.
- Seno transverso: atraviesa la base del occipital, y conecta la confluencia de los senos con el bulbo de la vena yugular

Senos cavernosos

 Equivalen a la confluencia de los senos durales, pero en este caso son anteriores y profundos, y son dos, uno por cada hemisferio cerebral, y simétricos.

—

Están constituidos por un complejo de canales venosos situado en un espacio mesenquimatoso lateral a la silla turca. La sangre del seno cavernoso se drena a través de dos canales, los llamados senos petrosos superior e inferior, que comunican finalmente con la vena yugular. En el interior de los senos cavernosos, se encuentran la arteria carótida interna y el VI par craneal. Adosados a su pared lateral, se encuentran los pares craneales II, IV y dos ramas del trigémino (V par): nervio oftálmico (V1) y maxilar (V2) del trigémino.

Tienen la particularidad de ser las únicas estructuras venosas del cuerpo que contienen una arteria en su interior. Si esta presentara una solución de continuidad de su pared, se generaría una fístula carótida-cavernosa.

Sus afluentes son:

- Las venas oftálmicas superior e inferior (drenaje de sangre orbitaria).
- La vena cerebral media superficial.
- El seno esfenoparietal.
- La vena cerebral inferior.
- Los senos intercavernosos (anterior y posterior), que se encargan de conectar los senos cavernosos en la línea media.
- Otras venas emisoras se encargan de comunicar el sistema venoso dural con el sistema venoso extracraneal de la cara y el cuero cabelludo.

MECANISMOS FISIOLÓGICOS QUE INTERVIENEN EN LA REGULACIÓN DEL FLUJO SANGUÍNEO CEREBRAL

Desde el punto de vista fisiopatológico, los vasos cerebrales regulan el flujo sanguíneo cerebral (FSC) porque tienen la capacidad de activar cambios en su diámetro, lo que afecta de esta forma la resistencia cerebrovascular (RCV). Los vasos cerebrales que más ejercen estos cambios son las arteriolas que tienen una pared muscular gruesa. El resto de los vasos cerebrales también intervienen en diferentes situaciones de cambios en el FSC. Los pericitos que forman parte de la BHE pueden relajarse y permitir que los capilares aumenten su calibre y el FSC.[13] Respecto de las vénulas y venas, a diferencia de las arteriolas, tienen mucho menor músculo liso en su pared; por lo tanto, su compliancia es elevada. Por lo general, cumplen un papel pasivo en la regulación del FSC: en situaciones donde la dilatación arteriolar conduce a un incremento del volumen poscapilar, aumentan su volumen y, por consecuencia, el volumen sanguíneo cerebral (VSC); esto termina incrementando la presión intracraneal (PIC), disminuyendo la presión de perfusión cerebral (PPC) y conduciendo a una caída del FSC.[14]

Los cambios en el tono vascular producen modificaciones en la RCV, lo que depende de múltiples factores: a) inervación autonómica de las fibras musculares lisas de la pared vascular,[14] tanto del sistema nervioso simpático como del parasimpático; b) efecto de sustancias vasoactivas (derivadas del ácido araquidónico) producidas tanto por las neuronas como por los astrocitos: lactato, piruvato, adenosina y óxido nítrico; c) presión parcial de dióxido de carbono ($PaCO_2$); d) el gasto cardíaco, la PA y la PIC.

Los cambios mencionados en el tono vascular que causan constricción y dilatación pueden alterarse en diferentes enfermedades, con lo cual el FSC y la RCV puede alterarse o mantenerse sin cambios, según cada patología.

EVALUACIÓN DE LA ANATOMÍA VASCULAR CEREBRAL POR DOPPLER TRANSCRANEAL

Dada la importancia de la regulación del flujo sanguíneo cerebral evidenciado en las diferentes enfermedades cerebrovasculares, es nuestro interés destacar el papel de los métodos de medición no invasiva de la velocidad del FSC, como el Doppler transcraneal, en las principales arterias de la base del cráneo mediante la utilización de ventanas acústicas.[12,13] Este estudio se puede realizar las veces que sea necesario –e incluso en forma continua y en un contexto multimodal– para poder evaluar, a través de los cambios que se generan en las VFSC, los mecanismos de autorregulación cerebral, la presión de perfusión cerebral y la presión intracraneal en forma no invasiva y al lado de la cama del paciente.[15,16]

La arteria más frecuentemente insonada es la cerebral media, y se utiliza la ventana transtemporal en su segmento M1.

También pueden localizarse a través de esta ventana las arterias cerebral anterior (segmento A1), cerebral posterior (segmentos P1 y P2) y carótida interna terminal. A través de la ventana transorbitaria, se puede detectar la arteria oftálmica, de suma importancia en las oclusiones de la arteria carótida interna, y el sifón carotídeo. En la ventana transoccipital, se pueden reconocer las arterias vertebrales y el tronco basilar. Finalmente, desde las ventanas submandibulares se reconocen ambas arterias carótidas internas antes de su ingreso al cráneo, y las arterias carótidas externas que se diferencian por sus resistencias vasculares.[17,18] Cabe destacar que también pueden detectarse ciertos territorios venosos, como la vena de Rosenthal, la vena de Galeno, la vena cerebral media, lo que es de utilidad en el contexto de las trombosis venosas cerebrales.

CONCLUSIONES

A lo largo de este capítulo se ha intentado destacar la importancia del reconocimiento del árbol vascular cerebral, tanto arterial como venoso, sus posibles variantes anatómicas, recorridos, ramificaciones y anastomosis en condiciones normales, y cómo podrían variar en los diferentes escenarios patológicos, principalmente en las enfermedades cerebrovasculares. Este conocimiento es fundamental para que los especialistas puedan interpretar y, basado en ello, tomar conductas al utilizar el estudio de Doppler transcraneal en la práctica diaria como un método de monitorización complementaria no invasiva en el paciente neurocrítico.

REFERENCIAS

1. Chandra A, Li WA, Stone CR, et al. The cerebral circulation and cerebrovascular disease I: Anatomy. Brain Circ 2017;3:45-56.
2. Cortés-Sol A, Pacheco P. Flujo sanguíneo y actividad celular del sistema nervioso: relación estructura-función. Rev Mex Neuroci 2013;14:31-8.
3. Abbott NJ, Patabendige AA, Dolman DE, et al. Structure and function of the blood-brain barrier. Neurobiol Dis 2010;37:13-25.
4. Bogorad MI, DeStefano JG, Linville RM, et al. Cerebrovascular plasticity: Processes that lead to changes in the architecture of brain microvessels. J Cereb Blood Flow Metab 2019;39:1413-32.
5. Cárdenas RE. Anatomía y fisiopatología de la enfermedad cerebrovascular a través de imágenes. PROSAC 2013;9(1).
6. Jeng JS, Yip PK. Evaluation of vertebral artery hypoplasia and asymmetry by color-coded duplex ultrasonography. Ultrasound Med Biol. 2004;30:605-9.
7. Vural A, Derin Çiçek EE. Is the asymmetry between the vertebral arteries related to cerebral dominance? Turk J Med Sci 2019;49:1721-6.
8. Vrselja Z, Brkic H, Mrdenovic S, et al. Function of circle of Willis. J Cereb Blood Flow Metab 2014;34:578-84.
9. Fontana H, Belziti H, Buratt S. La circulación cerebral en condiciones normales y patológicas VI. El caso del vasoespasmo [en línea]. Revista Argentina de Neurocirugía 2009 [citado: septiembre de 2022];23(4). Disponible en: https://aanc.org.ar/ranc/items/show/330.
10. Hendrikse J, van Raamt AF, van der Graaf Y, et al. Distribution of cerebral blood flow in the circle of Willis. Radiology 2005;235:184-9.
11. Strejilevich L. Círculo arterial de la base del cerebro. Círculo arterial de la base del cerebro. En: Strejilevich L (ed). Circulación cerebral. Anatomía funcional normal y patológica. Saarbrücken, Alemania: Editorial Académica Española; 2016:52-76.
12. Schaller B. Physiology of cerebral venous blood flow: from experimental data in animals to normal function in humans. Brain Res Brain Res Rev 2004;46:243-60.
13. Chandra A, Stone CR, Li WA, et al. The cerebral circulation and cerebrovascular disease II: Pathogenesis of cerebrovascular disease. Brain Circ 2017;3:57-65.
14. Donnelly J, Budohoski KP, Smielewski P, et el. Regulation of the cerebral circulation: bedside assessment and clinical implications. Crit Care 2016;20:129.
15. Willie CK, Tzeng YC, Fisher JA, et al. Integrative regulation of human brain blood flow. J Physiol 2014;592:841-59.
16. Babikian VL, Wechsler LR. Transcranial Doppler Ultrasonography. St Louis: Mosby-Year Book; 1993.
17. D'Andrea A, Conte M, Cavallaro M, et al. Transcranial Doppler ultrasonography: From methodology to major clinical applications. World J Cardiol 2016;8:383-400.
18. Blanco P, Abdo-Cuza A. Transcranial Doppler ultrasound in neurocritical care. J Ultrasound 2018;21:1-16.

CAPÍTULO

3

DOPPLER TRANSCRANEAL: TÉCNICA E INDICACIONES

SILVIA H. CARINO Y CORINA PUPPO

Contenidos

INTRODUCCIÓN

Desde que en 1982 R. Aaslid describiera por primera vez este método no invasivo de medición de velocidades de flujo en las arterias cerebrales con el uso de un transductor de 2 MHz, se han registrado grandes avances en el conocimiento del Doppler transcraneal (DTC).[1]

En la actualidad, y especialmente en la unidad de cuidados intensivos (UCI), el DTC se ha transformado en un "estetoscopio cerebral" que brinda información que solamente es posible obtener por este método.

El objetivo de este capítulo es describir la anatomía de la circulación cerebral, la técnica del estudio, las consideraciones necesarias para su realización correcta y sus limitaciones.

CONSIDERACIONES GENERALES

El estudio DTC consiste en la insonación de los vasos cerebrales a través de las llamadas ventanas acústicas. La insonación se define como la exposición de un vaso a un haz de ultrasonido. El ángulo de insonación formado por el haz de ultrasonido y la dirección de flujo sanguíneo debe ser agudo, menor de 30°. Cuando el ángulo es mayor, se produce un error en la medida de la velocidad; si el ángulo es recto, la señal es indetectable.

 Si el ángulo es de 0°, la velocidad medida es igual a la real. No hay ninguna situación en la que la velocidad sea sobrevalorada.

———

Los vasos cerebrales no se pueden observar con esta técnica, por lo que se requiere conocimiento anatómico y puntos de referencia para insonar con el menor ángulo. Esto permite obtener velocidades reales, de ahí la importancia de una técnica adecuada.

El DTC que se realiza en la UCI requiere que el operador se adapte a las condiciones del paciente, como la imposibilidad de movilizar la cabeza, la utilización de múltiples fármacos que impactan en el trazado, las alteraciones del ritmo cardíaco, la ventilación mecánica, entre otras. El estudio debe realizarse en las condiciones de mayor estabilidad posible, tal como se describe en el **capítulo 4**.

Otro aspecto relevante es la utilización de gel, ya que esto evita la interposición de aire y, por lo tanto, la eventual atenuación que este podría generar.

La onda obtenida del trazado de las arterias cerebrales es similar a la obtenida para la medición de la presión arterial invasiva en cualquiera de ellas

(**fig. 3-1**). No obstante, se debe recordar que se mide la velocidad circulatoria, velocidad del flujo sanguíneo cerebral en cm/s, a diferencia de las ondas de presión, que se miden en mm Hg. En ella se definen: velocidad pico sistólica (Vs); velocidad de fin de diástole (Vd); velocidad media de flujo (Vm); índice de pulsatilidad o Gosling (IP = Vs − Vd / Vm) e índice de resistencia o de Pourcelot (IR = Vs − Vd / Vs). La Vd suele ser mayor que las observadas en otros órganos. De acuerdo con la morfología de la onda, es posible evaluar la inclinación de la pendiente inicial (*upstroke*), la envolvente (se refiere a las velocidades máximas encontradas que corresponden a los eritrocitos que viajan a mayor velocidad) (véase **cap. 1**) y la dirección del flujo. Todos estos datos son calculados en forma automática por el equipo. En el caso de que existan interferencias, se pueden calcular de forma manual.

En algunas ocasiones, el IP refleja las resistencias periféricas que, en los vasos cerebrales en condiciones normales, son bajas. Esto se corresponde con Vd elevadas, ya que estos dos parámetros presentan una relación inversamente proporcional (p. ej., Vd elevadas/IP bajos, Vd bajas/IP altos). La ganancia del equipo consiste en la posibilidad de aumentar la capacidad de recibir los pulsos de ultrasonido, lo que a veces genera aumento de sonidos no útiles o ruidos. La dirección del flujo se refiere a si la señal se acerca o se aleja del transductor;

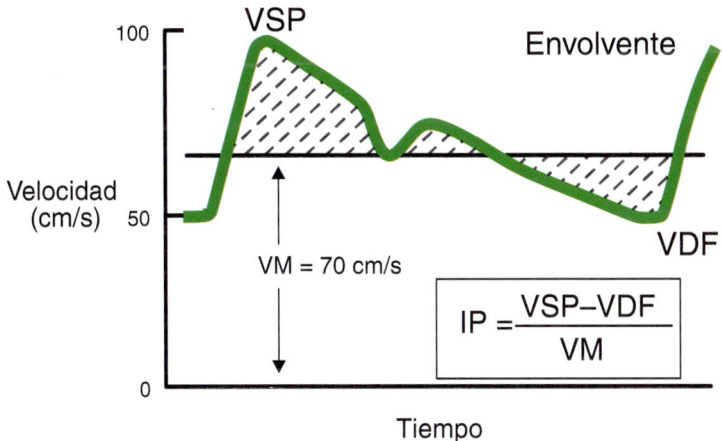

Fig. 3-1. Onda de velocidad del flujo sanguíneo cerebral. La línea continua azul corresponde a la envolvente. VPS: velocidad pico sistólica; VDF: velocidad diastólica final; IP: índice de pulsatilidad; VM: velocidad media.

por convención, se considera el flujo que se acerca por encima de la línea de cero (velocidades positivas) y el que se aleja por debajo de la línea de cero (velocidades negativas).

Las Vm se utilizan como valores de referencia para las arterias, debido a que presentan poca variación interindividual, a diferencia de las Vs y Vd. Existen tablas de referencia de Vm que toman en cuenta el sexo (las mujeres tienen velocidades más altas que los hombres) y la edad (las velocidades disminuyen con los años). También existen diferencias raciales (caucásicos y no caucásicos). Los IP también sufren variaciones con la edad (aumentan en los pacientes añosos), que también se describen en las tablas mencionadas.[2] El rango de normalidad de las velocidades es amplio.

Todos estos datos se discuten más extensamente en el **capítulo 4**.

VENTANAS ACÚSTICAS

Las zonas del hueso delgadas u orificios naturales a través de las cuales el haz de ultrasonido penetra en el cráneo se denominan "ventanas acústicas".[3] Estas permiten acceder a las diferentes arterias cerebrales.

Se consideran cuatro ventanas acústicas: temporal, transorbitaria, submandibular y transforaminal u occipital (**fig. 3-2**).

Ventana temporal

La ventana temporal se ubica por encima de la arcada cigomática y corresponde a la escama temporal. Se divide en tres regiones: posterior, media y anterior (**fig. 3-3**). La distancia entre cada ventana es de aproximadamente 1,5 cm. Cada una de estas ventanas requerirá una orientación determinada del ultrasonido para el acceso a las diferentes arterias.

La ventana posterior se ubica por encima de la arcada y por delante del orificio auditivo, y puede encontrarse al lado del borde superior de la arcada o en una ubicación más alta. La orientación del haz de ultrasonido será hacia adentro, adelante y levemente hacia arriba. Esta ventana permite una mejor discriminación entre la arteria cerebral media (ACM) y la arteria cerebral anterior (ACA), y provee acceso en la mayoría de los pacientes, particularmente en los añosos.

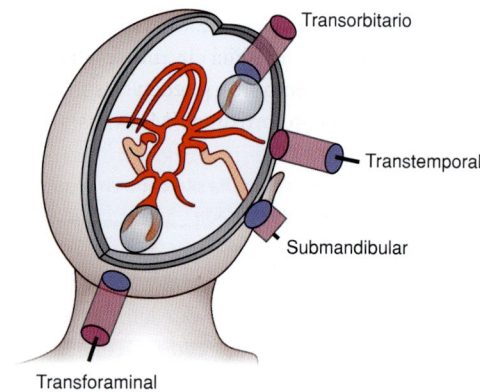

Fig. 3-2. Las tres ventanas acústicas que permiten el paso del ultrasonido son las transorbitaria, transtemporal y transforaminal. Se muestra también la ventana submandibular que permite el acceso a la arteria carótida interna extracraneal.

La ventana media se ubica por delante de la posterior y el haz debe orientarse hacia adentro y levemente hacia adelante y arriba. Esta ventana se utiliza mayormente en los pacientes jóvenes.

En la ventana anterior, que se ubica por delante de la media, el haz de ultrasonido se orienta hacia adentro y levemente hacia atrás y arriba.

Finalmente, aunque se la utiliza poco, se describe una ventana frontal ubicada contigua al borde externo de la ceja, que requiere una orientación

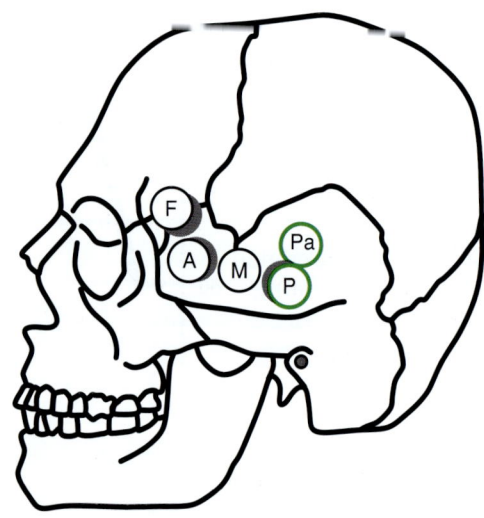

Fig. 3-3. Ventana temporal con sus regiones. P: posterior; Pa: posterior alta; M: media; A: anterior; F: frontal.

hacia atrás o posterior del haz y permite visualizar solo algunos de los vasos del circuito anterior.

En la ventana temporal pueden insonarse: la ACM en su segmento proximal (M1) y distal (M2), la ACA en su segmento proximal (A1), la arteria cerebral posterior (ACP 1) y la arteria carótida interna terminal (ACIt o TICA, por sus siglas en inglés).

Debido a su pequeño diámetro y a que requieren un gran ángulo para su insonación, las arterias comunicante posteriores (ACoP) y la arteria comunicante anterior (ACoA) solo pueden insonarse cuando funcionan como fuente de flujo colateral.

Los jóvenes suelen presentar extensas áreas para la insonación, mientras que con la edad y en las mujeres posmenopáusicas –en quienes aparece ocasionalmente hiperostosis– la ventana puede ser subóptima o estar ausente.

En aproximadamente el 10% de los pacientes, resulta imposible atravesar el hueso.

La raza y la etnia pueden modificar la penetración de la ventana, como describen Nader y cols., quienes informan tres veces más fallos para atravesar el hueso en los nativos de Sudamérica, en comparación con individuos de origen europeo.[4]

Ventana oftálmica o transorbitaria

En esta ventana, el transductor se coloca sobre el párpado cerrado. Es importante disminuir la potencia a aproximadamente 20% para limitar la exposición del ojo y utilizar abundante gel. El haz de ultrasonido atraviesa la placa orbital del hueso frontal, el canal óptico o la fisura orbitaria.

A través de esta ventana se insonan la arteria oftálmica (AO) y el sifón carotídeo con sus tres porciones: rodilla (imagen bidireccional), porción paraselar (imagen positiva) y porción supraclinoidea (imagen negativa).

La ventana oftálmica se puede utilizar para la insonación de las ACM en caso de ausencia de ventana temporal.[5]

Ventana suboccipital o transforaminal

Esta ventana utiliza el espacio entre la base del cráneo y el atlas y el agujero occipital. El transductor se ubica en el centro de la región posterior del cuello, a la altura del orificio magno (insonación central), se dirige hacia el nasión y con cierta inclinación hacia la derecha e izquierda para buscar el flujo vertebral. Si las imágenes no se encuentran, el transductor puede desplazarse hacia los laterales, por el interior de las mastoides (insonación lateral).

Desde esta ventana pueden insonarse: las arterias vertebrales intracraneales y extracraneales (AV), la arteria basilar (AB) (los flujos se alejan del transductor) y también la arteria cerebelosa posteroinferior (ACPI o PICA, por sus siglas en inglés). Cuando se avanza en la insonación de la arteria basilar, pueden observarse también sus ramas como una señal que se acerca al transductor (arteria cerebelosa anteroinferior [ACAI o AICA, por sus siglas en inglés] y arteria cerebelosa superior).

El punto de unión de ambas arterias vertebrales para formar la AB varía entre las personas.

En los pacientes de UCI con imposibilidad de movilizar la cabeza (p. ej., aquellos con presión intracraneal elevada o traumatismo raquimedular), Gómez y cols.[6] sugieren insonar la arteria vertebral intracraneal por detrás de la región mastoidea desde el inicio (**fig. 3-4**), puesto que esta técnica no requiere mover la cabeza. Además, permite insonar fácilmente la arteria vertebral extracraneal.

Ventana submandibular

Esta ventana se ubica por debajo del ángulo de la mandíbula.

 Para una adecuada insonación, es importante que el transductor se ubique en forma perpendicular para efectuar el estudio con el menor ángulo posible.[7]

—

La arteria carótida interna extracraneal (ACIe) se insona desde esta ventana y permite la realización de índices que se utilizan para cuantificar la gravedad del vasoespasmo cerebral y para el diagnóstico diferencial entre este y la hiperemia. Al igual que las velocidades, este índice, denominado índice de Lindegaard, presenta variaciones relacionadas con la edad y el sexo. Krejza y cols. estudiaron 335 voluntarios sanos y determinaron valores de referencia ajustados por edad-sexo[8] (**cuadro 3-1**).

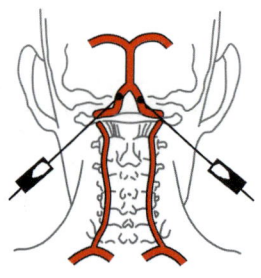
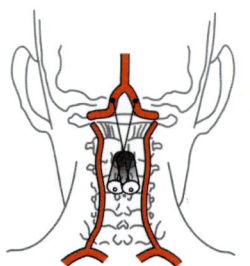

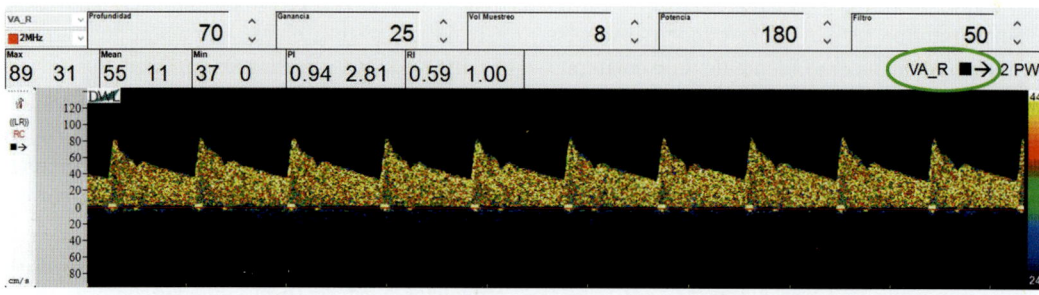

Fig. 3-4. Insonación de las arterias vertebrales intracraneales. Como se muestran en los dos esquemas, el transductor se puede colocar en la región retromastoidea (esquema izquierdo) o en la ventana suboccipital (esquema derecho). En ambos casos la profundidad es la misma, así como la dirección hacia nasión. En el primer caso se busca hacia adentro y en el segundo caso, levemente hacia afuera. En el panel inferior se visualiza el sonograma de la arteria vertebral derecha (VA_R), insonada a 70 mm de profundidad. El sonograma se ve por encima de la línea de cero a pesar de que el flujo en la arteria vertebral se aleja del transductor y, por lo tanto, debería verse por debajo. El equipo permite invertir la ubicación del sonograma (por encima o por debajo de la línea de cero), independientemente de que el flujo se acerque o se aleje. El ícono del transductor (óvalo verde) nos indica que el flujo se aleja.

 Es necesario diferenciar la ACIe de la arteria carótida externa (ACE), que es una arteria de alta resistencia. Esto implica diástoles pequeñas y, por lo tanto, IP elevados (**fig. 3-5**).

——

La ACIe tiene similitudes con las arterias intracerebrales, presenta bajas resistencias con diástoles más grandes e IP bajo. Este último parámetro es fundamental para diferenciar ambas arterias (ACIe y ACE), que a veces son difíciles de individualizar.

METODOLOGÍA DEL ESTUDIO

El DTC no permite visualizar la arteria que se está insonando, sino el flujo que circula dentro de cada una. Para reconocerla, se cuenta con los siguientes parámetros: la ventana en la que se está efectuando

CUADRO 3-1. VALORES DE REFERENCIA DEL ÍNDICE DE LINDEGAARD (IL) AJUSTADOS A EDAD Y SEXO

Edad	Sexo masculino	Sexo femenino
< 40	2,10 (0,96-3,24)	1,82 (0,88-2,68)
40-60	2,4 (0,71-3,37)	1,9 (0,94-2,88)
> 60	1,78 (0,81-2,75)	2,06 (0,59-3,53)

Nótese que en las mujeres el IL aumenta significativamente con la edad, pero no sucede lo mismo en los hombres. En los menores de 40 años, el IL es significativamente mayor en hombres que en mujeres.[8]

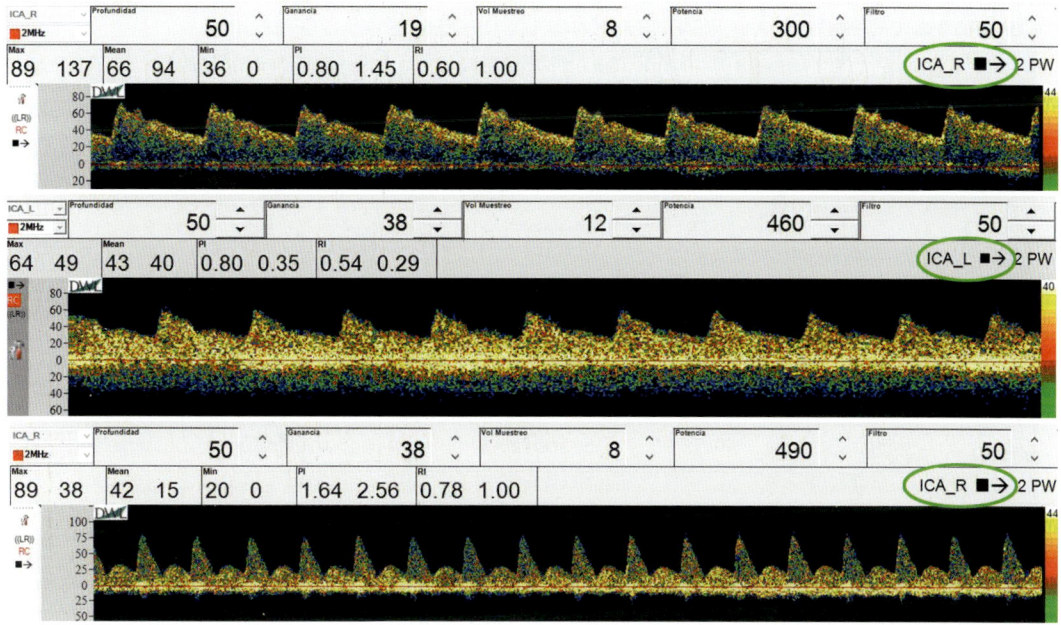

Fig. 3-5. Arteria carótida interna extracraneal derecha (panel superior) e izquierda (panel medio), y arteria carótida externa derecha (panel inferior), insonadas desde la ventana submandibular. El flujo se aleja del transductor en estos vasos, pero se ven sonogramas positivos porque se ha invertido el sentido de la visualización del flujo (señalados con óvalos verdes). La carótida interna, a diferencia de la externa, es una arteria de baja resistencia al igual que las arterias del cerebro, por lo que muestra un índice de pulsatilidad bajo. Los índices de pulsatilidad son altos en la carótida externa (señalados con ovalos verdes).

la insonación, la profundidad a la cual se encuentra la arteria, la velocidad de flujo (medida en cm/s), la dirección en relación con el transductor (velocidad positiva si se acerca al transductor y negativa si se aleja) (esto puede modificarse desde el equipo, invirtiendo el sentido; los equipos muestran un símbolo que aclara la situación), la respuesta a la compresión carotídea y su relación con otras arterias (**cuadro 3-2**). La compresión carotídea, fundamentalmente en los pacientes añosos, debe realizarse luego de descartar la presencia de una patología embolígena carotídea mediante una ecografía de los vasos de cuello.

El estudio comienza en la ventana temporal, en busca de la mejor señal audible, desplazando el transductor desde la ventana posterior hacia las restantes, en busca del sonido óptimo.

Se buscará inicialmente la ACM, que debe ser evaluada en todo su trayecto. A profundidades entre 45 y 65 mm se detecta una señal que se acerca al transductor, con un sonido de características

agudas que corresponde al segmento proximal de la ACM (M1) (**fig. 3-6**). En condiciones normales, esta arteria presenta una relación perpendicular con el transductor y el haz de ultrasonido, por lo tanto, se registran velocidades más altas (además, que es la arteria que lleva más sangre al cerebro). Las Vm de la M1 son de 60,1 ± 12,1 cm/s (véase **fig. 3-6**). A 50 mm de profundidad, es posible encontrar una imagen bidireccional denominada "falsa bifurcación". La señal negativa –que se aleja– corresponde a una rama de M1: la arteria temporal anterior. Más superficialmente, a 30-45 mm de profundidad, dirigiendo el transductor superior y levemente posterior, es posible encontrar una señal que se aleja y corresponde al segmento M2. Al requerir una angulación importante, hace que las velocidades registradas sean menores que las reales. La insonación de este segmento es útil en el contexto de un vasoespasmo cerebral.[9]

A profundidades de 60-65 mm se encuentra una imagen bidireccional ("onda en mariposa")

CUADRO 3-2. CRITERIOS PARA LA IDENTIFICACIÓN DE LOS DIFERENTES VASOS CEREBRALES

Arteria	Ventana	Profundidad (mm)	Dirección (flujo)	R. espacial	Vm (cm/s)	Compresión de la carótida
ACM	Transtemporal	30-60	Se acerca	Igual	60,1 ± 12,1	Desaparición-disminución
ACA	Transtemporal	60-80	Se aleja	Anterosuperior	50 ± 10	Disminución-desaparición-reverso
ACP	Transtemporal	60-70	Se acerca	Posteroinferior	29,7 ± 6,1	Sin cambios; disminución-desaparición
ACIt (TICA)	Transtemporal	55-65	Se acerca	Inferior	39 ± 9	Disminución-inversión
AO	Transorbitaria	40-60	Se acerca		20 ± 10	Obliteración
SC	Transorbitaria		Se aleja		41 ± 11	
R	Transorbitaria	60-80	Bidireccional			Disminución-inversión
P	Transorbitaria		Se acerca		47 ± 14	
AV	Transforaminal	60-90	Se aleja		34,3 ± 9,4	
AB - Proximal - Medial - Distal	Transforaminal	80-120	Se aleja		39,7 ± 10,4 41,4 ± 10,9 43,1 ± 11,2	

ACM: arteria cerebral media; ACA: arteria cerebral anterior; ACIt (TICA): arteria carótida interna terminal; AO: arteria oftálmica; SC: sifón carotídeo; R: porción supraclinoidea; P: porción paraselar; AV: arteria vertebral; AB: arteria basilar; Vm: velocidad media.

(**fig. 3-7**), que corresponde a la bifurcación de la ACI en ACM y ACA1. Esta sirve como punto de referencia para insonar el resto de las arterias del circuito anterior. La señal que se acerca es la ACM (M1) y la que se aleja, ACA1. Si ambas arterias no se encuentran en igual plano cuando se bifurcan, la señal bidireccional podría no hallarse, por lo que la búsqueda de la ACA1 se deberá realizar aumentando la profundidad. Es importante destacar la necesidad de una búsqueda sistemática de la mejor señal al inicio del estudio, eligiendo la mejor ventana, ya que esto permite en muchas ocasiones llegar a la ACA sin modificar la dirección del haz de ultrasonido. Además, permite insonar los vasos del

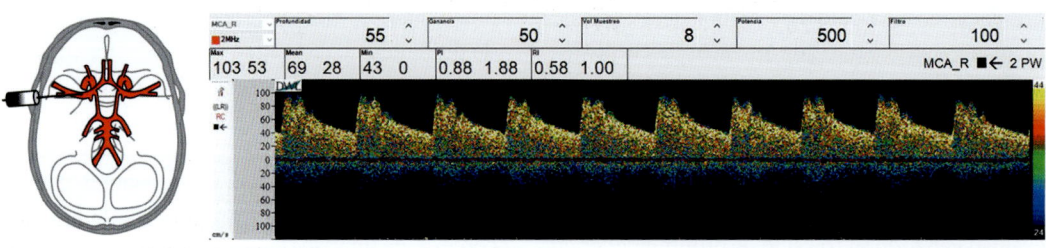

Fig. 3-6. Arteria cerebral media derecha (MCA_R). A la izquierda, se muestra la dirección del haz de ultrasonido. A la derecha, se observa el sonograma.

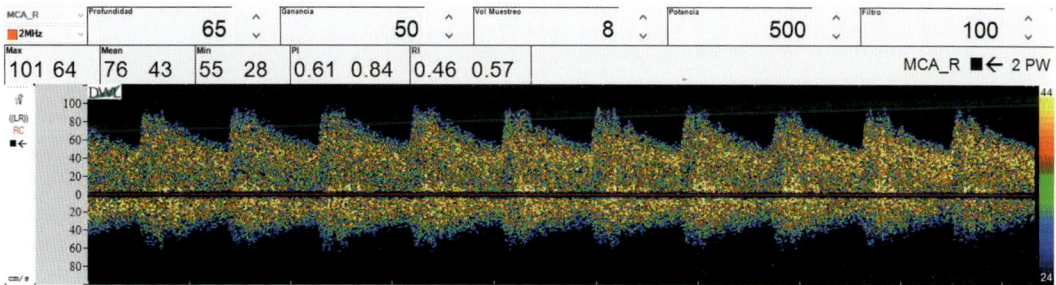

Fig. 3-7. Bifurcación de la carótida interna derecha insonada desde la ventana temporal. Se observa un sonograma bidireccional. El flujo que se acerca al transductor –que se ve como una deflexión positiva– corresponde al segmento inicial de la arteria cerebral media (M1) y el que se visualiza por debajo del cero –que se aleja del transductor– corresponde al segmento inicial de la arteria cerebral anterior, precomunicante (A1).

circuito anterior desde una sola ventana, lo que provee mayor certeza sobre cuál es el vaso que se insona. Esto también dependerá del vaso o los vasos de interés y de su accesibilidad en cada ventana.

A partir de la bifurcación, aumentando la profundidad y con una angulación anterior y superior, se detecta una señal que se aleja (ACA1) entre 70 y 80 mm (**fig. 3-8**). A 80 mm, se puede registrar una señal bidireccional que corresponde a ambas ACA. Esto ocurre debido a que se está utilizando un gran volumen de muestra (que corresponde al volumen de arteria insonado) y, al disminuirlo, se pueden diferenciar ambas arterias. Si la ACoA es funcionante, la compresión carotídea homolateral generará un flujo reverso a la altura de la ACA1 insonada, pero si no lo es, la señal disminuye o se oblitera. La Vm de la arteria cerebral anterior es de 50 ± 10 cm/s. Luego de insonar la ACA, se disminuirá la profundidad a 55-65 mm para buscar la TICA. El haz de ultrasonido se alinea hacia abajo y

adelante desde la bifurcación, donde se encuentra la TICA, como una señal que se acerca al transductor con una velocidad de 39 ± 9 cm/s que resulta de un gran ángulo de insonación.

Más allá de 80 mm, se puede insonar la ACM1 contralateral. Esta técnica se recomienda en caso de que no se la encuentre desde la ventana habitual y, como en toda ventana inhabitual, requiere la compresión carotídea contralateral al sitio de la insonación para verificar qué arteria se está insonando.

Cuando se realiza esta técnica, la ACM contralateral se aleja del transductor, mientras que la ACA se acerca. Las velocidades de las arterias que se insonan con esta técnica pueden ser menores de las reales, ya que el ángulo de insonación puede no ser el óptimo. También es posible medir el diámetro de la cabeza para determinar la línea media y cuál es la profundidad requerida para llegar a las arterias contralaterales.[10] Esta técnica es más utilizada en niños.

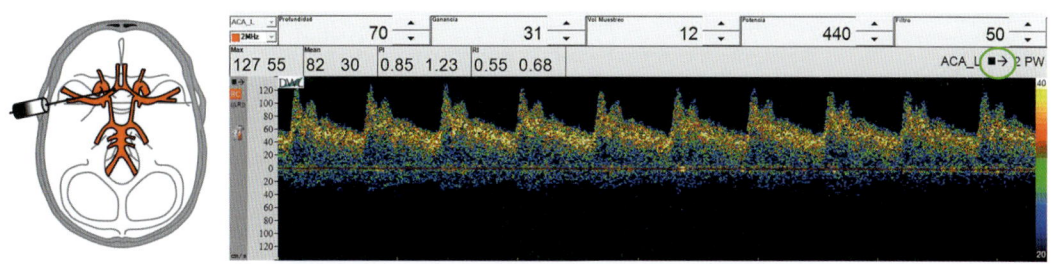

Fig. 3-8. Arteria cerebral anterior izquierda (ACA_L), segmento A1, precomunicante, a 70 mm de profundidad (se ha invertido el sentido del transductor, ícono marcado por un círculo verde, para que la señal que se aleja se vea por encima de la línea de cero).

Luego, se vuelve a la bifurcación. Desde allí, alineando el transductor levemente hacia abajo y atrás a una profundidad entre 60 y 75 mm, se encuentra una señal que se acerca al transductor y corresponde a la ACP (P1) (**fig. 3-9**). Esta arteria puede confundirse con la ACM. Si existieran dudas, una maniobra para diferenciarlas es disminuir la profundidad a 30-50 mm, ya que solo la ACM se encuentra a esa profundidad. También se debe volver a la bifurcación para diferenciar la circulación anterior de la posterior. La menor velocidad de la ACP es otro parámetro para diferenciarlas, así como la maniobra de compresión carotídea homolateral. En este caso, si la comunicante posterior funciona, la velocidad en la ACP aumenta para compensar la caída de flujo a la altura de la ACM homolateral. La Vm es de 29,7 ± 6,1 cm/s. Si el paciente es colaborador, se le puede solicitar que abra los ojos, ya que esto aumenta las velocidades (respuesta visual evocada). Entre 70 y 80 mm, puede observarse una imagen bidireccional que corresponde a ambas ACP (se debe, otra vez, al volumen de muestra utilizado) o a la bifurcación de la arteria basilar. En algunos casos, es posible insonar el segmento P2 con una angulación más posterior e inferior. Con una Vm 27,4 ± 5,5 cm/s, se detectará una señal que se aleja del transductor.

La arteria comunicante posterior, al igual que la ACoA, se insonará solo si funciona como colateral. La técnica es similar a la utilizada para la ACP.

El estudio continúa con la insonación de la ventana suboccipital. Cuando se utiliza la insonación central, el cuello debe flexionarse levemente para abrir el espacio natural entre el cráneo y el atlas. El haz de ultrasonido se dirige hacia la glabela (espacio entre las cejas) o el nasión (raíz nasal) (véase **fig. 3-4**). Debe orientarse hacia los laterales para insonar las arterias vertebrales y luego hacia medial para buscar la AB.

La insonación lateral con el transductor posicionado en la región mastoidea posterior tiene la ventaja de que la AB puede buscarse desde ambos lados, lo cual es importante porque el trayecto de la arteria suele no ser lineal.

Las velocidades del circuito posterior son menores que las del anterior.

La porción intracraneal de la AV se insona bilateralmente a partir de 60-70 mm de profundidad con una señal que se aleja del transductor. La Vm es de 34,3 ± 9,4 cm/s (véase **fig. 3-4**). Cercana a la unión de ambas vertebrales se observa una señal que se acerca al transductor y es la PICA.

A profundidades de 80 hasta 120 mm aproximadamente, se encuentra la AB. Si bien la profundidad del punto de unión de las AV varía en cada individuo y con la posición de la cabeza, se sugiere ir lo más profundo posible cuando se busca la AB (**fig. 3-10**). La Vm de la AB aumenta a medida que se profundiza la insonación. A nivel proximal es de 39,7 ± 10,4, de 41,4 ± 10,9 a nivel medial y de 43,1 ± 11,2 cm/s a nivel distal.

Posteriormente se disminuye la profundidad en búsqueda de la AV extracraneal, que se insona a 45-55 mm, y se encuentra una señal que se acerca al transductor. La insonación lateral permite llegar a esta porción de la arteria sin hacer modificaciones en la dirección del haz de ultrasonido, solo disminuyendo la profundidad (véase **fig. 3-10**). La Vm es de 26 cm/s. La insonación tradicional (desde el agujero occipital) requiere una angulación externa.

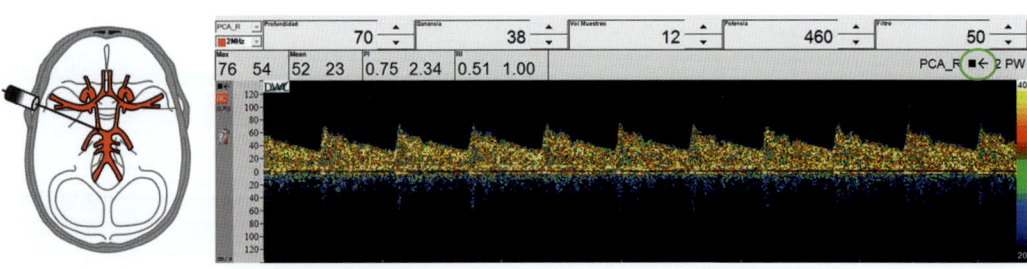

Fig. 3-9. Arteria cerebral posterior derecha (PCA_R), insonada desde la ventana temporal en dirección más posterior que la usada para insonar las arterias del sector anterior. Se visualiza el segmento P1, cuya dirección de flujo es hacia el transductor (círculo verde).

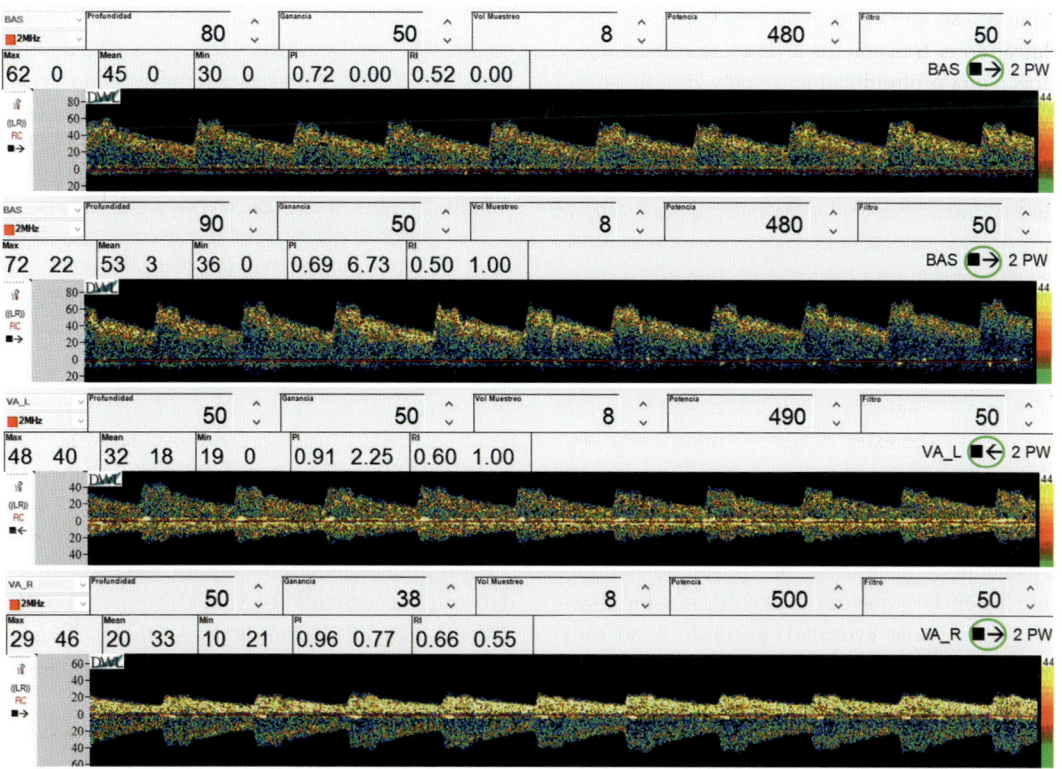

Fig. 3-10. Arteria basilar (insonada a 80 y 90 mm de profundidad) y ambas vertebrales extracraneales. Es necesario insonar estas tres arterias cuando se quiere calcular el índice de Soustiel, ya que este es el resultado de la velocidad media del flujo en la arteria basilar dividida entre el promedio de las velocidades de ambas arterias vertebrales extracraneales (izquierda y derecha). En este caso, la arteria basilar fue insonada desde la región medial. ¿Cuál de las dos velocidades que se encontraron en la arteria basilar se debe usar como numerador para calcular el índice de Soustiel? Siempre se debe usar el valor mayor, ya que es el que coincide con un mejor ángulo de insonación. Las arterias vertebrales extracraneales se insonaron desde la región retromastoidea con el haz de ultrasonido dirigido hacia la zona medial y superior, a 50 mm de profundidad. Es importante subrayar que el flujo de las vertebrales extracraneales se dirige hacia el transductor (el segmento del bucle de las arterias vertebrales que se dirige hacia el transductor). Se debe tener en cuenta que en los dos sonogramas de ambas AV extracraneales, el equipo está configurado diferente. En la AV extracraneal izquierda (tercer panel), el flujo se acerca al transductor y, dada la configuración existente, se ve el sonograma en la parte superior de la línea del cero. La velocidad media en este caso es de 32 cm/s. En la AV extracraneal derecha, el flujo que se acerca se visualiza por debajo de la línea cero (velocidad media 33 cm/s) (véase la diferencia en los íconos señalados por los círculos verdes).

La relación entre la velocidad en la AB y la AV extracraneal ha sido descrita (al igual que el índice entre ACM y ACIe) tanto para el diagnóstico de vasoespasmo de la AB como para diferenciar entre hiperemia y vasoespasmo. Ambas AV extracraneales deben ser insonadas para promediarlas, ya que suele haber una AV dominante.[11]

El estudio continúa con la insonación de la ventana submandibular. Al ubicar el transductor por detrás del ángulo de la mandíbula, paralelo a la rama montante y a profundidades de 40 a 50 mm, se obtiene una señal que se aleja del transductor, cuya onda tiene características similares a las arterias cerebrales, es decir, de baja resistencia (véase **fig. 3-1**), con un IP bajo. Este índice permite diferenciar la ACI de la ACE. Las velocidades medias son de 37 ± 6 cm/s. La arteria carótida externa suele tener una ubicación más medial en el cuello que la ACIe. La ventana oftálmica no se utiliza de rutina en los pacientes de terapia intensiva. Se describirá porque en situaciones especiales es importante conocerla.

La primera arteria que se insona entre 45 y 60 mm y que se acerca al transductor es la AO (**fig. 3-11**). El transductor se ubica lateralmente sobre el párpado y el haz de ultrasonido se dirige hacia la línea media. Esta arteria que nace de la porción supraclinoidea del sifón carotídeo es de alta resistencia, dado que es una arteria extracraneal; por lo tanto, presenta alta pulsatilidad. Su velocidad media es de 20 ± 10 cm/s.

Al profundizar desde la AO, es posible encontrar el sifón carotídeo. La mejor forma de objetivar el paso de la AO al sifón carotídeo es a través de la caída del índice de pulsatilidad. Cada porción del sifón carotídeo varía en su dirección de flujo. Entre 60 y 65 mm, se encuentra una imagen bidireccional que corresponde a la rodilla; el haz de ultrasonido puede alinearse hacia abajo para insonar la porción que se acerca, o paraselar (Vm 47 ± 14 cm/s) y luego alinear el haz superior para buscar la porción que se aleja, o supraclinoidea (Vm 41 ± 11 cm/s) (**fig. 3-11**). Ambas porciones pueden insonarse hasta 75 mm aproximadamente.

Como ya se mencionó, desde la ventana oftálmica puede insonarse la ACM contralateral en caso de ausencia de una ventana temporal. Después de insonar el sifón carotídeo a 70 mm, el haz se dirige hacia la apófisis mastoidea contralateral, a una profundidad de 80 a 90 mm; una onda que se aleja corresponde a la ACM. La compresión carotídea del lado de la ACM que se investiga corroborará la exactitud de la insonación. Es decir, si a través de la ventana oftálmica derecha se quiere insonar la ACM izquierda, el haz de ultrasonido se debe dirigir hacia la mastoides izquierda. Se verá un flujo que se aleja del transductor a unos 80-90 mm de profundidad. La compresión de la carótida izquierda generará un descenso de la velocidad de flujo.

 Todas las consideraciones técnicas referidas anteriormente están basadas en la existencia de un polígono de Willis normal, lo que ocurre entre un 18-54%. Esto es importante tenerlo presente no solo por las variaciones anatómicas, sino también porque en muchos casos estas generan diferentes volúmenes circulatorios.

Por ejemplo, una ACA hipoplásica o atrésica puede generar aumentos de las velocidades en la ACA contralateral,[12] o una ACP fetal puede disminuir las velocidades de las arterias del circuito posterior, por lo que estos fenómenos son compensatorios y no patológicos.

Es importante comparar con los hallazgos arteriográficos.

INDICACIONES DEL DOPPLER TRANSCRANEAL

La característica no invasiva del DTC y la naturaleza cambiante de muchas lesiones y enfermedades del sistema nervioso central hacen que esta herramienta diagnóstica y de seguimiento sea un aliado muy útil y práctico en diversos problemas del "cerebro agudo": traumatismos craneoencefálicos graves, vasoespasmo secundario a hemorragia subaracnoidea, embolias, paro circulatorio encefálico, etc. En estos casos su indicación está ampliamente aceptada y fundada en evidencia

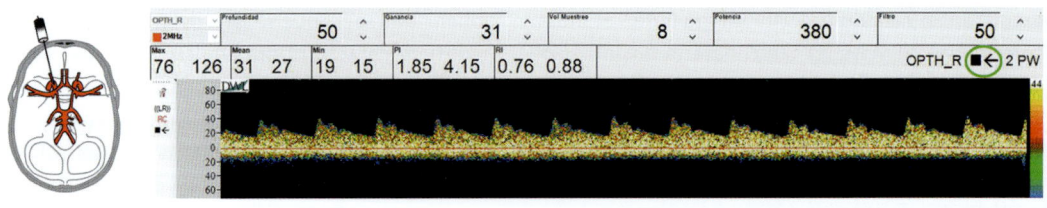

Fig. 3-11. Arteria oftálmica derecha (OPTH_R) y sifón carotídeo derecho. La arteria oftálmica muestra un IP elevado (1,85), normal, ya que se trata de una arteria extracraneal.

sólida que la sustenta. En cambio, en otros problemas, como el vasoespasmo posoperatorio en pacientes con exéresis tumorales encefálicas o en sepsis, la evidencia actual para su uso de rutina es escasa.

LIMITACIONES DEL DOPPLER TRANSCRANEAL

Una de las mayores limitaciones es que, como todo estudio ecográfico, es dependiente del opera-dor; por lo tanto, resulta clave un adecuado entrenamiento.[13]

Otra limitación es la identificación del vaso correcto, que depende también de la experiencia del operador y de recordar las modificaciones del polígono de Willis.

La arteria cerebral posterior es, sin duda, el vaso que genera mayor desafío para su insonación.

Por último, la imposibilidad de acceder a las arterias del sector anterior por ausencia de una ventana temporal ocurre en el 10% de los pacientes, depende de la edad y la etnia, y constituye una limitación frecuente.

CONCLUSIONES

La característica cambiante en el tiempo de la hemodinamia cerebral en la mayoría de las patologías neurológicas agudas requiere monitorizaciones frecuentes.
El DTC no es invasivo, puede realizarse en la cabecera del paciente y repetirse cuantas veces sea necesario. La información obtenida permite caracterizar distintos patrones e instaurar una terapéutica apropiada. Si bien la gran mayoría de las veces se utiliza en conjunto con otras técnicas de monitorización, en muchas ocasiones alerta sobre la necesidad de agregar otras técnicas o utilizar terapéuticas dirigidas (hipertensión intracraneal y vasoespasmo).
En muchas patologías (traumatismo de cráneo grave, vasoespasmo en la hemorragia subaracnoidea, detección de émbolos, paro circulatorio cerebral, entre otras), su uso ha sido ampliamente estudiado. En otras, todavía (vasoespasmo en posoperatorio de tumores cerebrales y sepsis) no se cuenta con tanta evidencia.
En la actualidad, el DTC se ha transformado en una herramienta ampliamente utilizada y de gran ayuda para comprender mejor los fenómenos que ocurren en el cerebro agudo.
La implementación correcta de la técnica es imprescindible para que los resultados sean válidos, así como la realización de ambos circuitos: anterior y posterior.

REFERENCIAS

1. Aaslid R, Markwalder TM, Nornes H. Noninvasive transcranial Doppler ultrasound recording of flow velocity in basal cerebral arteries. J Neurosurgery 1892;57:769-74.
2. Tegeler CH, Crutchfield K, Katsnelson M, et al. TCD in Healthy Population. J Neuroimaging 2013;23(3):466-72.
3. Fujioka KA, Douville CM. Anatomy and freehand examination technique. En: Newel DW, Aaslid R (eds). Transcranial Doppler. New York: Raven Press; 1992:9-31.
4. Nader JA, Andrade M de L, Espinosa V, et al. Technical difficulties due to poor acoustic insonation during transcranial doppler recordings in amerindians and individuals of european origin. A Comparative Study. Eur Neurol 2015;73:230-2.
5. Staszkiewicz W, Antepowicz W, Madycki G, et al. Evaluation of blood flow velocity changes in middle cerebral artery from contralateral transorbital approach as the alternative method of monitoring during carotid surgery in patients with no temporal acoustic "window". Int Angiol 1999;18:271-6.
6. McCartney JP, Gomez C. Examination Techniques 5. Handbook of Transcranial Doppler. New York: Springer 1997:41-68.
7. Lindegaard KF, Nornes H, Bakke SJ, et al. Cerebral vasospasm diagnosis by means of angiography and blood velocity measurements. Acta Neurochir (Wien) 1989;100:12-24.
8. Krejza J, Szydlik P, Liebeskind DS, et al. Age and sex variability and normal reference values for the V(MCA)/V(ICA) index. AJNR Am J Neuroradiol 2005;26(4):730-5.
9. Aaslid R. Transcranial Doppler assessment of cerebral vasospasm. Eur J Ultrasound 2002;16:3-10.
10. Alexandrov AV, Sloan MA, Wong LK, et al. American Society of Neuroimaging Practice Guidelines Committee. Practice standards for transcranial Doppler ultrasound: part I--test performance. J Neuroimaging 2007;17:11-8.
11. Sviri GE, Ghodke B, Britz GW, et al. Transcranial Doppler grading criteria for basilar artery vasospasm. Neurosurgery 2006;59:360-6.
12. Hendrikse J, van Raamt AF, van der Graaf Y, et al. Distribution of cerebral blood flow in the circle of Willis. Radiology 2005;235:184-9.
13. Bhuiyan MR, Deb S, Mitchell RA, et al. The effect of formal training on the clinical utility of transcranial Doppler ultrasound monitoring in patients with aneurysmal subarachnoid hemorrhage. J Clin Neurosci 2012;19:1255-60.

VALORES NORMALES DE LAS VELOCIDADES DE FLUJO SANGUÍNEO CEREBRAL MEDIDAS CON DOPPLER TRANSCRANEAL Y SUS MODIFICACIONES

MIGUEL LLANO Y DIEGO MOROCHO

Contenidos

INTRODUCCIÓN

El Doppler transcraneal (DTC) es una técnica que, mediante el ultrasonido, permite la medición no invasiva de las velocidades de flujo sanguíneo en las arterias basales cerebrales.[1]

 El flujo sanguíneo cerebral (FSC) que atraviesa un vaso sanguíneo es igual al producto de la velocidad media del flujo sanguíneo cerebral (VFm) y el área de la sección transversal del vaso en el punto estudiado. Si el área es normal y constante, el FSC será proporcional a las variaciones de la VFm.

Por lo tanto, en este escenario, la VFm puede considerarse como un sustituto del FSC.

El rango de valores de las velocidades de flujo sanguíneo cerebral (VF) normal para adultos fue determinado por primera vez por Aaslid y cols. en 1982. Estos valores se han adoptado como estándar y han sido utilizados por otros autores durante las últimas décadas. En la **figura 4-1** se muestra un sonograma DTC normal.

Sin embargo, varios autores han sugerido que las VF varían entre los individuos, lo que muestra una variabilidad "momento a momento" dentro del mismo individuo, tanto en personas sanas como

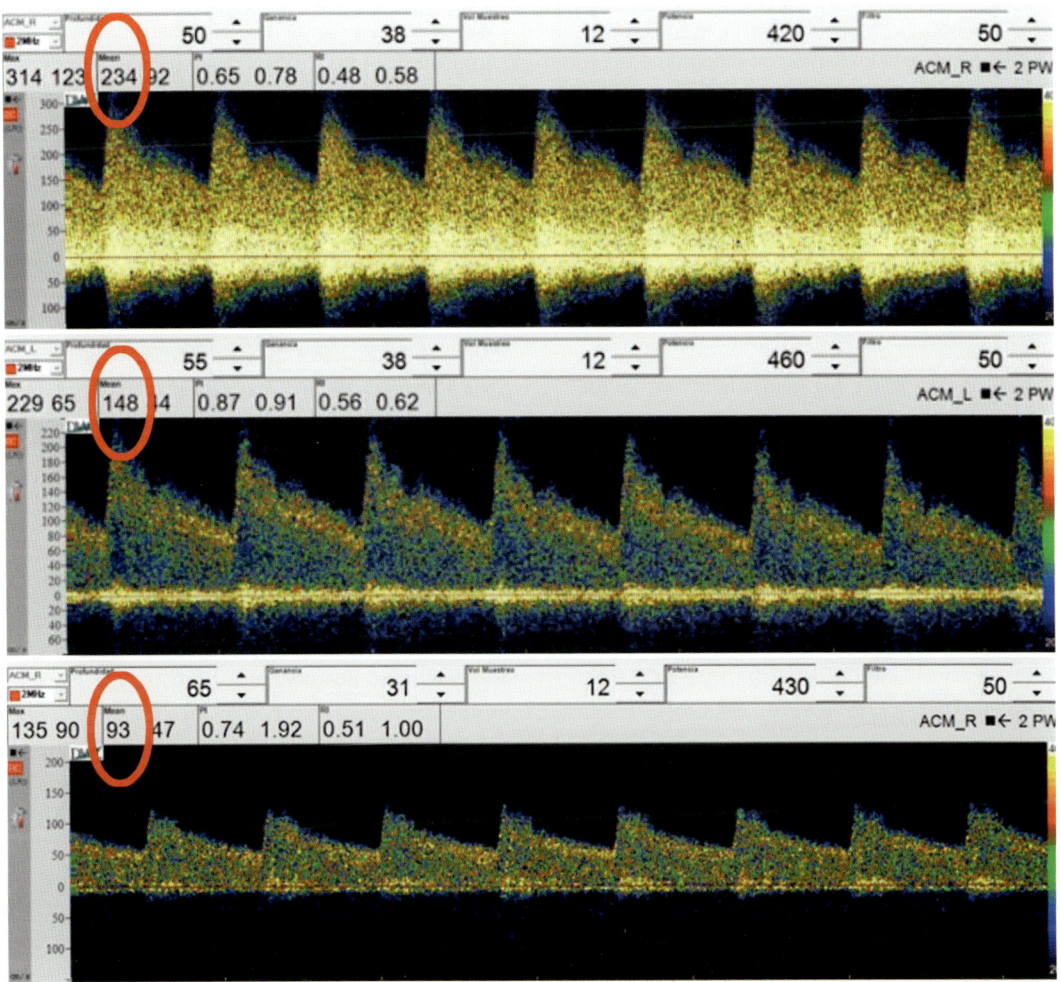

Fig. 4-1. Paciente de 27 años con leucemia promielocítica de reciente comienzo. En la figura superior se muestra un estudio Doppler transcraneal (DTC) realizado con un hematocrito (Hto) de 15%, en la imagen central, el mismo estudio con un Hto de 20% y en el inferior, con un Hto de 27%. Nótese el descenso de la velocidad media (óvalos rojos) con el aumento del Hto. Los índices de Lindegaard se encontraron siempre por debajo de 3.

con lesión cerebral. Esto subraya la importancia de las mediciones continuas, en lugar de centrarse en un solo valor, y del análisis de las tendencias a través del tiempo. En este capítulo se presenta un resumen de las VF normales y los factores que determinan su aumento y disminución. También se analizan los factores que incrementan o disminuyen los índices de pulsatilidad (IP) y se hace énfasis en el conocimiento de sus variaciones con los cambios fisiológicos y su tendencia a cambiar durante el tiempo de duración de la alteración fisiopatológica.

VALORES NORMALES DE LAS VELOCIDADES DE FLUJO SANGUÍNEO CEREBRAL Y SUS DERIVADOS

Dos medidas tradicionales del DTC calculadas a partir de la velocidad de flujo sanguíneo cerebral son la velocidad media del flujo sanguíneo cerebral (VFm) y el IP.

La VFm es = (VFs – VFd / 3) + VFd, donde VFs es la velocidad sistólica máxima y VFd es la velocidad telediastólica del flujo sanguíneo cerebral.[2]

Aaslid y cols., en su investigación con DTC en 50 voluntarios sanos con rango de edad entre 20 a 65 años (media de 36 años), encontraron una velocidad de flujo media (VFm ± DE) en la arteria cerebral media (ACM), la arteria cerebral anterior (ACA) y la arteria cerebral posterior (ACP) de 62 ± 12 (rango 33-90 cm/s), 51 ± 12 y 44 ± 11 cm/s, respectivamente; la velocidad media en la arteria carótida interna extracraneal (ACI) fue de 37 ± 6,5 cm/s.[1]

———

La relación entre las velocidades en la ACM y la ACI extracraneal fue de 1,7 ± 0,4.[1] La pCO_2 al final de la espiración fue de 5,1 ± 0,5 kPa (38,25 ± 3,75 mm Hg) durante estos estudios. Los datos de Aaslid muestran que la velocidad en la ACM fue relativamente constante en un rango de profundidad entre 40 y 60 mm, y levemente más constante entre 50 y 55 mm. La relación entre la velocidad de la ACM en el lado izquierdo y el lado derecho fue 1,01 ± 0,14.[1]

Bode y cols. realizaron un estudio transversal en 112 niños sanos entre 1 día y 18 años de edad.[3] Se encontró un rápido aumento lineal de las VF dentro de los primeros 20 días, con VF más elevadas en los recién nacidos de mayor peso al nacer y edad gestacional.

 Los valores máximos de las VF se registraron entre los 5 y 6 años. Después de esa edad, las VF disminuyeron linealmente a un valor de (media/DE) 81 cm/s ± 11 a los 18 años, el 70% de su máximo.

———

Grolimund y Seiler no informaron diferencias significativas entre los lados derecho e izquierdo en los resultados de su estudio, que evaluó 535 pacientes con una edad media de 54,9 años.[4]

Ringelstein y cols. demostraron una disminución de la VF con el aumento de la edad, luego de examinar a 106 voluntarios normales y 59 pacientes con mecanismos de robo de subclavia.[5]

Estos autores informan VF medias normales dentro del segmento M1, la arteria cerebral posterior, el sifón carotídeo y el tronco basilar de 58 ± 15,6; 39 ± 9,9; 47 ± 13,8 y 41 ± 10 cm/s, respectivamente. Las diferencias intraindividuales de un lado a otro fueron bajas.

En 1990, Ringelstein y cols. publicaron sus hallazgos según los grupos etarios. Sus resultados se resumen en el **cuadro 4-1**.

Demirkaya y cols. estudiaron la influencia de la edad y el sexo en los valores normales de las velocidades del flujo y no encontraron diferencias según el sexo. Los resultados mostraron una disminución de las VF con el avance de la edad, que fue significativa en los mayores de 40 años.[6]

Tegeler y cols. realizaron un estudio de las VF con DTC en una población de 364 individuos sanos entre 18 y 80 años. No hubo diferencia en la VF media entre los segmentos del lado izquierdo y derecho del polígono de Willis, con excepción del segmento distal M1 ($p < 0,05$) y la arteria carótida interna terminal (C1) ($p < 0,0001$), ambos ligeramente más altos en el lado izquierdo. Además, encontraron que, por cada década, las VF medias disminuyen alrededor del 4-5% en los segmentos

CUADRO 4-1. VALORES NORMALES DE VELOCIDAD DE FLUJO SANGUÍNEO CEREBRAL MEDIA (CM/S) EN LAS ARTERIAS CEREBRAL MEDIA, ANTERIOR, POSTERIOR, VERTEBRALES Y BASILAR, SEGÚN LOS GRUPOS ETARIOS[5]

Edad (años)	ACM (segmento M1)	ACA (segmento A1)	ACP (segmento P1)	AB	AV
10-29	70 ± 16,4	61 ± 14,7	55 ± 9,0	46 ± 11	45 ± 9,8
30-49	57 ± 11,2	48 ± 7,1	42 ± 8,9	38 ± 8,6	35 ± 8,2
50-59	51 ± 9,7	46 ± 9,4	39 ± 9,9	32 ± 7,0	37 ± 10
60-70	41 ± 7,0	38 ± 5,6	36 ± 7,9	32 ± 6,7	35 ± 7
Profundidad de insonación (mm)	50-55	65-70	60-65	85-90	60-65

ACM: arteria cerebral media, ACA: arteria cerebral anterior, ACP: arteria cerebral posterior, AB: arteria basilar, AV: arteria vertebral.

CUADRO 4-2. VARIACIÓN DE LAS VELOCIDADES SEGÚN DIFERENTES INVESTIGADORES (CM/S)

Autor	ACM	ACA	ACP	AO	ICA	SC	AB	AV
Aaslid y cols.[1]	62 ± 12	51 ± 12	44 ± 11		37 ± 6,5			
DeWitt y cols.[8]	62 ± 12	52 ± 12	42 ± 10	24 ± 8		54 ± 13	42 ± 10	36 ± 9
Grolimund y cols.[9]	57 ± 15	49 ± 15	37 ± 10		36 ± 7			
Harders y cols.[10]	65 ± 17	50 ± 13	40 ± 9		60 ± 15 (*D*) 61 ± 17 (*I*)	57 ± 17(*D*) 52 ± 12 (*I*)	39 ± 9	
Zanete y cols.[11]	56 ± 12	50 ± 10	43 ± 7					
Sorteberg y cols.[12]	73 ± 11	58 ± 9	43 ± 10		40 ± 8			

ACM: arteria cerebral media, ACA: arteria cerebral anterior, ACP: arteria cerebral posterior, AO: arteria oftálmica, ICA: arteria carótida interna, SC: sifón carotídeo, AB: arteria basilar, AV: arteria vertebral.

proximales de las arterias cerebral media y cerebral anterior en mujeres y hombres sanos. Esta asociación dependiente de la edad fue independiente del dominio hemisférico y no se vio afectada por otros factores fisiológicos, como la presión arterial o el índice de masa corporal (IMC).[7]

En el **cuadro 4-2** se muestran los resultados de los diferentes autores.

Sobre la base del análisis de la literatura científica revisada, es posible inferir valores de referencia de la VFm, índices Doppler (pulsatilidad y resistencia) de forma general (**cuadro 4-3**) y también relacionar la VF con la edad (**cuadro 4-4**), a manera de guía esquemática.

Hay pocos estudios en los que se haya investigado la variación media de la VF con DTC, tanto de lado a lado como en el día a día.[13,14]

La evidencia aportada por estos estudios sugiere que una variación de lado a lado de más del 14% debe considerarse anormal, y la mayoría de las

CUADRO 4-3. VALORES DE REFERENCIA DE VF E ÍNDICES DOPPLER (DE PULSATILIDAD Y RESISTENCIA) EN EL DTC

Arteria	Velocidad sistólica (cm/s)	Velocidad diastólica (cm/s)	Velocidad media (cm/s)	Índice de pulsatilidad	Índice de resistencia
ACA	80-90	30-40	50-60	0,72-0,92	0,53-0,59
ACM	90-110	35-55	55-80	0,81-0,97	0,54-0,62
ACP	66-81	26-33	42-53	0,78-0,97	0,53-0,60
AB	54-74	23-34	35-50	0,77-0,95	0,51-0,60
AV	52-66	22-31	33-44	0,78-0,94	0,53-0,59
AO			20-30	> 1,2	
SC			47 ± 14		
ACIt (TICA)			39 ± 9		

ACA: arteria cerebral anterior, ACM: arteria cerebral media, ACP: arteria cerebral posterior, AB: arteria basilar, AV: arteria vertebral, AO: arteria oftálmica, SC: sifón carotídeo, ACIt (TICA): arteria carótida interna terminal.

CUADRO 4-4. VELOCIDAD DE FLUJO SANGUÍNEO CEREBRAL MEDIA (CM/S) RELACIONADA CON LA EDAD

Arteria	20-40 años	40-60 años	> 60 años
Arteria cerebral anterior	56-60	53-61	44-51
ACM	74-81	72-73	58-59
ACP			
P1	48-57	41-56	37-47
P2	43-51	40-57	37-47
Arteria vertebral	37-51	29-50	30-37
Arteria basilar	39-58	27-56	29-47

ACM: arteria cerebral media; ACP: arteria cerebral posterior.

personas (95%) deben tener una variación diaria promedio de la VF < 10 cm/s.

Otros parámetros clínicamente significativos medidos con el DTC están representados por el IP de Gosling o el índice de resistencia (IR) de Pourcelot.[15]

Cálculo del IP de Gosling:

$$IP = (VFs - VFd) / VFm$$

El rango de referencia del IP de Gosling está entre 0,5 y 1,19. La principal ventaja es que no se ve afectado por el ángulo de insonación. Por lo tanto, el IP puede ser un parámetro muy sensible para la detección temprana de cambios hemodinámicos intracraneales.

Cálculo del IR de Pourcelot:

$$IR = (VFs - VFd) / VFs.$$

Un valor de IR de Pourcelot superior a 0,8 indica una mayor resistencia aguas abajo.

FACTORES QUE DETERMINAN CAMBIOS EN LAS VELOCIDADES DEL FLUJO SANGUÍNEO CEREBRAL

Existen varios factores que determinan cambios en las VF. Entre ellos, los que causan un aumento son: el gradiente de presión de un vaso, la longitud y el área transversal del vaso y la viscosidad de la sangre. Otros factores que afectan la VM (es decir, el FSC) son la edad, la presión de perfusión cerebral (PPC), el hematocrito y el nivel de fibrinógeno a través de sus efectos sobre la sangre total y la viscosidad del plasma, la temperatura corporal central, la excitación, el dolor, la aspiración endotraqueal y la inflamación (p. ej., meningitis).[16-18]

 De los factores mencionados, el hematocrito es el principal determinante de la viscosidad de la sangre.

———

Brass y cols. demuestran una clara correlación entre el hematocrito y la velocidad sanguínea, e indican que este debe incluirse en la lista de factores que pueden afectar la VF durante el examen con DTC. Las VF están inversamente relacionadas con el hematocrito (a mayor hematocrito, menor VF); la anemia, así como la hiperemia, la hipertermia, la hipervolemia, la hipertensión arterial, la hipercapnia, la hipoxemia y los anestésicos volátiles incrementan las VF. Este efecto sobre la velocidad sanguínea es más evidente con hematocritos más bajos. Por lo tanto, los cambios observados están directamente relacionados con cambios en la viscosidad; sin embargo, no se pueden descartar otras posibles explicaciones, como la disminución de la capacidad de transporte de oxígeno, un reparto de las pérdidas de resistencia inercial y viscosa en las arterias cerebrales basales o un aumento del gasto cardíaco.[16]

Por el contrario, los factores que determinan una disminución de las VF son la hiperviscosidad, la deshidratación, el bajo gasto cardíaco, la hipotermia, la hipotensión arterial y la medicación sedante e hipnótica.[16]

 La hipertensión intracraneal, la hipocapnia, la regurgitación aórtica, la HTA crónica y la leucoaraiosis están acompañadas por un incremento en los IP del DTC. La hipercapnia, la vasodilatación distal a una estenosis, la hiperemia e hipervolemia disminuyen los IP del DTC.[16]

———

Macko y cols., al estudiar un grupo de voluntarios ambulatorios con insuficiencia renal crónica en diálisis, encontraron que la edad fue el predictor de velocidad más importante, que representó el 37% de la varianza por análisis de regresión simple, y el cambio intraindividual en el contenido de O_2 arterial explicó la mayor parte (54%) de la variación de la VF de la arteria cerebral media.[19]

Krakauskatie y cols., en su estudio, validan los datos de la velocidad de flujo sanguíneo cerebral medio encontrados en dos grupos de edad (14 a 19 y 20 a 29 años) con los datos publicados previamente y considerados el "estándar de oro". En el grupo de 14 a 19 años, encontraron una VF (media/DE) de $71,0 \pm 13,0$ cm/s a la altura de la arteria cerebral media, y un IP (media/DE) de $0,79 \pm 0,11$;

en el grupo de 20 a 29 años, la velocidad media fue (media/DE) de $68,5 \pm 11,1$ cm/s y el IP de $0,74 \pm 0,11$. Según la literatura científica existente, el rango de velocidad de flujo sanguíneo cerebral medio en niños menores de 18 años es de 66,6 a 97,0 cm/s y en adultos sanos de 18 años o más es de 57,4 a 81,0 cm/s. Por lo general, la VF media en la ACM es mayor en mujeres que en hombres y disminuye con la edad en ambos sexos.[20]

 Es importante intentar realizar el estudio con DTC cuando la presión arterial media sea al menos de 60 mm Hg, y se debe tener en cuenta la gasometría arterial (especialmente la $PaCO_2$), la temperatura corporal y el nivel de sedación.[21] Con frecuencia, en los pacientes críticos estos parámetros están alterados, por lo que es importante incluirlos en la interpretación del sonograma.

———

La monitorización manual suele ser útil para registrar los datos de velocidad de flujo durante 5 a 50 ciclos cardíacos. Los períodos más prolongados pueden provocar la pérdida de señal debido a la fatiga del operador o a los movimientos de la cabeza del paciente, lo cual conduce a una mayor variabilidad en las mediciones. Finalmente, se estima que aproximadamente el 10-20% de los pacientes tienen ventanas acústicas transtemporales inadecuadas que impiden la realización del estudio.

CONCLUSIONES

Un adecuado estudio DTC siempre estará avalado por el conocimiento de los valores normales de las velocidades de flujo sanguíneo cerebral y sus derivados, su variación con los cambios fisiológicos y su tendencia a cambiar durante el tiempo que dure la alteración fisiopatológica.
El análisis de las tendencias tiene más utilidad que los valores aislados obtenidos con una sola evaluación. De ahí que la recomendación es realizar valoraciones seriadas de hemodinamia cerebral o uso de DTC continuo con casco si hay disponibilidad.

REFERENCIAS

1. Aaslid R, Markwalder TM, Nornes H. Noninvasive transcranial Doppler ultrasound recording of flow velocity in basal cerebral vessels. J Neurosurg 1982;57:769-74.

2. Fujioka KA, Douville CM. Anatomy and freehand examination technique. En: Newel DW, Aaslid R, eds. Transcranial Doppler. New York: Raven Press; 1992: 9-31.

3. Bode H, Wais U. Age dependence of flow velocities in basal cerebral arteries. Arch Dis Child 1988;63:606-11.

4. Grolimund P, Seiler RW. Age dependence of the flow velocity in the basal cerebral arteries—a transcranial Doppler ultrasound study. Ultrasound Med Biol 1988;14:191-8.

5. Ringelstein EB, Kahlscheuer B, Niggemeyer E, et al. Transcranial doppler sonography: anatomical landmarks and normal velocity values. Ultrasound Med Biol 1990;16:745-61.

6. Demirkaya S, Uluc K, Bek S, et al. Normal blood flow velocities of basal cerebral arteries decrease with advancing age: a transcranial Doppler sonography study. Tohoku J Exp Med 2008;214:145-9.

7. Tegeler CH, Crutchfield K, Katsnelson M, et al. Transcranial Doppler velocities in a large, healthy population. J Neuroimaging 2013;23:466-72.

8. DeWitt LD, Wechsler LR. Transcranial Doppler. Stroke 1988;19:915-21.

9. Grolimund P, Seiler RW, Aaslid R, et al. Evaluation of cerebrovascular disease by combined extracranial and transcranial Doppler sonography. Experience in 1,039 patients. Stroke 1987;18:1018-24.

10. Harders A, Gilsbach J. Transcranial Doppler sonography and its application in extracranial-intracranial bypass surgery. Neurol Res 1985;7:129-41.

11. Zanette EM, Agnoli A, Roberti C, et al. Transcranial Doppler in spontaneous attacks of migraine. Stroke 1992;23:680-5.

12. Sorteberg W, Langmoen IA, Lindegaard KF, et al. Side-to-side differences and day-to-day variations of transcranial Doppler parameters in normal subjects. J Ultrasound Med 1990;9:403-9.

13. Krejza J, Mariak Z, Walecki J, et al. Transcranial color Doppler sonography of basal cerebral arteries in 182 healthy subjects: Age and sex variability and normal reference values for blood flow parameters. AJR Am J Roentgenol 1999;172:213-8.

14. Maeda H, Matsumoto M, Handa N, et al. Reactivity of cerebral blood flow to carbon dioxide in various types of ischemic cerebrovascular disease: Evaluation by the transcranial Doppler method. Stroke 1993;24:670-5.

15. Gosling RG, King DH. Arterial assessment by Doppler-shift ultrasound. Proc R Soc Med 1974;67:447-9.

16. Brass LM, Pavlakis SG, DeVivo D, et al. Doppler measurement of the middle cerebral artery: effect of hematocrit. Stroke 1988;19:1466-9.

17. Macko RF, Ameriso SF, Akmal M, et al. Arterial oxygen content and age are determinants of middle cerebral artery blood flow velocity. Stroke 1993;24:1025-8.

18. Naqvi J, Yap KH, Ahmad G, et al. Transcranial Doppler ultrasound: a review of the physical principles and major applications in critical care. Int J Vasc Med 2013;2013:629378.

19. Macko RF, Ameriso SF, Akmal M, et al. Arterial oxygen content and age are determinants of middle cerebral artery blood flow velocity. Stroke 1993;24:1025-8.

20. Krakauskaite S, Thibeault C, LaVangie J, et al. Normative ranges of Transcranial Doppler metrics. Acta Neurochir Suppl 2018;126:269-73.

21. D'Andrea A, Conte M, Cavallaro M, et al. Transcranial Doppler ultrasonography: From methodology to major clinical applications. World J Cardiol 2016;8:383-400.

5

PATRONES SONOGRÁFICOS EN EL PACIENTE NEUROCRÍTICO

MARÍA DE LOS ÁNGELES MUÑOZ SÁNCHEZ Y FRANCISCO MURILLO CABEZAS

Contenidos

INTRODUCCIÓN

Descrito por Rune Aaslid en 1982, el Doppler transcraneal (DTC) es actualmente el único método no invasivo que permite conocer las condiciones hemodinámicas de la circulación cerebral. En manos diestras, el procedimiento es rápido, exacto, reproducible y relativamente económico, lo que permite repetir las mediciones. El DTC se basa en el examen mediante ultrasonidos, aplicando el efecto Doppler, de la velocidad del flujo sanguíneo de las arterias cerebrales. Para ello, utiliza un flujómetro bidireccional que emite señales pulsadas de 2 megaherzios (MHz) de frecuencia a través de un cristal piezoeléctrico. Cuando el haz de ultrasonido encuentra una estructura en movimiento (en este caso, las partículas sanguíneas), la frecuencia del eco que esta última devuelve se encuentra modificada. La medida de esta diferencia de frecuencias (corrimiento de frecuencia Doppler), junto con el ángulo de incidencia del haz de ultrasonidos, permite conocer la velocidad de desplazamiento de esta estructura y, por tanto, la velocidad del flujo sanguíneo. Los cambios en la frecuencia son recogidos y procesados por un analizador espectral que genera una curva denominada sonograma y proporciona, además, sonidos audibles para el operador.

La ultrasonografía mediante DTC aporta, fundamentalmente, cuatro datos:

Velocidad de flujo de las arterias del polígono de Willis. Diferentes autores han demostrado que existe una buena correlación entre la velocidad de flujo en la ACM medida con DTC y el flujo sanguíneo cerebral (FSC). Según el principio de continuidad, la velocidad de flujo (cm/s) es directamente proporcional al FSC e inversamente proporcional al área del vaso (V = FSC / A).

> Si el radio no se modifica, la velocidad de flujo brindará una información valiosa, aunque indirecta, del flujo sanguíneo cerebral.

——

Por el contrario, si el flujo permanece constante, la velocidad de flujo indicará los cambios en el diámetro del vaso.

> El Doppler determina las velocidades sistólica (Vs), diastólica (Vd) y media (Vm). No obstante, la Vm [Vm = (velocidad sistólica – velocidad telediastólica / 3) + V telediastólica] es la recomendada para el registro y análisis de datos, ya que es la menos dependiente de factores sistémicos (frecuencia cardíaca, contractilidad y resistencias periféricas), posee una menor dispersión en poblaciones normales y ofrece la más alta correlación con la perfusión.

——

El flujo sanguíneo cerebral está influenciado por numerosos factores que interaccionan entre sí. Unos son los parámetros implicados en su formulación (Ley de Ohm), como la presión arterial media sanguínea (PAM), la presión intracraneal (PIC) y la resistencia cerebrovascular (RCV), esta última dependiente (Ley de Poiseuille) de la viscosidad sanguínea (η), la longitud del lecho de resistencia (l) y su calibre (r) (RCV = $8l\eta/\pi r^4$). Otras son las variables que actúan sobre los parámetros anteriormente especificados. Así, el hematocrito y el fibrinógeno condicionan la viscosidad; el contenido arterial de oxígeno y de dióxido de carbono, junto con el estado de la autorregulación, determinan el área de los vasos de resistencia; el grado de activación cerebral y la temperatura lo harían sobre el consumo cerebral de oxígeno.

Pulsatilidad vasculocerebral. Conceptualmente, la pulsatilidad se describe como el grado de varia-

bilidad de las velocidades a lo largo de todo el ciclo cardíaco. La diferencia relativa de velocidades dependerá fundamentalmente de las resistencias periféricas del cerebro. La pulsatilidad puede ser cuantificada mediante el empleo de diversos índices. Los más utilizados son el índice de pulsatilidad (IP) de Gosling [IP = (Vs – Vd) / Vm] que, en condiciones normales, es inferior a 1 (ACM: 0,54-0,89 ± 0,2; ACA: 0,84-0,88 ± 0,2), y el índice de resistencia de Pourcelot (IR = Vs – Vd / Vs), con valores normales < 0,8.

> Los índices de pulsatilidad y resistencia cuantifican la morfología de la onda y reflejan la situación de las resistencias vasculares cerebrales distales al punto insonado. Se modifican y se reducen cuando disminuyen las resistencias vasculares (p. ej., vasodilatación isquémica) o se incrementan ante su aumento (p. ej., hipertensión intracraneal).

——

Tipo de flujo. Cuando el flujo sea laminar, el sonido será suave, mientras que su calidad será ruda en situaciones de flujo turbulento (bifurcaciones, estenosis, etc.).

Distribución regional del flujo sanguíneo cerebral. A diferencia de otras técnicas de neuromonitorización que solo informan de la globalidad, como la presión intracraneal o la saturación de la hemoglobina en el bulbo de la yugular, el DTC aporta información específica de cada uno de los territorios vasculares.

> Las dos primeras informaciones, Vm e IP, son cuantitativas y mediante sus combinaciones es posible agrupar diversas situaciones hemodinámicas cerebrales que denominaremos patrones sonográficos (**fig. 5-1**).

——

La experiencia acumulada en nuestro servicio con el empleo rutinario del DTC durante muchos años nos ha permitido sistematizar algunos patrones sonográficos[1-4] relevantes para caracterizar situaciones hemodinámicas y tomar decisiones clínicas en el paciente neurocrítico. Estos patrones engloban las repercusiones hemodinámicas de

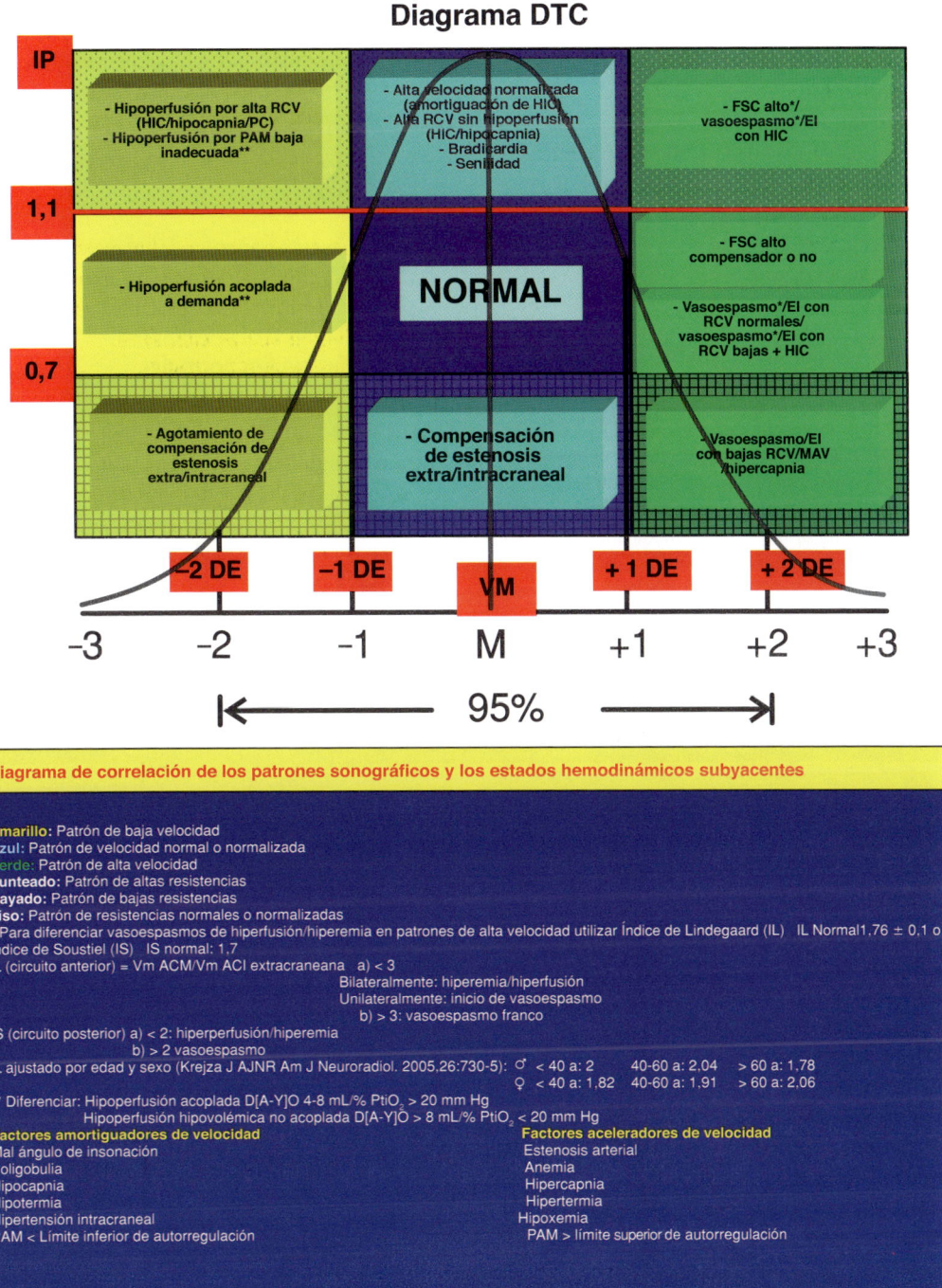

Fig. 5-1. Diagrama de correlación entre los patrones sonográficos y hemodinámicos. ACI: arteria carótida interna, ACM: arteria cerebral media, DE: desviación estándar, DTC: Doppler transcraneal, EI: estenosis intracraneal, FSC: flujo cerebrovascular, IP: índice de pulsatilidad, IS: índice de Soustiel, HIC: hipertensión intracraneal, MAV: malformación arteriovenosa, PAM: presión arterial media, PC: paro circulatorio cerebral, RCV: resistencia cerebrovascular distal, Vm: velocidad media. Adaptado de Muñoz Sánchez y cols., 2004.[1]

patologías frecuentes en las unidades de cuidados intensivos neurológicas y neuroquirúrgicas, como hipertensión intracraneal, vasoespasmo, hipotensión arterial, hipocapnia, hidrocefalia, etc. Finalmente, el haber agrupado situaciones clínicas tan diversas en un diagrama ha facilitado la adecuada interpretación del DTC y permitido la identificación etiológica subyacente a los cambios hemodinámicos cerebrales.

DESCRIPCIÓN DE LOS GRANDES PATRONES SONOGRÁFICOS

 Los patrones sonográficos que se detallan a continuación no presuponen la existencia de una patología intracraneal y pueden reflejar exclusivamente la respuesta hemodinámica fisiológica ante el cambio de una variable extracraneal.

Mediante el DTC es posible obtener, principalmente, cinco patrones sonográficos: normal, de alta velocidad, de baja velocidad, de altas resistencias y de bajas resistencias.[1]

Patrón normal

Se caracteriza por valores normales de velocidad media e IP en las arterias cerebrales del polígono de Willis.

Velocidades medias normales

Los valores publicados por Ringelstein y cols.,[5] que incluyeron 106 individuos sanos, son los habituales en pacientes normotérmicos, normoventilados, sin anemia, con presión de perfusión cerebral (PPC) ≥ 70 mm Hg y PIC normal (**cuadro 5-1** y **fig. 5-2**).

CUADRO 5-1. VALORES SONOGRÁFICOS NORMALES PUBLICADOS POR RINGELSTEIN Y COLS.[5]

Segmento arterial	Referencia (mm)	Intervalo (mm)	Edad (años)	Vm ± DE (cm/seg)	Dirección flujo
AO	45	35-55	–	21 ± 5	Acercándose
C1 TT	65	60-70	–	39 ± 9	Acercándose
C2 TO	70	65-80	–	41 ± 11	Alejándose
C3 TO	65	65	–	–	Bidireccional
C4 y C5 TO	70	65-80	–	47 ± 14	Acercándose
M1	50	45-60	< 30 30-49 50-59 60-70	70 ± 16 57 ± 11 51 ± 10 41 ± 7	Acercándose
M2	35	30-40	–	Variable	Variable
A1	70	60-75	< 30 30-49 50-59 60-70	61 ± 15 48 ± 7 46 ± 9 38 ± 6	
AV	70	60-95	< 30	45 ± 10	Alejándose
AB	95	70-115	< 30	46 ± 11	Alejándose
P1	70	60-75	< 30	55 ± 9	Acercándose
P2	65	60-65	–	40 ± 10	Alejándose

AO: arteria oftálmica; C1-C5: segmentos del sifón carotídeo; TT: transtemporal; TO: transorbitario; M1 y M2: segmentos de la cerebral media; A1: segmento de la cerebral anterior; AV: arteria vertebral; AB: arteria basilar; P1 y P2: segmentos de la cerebral posterior; DE: desviación estándar.

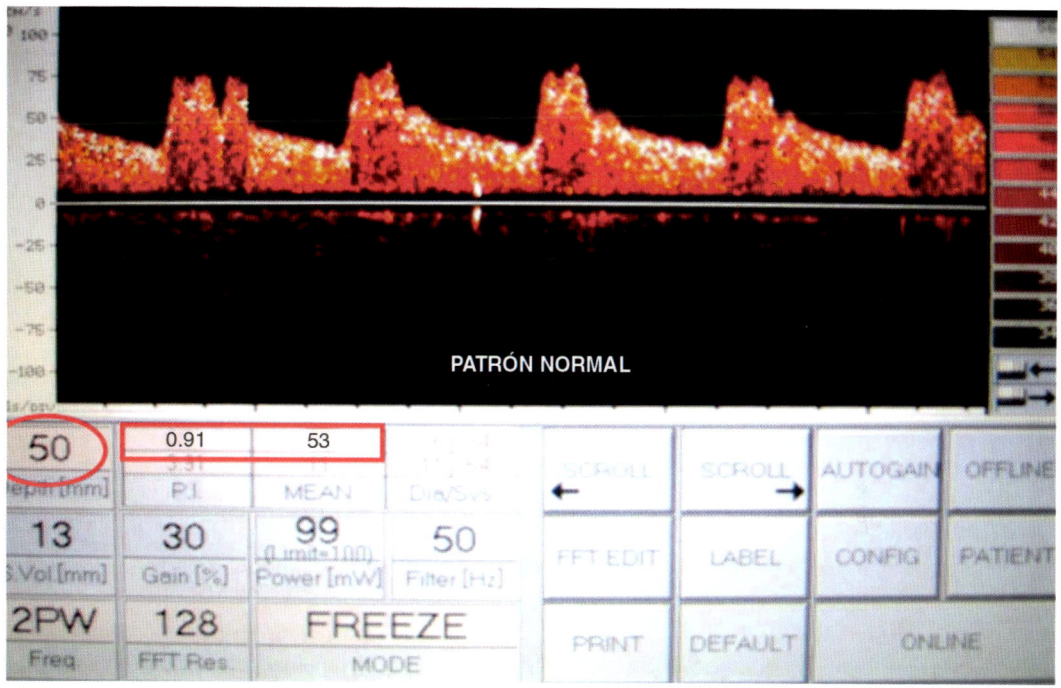

Fig. 5-2. Sonografía normal de la arteria cerebral media (ACM).

Previamente, otros autores, como Hennereci y cols.,[6] habían publicado resultados similares (**cuadro 5-2**), aunque menos exhaustivos.

Se observa que los valores normales de Vm dependen básicamente de la edad del paciente y la arteria insonada. Los estudios posteriores

CUADRO 5-2. VALORES SONOGRÁFICOS PUBLICADOS POR HENNERECI Y COLS.[6]

Segmento arterial	Referencia (mm)	Edad (años)	Vm ± DE (cm/seg)
M1	50	< 40	58 ± 8,4
		40-60	57,7 ± 11
		> 60	44,7 ± 11
A1	70	< 40	47 ± 13
		40-60	53 ± 10
		> 60	45 ± 13
AV/AB	75	< 40	34 ± 8
		40-60	36 ± 12
		> 60	30 ± 12
ACP	60	< 40	34 ± 8
		40-60	37 ± 10
		> 60	30 ± 9

M1: segmento de la arteria cerebral media; A1: segmento de la arteria cerebral anterior; AV: arteria vertebral; AB: arteria basilar; ACP: arteria cerebral posterior; DE: desviación estándar.

CUADRO 5-3. FACTORES ACELERADORES Y AMORTIGUADORES DEL FLUJO SANGUÍNEO CEREBRAL

Factores aceleradores	Factores amortiguadores
Ganancias altas en ventanas transparentes	Ganancia baja
Colateralización amplia	Ángulo de insonación > 30°
Bucle o acodamiento arterial (kinking)	Coexistencia de vasoespasmos proximal y distal
- de la PAM en la autorregulación alterada	Coexistencia de estenosis en la ACI extracraneal
- del gasto cardíaco y autorregulación alterada	Edad avanzada
Anemia	Hipertensión intracraneal
Hipertermia	Hipotermia
Hipercapnia	Hipocapnia

ACI: arteria carótida interna; PAM: presión arterial media.

realizados con DTC color[7] en 182 voluntarios (79 hombres y 103 mujeres) reafirmaron que los valores de la Vm disminuyen con la edad y precisaron que eran algo más altos en mujeres, y alcanzaban diferencias estadísticamente significativas solo en el grupo de 20 a 40 años. Otros autores coincidieron en limitar las diferencias intersexo a ese mismo rango de edad.[8]

Por tanto, en la velocidad del FSC existen diferencias interindividuales normales causadas por factores como el sexo, además de las diferencias intraindividuales mediadas por la edad, e incluso la variabilidad interhemisférica, como se verá posteriormente. En cualquier caso, para una correcta interpretación de la Vm hay que tener en cuenta no solo la variabilidad individual e interindividual, sino también la inducida por una serie de factores que aceleran la velocidad del FSC o la disminuyen (**cuadro 5-3**).

Diferencias interhemisféricas normales en la velocidad de las arterias cerebrales

Sorteberg y cols.[9] establecieron en 35 sujetos normales (19 mujeres y 16 hombres) con medias de edad de 36 y 38 años, respectivamente, los límites de la normalidad en las diferencias interhemisféricas de la velocidad del flujo sanguíneo cerebral. Demostraron que las diferencias no eran estadísticamente significativas, pero podían alcanzar cuantías importantes en términos porcentuales (**cuadro 5-4**).

Índice hemisférico, o de Lindegaard, y de Soustiel normales

Estos índices establecen la relación entre la Vm del vaso insonado y la Vm de la arteria nutriente en el territorio extracraneal: carótida para los

CUADRO 5-4. LÍMITES DE LA NORMALIDAD EN DIFERENCIA DE VELOCIDAD MEDIA DERECHA/IZQUIERDA

Arteria	Diferencia (%)	SD (%)
ACM	14	±7
ACA	24	±12
ACP	34	±17
ACI	14	±7
Límites de la normalidad en índice hemisférico		
VACM/VACI	20	±10

ACM: arteria cerebral media; ACA: arteria cerebral anterior; ACP: arteria cerebral posterior; ACI: arteria carótida interna; VACM/VACI: índice hemisférico.

vasos anteriores y vertebral para el sector posterior. Valores superiores a 3 para el índice de Lindegaard (IL) y a 2 para el de Soustiel diferencian el vasoespasmo de los aumentos de FSC en los correspondientes territorios.

Índice hemisférico o de Lindegaard

 Este índice permite diferenciar, en los aumentos de la velocidad del FSC, aquellos motivados por un espasmo arterial del circuito anterior cerebral, > 3, de los inducidos por el incremento real del FSC, < 3.

Los valores normales medios de IL son inferiores a 2,[9] con un promedio de 1,76 ± 0,1. En el **cuadro 5-5** se especifica su cuantía media, según la edad y el sexo.[10]

Según este autor, el índice se eleva significativamente con la edad, pero solo en las mujeres. En cuanto a los hombres, los menores de 40 años presentan índices significativamente mayores que las mujeres de edad similar.

Dado que el valor usual de la Vm en la arteria carótida interna en su trayecto extracraneal es de 30-40 cm/s, específicamente 34 ± 8,7 cm/s en el abordaje submandibular a 50 mm,[11] mientras la Vm intracraneal en la ACM no sobrepase los 90-120 cm/s, es matemáticamente imposible alcanzar un IL mayor de 3. Debido a que el vasoespasmo no es un evento súbito, sino un proceso de estrechamiento arterial progresivo, los valores de la velocidad media durante su fase temprana o en el vasoespasmo leve son altos, pero inferiores a 120 cm/s. Por esta razón, el IL no resulta útil en la fase inicial del vasoespasmo ni en el vasoespasmo leve. Durante este período es importante observar si los valores de IL aumentan progresivamente de 2 a 3, así como la posibilidad de discriminar las

situaciones de vasoespasmo inicial e hiperemia, utilizando la usual unilateralidad o bilateralidad del patrón de alta velocidad, respectivamente.

Índice de Soustiel

Soustiel y cols.[12] describen en 2002 este índice extrapolando el concepto de índice de Lindegaard del territorio cerebral anterior al territorio cerebral posterior.

 Dividiendo la velocidad media de la arteria basilar entre la velocidad promedio de ambas arterias vertebrales extracraneales, estableció que se podría diferenciar el vasoespasmo de la hiperemia en la basilar, situando el cociente en 2 (100% de sensibilidad y 95% de especificidad).

Aunque autores posteriores[13] detectan una estrecha correlación ($p < 0,0001$) entre el IS y el grado de estrechamiento de la arteria basilar, disminuyen el rendimiento diagnóstico del punto de corte en 2 con una sensibilidad del 73% y una especificidad del 83%.

Índice de pulsatilidad normal

 El índice de pulsatilidad expresa las RCV que influencian el FSC, según la Ley de Ohm.

Las RCV dependen de factores, como la viscosidad, la longitud del circuito o el radio del vaso a la cuarta potencia, según la Ley de Poiseuille.

Como se detalla en el **cuadro 5-6**, su desviación estándar[6,14] es pequeña (< 0,2), sus valores están poco influenciados por la edad[10,14] o el sexo[7] y los IP medios normales de los diferentes territorios

CUADRO 5-5. ÍNDICE DE LINDEGAARD SEGÚN EDAD Y SEXO			
	< 40 años	40-60 años	> 60 años
Hombres	2,10	2,04	1,78
Mujeres	1,82	1,91	2,06

CUADRO 5-6. VALORES MEDIOS DEL ÍNDICE DE PULSATILIDAD NORMAL, SEGÚN DISTINTOS AUTORES

	Hennerici M.[6]	Steinmeier R.[14]	Thie A.[15]	Sorterberg W.[9]
ACM				
Der.	0,90 ± 0,24	0,86 ± 0,17	0,83 ± 0,13	0,69 ± 0,11
Izq.	0,94 ± 0,27	0,82 ± 0,16		
ACA				
Der.	0,78 ± 0,15	0,88 ± 0,19	0,84 ± 0,14	0,71 ± 0,13
Izq.	0,83 ± 0,17	0,84 ± 0,18		
ACP				
Der.	0,88 ± 0,23	0,95 ± 0,26	0,78 ± 0,12	
Izq.	0,88 ± 0,20	0,96 ± 0,25		

ACM: arteria cerebral media; ACA: arteria cerebral anterior; ACP: arteria cerebral posterior. En la fila superior se muestra el primer autor de los estudios citados.

vasculares muy similares. Los rangos medios superiores de hasta 1,1 e inferiores de hasta 0,7 son considerados normales[6,9,14,15], aunque hay autores[16] que elevan el umbral para alta pulsatilidad a 1,2 y el de baja pulsatilidad a 0,8.

Patrón de alta velocidad

Es un patrón caracterizado por la elevación de la velocidad media más de una desviación estándar (DE) para la edad y el vaso insonado.
Este sonograma expresa dos situaciones hemodinámicas diferentes, ya que puede estar motivado por el incremento del FSC o la reducción del área del vaso insonado (estenosis-vasoespasmo).

El índice de Lindegaard permite diferenciar ambas entidades[17] en el circuito cerebral anterior (< 3 descarta la estenosis del segmento insonado; > 3 expresa vasoespasmo/estenosis arterial intracerebral). En el circuito cerebral posterior, el índice de Soustiel cumple la misma función: valores superiores a 2 apoyan una reducción del calibre del vaso.

Patrón de alta velocidad por aumento del FSC

Dentro de las causas que dan lugar al patrón de alta velocidad por incremento del FSC, se encuentran:

- Aumento de la demanda metabólica: en esta situación, la unilateralidad del ascenso de velocidad con un IL inferior a 3 orientaría a procesos focales, como las convulsiones. El patrón sería bilateral si la hipertermia o el dolor fuesen los agentes etiológicos del mayor requerimiento metabólico.

- Descenso de la resistencia cerebrovascular por:
  - Alteraciones anatómicas, como malformaciones arteriovenosas (**fig. 5-3**). En este caso, junto al aumento de la velocidad de flujo –fundamentalmente por aumento de la velocidad diastólica–, se registrará un descenso importante del IP a la altura de la arteria nutriente. Pero el aporte del DTC a esta patología no es tanto su diagnóstico, sino la evaluación preoperatoria del riesgo de sangrado y la posoperatoria de la eficacia de los procedimientos quirúrgicos, o radiológicos, intervencionistas, para eliminar la malformación. La identificación de los vasos nutrientes y del posible vasoespasmo asociado a MVA son otras aplicaciones.
  - Vasodilatación activa por hipercapnia (**fig. 5-4**). El incremento del CO_2 plasmático induce una disminución de las resistencias vasculares cerebrales distales y, por tanto, aumenta la velocidad del FSC y disminuye el IP.
  - Reducción de la viscosidad (anemia y hemodilución). Como se deduce de la formulación de las resistencias (RCV= $8l\eta/\pi r^4$), un descenso de la viscosidad sanguínea[l] conlleva una caída de las RCV y, por tanto, un ascenso del FSC. El ejemplo más para-

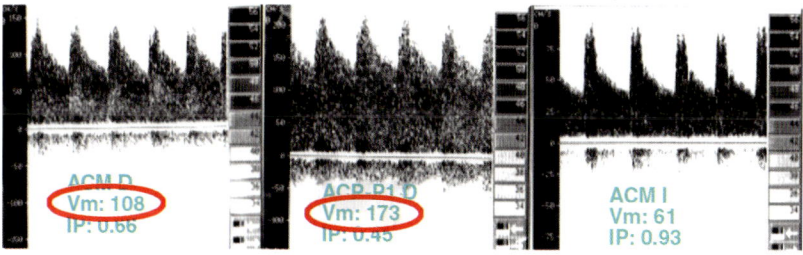

Fig. 5-3. Identificación de los vasos nutrientes de una malformación arteriovenosa cerebral (aumento de la velocidad media y disminución del IP en la arteria cerebral posterior [ACP] y en la arteria cerebral media [ACM] derecha.

digmático de este patrón de alta velocidad se registra en la anemia de células falciformes (ACF). El seguimiento sonográfico de la ACF para la evaluación del riesgo de isquemia cerebral en niños de 2 a 16 años es una recomendación de la Asociación Americana de Neurología desde 2004,[18] con nivel de recomendación A y evidencia clase I.

- Aumento de la PPC a niveles mayores del rango superior de la autorregulación. Fuera del rango de la autorregulación cerebral, el FSC se torna presodependiente. Es conocido que la autorregulación cerebral (capacidad de mantener un FSC constante en un rango amplio de presión de perfusión cerebral) se desplaza a la derecha en algunas patologías, como los TCE graves (**fig. 5-5**) o las HSA. En la **figura 5-6** se refleja el DTC de un paciente con HSA y vasoespasmo

PCO$_2$: 42 mm Hg, Vm: 83, IP: 0,9

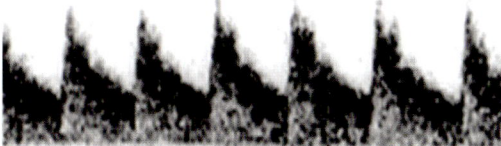

PCO$_2$: 52 mm Hg, Vm: 121, IP: 0,7

Fig. 5-4. Patrón de alta velocidad bilateral por incremento del CO$_2$ plasmático.

intenso en la ACM izquierda (IL: 7,9) sometido a terapéutica hipertensiva. En el hemisferio derecho se registró un patrón de alta velocidad, con IL inferior a 3, lo que evidenció una autorregulación alterada.

- Hiperemia (**fig. 5-7**).
- Efectos farmacológicos (manitol, solución hipertónica de NaCl y halotano).[19]

Patrón de espasmo/estenosis arterial cerebral

 El vasoespasmo y la estenosis intracraneal son dos situaciones patológicas que generan un incremento de la velocidad del flujo sanguíneo cerebral sin elevación del FSC. Ni la sonografía Doppler transcraneal ni el dúplex color permiten diferenciar ambas entidades.

El dúplex color permite ver los vasos del polígono de Willis, pero no distingue las placas de ateroma en su interior, algo que sí hace cuando el calibre del vaso es mayor (carótidas). No obstante, es prueba de etiología espástica un DTC normal previo, así como la normalización de velocidades en el período posespástico. Los estudios angiográficos permitirían la diferenciación en la fase aguda.

Para que se cumpla el principio de continuidad ($FSC = V_1 \times A_1 = V_2 \times A_2 = V_3 \times A_3$; donde 1 es el segmento preestenótico, 2 el estenótico y 3 el posestenótico), la velocidad en el segmento estenosado tiene que aumentar, ya que disminuyó el área. Por supuesto, este aumento de velocidad compensatorio solo garantiza el mantenimiento del FSC hasta un determinado grado de reducción de la sección del vaso. En la curva de Spencer[20] (**fig. 5-8**), este punto se alcanza aproximadamente a una estenosis

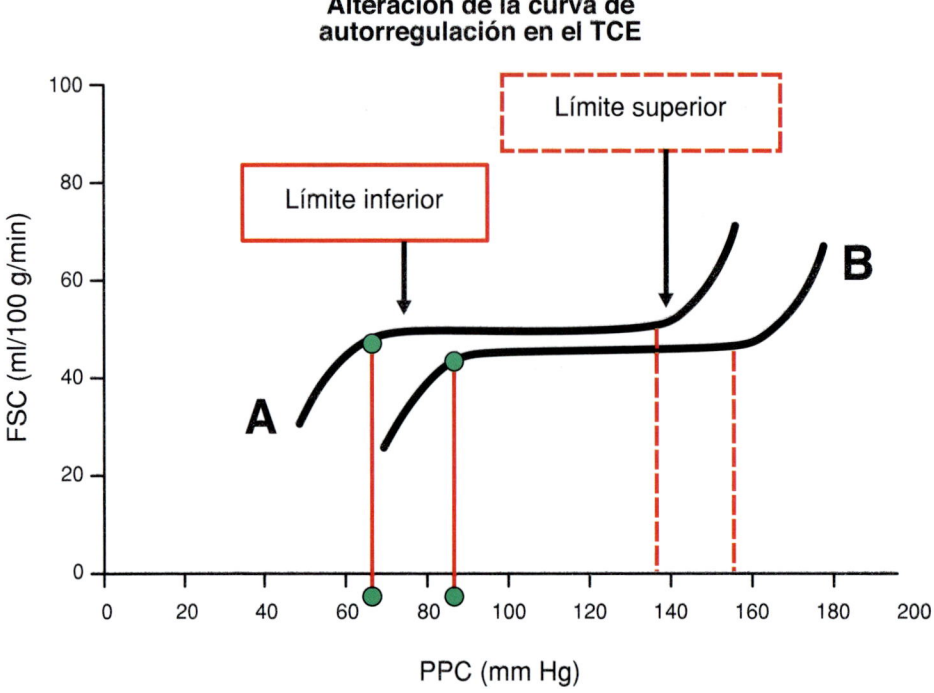

Fig. 5-5. Desplazamiento a la derecha de la curva de autorregulación en pacientes con traumatismo craneoencefálico grave (curva B). FSC: flujo sanguíneo cerebral, PPC: presión de perfusión cerebral.

del 84%. A partir de ese nivel, el FSC cae, aunque la velocidad continúe incrementándose. A valores de estenosis cercanos al 96%, también la velocidad cae, y es nula cuando el vaso se ocluye.

 La utilidad del Doppler en el vasoespasmo no solo fue validada en 2004 por la Academia Americana de Neurología, sino que, con posterioridad, todos los estudios han concordado con esa validación inicial. Los valores predictivos positivo (VPP) y negativo (VPN), así como la sensibilidad y especificidad del DTC para detectar un espasmo angiográfico con valores de 120 cm/s en la ACM, son tan altos que hoy constituye la herramienta básica para el diagnóstico de esta patología.

———

Sin embargo, mientras que la sensibilidad y especificidad del DTC para detectar el vasoespasmo es muy elevada en la porción proximal en la arteria silviana, es posible hallar falsos negativos en otros segmentos arteriales que no pueden ser insonados de forma adecuada con la técnica transcraneal (ramas de la silviana, segmentos A2 o pericalloso de la cerebral anterior).

En condiciones de flujo sanguíneo cerebral global estable, el incremento de las velocidades registradas mediante DTC es directamente proporcional al estrechamiento de la luz del vaso, y el descenso del índice de pulsatilidad es directamente proporcional a la vasodilatación distal. Por tanto, la gravedad del vasoespasmo se puede valorar en función de la velocidad, aunque los valores varían según el vaso estudiado. En todo caso, y dado que las cifras normales de velocidad se ven influidas por la edad del paciente, sexo, etc., es conveniente disponer de la Vm basal (1.er día) y considerar su evolución. Aunque por lo general a mayor velocidad, mayor gravedad del VE, no se ha podido establecer una relación directa entre gravedad sonográfica del VE y aparición de déficits neurológicos. Sin embargo, como posteriormente se expondrá, sí existe una relación

HIPERPERFUSIÓN Y AUTOREGULACIÓN ALTERADA

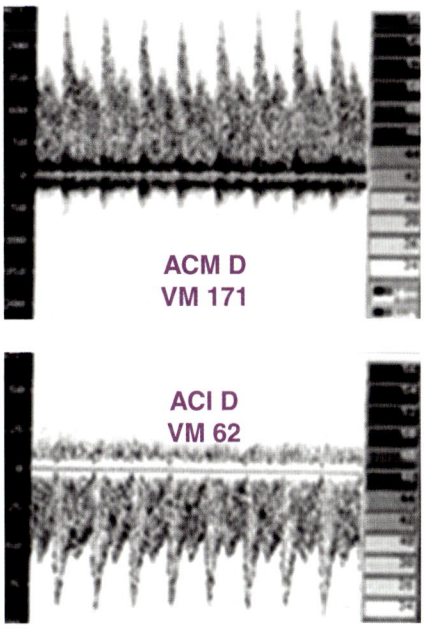

Fig. 5-6. Patrón de alta velocidad en la arteria cerebral media (ACM) derecha sin vasoespasmo en un paciente con hemorragia subaracnoidea (HSA) y vasoespasmo en la ACM izquierda con terapéutica hipertensiva (H). IL, índice de Lindegaard. Observar que se muestra la respuesta del lado contralateral al vasoespasmo, a la terapia hipertensiva. La hipertensión genera hiperemia en el lado presuntamente sano.

entre incremento/descenso muy acusado del IP y posibilidad de deterioro neurológico. Aunque el diagnóstico de VE en la ACA y en el territorio posterior es menos preciso que a la altura de la ACM, el control evolutivo de las velocidades en estas arterias puede ayudar a confirmar la sospecha diagnóstica. Una vez realizado el diagnóstico, esta técnica permite el seguimiento de los pacientes y el establecimiento de medidas terapéuticas adecuadas.

Tal como se ha indicado, el vasoespasmo mejor estudiado con DTC es el localizado en la arteria cerebral media. Desde el punto de vista sonográfico, el vasoespasmo en la arteria silviana se clasifica en

3 grados: vasoespasmo ligero cuando la velocidad media del registro se sitúa entre 120 y 150 cm/s; vasoespasmo moderado cuando la velocidad está entre 150 y 200 cm/s, y vasoespasmo grave cuando la velocidad media supera los 200 cm/s (**fig. 5-9**). Cada uno de esos niveles correspondería, desde un punto de vista teórico, a un estrechamiento menor del 25% de la luz del vaso, a una reducción entre el 25 y el 50% o superior al 50%, respectivamente. Aunque las velocidades que superan los 250 cm/s pueden acompañarse de déficit isquémico tardío, este hecho no siempre ocurre. Además del incremento de las velocidades, hay que tener presente el valor del índice de Lindegaard o índice hemisférico, cuyo valor entre 3 y 6 se asocia con un vasoespasmo leve-moderado, mientras que un índice de Lindegaard > 6 distingue al vasoespasmo grave.

Como en cualquier disminución del diámetro arterial, cuando la estenosis es crítica, la caída pronunciada del flujo sanguíneo hace que la velocidad de flujo disminuya. En esta situación, el IP desciende de manera paralela al grado de compromiso de la perfusión regional, como traducción de la puesta en marcha de los mecanismos compensadores (vasodilatación isquémica). Este hecho puede también observarse cuando se produce un infarto cerebral por vasoespasmo grave.

 Por lo tanto, salvo excepciones donde medie una intervención terapéutica inmediata, un descenso rápido de la velocidad no debe asumirse como una mejoría del VE, ya que podría estar condicionado por haberse alcanzado el punto crítico de estenosis o asociarse a una hipertensión intracraneal aguda.

En el primer caso se observaría un descenso del IP y en el segundo, un incremento de este. El descenso del índice de pulsatilidad a valores inferiores a 0,7 mostrará la disminución de las resistencias cerebrovasculares por dilatación compensadora, más allá del punto insonado, para subvenir las necesidades del territorio isquémico. Por eso, se justifica realizar un seguimiento sonográfico diario y una correlación estrecha de estos hallazgos con la clínica.

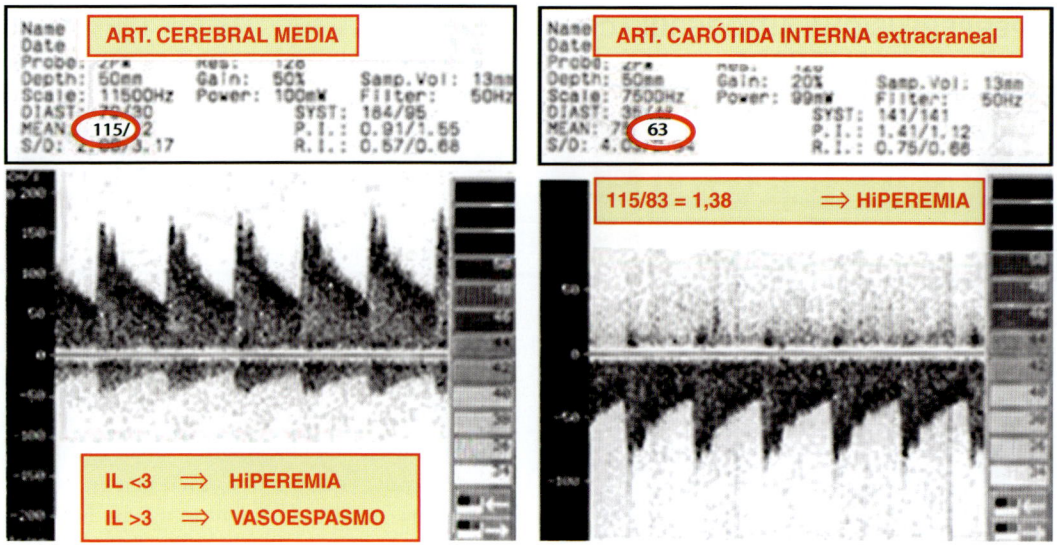

Fig. 5-7. Patrón de alta velocidad bilateral con índice de Lindegaard (IL) < 3 en un paciente con un traumatismo craneoencefálico grave.

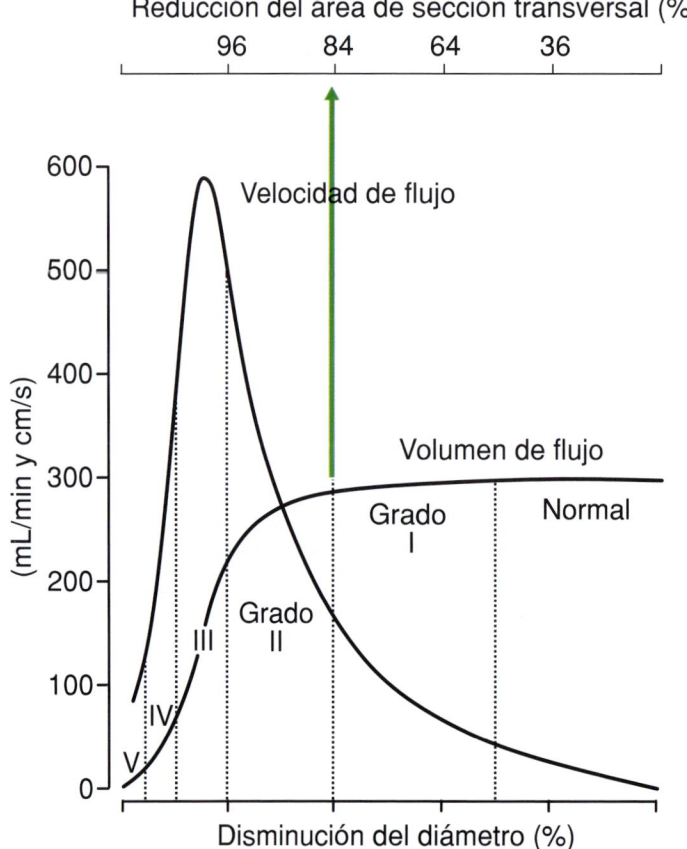

Fig. 5-8. Relación entre la velocidad media del flujo sanguíneo cerebral y el área de la arteria cerebral. Adaptada de Spencer MP, 1981.[20]

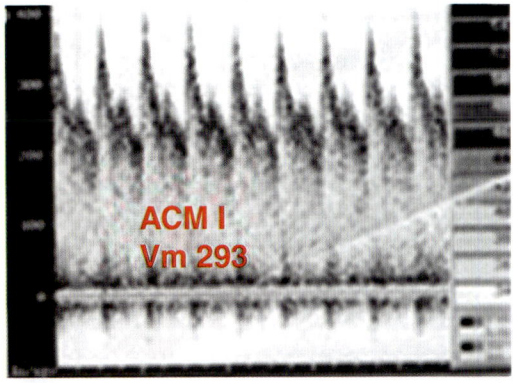

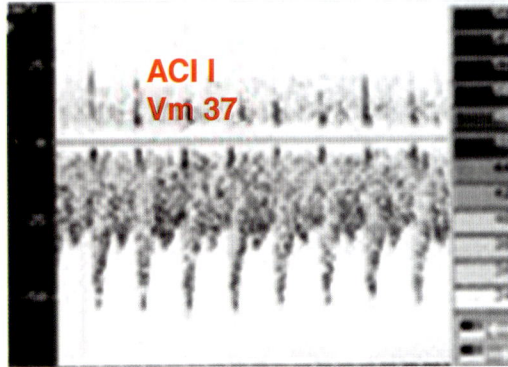

Fig. 5-9. Vasoespasmo grave de la arteria cerebral media izquierda (ACM I) en un paciente con hemorragia subaracnoidea (HSA). ACI I: arteria carótida interna izquierda. Vm: velocidad media.

Patrón de baja velocidad

 Es un patrón caracterizado por la disminución de la velocidad media más de una DE para la edad y el vaso insonado.

La interpretación de un registro con velocidad del flujo por debajo de lo normal requiere:

- Correcta insonación de la arteria estudiada (práctica).
- Conocer el rango de normalidad (utilizar tablas). En la ACM es importante conocer la variabilidad normal en función de la edad.
- Realizar un estudio completo para establecer comparaciones entre las arterias de ambos hemisferios. El patrón de bajo flujo puede ser

global, unilateral o limitado a un compartimento/área vascular.

- Identificar todos los posibles factores que puedan disminuir el flujo sanguíneo cerebral (monitorización hemodinámica, analítica y neurocrítica).
- Este patrón expresa una sola situación hemodinámica: un descenso del FSC, que puede deberse a cualquiera de los siguientes factores:
  - Reducción de las demandas metabólicas (coma, sedación, anestesia e hipotermia). La Vm baja se acompañará de un IP en el rango de la normalidad. En este caso, se constatará una diferencia arterioyugular de O_2 igualmente normal [$D(a-y)O_2 = 4-8$ mL %], lo que evidencia un FSC acoplado al metabolismo. Sin embargo, en el descenso del FSC por hipoperfusión sistémica, la Vm disminuida se asociará con un incremento del IP y una D $(a-y) O_2 > 8$ mL%. También es posible utilizar la $PtiO_2$ para diferenciar hipoperfusión acoplada ($PtiO_2 > 20$ mm Hg) de la no acoplada ($PtiO_2 < 20$ mm Hg).
  - Aumento de las RCV distales al punto insonado, que se traducirá en una elevación del IP. Esta situación podría estar causada por diferentes etiologías, como hiperventilación con vasorreactividad conservada; disminución de la PAM media, no acoplada, con autorregulación mantenida; compresión del lecho vascular cerebral por hipertensión intracraneal. Esta última eventualidad es la más frecuente en el enfermo neurocrítico, especialmente en el traumatismo craneoencefálico grave.
  - Enfermedad cerebrovascular hemodinámicamente significativa (**fig. 5-10**) (isquemia aguda, estenosis extracraneal y estenosis intracraneal). La baja velocidad media se acompañará de un descenso del IP en el territorio vascular afectado por vasodilatación activa compensadora.

Patrón de alta resistencia

La desviación estándar del IP en sujetos normales es tan escasa (0,2) que consideramos puede prescindirse de ella, si se parte del rango más alto de la normalidad: 1,1.

OBSTRUCCIÓN SUBCLAVIA IZQ.
ESTENOSIS ORIGEN VERTEBRAL DER.

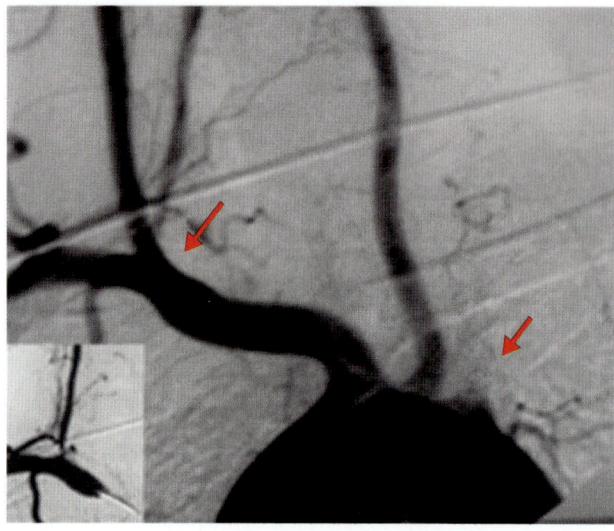

ACP izq. P1 (preangioplastia)
VM: 29 IP: 0,34

ACP izq. P1 (posangioplastia)
VM: 52 IP: 0,85

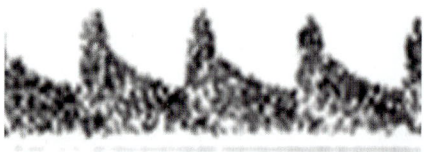

Fig. 5-10. Corrección de un patrón de baja velocidad en el circuito cerebral posterior (velocidad media [Vm] en la arteria cerebral posterior [ACP] izquierda: 29 cm/s), con vasodilatación distal (IP 0,34), después de realizarse angioplastias de varias estenosis de los troncos supraaórticos en un paciente con hipoplasia de la arteria comunicante posterior derecha.

 El patrón de altas resistencias se caracteriza por un incremento del IP a niveles > 1,1, acompañado por un descenso de la Vm por decremento de la velocidad telediastólica. Implica un aumento de las resistencias vasculares cerebrales posterior al punto insonado.

———

Presenta un patrón característico en el DTC, que consiste en un predominio sistólico del sonograma, reducción de la Vm de flujo, descenso de la velocidad diastólica final, aumento de los índices de pulsatilidad y resistencia, y reducción del tiempo transistólico. A medida que la PPC disminuye (**fig. 5-11**), se acentúan estas alteraciones sonográficas, y la velocidad diastólica puede llegar a cero cuando la PPC es menor de 30-40 mm Hg. Un ejemplo máximo y típico de este patrón son los sonogramas de un paro circulatorio: flujo reverberante y espigas sistólicas. Este patrón debe ser bilateral en ambos circuitos y mantenido por más de 30 minutos para la confirmación instrumental de una situación clínica: la muerte cerebral.

El patrón de altas resistencias suele estar acompañado por el de baja velocidad, ya que un aumento de resistencias en el flujo de salida condiciona una reducción del volumen de líquidos que circulan por un circuito. En concreto, al aplicar la Ley de Ohm en la circulación cerebral resultaría que el FSC sería igual a la presión de perfusión cerebral (PAM-PIC) dividida por las resistencias cerebrovasculares. Si estas últimas aumentan, ocasionarán un descenso del FSC.

 En el paciente neurocrítico, la hipertensión intracraneal es la causa más frecuente de este patrón.

———

No obstante, ocasionalmente junto al patrón de altas resistencias puede observarse uno de alta velocidad si se superponen dos eventos hemodinámicos cerebrales de diferente etiología: un vasoespasmo arterial grave (alta velocidad en el vaso espástico insonado) e hipertensión intracraneal (altas resistencias cerebrovasculares distales al vaso insonado).

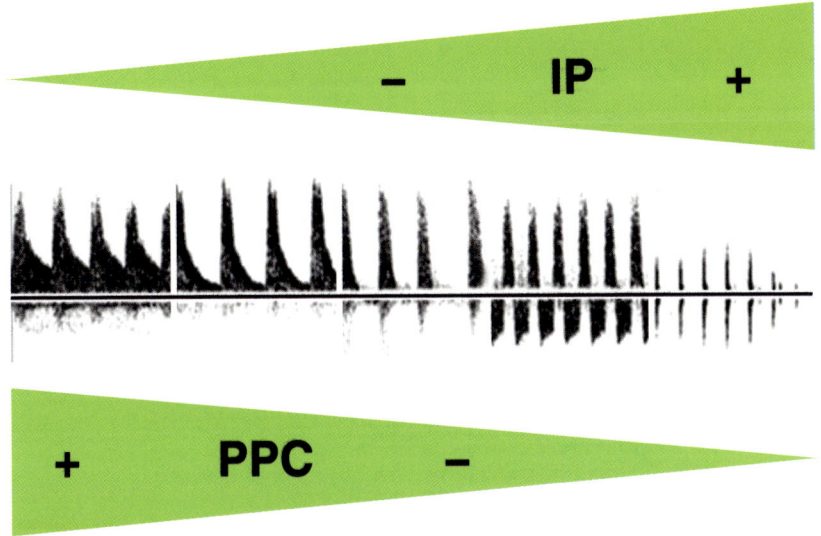

Fig. 5-11. Evolución sonográfica hasta el paro circulatorio. IP: índice de pulsatilidad; PPC: presión de perfusión cerebral.

Patrón de baja resistencia

Se caracteriza por un descenso del IP a expensas del incremento de la velocidad telediastólica y dos situaciones que son paradigmáticas: la malformación arteriovenosa y la vasodilatación isquémica. Implica la ausencia de resistencia por dilatación pasiva (lecho vascular de escasa resistencia anatómica), como en la malformación arteriovenosa, o por disminución activa de las resistencias vasculares cerebrales posteriores al punto insonado por diferentes causas (fármacos vasodilatadores, hipercapnia y FSC insuficiente para las demandas metabólicas del área perfundida). Por ello, en caso de vasodilatación activa isquémica, puede acompañar tanto a un patrón de alta velocidad por vasoespasmo grave como a uno de baja velocidad por estenosis extracraneales hemodinámicamente significativas.

ERRORES Y LIMITACIONES

Es importante tener en cuenta que la interpretación de los resultados obtenidos depende en gran medida de la experiencia del explorador, y es conveniente conocer las causas de error y los problemas diagnósticos más habituales. El patrón que con mayor frecuencia produce artefactos por un entrenamiento técnico deficiente es el de baja velocidad, por depender la velocidad del flujo del ángulo de insolación. Los patrones de alta y baja resistencia no son operador dependiente, al no estar influenciado el IP por el ángulo de insonación.

En la práctica, los patrones pueden entremezclarse y dificultar la identificación de la situación clínica. Así, un sonograma de alta velocidad con un IL superior a 3 acompañado por un IP reducido al 5.º día de una hemorragia subaracnoidea —es decir, un vasoespasmo grave difuso con vasodilatación isquémica— puede "mejorar" si se asocia hipertensión intracraneal. Esta última entidad amortiguaría la velocidad y aumentaría el IP, "seudonormalizando" la sonografía.[21]

 Por lo tanto, como sugerencia general y en concordancia con la clínica, se recomienda solicitar una TC ante incrementos rápidos del IP, por sospecha de hipertensión intracraneal, y una TC o angiografía antes los descensos incongruentes, por sospecha de isquemia.

Una limitación para el uso de estos patrones está relacionada con la definición de patrón de alta y baja velocidad. Dado que la velocidad del flujo sanguíneo cerebral es una variable de distribución gaussiana, el uso de solamente una DE en el diagrama llevaría a incluir un 13,6% (el porcentaje de valores entre una y dos DE, de cada lado de una distribución gaussiana) de pacientes con Vm normales en el patrón de alta velocidad y el mismo porcentaje en el de baja velocidad. No obstante, dado que el diagrama no está diseñado para la población normal y su aplicación se circunscribe a los pacientes neurocríticos, entendemos que el incremento o decremento de la Vm más allá de una

DE debe alertar al médico y orientarlo en la búsqueda etiológica, ya sea que se trate de procesos patológicos intracraneales o situaciones anómalas extracraneales que incidan en la velocidad del FSC. En un paciente clínicamente neurocrítico, esperar que los valores de velocidad de FSC alcancen cifras francamente patológicas, como serían las comprendidas fuera de 2 DE, es, en nuestra opinión, más inadecuado que asumir una alerta inexistente en un 13% de los pacientes con patrones de alta o baja velocidad.

CONCLUSIONES

El uso de un sencillo diagrama que relaciona patrones sonográficos y situaciones hemodinámicas cerebrales facilita el aprendizaje en personas no expertas, de forma significativa,[1] y ayuda a interpretar correctamente los hallazgos del DTC en situaciones críticas.

REFERENCIAS

1. Muñoz Sánchez MA, Murillo Cabezas F, Rivera Fernández MV, et al. The effectiveness of a correlation diagram of the echographic and haemodynamic patterns in the brain. Rev Neurol 2004; 8:411-6.
2. Murillo Cabezas F, Arteta Arteta D, Flores Cordero JM y cols. Utilidad del doppler transcraneal en la fase precoz del traumatismo craneoencefálico. Neurocirugía 2002;13:196-208.
3. Muñoz Sánchez MA, Murillo Cabezas F, Rincón Ferrari MD y cols. Hemorragias subaracnoideas espontaneas. ¿Es útil la ultrasonografia Doppler transcraneal urgente? Neurocirugía 2003;14:295-300.
4. Muñoz Sanchez MA, Murillo Cabezas F, Egea Guerrero JJ y cols. Ultrasonografía doppler transcraneal urgente: utilidad predictiva del vasoespasmo sintomático en la hemorragia subaracnoidea espontánea en pacientes con buena situación neurológica. Med Intensiva 2012;36(9):611-8.
5. Ringelstein EB, Kahlscheuer B, Niggemeyer E, et al. Transcranial Doppler sonography: anatomical landmarks and normal velocity values. Ultrasound Med Biol 1990;16:745-61.
6. Hennerici M, Rautenberg W, Sitzer G, et al. Transcranial Doppler ultrasound for the assessment of intracranial arterial flow velocity. Part I; Surg Neurol 1987;27:439-49.
7. Krejza J , Mariak Z, Walecki J, et al. Transcranial color doppler sonography of basal cerebral arteries in 182 healthy subjects: age and sex variability and normal reference values for blood flow parameters. AJR Am J Roentgenol 1999;172(1):213-8.
8. Szydlik P, Mariak Z, Krejza J, et al. Transcranial color doppler estimation of blood flow parameters in respective basal cerebral arteries in healthy subjects. Neurol Neurochir Pol 2000;34(3):523-36.
9. Sorteberg W, Langmoen IA, Lindegaard KF, et al. Side-to-side differences and day-to-day variations of transcranial doppler parameters in normal subjets. J Ultrasound Med 1990;9:403-9.
10. Krejza J, Szydlik P, Liebeskind DS, et al. Age and sex variability and normal reference values for the V(MCA)/V(ICA) index. AJNR Am J Neuroradiol 2005;26(4):730-5.
11. Otis SM, Ringelstein EB. The transcranial examination: principles and aplications of transcranial doppler sonography. En Tegeler CH, Babikian VL, Gomez CR eds. Neurosonology. St. Louis Missouri: Mosby-Year Book, Inc; 1996. Pp. 113-28.
12. Soustiel JF, Shik V, Shreiber R, et al. Basilar vasospasm diagnosis: investigation of a modified "Lindegaard Index" based on imaging studies and blood velocity measurements of the basilar artery. Stroke 2002;33(1):72-7.
13. Sviri GE, Ghodke B, Britz GW, et al. Transcranial Doppler grading criteria for basilar artery vasospasm. Neurosurgery 2006;59(2):360-6.
14. Steinmeier R, Laumer R, Bondar I, et al. Cerebral hemodynamics in subarachnoid hemorrhage evaluated by transcranial doppler sonography. Part 2. Pulsatility indices: Normal reference values and characteristics in subarachnoid hemorrhage. Neurosurgery 1993;33:10-8.
15. Thie A, Fuhlendorf A, Spitzer K, et al. Transcranial doppler evaluation of common and classic migraine. Part I. Ultrasonic features during the headache free period. Headache 1990;30:201-8.
16. Beletsky V. Doppler transcraneal. En: Krebs CA, Giyanani VI, Eisenberg RL eds. Doppler Color. Madrid: Marbán Libros SL; 2001:117-34.
17. Lundar R, Lindegaard KF, Nornes H. Continuous recording of middle cerebral artery blood velocity in clinical neurosurgery. Acta Neurochir 1990;102:85-90.

18. Sloan MA, Alexandrov AV, Tegeler CH, et al. Assessment TDU: report of the therapeutics and technology assessment Subcommittee of the American Academy of Neurology. Neurology 2004;62(9):1468-81.

19. Thiel A, Zickmann B, Hempelmann G. Transcranial doppler sonography:effects of halothane, enflurane and isofluorane on blood flow velocity in the middle cerebral artery. Br J Anaesth 1992;68:388-93.

20. Spencer MP. Blood flow in the artery. In: Spencer MP, Reid JM. Cerebrovascular Evaluation with Doppler Ultrasound. Martinus Nijhoff, Netherland;1981: 97-112.

21. Lagos R, Murillo Cabezas F, Fernández Cisneros L y cols. Doppler transcraneal: Técnica e indicaciones. Archivos de Neurología, Neurocirugía y Neuropsiquiatría. 2000;4:30-53.

Contenidos

INTRODUCCIÓN

Entre las diferentes técnicas para la valoración de la hemodinamia cerebral, el Doppler transcraneal (DTC) es una de las más utilizadas en las unidades de cuidados intensivos debido a su carácter no invasivo, su reproducibilidad y su bajo costo.

El DTC mide las velocidades de flujo sanguíneo cerebral (VFSC) que, en condiciones normales, son proporcionales al flujo sanguíneo cerebral, lo que depende de varios factores, fundamentalmente del diámetro del vaso insonado. Aunque el DTC no proporciona valores absolutos del FSC, permite inferir cambios cuantitativos.

Otros parámetros derivados de las VFSC son el índice de pulsatilidad o de Gosling (IP) y el índice de resistencia o de Pourcelot (IR).

En este capítulo se discutirá qué representan estos índices y cuál es su utilidad en la práctica clínica.

INTERPRETACIÓN DEL ÍNDICE DE PULSATILIDAD

Definiciones

La pulsatilidad expresa la forma de la onda de velocidad del flujo sanguíneo. A diferencia de las VFSC, esta no depende del ángulo de incidencia entre el flujo sanguíneo y el haz de ultrasonido.[1]

El **índice de pulsatilidad** se define como la diferencia entre la velocidad de flujo sistólica (VFs) y la velocidad de flujo diastólica (VFd) dividida por la velocidad de flujo media (VFm) (**fig. 6-1**).[2]

Otro índice menos utilizado es el **índice de resistencia**, que solo toma en cuenta los extremos de la onda (VFs y VFd), por lo que se considera menos fisiológico y tiene menos uso. Este capítulo solo se referirá al IP (véase **fig. 6-1**).

En una arteria determinada, la forma de la onda del flujo sanguíneo y la velocidad de la sangre resultan de la interacción de la señal de entrada y también de factores locales. La morfología de la onda es el resultado de las ondas de presión que avanzan desde el corazón (y llevan información de la función cardíaca), de las ondas de reflexión que contienen información de los sitios donde se produce la reflexión y de la periferia del sistema arterial.

Las ondas se van modificando a medida que avanzan en el árbol arterial, influidas por los cambios en el calibre del vaso, las características de su pared y el aumento de la viscosidad. Adicionalmente, la onda reflejada se propaga hacia atrás e interactúa con las ondas anterior y posterior, lo cual incrementa su amplitud en algunos lugares y disminuye en otros.

Las reflexiones originadas distantes al punto de observación dependen de las propiedades viscoelásticas, predominantemente la compliancia de la vasculatura distal y la resistencia al flujo (fricción viscosa) a lo largo de la red vascular.

La onda observada contiene información respecto de la dinámica del flujo sanguíneo proximal y distal al punto de observación.[1]

La amplitud de la onda también está determinada, entre otros factores, por la viscosidad. La amplitud es mayor en las grandes arterias y menor en las de menor calibre, donde la viscosidad tiene mayor influencia.

El flujo sistólico está determinado centralmente por la PA y el flujo diastólico por las resistencias vasculares periféricas (RVP) que, a su vez, dependen mayormente de la presión intracraneal (PIC) y el diámetro de los vasos pequeños. Este último está influido por la PCO_2, la autorregulación cerebral y el metabolismo cerebral; también puede depender de ciertos vasos vasoactivos (indometacina).

El valor normal del IP es de 0,5 a 1,19.[2] Al igual que las VFSC, este se modifica con la edad, por lo que se sugiere la utilización de tablas.[3]

 Al igual que en otros órganos (p. ej., riñón), el IP de los vasos cerebrales es bajo, si se lo compara, por ejemplo, con el de los vasos de los músculos. Esto se debe a que los vasos cerebrales poseen diástoles más grandes (mayor velocidad diastólica). El sistema vascular cerebral es un sistema de bajas resistencias debido fundamentalmente a su gran circulación colateral. El IP tiene una relación inversa con la VFd, cuando la diástole aumenta el IP baja y viceversa (**fig. 6-2**).

Factores que modifican el índice de pulsatilidad

El IP puede modificarse por factores técnicos, fisiológicos y patológicos (**cuadro 6-1**).

Factores técnicos

Pueden surgir problemas para la obtención de estos índices cuando la señal (relacionada con la ganancia) no está seteada de manera apropiada. En estos casos, la envolvente puede no reconocer los valores reales de velocidad y generar falsos aumentos o disminución del IP.

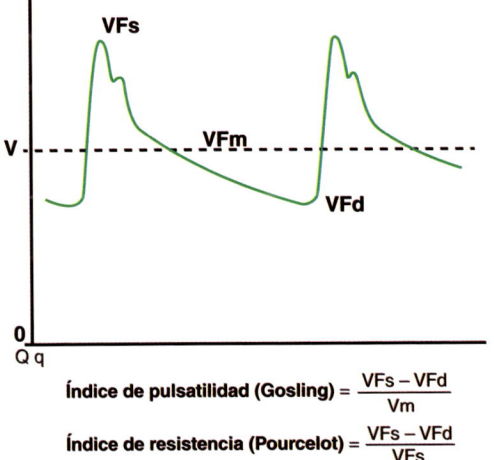

$$\text{Índice de pulsatilidad (Gosling)} = \frac{\text{VFs} - \text{VFd}}{\text{Vm}}$$

$$\text{Índice de resistencia (Pourcelot)} = \frac{\text{VFs} - \text{VFd}}{\text{VFs}}$$

Fig. 6-1. En la parte superior, se muestra una onda de velocidad de flujo con la velocidad de flujo sistólica pico (VFs), la velocidad de flujo diastólica final (VFd) y la velocidad media (Vm). En la parte inferior, se muestran las fórmulas de los índices de pulsatilidad y de resistencia.

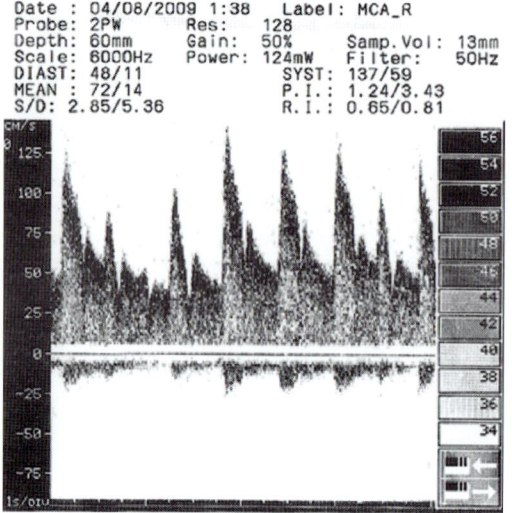

```
Date : 04/08/2009 1:38    Label: MCA_R
Probe: 2PW       Res:    128
Depth: 60mm      Gain:   50%      Samp.Vol: 13mm
Scale: 6000Hz    Power:  124mW    Filter:   50Hz
DIAST: 48/11                SYST: 137/59
MEAN : 72/14               P.I.: 1.24/3.43
S/D: 2.85/5.36             R.I.: 0.65/0.81
```

Fig. 6-2. Paciente con fibrilación auricular. En este caso, el índice de pulsatilidad aumenta y las velocidades de flujo son variables, por lo que se requieren mediciones manuales de cada sonograma o la toma de un trazado en el que no exista alteración del ritmo, si la arritmia revierte. Tanto los cambios de las velocidades como el índice de pulsatilidad dependen de la repercusión de la fibrilación auricular en la hemodinamia encefálica.[18]

 La utilización de una ganancia óptima constituye un requisito para la realización de un estudio adecuado.[1]

CUADRO 6-1. FACTORES QUE AUMENTAN Y DISMINUYEN EL ÍNDICE DE PULSATILIDAD (IP)

AUMENTO	DISMINUCIÓN
Hipocapnia	Hipercapnia
Hipovolemia	Taquicardia
Hipertensión arterial crónica	Anemia
Edad avanzada	
Bradicardia	
Fibrilación auricular	
Incompetencia de la válvula aórtica	
Alteraciones del gasto cardíaco	

Durante la insonación de un vaso, pueden registrarse diferentes IP en distintos segmentos; en ese caso, el valor del IP elegido será el promedio de estos.

Un aspecto que debe ser analizado es la simetría del IP entre ambos hemisferios, sobre todo, en situaciones patológicas (**fig. 6-3**).

UTILIDAD

La medición de la presión intracraneal (PIC) tiene una importancia fundamental en los pacientes neurocríticos. Hasta la fecha, la medición exacta solo se realiza mediante un dispositivo invasivo de presión intracraneal.

Se han estudiado varias técnicas no invasivas (PICn) para la medición de la PIC, como la evaluación de la presión intraocular, el desplazamiento de la membrana timpánica, entre otras, pero ninguna ha sido suficientemente exacta para justificar su uso clínico. La medición de la vaina del nervio óptico se revisa con profundidad en otro capítulo.

Medición de la presión intracraneal no invasiva y de la presión de perfusión cerebral no invasiva

Durante las últimas tres décadas, muchos autores han investigado la utilidad del IP en la evaluación de la resistencia cerebrovascular distal (RVC), la presión intracraneal no invasiva (PICn) y la presión de perfusión cerebral no invasiva (PPCn), fundamentalmente en el traumatismo craneoencefálico (TCE). Para que se considere un método no invasivo de medición de la PIC, debe poder utilizarse en cualquier patología y tener alta sensibilidad, es decir, capacidad para detectar el evento de importancia.

Los métodos para la medición de la PICn derivados del IP se basan en una correlación positiva durante los aumentos de la PIC. Esto significa que, cuando aumenta la PIC, aumenta el índice de pulsatilidad.[4]

Varios autores han estudiado el valor del IP como subrogante de la PIC. Chan y cols. estudiaron 41 pacientes (30 de ellos monitorizados de

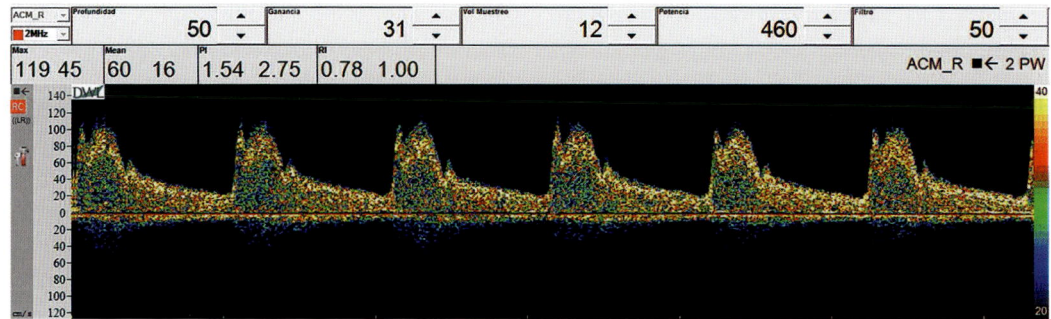

Fig. 6-3. Doppler transcraneal (DTC) basal de un paciente de 65 años con hipertensión arterial y diabetes de tipo 1 en diálisis crónica. Nótese que su IP basal es muy elevado (1,54), que podría confundirse con hipertensión intracraneal o disminución de la presión de perfusión encefálica. En pacientes con patología vascular crónica, el IP puede estar elevado, por lo que debe tenerse en cuenta este factor antes de indicar, por ejemplo, una monitorización invasiva.

manera continua) con TEC grave y examinaron la relación entre las VF (medidas por DTC), la saturación yugular de oxígeno (SJO_2), las alteraciones en la presión arterial (PA), la PIC (medida con un sistema subdural) y la PPC.

La PPC fue modificada por caída de la PA o aumento de la PIC. Mientras la PPC disminuía desde un valor crítico de 70 mm Hg (por debajo del límite inferior de la autorregulación cerebral), el IP aumentaba ($p < 0,0001$) y la SJO_2 caía ($p < 0,0001$). Por encima de 70 mm Hg no hubo correlación entre el IP o la SJO_2 con la PPC. Ambos se correlacionaron mejor con la PPC que con la PIC o la PA. Los autores concluyen que el DTC puede identificar estados de PPC reducida. Otros pacientes con velocidades altas y PPC por encima de 70 mm Hg no mostraron aumentos del IP. En estos pacientes, la saturación mostró hiperemia.[5]

Homburg y cols. estudiaron, en 10 sujetos sanos y 10 pacientes con TEC grave, la relación del IP registrado por DTC, la PIC medida con un catéter epidural y la PCO_2. Se observó una correlación exponencial negativa entre IP y PCO_2 (el IP cambió 3,2% por mm Hg de PCO_2) y una correlación exponencialmente positiva entre IP y PIC (el IP cambió 2,4% por cada mm Hg de aumento de la PIC [$p < 0,001$]).[6]

Posteriormente, Voulgaris y cols. estudiaron 37 pacientes con TEC grave, a quienes se les midió la PIC (por medio de un sensor de fibra óptica) y el IP con un DTC dentro de las primeras 48 horas. Observaron una fuerte correlación entre

ambos ($r = 0,82$; $p < 0,0001$) para valores de PIC > 20 mm Hg. La correlación de CPP e IP también fue estadísticamente significativa ($p < 0,0001$). La correlación inversa entre PPC e IP ($r = 0,86$; $p < 0,0001$) se observó para valores de PPC por debajo de 70 mm Hg. Cuando la PPC disminuye, la velocidad diastólica se reduce más que la sistólica.[7]

Un informe particularmente positivo que respalda el uso de la evaluación del IP y la PIC fue el estudio de Bellner y cols. en una cohorte de 81 pacientes adultos con TEC, principalmente, y hemorragia subaracnoidea. Encontraron una fuerte correlación entre el IP y la PIC ($r = 0,938$; $p < 0,0001$) y una sensibilidad y especificidad de 0,89 y 0,92, respectivamente, para detectar PIC superiores a 20 mm Hg (PICn: $10,93 \times IP - 1,28$).[8] Respecto de la PPCn, encontraron una buena correlación entre IP y PPC ($p < 0,0001$) que se observó principalmente con IP > 3.

Por último, Moreno y cols. realizaron un estudio prospectivo de 125 pacientes con TEC para evaluar el valor pronóstico del IP en los resultados finales, según la Escala de Glasgow de Resultados (GOSE). El estudio se llevó a cabo dentro de las primeras 24 horas. Observaron que, en pacientes con buenos resultados finales (54%), las velocidades eran mayores de 44,59 cm/s y el IP < 1, mientras que los pacientes con malos resultados (46%) presentaron velocidades menores de 36,31 cm/s e IP $> 1,5$.[9]

Otros investigadores se han mostrado mucho más reservados respecto de estos resultados.

Behrens y cols. estudiaron la relación PIC-IP en 10 pacientes con hidrocefalia comunicante durante una prueba de infusión en el espacio subaracnoideo lumbar. Se aumentó la PIC a valores entre 0 y 50 mm Hg. La correlación entre IP y PIC fue R2: 0,22. El intervalo de confianza para PIC de 20 mm Hg fue de −3,8 a 43,8 mm Hg. Concluyeron que el IP no fue un predictor fiable de la PIC. Entre las causas por las que no encuentran linealidad en el grupo, así como en los datos individuales, se encuentran la variación de la fuerza de la autorregulación, las modificaciones de la presión arterial media (PAM) y la amplitud del pulso arterial (que representa la presión diferencial entre la máxima y mínima) (estas dos últimas modifican la presión transmural de los vasos).[10,11]

De Riva y cols., en su estudio "IP: qué es y qué no es", buscaron evaluar la relación entre el IP y la resistencia vascular cerebral (RVC) en situaciones donde la RVC aumenta (hipocapnia moderada) o disminuye (ondas *plateau* de la PIC) en 345 pacientes con TEC grave y monitorización continua de DTC. Durante las ondas *plateau*, el IP aumentó significativamente (*p* < 0,001) y la RVC disminuyó. Durante la hipocapnia, tanto el IP como la RVC aumentaron y la PIC disminuyó (*p* < 0,001).[12] Los autores analizan dos situaciones clínicas en las que el IP y la RVC cambian en sentido opuesto. En ambos casos, el IP aumenta; por lo tanto, no puede ser interpretado como un índice solo de RVC. En ambas situaciones la PIC cambia inversamente: incremento dramático en la onda *plateau* y descenso en la hipocapnia. Por lo tanto, una descripción universal de la correlación entre IP y PIC en esas situaciones fue R: 0,70; IC 95% de ± 21 mm Hg. El aumento de la PIC y del IP es también cuestionable. Los autores explican que esto ocurre porque el IP es una función compleja de muchos parámetros (no solo de la RVC) determinada, entre otros, por el interjuego de la presión arterial (señal de entrada), la presión de perfusión cerebral, la compliancia del árbol arterial y la frecuencia cardíaca.

Zweifel y cols. estudiaron una cohorte de 290 pacientes con TEC, monitorización de la PIC y DTC continuo, cuyo objetivo fue valorar la correlación del IP con la PIC y la PPC. Encontraron que la correlación entre IP y PIC fue R = 0,31; IC 95% de PIC ≥ 15 mm Hg. El IP resulta muy limitado para valorar la PICn. Ellos encuentran que la diferencia con el estudio de Bellner y los autores previamente citados aquí es haber estudiado un rango mayor de PIC que permite un examen más exhaustivo de la relación IP/PIC. Los gráficos de probabilidad para PIC y PPC muestran que un IP de 1,8 presenta una probabilidad del 40% de PIC > 25 mm Hg y PPC < 60 mm Hg aproximadamente en un 37 %.[13]

Respecto de la valoración de la PPC, solo el estudio de Bellner utilizó el IP en su fórmula. La mayoría de las fórmulas utilizan la PA arterial y las velocidades de flujo del DTC.[14]

Los resultados de Vulgaris concuerdan con los publicados respecto del valor del DTC en etapas tempranas del TEC grave, leve y moderado (como se verá en los capítulos correspondientes), al igual que la correlación existente entre DTC temprano y presión tisular de oxígeno (PtiO$_2$), donde se vieron altos IP y caídas de la PtiO$_2$ consistentes con patrones de hipoperfusión.[15-17]

Chan encuentra una correlación directa entre IP elevados y PIC elevadas cuando las velocidades son bajas; cuando las velocidades son altas no encuentra esta correlación.

 Estos resultados enfatizan la importancia del DTC temprano como marcador de hipoperfusión en el traumatismo de cráneo.

——

Como se ha analizado a lo largo de este capítulo, el IP muestra una serie de limitaciones, incluso en aquellos estudios cuyos resultados han sido favorables a su uso. Bellner no encuentra correlación entre IP y PIC cuando las velocidades son altas (mayores de 100 cm/s), lo cual plantea un grave problema, ya que la hiperemia –una de las causas más frecuentes de hipertensión intracraneal– no se vería reflejada en el IP. Es de destacar que este estudio nunca fue reproducido por otros investigadores.

Los estudios que no encuentran correlación entre IP y PIC se realizaron en un gran número de pacientes con monitorización continua, lo que otorga gran robustez a sus resultados.

Este capítulo se refiere estrictamente al uso del IP. Como se verá en los siguientes capítulos, el DTC es una herramienta de gran utilidad para la valoración de los patrones que se presentan durante la hipertensión intracraneal cuando se combina con el sensor de PIC.

En ausencia de monitorización invasiva, el IP puede orientar sobre la presencia de hipertensión intracraneal.

CONCLUSIONES

El IP es un parámetro complejo que resulta de la interacción de múltiples factores.
Su utilidad se encuentra justificada en situaciones de hipoperfusión cerebral, en etapas tempranas del TEC (véase Puntos clave).
Su uso en otras situaciones y otras patologías aún son controvertidos en lo que respecta a las decisiones clínicas.
Si bien la mayoría de los estudios comparan el DTC con la medición de la vaina del nervio óptico, su combinación podría resultar en una mayor sensibilidad para la detección de hipertensión intracraneal en situaciones en las que no se disponga de monitorización invasiva de la PIC.

PUNTOS CLAVE

- El índice de pulsatilidad no reemplaza el sensor de presión intracraneal. Tiene mayor utilidad cuando se emplean tendencias, más que valores aislados. Sus valores extremos tienen mayor sensibilidad en la detección de la presencia o ausencia de valores elevados de presión intracraneal. Es útil en la identificación de pacientes de riesgo en etapas tempranas en el TCE leve moderado y grave.
- Los pacientes añosos pueden tener índices de pulsatilidad elevados en condiciones basales (patología vascular previa, hipertensión arterial).
- La combinación del IP con la medición de la vaina del nervio óptico puede mejorar la sensibilidad para la detección de hipertensión intracraneal.
- El aumento del IP es útil para sospechar hipertensión intracraneal en pacientes con alteraciones de la coagulación o que tengan otras contraindicaciones para la colocación de un sensor de presión intracraneal.
- En pacientes con hemorragia subaracnoidea, en buen grado, y en pacientes con hematomas intraparenquimatosos, el IP es útil para la detección de hipertensión intracraneal.

REFERENCIAS

1. Lindegaard KF. En Newell DW, Aaslid R. Transcranial Doppler. New York: Raven Press; 1992:68-81.
2. Gosling RG, King DH. Arterial assessment by Doppler-shift ultrasound. Proc R Soc Med 1974;6:447-9.
3. Tegeler CH, Crutchfield K, Katsnelson M, et al Transcranial Doppler velocities in a large, healthy population. J Neuroimaging 2013;23:466-72.
4. Cardim D, Robba C, Bohdanowicz M, et al. Non-invasive Monitoring of Intracranial Pressure Using Transcranial Doppler Ultrasonography: Is It Possible? Neurocrit Care 2016;25:473-91.
5. Chan KH, Miller JD, Dearden NM, et al. The effect of changes in cerebral perfusion pressure upon middle cerebral artery blood flow velocity and jugular bulb venous oxygen saturation after severe brain injury. J Neurosurg 1992;77:55-61.
6. Homburg AM, Jakobsen M, Enevoldsen E. Transcranial Doppler recordings in raised intracranial pressure. Acta Neurol Scand 1993;87:488-93.
7. Voulgaris SG, Partheni M, Kaliora H, et al. Early cerebral monitoring using the transcranial Doppler pulsatility index in patients with severe brain trauma. Med Sci Monit 2005;11:CR49-52. PMID:15668630.
8. Bellner J, Romner B, Reinstrup P, et al. Transcranial Doppler sonography pulsatility index (PI) reflects intracranial pressure (ICP). Surg Neurol 2004;62:45-51.

9. Moreno JA, Mesalles E, Gener J, et al. Evaluating the outcome of severe head injury with transcranial Doppler ultrasonography. Neurosurg Focus 2000;15;8:e8.

10. Behrens A, Lenfeldt N, Ambarki K, et al. Intracranial pressure and pulsatility index. Neurosurgery 2011;69:E1033-4.

11. Czosnyka M, Richards HK, Whitehouse HE, et al. Relationship between transcranial Doppler-determined pulsatility index and cerebrovascular resistance: an experimental study. J Neurosurg 1996;84:79-84.

12. De Riva N, Budohoski KP, Smielewski P, et al. Transcranial Doppler pulsatility index: what it is and what it isn't. Neurocrit Care 2012;17:58-66.

13. Zweifel C, Czosnyka M, Carrera E, et al. Reliability of the blood flow velocity pulsatility index for assessment of intracranial and cerebral perfusion pressures in head-injured patients. Neurosurgery 2012;71:853-61.

14. Brandi G, Béchir M, Sailer S, et al. Transcranial color-coded duplex sonography allows to assess cerebral perfusion pressure noninvasively following severe traumatic brain injury. Acta Neurochir (Wien) 2001;152:965-72.

15. Ract C, Le Moigno S, Bruder N, et al. Transcranial Doppler ultrasound goal-directed therapy for the early management of severe traumatic brain injury. Intensive Care Med 2007;33:645-51.

16. Bouzat P, Francony G, Declety P, et al. Transcranial Doppler to screen on admission patients with mild to moderate traumatic brain injury. Neurosurgery 2011;68:1603-9.

17. Van Santbrink H, Schouten JW, Steyerberg EW, et al. Serial transcranial Doppler measurements in traumatic brain injury with special focus on the early posttraumatic period. Acta Neurochir (Wien) 2002;144:1141-9.

18. Ameriso SF, Sager P, Fisher M. Atrial Fibrillation, congestive heart failure, and the middle cerebral artery. J Neuroimaging 1992;2:190-4.

DOPPLER TRANSCRANEAL EN LA HEMORRAGIA SUBARACNOIDEA Y EN LAS MALFORMACIONES ARTERIOVENOSAS

BERNARDO DORFMAN

Contenidos

INTRODUCCIÓN

El Doppler transcraneal (DTC) se utiliza desde hace años en la hemorragia subaracnoidea (HSA) para el diagnóstico y seguimiento principalmente del vasoespasmo cerebral. No obstante, su utilidad es más amplia y se aplica para el diagnóstico de los cuadros de hiperemia, para evaluar la resistencia vascular distal al sitio de la insonación, la detección de microémbolos y el diagnóstico del paro circulatorio cerebral, entre otras aplicaciones. También el DTC se evidencia como una herramienta útil en la evaluación hemodinámica de las malformaciones arteriovenosas (MAV) y del resultado de su tratamiento.

 En 1984, Rune Aaslid demostró que, a medida que el vaso se iba estrechando, aumentaba la velocidad del flujo en la arteria insonada, y que las velocidades mayores de 120 cm/s se correlacionaban con el vasoespasmo angiográfico de la arteria cerebral media, lo que evidenció que el aumento de las velocidades de flujo eran inversamente proporcionales al área del vaso que se insonaba. Desde entonces, quedó en evidencia la utilidad del DTC para el diagnóstico de vasoespasmo cerebral.[1]

———

Esta es una herramienta muy útil para el seguimiento del paciente con HSA al lado de la cama, y es una monitorización no invasiva que se puede repetir diariamente, ya que solo requiere un equipamiento adecuado y un operador entrenado.

 El DTC tiene valor para la detección temprana del vasoespasmo en la HSA. Es muy útil en los pacientes en buen grado neurológico, ya que en algunos casos permite anticiparse a los síntomas y signos de la isquemia cerebral tardía, e incluso, adquiere mayor relevancia en el paciente en mal grado con daño por el sangrado inicial, en el cual es muy difícil detectar los signos de isquemia tardía, y también en el paciente sedado y relajado, en el cual se pierde el examen neurológico para poder diagnosticar y seguir la evolución de la lesión isquémica tardía.

———

En este capítulo nos explayaremos sobre la utilidad del DTC en los pacientes con HSA y MAV.

DOPPLER TRANSCRANEAL EN LA HEMORRAGIA SUBARACNOIDEA

Detección del vasoespasmo cerebral

El vasoespasmo cerebral y su consecuencia, la isquemia cerebral tardía, son complicaciones frecuentes en la HSA de origen aneurismática, que afectan aproximadamente al 30% de los pacientes. La habilidad del DTC para el diagnóstico del vasoespasmo cerebral es por el aumento de las velocidades de flujo, a medida que aumenta la gravedad del vasoespasmo.[1]

 Es conveniente realizar un primer DTC al ingreso del paciente para saber cuál es su DTC basal, ya que es el punto de partida para las evaluaciones posteriores, y después un DTC diario hasta el día 14 pos-HSA para cubrir el período de mayor riesgo de isquemia cerebral tardía, o hasta la resolución por Doppler del vasoespasmo, en caso de que se haya presentado esta complicación.

———

En un estudio retrospectivo de 107 pacientes con HSA de causa aneurismática, cuyo seguimiento fue con estudios reiterados de DTC y neuroimágenes, los autores observan que solo el 2% comenzó con vasoespasmo diagnosticado por DTC después del 10.º día, y que ninguno se complicó con un infarto cerebral. Esto sugiere que se podrían realizar estudios de DTC hasta el 10.º día en pacientes sin evidencia de vasoespasmo por DTC.[2]

DIFERENCIA ENTRE VASOESPASMO E HIPEREMIA

 Se debe enfatizar que el aumento de las velocidades de flujo en el DTC no siempre corresponde a un cuadro de vasoespasmo, sino que podría deberse a un aumento del flujo sanguíneo cerebral o a hiperemia, que también aumenta las velocidades.

———

Esto se debe a que la velocidad de flujo es directamente proporcional al flujo e inversamente proporcional al área del vaso insonado. Para el diagnóstico diferencial, se utilizan distintos índices, que se desarrollarán a continuación.

Índice de Lindegaard

Cuando se insona la arteria cerebral media para el diagnóstico de vasoespasmo, no solo se debe considerar el aumento de las velocidades > 120 cm/s (**fig. 7-1**), dado que tomar solo este valor no tiene suficiente sensibilidad y, sobre todo, especificidad para el diagnóstico de vasoespasmo.

 Además, se debe tomar la relación de la velocidad media de la arteria cerebral media/velocidad media de la arteria carótida interna extracraneal homolateral, el llamado "índice hemisférico" o de Lindegaard, cuyo valor en condiciones normales es de aproximadamente 1,2 a 2,5. Cuando este valor supera 3, es indicativo de vasoespasmo y si es mayor de 6, refiere un vasoespasmo grave (**fig. 7-2**).[3]

Antes de ingresar al cráneo, la carótida interna extracraneal se insona por la ventana submentoniana a una profundidad de 40 a 50 mm.

Se puede confundir la arteria carótida interna con la externa por la ventana submentoniana. Un índice de pulsatilidad < 1 es indicativo de que se está insonando la arteria carótida interna. También se pueden ubicar ambas arterias por DTC; la de menor índice de pulsatilidad es la carótida interna.

Índice de Sviri

En un estudio retrospectivo en el que correlacionaron los hallazgos angiográficos con los resultados del DTC en la arteria basilar en pacientes con HSA de causa aneurismática, Sviri y cols. encuentran que al dividir la velocidad media de la arteria basilar por el promedio de las velocidades medias de ambas vertebrales extracraneales, aumentan la especificidad y sensibilidad del DTC para el diagnóstico de vasoespasmo en la arteria basilar. Estos autores hallaron que, con un índice de arteria vertebral extracraneal/arteria basilar, o índice de Sviri > 2 y una velocidad media en la arteria basilar > 70 cm/s, la sensibilidad era del 77% y la especificidad del 82% para el diagnóstico de vasoespasmo en esta arteria. Con un índice de Sviri > 2,5 y una velocidad media en la arteria basilar > 85 cm/s, la sensibilidad era del 86% y la especificidad del 97% para el diagnóstico de vasoespasmo moderado o

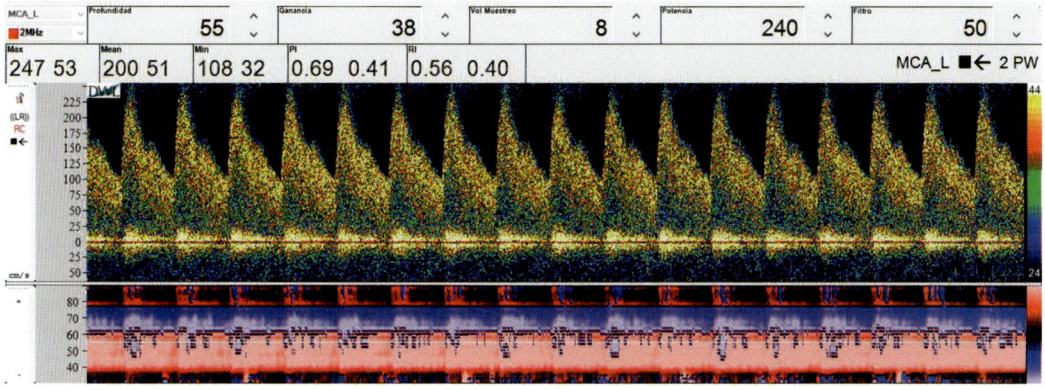

Fig. 7-1. Doppler transcraneal de un paciente con velocidades elevadas en la arteria cerebral media. Obsérvese, cercanas a la línea de cero, imágenes "redondeadas" llamadas "*bruits*" de alta intensidad (amarillo en este caso) y baja velocidad correspondientes a turbulencia, que sufren las partículas sometidas a mayores velocidades. Esta imagen de alta velocidad debe complementarse con el estudio de la arteria carótida interna extracraneal homolateral (índice de Lindegaard) para diferenciar entre hiperemia y vasoespasmo.

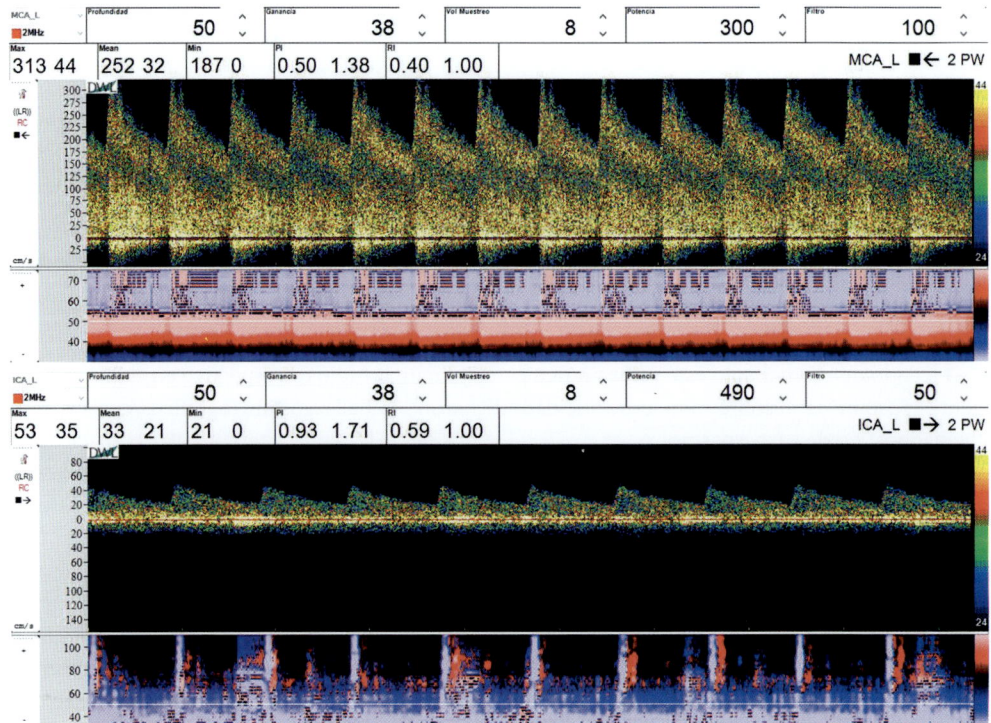

Fig. 7-2. Vasoespasmo grave de la arteria cerebral media. Paciente de sexo femenino, de 54 años. Panel superior: arteria cerebral media izquierda. Velocidad media aumentada de 252 cm/s; índice de pulsatilidad disminuido de 0,50. Nótese que hay un espectro de menor velocidad superpuesto y *bruits* que corresponden a turbulencia. Panel inferior: arteria carótida interna extracraneal homolateral (se invirtió el transductor, por lo que la arteria se visualiza por encima de la línea de cero). Velocidad media 33 cm/s. Índice de Lindegaard (252/33) = 7,6.

grave en la arteria basilar, y un índice de Sviri > 3 y velocidades medias > 85 cm/s tenían una sensibilidad del 92% y una especificidad del 97% para el diagnóstico de vasoespasmo grave en esta arteria (**fig. 7-3**).[4]

La presencia de vasoespasmo moderado o grave en la arteria basilar también se asoció de manera estadísticamente significativa con el déficit isquémico tardío.

 Los mismos autores encuentran que una velocidad media > 100 cm/s en la arteria basilar tiene una especificidad del 100% para el diagnóstico de vasoespasmo.[4]

CUADRO 7-1. DIFERENCIAS ENTRE VASOESPASMO E HIPEREMIA EN EL DTC

Vasoespasmo	Hiperemia
En la arteria cerebral media: índice de Lindegaard > 3	En la arteria cerebral media: índice de Lindegaard < 3
En la arteria basilar: índice de Sviri (o de Soustiel) > 2	En la arteria basilar: índice de Sviri (o de Soustiel) < 2

Los valores deben interpretarse con cautela cuando se acercan al límite entre el vasoespasmo y la hiperemia. En estos casos, un nuevo DTC a las 24 horas puede ayudar a diferenciar ambos cuadros hemodinámicos.

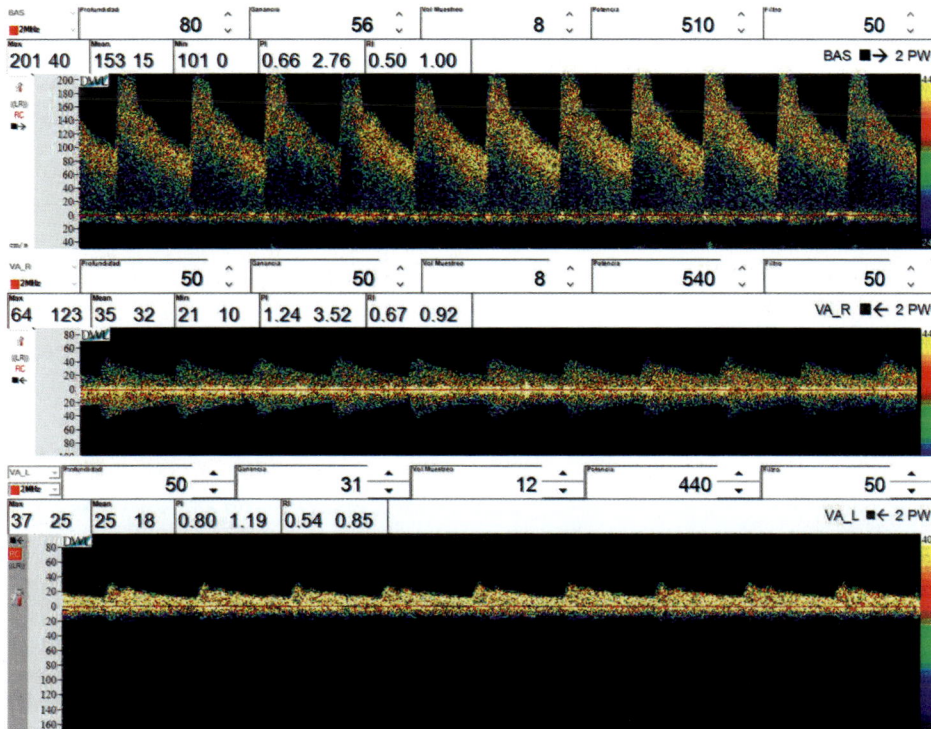

Fig. 7-3. Paciente con vasoespasmo grave de la arteria basilar. Panel superior: sonograma con velocidad media de 153 cm/s (se invirtió el transductor, por lo que se ve como positivo). Paneles medio e inferior: sonogramas de las arterias vertebrales extracraneales que fueron insonadas a 50 mm de profundidad, con una señal que se acerca al transductor, por ser insonadas a la altura del bucle de las arterias vertebrales. El promedio de las velocidades medias de ambas arterias vertebrales se usa como denominador del índice de Soustiel que, en este caso, está muy aumentado (5,1).

En el **cuadro 7-1** se sintetizan las diferencias entre hiperemia y vasoespasmo en el DTC.

En la arteria cerebral posterior se toma un valor de > 85 cm/s para el diagnóstico de vasoespasmo cerebral por su correlación con la angiografía cerebral.[3]

DIAGNÓSTICO DE VASOESPASMO EN LA ARTERIA CEREBRAL ANTERIOR

En cuanto a la arteria cerebral anterior, no existen valores precisos para su diagnóstico. Además, el ángulo para su insonación a través de la ventana transtemporal no es el óptimo, dado que un ángulo de insonación mayor de 30° puede subestimar las velocidades de flujo. Por otra parte, la existencia de arterias cerebrales anteriores hipoplásicas también complica la insonación; asimismo, debido a la existencia de la comunicante anterior, las velocidades elevadas en la porción A1 (la porción insonable) a veces representan hiperflujo compensatorio por la presencia de vasoespasmo en la cerebral anterior contralateral. Adicionalmente, las velocidades de flujo en la arteria cerebral anterior no tienen una buena correlación con el diámetro de esta arteria, medida por angiografía.[1] Un estudio que correlacionó las velocidades de flujo en la arteria cerebral anterior con el diámetro de este vaso medido por angiografía o angiotomografía encontró que, si se tomaban velocidades medias > 87,5 cm/s para el diagnóstico de vasoespasmo, la especificidad era del 93,4% y la sensibilidad, del 57,1% (**fig. 7-4A** y **B**).[5]

En el **cuadro 7-2** se sintetizan los criterios diagnósticos en el DTC para el diagnóstico de vasoespasmo en las distintas arterias.

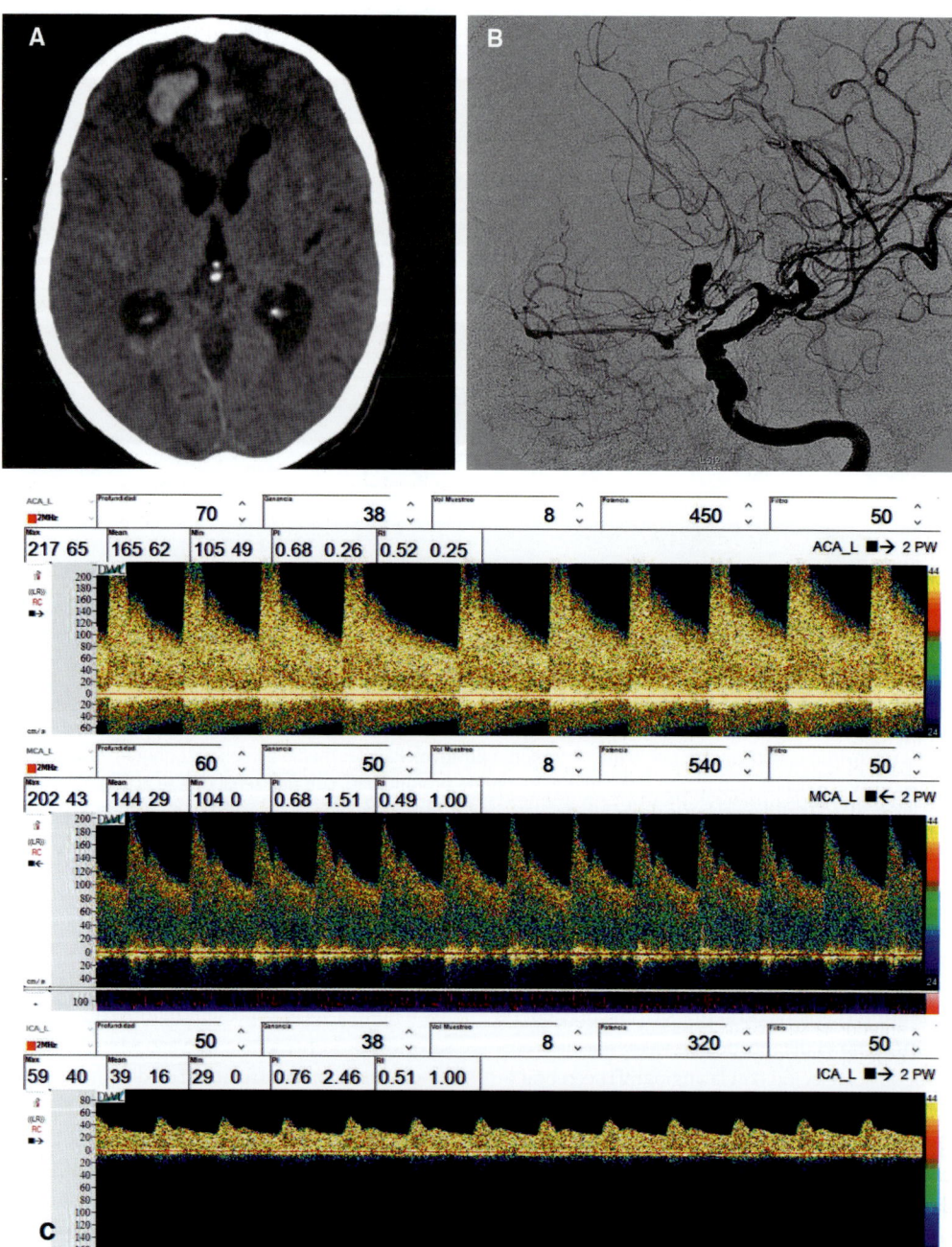

Fig. 7-4. Paciente de 74 años, sexo masculino, que consulta por cefalea intensa. **A.** La tomografía computarizada confirma hemorragia subaracnoidea, muestra sangre interhemisférica y hematoma intraparenquimatoso frontal derecho (15 mL). Evolución al deterioro clínico, pasando del nivel I al IV de la escala de la Federación Mundial de Neurocirujanos (WFNS). **B.** La angiografía muestra displasia de la arteria carótida interna (ACI) supraclinoidea izquierda y aneurisma de comunicante anterior (ACoA). Vasoespasmo angiográfico en el territorio de las arterias cerebral media (ACM) y cerebral anterior (ACA) izquierdas. **C.** Doppler transcraneal: velocidades medias aumentadas en ACA y ACM izquierdas (165 y 144 cm/s, respectivamente). El índice de Lindegaard (144/39) es de 3,6 y corresponde a vasoespasmo leve-moderado en la ACM (recuérdese que el índice de Lindegaard fue descrito para la ACM).

CUADRO 7-2. CRITERIOS DIAGNÓSTICOS EN EL DTC PARA EL VASOESPASMO EN LAS ARTERIAS CEREBRALES

Arteria y gravedad del vasoespasmo	Velocidades e índices en el DTC
Leve a moderado en la arteria cerebral media	> 120 cm/s; índice de Lindegaard 3-6
Grave en la arteria cerebral media	> 200 cm/s; índice de Lindegaard > 6
Arteria cerebral anterior	> 87,5 cm/s
Arteria cerebral posterior	> 85 cm/s
Arteria vertebral	> 80 cm/s
Leve en la arteria basilar	> 70 cm/s; índice de Sviri (o de Soustiel) > 2
Moderado o grave en la arteria basilar	> 85 cm/s; índice de Sviri (o de Soustiel) > 2,5
Grave en la arteria basilar	> 85 cm/s; índice de Sviri (o de Soustiel) > 3

SENSIBILIDAD Y ESPECIFICIDAD DEL DOPPLER TRANSCRANEAL PARA EL DIAGNÓSTICO DE VASOESPASMO E ISQUEMIA CEREBRAL TARDÍA

En una revisión sistemática de la literatura científica de estudios que evaluaron la sensibilidad y especificidad del DTC en relación con la angiografía para el diagnóstico de vasoespasmo, se encuentran resultados de sensibilidad y especificidad distintos de acuerdo con el vaso insonado.

Para la arteria cerebral media, la sensibilidad era regular, del orden del 67%, pero el DTC tenía una excelente especificidad del 99% para el diagnóstico de vasoespasmo, cuando se lo comparaba con la angiografía. En cambio, para la arteria cerebral anterior, la sensibilidad era pobre, del 42%, y la especificidad regular, del 76%.[6]

—

De cualquier manera, lo más importante sería la capacidad y certeza del DTC para el diagnóstico de la isquemia cerebral tardía –la consecuencia del vasoespasmo– cuando disminuye el flujo sanguíneo cerebral más allá de la capacidad de la circulación colateral y del aumento de la extracción de oxígeno del tejido cerebral. Si bien el vasoespasmo sería solo una de las causas de la isquemia cerebral tardía, se ha descrito que el DTC tiene una alta sensibilidad para el diagnóstico de esta complicación. En un metanálisis y revisión sistemática de la literatura científica, que incluyó 17 estudios que incluyeron a 2870 pacientes, los autores encuentran una alta heterogeneidad entre ellos. Cuando los evalúan estadísticamente, encuentran que el DTC tiene una alta sensibilidad (90%) para el diagnóstico de la isquemia cerebral tardía y un alto valor predictivo negativo (92%); sin embargo, la especificidad no era tan buena (71%) y era pobre el valor predictivo positivo (57%).[7] Esta diferencia entre la sensibilidad y la especificidad del DTC pudo deberse a que la mayoría de los estudios no usaron el índice de Lindegaard como criterio diagnóstico de vasoespasmo, y los autores tuvieron que considerar solo el aumento de las velocidades de flujo; por lo tanto, algunos pacientes diagnosticados con vasoespasmo por DTC podrían haber tenido simplemente hiperemia.

Es un error pensar que en el DTC las velocidades altas son sinónimo de vasoespasmo. Siempre hay que considerar las velocidades de las arterias carótidas y vertebrales antes de ingresar al cráneo y calcular sistemáticamente los índices de Lindegaard y Sviri, toda vez que haya velocidades elevadas en las arterias intracraneales.

También se debe considerar el índice de pulsatilidad cuando se valora un DTC en el estudio de un paciente con HSA y aumento de las velocidades por vasoespasmo. A medida que el vasoespasmo produce hipoperfusión del tejido cerebral, las arteriolas se van dilatando por autorregulación y el índice de pulsatilidad, que refleja la resistencia vascular distal al vaso que estamos insonando, disminuye progresivamente a medida que se va agravando la hipoperfusión.

 Por lo tanto, es posible inferir que un aumento de las velocidades por vasoespasmo con un índice de pulsatilidad bajo indica que el vasoespasmo es hemodinámicamente significativo, y causa hipoperfusión en la porción del encéfalo irrigada por la arteria afectada.

—

Un estudio retrospectivo de 81 pacientes con HSA de causa aneurismática midió las velocidades medias entre los días 2 y 14 de evolución. Se estudió la relación entre el valor máximo de estas velocidades y el índice de pulsatilidad en el DTC con el vasoespasmo angiográfico y con el vasoespasmo sintomático de grandes vasos de la circulación anterior. En un modelo de regresión logística, solo se encontró relación entre el valor máximo de las velocidades medias con el vasoespasmo angiográfico.

 El punto de corte óptimo para la detección del vasoespasmo sintomático fue de 139 cm/s, con una sensibilidad del 85% y una especificidad del 75%.

—

En otro modelo de regresión logística, los autores encuentran que solo el menor índice de pulsatilidad se asoció de manera estadísticamente significativa con el vasoespasmo de grandes vasos de la circulación anterior sintomático, y el punto de corte óptimo lo encuentran en un índice de pulsatilidad ≤ 0,58, con una sensibilidad del 71% y una especificidad del 88%.[8]

Si se toma en cuenta el valor predictivo positivo y negativo del DTC respecto del vasoespasmo angiográfico y la isquemia cerebral tardía, se observa que el DTC no alcanza una sensibilidad ni especificidad cercana al 100% para ambos diagnósticos. Estos falsos positivos y negativos deben tenerse en consideración cuando se evalúan pacientes con HSA en el período de riesgo de desarrollar isquemia cerebral tardía.[9]

 El DTC no detecta el vasoespasmo en las regiones distales de las grandes arterias de la base del cráneo que no son insonables, y esto también limita su sensibilidad.

—

Algunos autores encuentran una sensibilidad relativamente baja del DTC para el diagnóstico de la isquemia cerebral tardía. En un estudio retrospectivo de una base coleccionada prospectiva que incluyó 411 pacientes con HSA de causa aneurismática, los autores llegan a la conclusión de que el DTC tenía una sensibilidad de solo el 62% para predecir el desarrollo de isquemia cerebral tardía, cuando se consideraba una velocidad media > 120 cm/s en el DTC. El estudio no consideró el índice de Lindegaard ni el aumento de las velocidades en forma diaria. La sensibilidad fue mayor en pacientes < 52 años (73%) respecto de los mayores de esa edad (54%).[10]

Estos hallazgos tendrían su explicación en que los adultos mayores desarrollan vasoespasmo sintomático con velocidades más bajas que los pacientes más jóvenes. Al respecto, en un estudio retrospectivo de una base de datos prospectiva de 81 pacientes con HSA aneurismática, se encontró que los pacientes ≥ 68 años tenían una velocidad media basal (inicial) y una velocidad media máxima a lo largo de su evolución menor que la de los < 68 años, en forma estadísticamente significativa. Asimismo, en los pacientes mayores, el índice de pulsatilidad aumentaba también de manera significativa en relación con los más jóvenes. La incidencia de vasoespasmo diagnosticado por DTC fue estadísticamente mayor en los pacientes más jóvenes respecto de los mayores. Otro hallazgo de este estudio —que es muy importante para tener en cuenta cuando se insona a un adulto mayor— es que, en los pacientes ≥ 68 años que se estudiaron, la velocidad media en la arteria cerebral media fue de 57 cm/s en promedio cuando desarrollaban vasoespasmo sintomático, en un rango de velocidades normales para un adulto en esta arteria.[11]

Algunos de los estudios que no arrojaron una buena sensibilidad del Doppler para la detección de la isquemia cerebral tardía fueron realizados por técnicos[10] que no insonaban la carótida interna antes de ingresar al cráneo y que, además, podrían no haber considerado todos los factores que influyen en la interpretación del DTC, como la presión arterial a la que se realiza el estudio, la presencia de hipertensión intracraneal, la PCO_2, la temperatura del paciente, el hematocrito, la variación diaria de las velocidades, etcétera.

La interpretación del DTC en la HSA para el diagnóstico de vasoespasmo cerebral no es sencilla. Aaslid sostiene, en referencia a la ACM (arteria terminal), lo importante que es evaluar la presión arterial a la cual se realiza el DTC, especialmente en un paciente con vasoespasmo moderado o grave, donde la autorregulación puede estar exhausta y ser inefectiva; como consecuencia, los aumentos de la presión arterial para tratar la isquemia llevan a un aumento de las velocidades de flujo por aumento del flujo sanguíneo cerebral y no por agravamiento del vasoespasmo.[12] En esa misma revisión, Aaslid sostiene que podría producirse una caída paradojal de las velocidades de flujo cuando se agrava el vasoespasmo, y la caída del flujo sanguíneo cerebral a niveles muy bajos produciría una caída de las velocidades cuando, en realidad, el diámetro del vaso insonado se ha reducido a un nivel crítico.[12]

Siempre que se realiza un DTC, para su interpretación se deben tomar en cuenta las condiciones en las que se realiza el estudio, como edad, temperatura, presión arterial, presión intracraneal, PCO_2, hematocrito, fármacos sedantes y vasopresores, y día de evolución de la HSA.

Es muy útil el seguimiento diario de los pacientes con HSA aneurismática con DTC, dado que, en un estudio de 121 pacientes seguidos mediante clínica, DTC y SPECT, el aumento de las velocidades > 50 cm/s en 24 horas, tanto en la arteria cerebral anterior como en la media, fue predictivo del vasoespasmo sintomático de la hipoperfusión del área correspondiente en el SPECT y esto, a su vez, de la aparición de infartos cerebrales en la tomografía computarizada de seguimiento.[13]

—

Otro aspecto para tener en cuenta cuando se interpretan los resultados de un DTC en pacientes con HSA es que cuando la presión intracraneal aumenta y la presión de perfusión cae, el flujo disminuye y, en consecuencia, también las velocidades registradas en el DTC; como resultado, contrabalancea el aumento de las velocidades producidas por el vasoespasmo, lo que lleva a falsos negativos en su diagnóstico. Esta es una situación doblemente peligrosa para el desarrollo de isquemia cerebral, ya que tanto el vasoespasmo como la hipertensión intracraneal contribuyen a la disminución del flujo sanguíneo cerebral.

Toda vez que en el DTC se observe un índice de pulsatilidad > 1,2-1,3 o una velocidad diastólica < 25 cm/s, se debe excluir la hiperventilación y, en caso de que el paciente no tenga un sensor de presión intracraneal, realizar una tomografía computarizada para descartar el desarrollo de hidrocefalia, resangrado u otra causa de hipertensión intracraneal.

En un estudio que seleccionó a 36 pacientes con HSA, se midió a los pacientes la presión intracraneal, las velocidades medias de flujo en la arteria cerebral media y el índice de resistencia (velocidad sistólica-velocidad diastólica)/velocidad sistólica. Los autores comprobaron que, toda vez que había hipertensión intracraneal, las velocidades disminuían, aunque hubiera vasoespasmo angiográfico, y el índice de resistencia aumentaba. En cambio, cuando la presión intracraneal era < 20 mm Hg, el índice de resistencia era < 0,5 y las velocidades medias en el DTC eran elevadas en presencia de vasoespasmo.

Los autores demuestran que las velocidades medias no eran elevadas, toda vez que el índice de resistencia era > 0,6 (correspondiente a un índice de pulsatilidad > 1 aproximadamente), y esto llevaba a falsos negativos en el diagnóstico de vasoespasmo por DTC.[14]

—

Algunos autores señalan que no solo el vasoespasmo diagnosticado por DTC se relacionaría con el déficit isquémico tardío y un mal pronóstico, sino que en algunos pacientes se agregaría al cuadro una alteración de la autorregulación dinámica que contribuiría al daño isquémico asociado al vasoespasmo.

En un estudio de 55 pacientes con HSA aneurismática, los autores realizan el seguimiento con estudios de DTC y evalúan en cada uno la autorregulación mediante la prueba de la respuesta hiperémica transitoria. Brevemente, esta prueba consiste en una compresión transitoria de la carótida primitiva a la altura del cuello, y se evalúa la respuesta en la velocidad sistólica en la arteria cerebral media homolateral. En condiciones normales, la compresión de la carótida debería producir una dilatación de las arteriolas en el territorio de la arteria cerebral media, como respuesta a la caída del flujo sanguíneo; por lo tanto, cuando se deja de comprimir la carótida, el flujo sanguíneo encuentra las arteriolas dilatadas y, en consecuencia, un territorio de baja resistencia, con lo cual, en los primeros latidos, la velocidad de flujo estará aumentada en relación con la velocidad antes de la compresión carotídea. Los autores de este estudio dividieron el promedio de la velocidad sistólica en la arteria cerebral media del 2.º y 3.º latido, después de cesar la compresión carotídea, por la velocidad sistólica antes de la compresión. Si el resultado era ≥ 1,1, consideraban una respuesta hiperémica transitoria positiva y < 1,1 negativa. Se consideró que la presencia de vasoespasmo por Doppler y una prueba de respuesta hiperémica transitoria negativa en la arteria cerebral media eran indicadores de deterioro hemodinámico, que los autores encuentran asociado en forma estadísticamente significativa al déficit isquémico tardío, a los infartos tardíos en la tomografía computarizada y, en forma independiente, a una mala evolución; no obstante, este mal pronóstico no se asoció al vasoespasmo aislado sin deterioro hemodinámico.[15]

Otra utilidad del DTC que se ha estudiado es su capacidad de predecir el desarrollo de isquemia cerebral tardía en los primeros días de la HSA, para poder ubicar una población de mayor riesgo y realizar un seguimiento más estrecho. Se estudiaron 122 pacientes con HSA en buen grado neurológico, a quienes se les realizó un DTC diario en los 3 primeros días de su internación. En esta serie, un 17,1% de los pacientes desarrolló déficit isquémico tardío con un aumento promedio de la velocidad media de la arteria cerebral media de 22 ± 5 cm/s.24 h,

durante los primeros 3 días pos-HSA y fue estadísticamente mayor, en forma significativa, respecto del incremento de las velocidades medias de los pacientes que no desarrollaron déficit isquémico tardío (8,3 ± 4,5 cm/s.24 h). Los autores encuentran en el análisis de la curva ROC que el mejor punto de corte de aumento diario de la velocidad media de la arteria cerebral media en los 3 primeros días era de 21 cm/s.24 h, con una sensibilidad del 85,7% y una especificidad del 96,6%.[16] En otro estudio de 51 pacientes con HSA aneurismática, también en buen grado neurológico, se realizaron estudios de DTC dentro de los primeros 3 días de evolución. Los pacientes que desarrollaron vasoespasmo sintomático tuvieron una velocidad significativamente mayor que aquellos que no desarrollaron esta complicación. Los autores concluyen que, en los primeros 3 días de evolución de una HSA aneurismática, una velocidad media en la arteria cerebral media ≥ 74 cm/s tiene una sensibilidad del 71% y una especificidad del 73%, para predecir el desarrollo de vasoespasmo sintomático. En la cerebral anterior, los mismos autores encuentran que una velocidad media ≥ 64 cm/s tiene una sensibilidad del 71% y una especificidad del 87% para anticiparse al desarrollo de vasoespasmo sintomático tardío.[17]

En relación con las alteraciones de la autorregulación dinámica en la HSA, un estudio investigó la relación de una autorregulación deteriorada con los malos resultados en un estudio de DTC dentro de los 3 primeros días de la HSA, evaluando la prueba de respuesta hiperémica transitoria en 40 pacientes. Este grupo encontró que 21 pacientes tenían una prueba positiva con autorregulación preservada y 19 tenían fallos en la autorregulación. Todos los infartos cerebrales en las tomografías de seguimiento fueron en pacientes con autorregulación alterada.

 El deterioro de la autorregulación, medida por DTC, fue una variable independiente de malos resultados a los 6 meses, de acuerdo con la escala de Rankin.[18]

—

EVALUACIÓN DE LA HEMODINAMIA INTRACRANEAL

Dado que las velocidades del flujo en el DTC son directamente proporcionales al flujo (de no existir alteraciones en el diámetro del vaso insonado), las velocidades elevadas con un índice de Lindegaard < 3 y de Sviri < 2 reflejan un cuadro de hiperemia o aumento del flujo sanguíneo cerebral en el territorio insonado. Este dato puede orientar la terapéutica, por ejemplo, ante un cuadro de hipertensión intracraneal.

Asimismo, cuando disminuye la presión de perfusión cerebral por aumento de la presión intracraneal o cuando se hiperventila al paciente con vasoconstricción de las arteriolas, se traduce en una disminución de las velocidades diastólicas y un aumento del índice de pulsatilidad.

 Cuando se registran velocidades diastólicas < 25 cm/s o un índice de pulsatilidad > 1,25, se está ante un cuadro de aumento de la resistencia vascular distal al vaso que se está insonando (**fig. 7-5**), y esto también es un dato útil para guiar el tratamiento de la HSA.

———

Se debe recordar que el índice de pulsatilidad no refleja exactamente la resistencia vascular arterial distal al vaso que se está insonando. Cuando en la hipertensión intracraneal grave se producen ondas A por cascadas vasodilatadoras con disminución de la presión de perfusión cerebral, el índice de pulsatilidad aumenta, lo que demuestra que refleja la resistencia desde el vaso insonado hasta el capilar.[19]

En una evaluación retrospectiva de 29 pacientes con HSA aneurismática, se tomaron los valores promedios de los índices de pulsatilidad y de resistencia durante su evolución en una unidad de neurointensivismo. Los autores del estudio observan que, a valores mayores de índices de pulsatilidad y resistencia, hay un peor el pronóstico al año, medido por la escala de pronóstico de Glasgow. Se correlacionó un índice de pulsatilidad > 0,8 y un índice de resistencia > 0,57 con mal pronóstico al año en forma significativa.[20]

> El DTC es una herramienta útil para la reanimación inicial de un paciente con HSA en mal grado, dado que, ante la presencia de velocidades diastólicas bajas o un índice de pulsatilidad elevado, se debería comenzar de inmediato con medidas para elevar la presión de perfusión cerebral.

DETECCIÓN DE MICROÉMBOLOS

En la HSA aneurismática se han descrito microémbolos que podrían contribuir al daño isquémico tardío, cuyo origen y real importancia no son claros. La monitorización con DTC ofrece una oportunidad para detectar microémbolos de forma no invasiva y repetitiva. Los microémbolos producen un ruido característico que interfiere

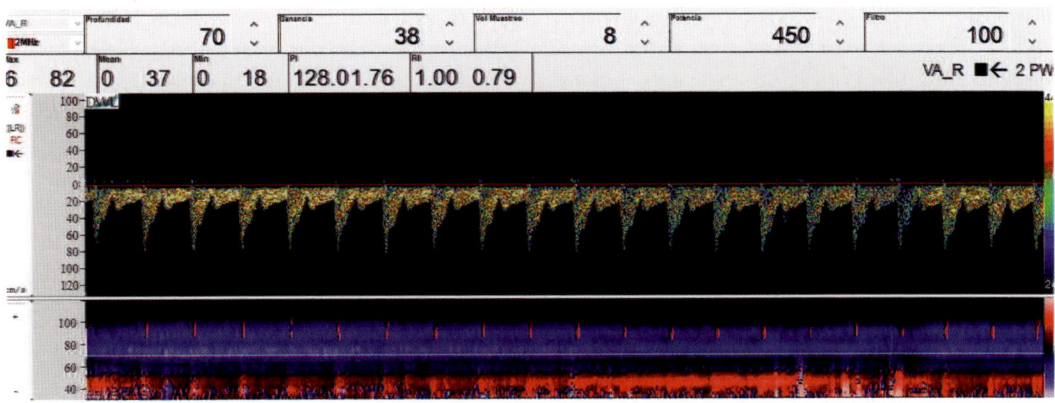

Fig. 7-5. Doppler transcraneal de la arteria vertebral derecha de un paciente con hemorragia subaracnoidea e hipertensión intracraneal grave. Nótese la separación sístole-diástole y el elevado índice de pulsatilidad.

con la señal Doppler y que aparecen graficados como una señal de mayor intensidad y menos de 100 ms de duración, unidireccionales, dentro del sonograma del DTC (**fig. 7-6**). En un estudio en pacientes con HSA aneurismática se monitorizó, mediante la técnica de DTC, cada arteria cerebral media durante 30 minutos, 3 veces por semana, durante su estadía en terapia intensiva. En el 70% de los pacientes se detectaron microémbolos, con un promedio de 2,2 microémbolos/30 minutos de monitorización; la frecuencia llegó a 83% en los pacientes con vasoespasmo sintomático.[21]

DOPPLER TRANSCRANEAL EN LAS MALFORMACIONES ARTERIOVENOSAS

El DTC es un instrumento útil para evaluar la hemodinamia de una MAV de manera no invasiva.

 Dado que la MAV constituye una lesión de baja resistencia al flujo sanguíneo porque no tiene un verdadero lecho capilar en su interior, cuando se insona la arteria que la alimenta se ve un patrón característico de alta velocidad y bajo índice de pulsatilidad.

—

En un estudio clásico de 28 pacientes que tenían una MAV, se observó un aumento de las velocidades y una disminución del índice de pulsatilidad, en forma estadísticamente significativa, cuando se comparaba la arteria que nutría la MAV respecto de las arterias que no la nutrían, evaluadas por angiografía cerebral. La velocidad era mayor y el índice de pulsatilidad menor en las arterias que alimentaban la MAV y en la arteriografía no se iban afinando hacia la periferia, como las arterias normales.[22]

En una revisión sistemática de la literatura científica, los autores concluyen que los distintos estudios también muestran un aumento de las velocidades de flujo y bajo índice de pulsatilidad en las arterias que alimentan la MAV. Como dato interesante se describe un incremento de la velocidad y bajo índice de pulsatilidad que puede ser detectado en la arteria cerebral anterior contralateral a la MAV, debido presumiblemente a la circulación colateral a través de la comunicante anterior. Otra de las conclusiones a las que arriba la revisión es que, a mayor tamaño de la MAV, mayores son las velocidades y menores los índices de pulsatilidad. Respecto de las venas de drenaje, estas tienen un flujo arteriolizado con una pulsatilidad incrementada y una velocidad mayor de la normal, en un rango de 20-40 cm/s. Los distintos estudios incluidos en esta revisión coinciden con una disminución de las velocidades de flujo y un aumento del índice de pulsatilidad después del tratamiento exitoso de la MAV.[23]

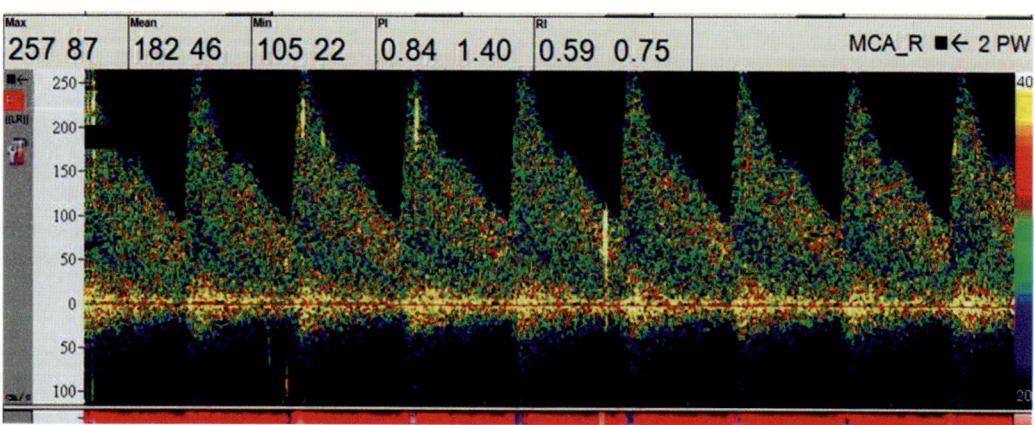

Fig. 7-6. Se observan señales de microémbolos de alta intensidad (las líneas verticales amarillas dentro del sonograma Doppler) en la ACM de un paciente con hemorragia subaracnoidea aneurismática.

CONCLUSIONES

El DTC ha demostrado ser una herramienta útil en la HSA y las MAV. Es un estudio que, en manos experimentadas e insonando todas las arterias accesibles y eventualmente las extracraneales antes de ingresar al cráneo, teniendo en cuenta las condiciones de realización del estudio, como temperatura, presión arterial, intracraneal, etc., ofrece una información muy útil para el manejo del paciente, especialmente cuando su examen neurológico es difícil para la detección, por ejemplo, de una isquemia cerebral tardía, en pacientes en mal grado o sedados y relajados.

Las principales limitaciones del DTC es que es un estudio operador dependiente, hay pacientes que no tienen una adecuada ventana para la insonación y no ofrece información del vasoespasmo distal.

PUNTOS CLAVE

- En la HSA, el diagnóstico de vasoespasmo se basa en el aumento de las velocidades de flujo en las arterias intracraneales, en valores absolutos y su relación con las arterias carótidas y vertebrales antes de ingresar al cráneo.

- Realizar un DTC basal al ingreso del paciente y luego uno diario hasta el día 14 o hasta la resolución del vasoespasmo.

- Para evaluar la gravedad del vasoespasmo, no solo se debe considerar el aumento de las velocidades y los índices de Lindegaard y Sviri, sino también la disminución del índice de pulsatilidad como indicador de un vasoespasmo hemodinámicamente significativo.

- Es muy importante realizar un DTC diario y evaluar la evolución de las velocidades a lo largo de los días; un rápido aumento anticipa el comienzo del vasoespasmo sintomático.

- Un DTC con un patrón de alta resistencia distal no permite descartar el vasoespasmo y tiene que llevar a realizar una tomografía computarizada o la medición de la presión intracraneal.

- La asociación de vasoespasmo por DTC + autorregulación dinámica defectuosa llevarían al daño isquémico cerebral.

REFERENCIAS

1. Aaslid R, Huber P, Nornes H. Evaluation of cerebrovascular spasm with transcranial Doppler ultrasound. J Neurosurg 1984;60:37-41.
2. Miller CM, Palestrant D, Schievink WI, et al. Prolonged transcranial Doppler monitoring after aneurysmal subarachnoid hemorrhage fails to adequately predict ischemic risk. Neurocrit Care 2011;15:387-92.
3. Lindegaard KF, Nornes H, Bakke SJ, et al. Cerebral vasospasm diagnosis by means of angiography and blood velocity measurements. Acta Neurochir (Wien) 1989;100:12-24.
4. Sviri GE, Ghodke B, Britz GW, et al. Transcranial Doppler grading criteria for basilar artery vasospasm. Neurosurgery 2006;59:360-6.
5. Scherle-Matamoros CE, Pérez-Nellar J. Eficacia del Doppler transcraneal para la detección del vasoespasmo en las arterias cerebrales anteriores [Effectiveness of transcranial Doppler ultrasonography for the detection of vasospasm in the anterior cerebral arteries]. Rev Neurol 2010;50:273-8.
6. Lysakowski C, Walder B, Costanza MC, et al. Transcranial Doppler versus angiography in patients with vasospasm due to a ruptured cerebral aneurysm: A systematic review. Stroke 2001;32:2292-8.
7. Kumar G, Shahripour RB, Harrigan MR. Vasospasm on transcranial Doppler is predictive of delayed cerebral ischemia in aneurysmal subarachnoid hemorrhage: a systematic review and meta-analysis. J Neurosurg 2016;124:1257-64.
8. Rajajee V, Fletcher JJ, Pandey AS, et al. Low pulsatility index on transcranial Doppler predicts symptomatic large-vessel vasospasm after aneurysmal subarachnoid hemorrhage. Neurosurgery 2012;70:1195-206.
9. Samagh N, Bhagat H, Jangra K. Monitoring cerebral vasospasm: How much can we rely on transcranial Doppler. J Anaesthesiol Clin Pharmacol 2019;35:12-8.

10. Carrera E, Schmidt JM, Oddo M, et al. Transcranial Doppler for predicting delayed cerebral ischemia after subarachnoid hemorrhage. Neurosurgery 2009;65:316-23.

11. Torbey MT, Hauser TK, Bhardwaj A, et al. Effect of age on cerebral blood flow velocity and incidence of vasospasm after aneurysmal subarachnoid hemorrhage. Stroke 2001;32:2005-11.

12. Aaslid R. Transcranial Doppler assessment of cerebral vasospasm. Eur J Ultrasound 2002;16:3-10.

13. Grosset DG, Straiton J, du Trevou M, et al. Prediction of symptomatic vasospasm after subarachnoid hemorrhage by rapidly increasing transcranial Doppler velocity and cerebral blood flow changes. Stroke 1992;23:674-9.

14. Klingelhöfer J, Dander D, Holzgraefe M, et al. Cerebral vasospasm evaluated by transcranial Doppler ultrasonography at different intracranial pressures. J Neurosurg 1991;75:752-8.

15. Rätsep T, Asser T. Cerebral hemodynamic impairment after aneurysmal subarachnoid hemorrhage as evaluated using transcranial doppler ultrasonography: relationship to delayed cerebral ischemia and clinical outcome. J Neurosurg 2001;95:393-401.

16. Muñoz-Sanchez MA, Murillo-Cabezas F, Egea-Guerrero JJ, et al. Ultrasonografía doppler transcraneal urgente: utilidad predictiva del vasoespasmo sintomático en la hemorragia subaracnoidea espontánea en pacientes con buena situación neurológica. Med Intensiva 2012;36:611-8.

17. Scherle Matamoros CE, Samaniego EA, Sam K, et al. Prediction of symptomatic vasospasm in patients with aneurysmal subarachnoid hemorrhage using early transcranial Doppler. J Vasc Interv Neurol 2020;11:19-26.

18. Rynkowski CB, Manoel ALO, Reis MM, et al. Early transcranial Doppler evaluation of cerebral autoregulation independently predicts functional outcome after aneurysmal subarachnoid hemorrhage. Neurocrit Care 2019;31:253-62.

19. de Riva N, Budohoski KP, Smielewski P, et al. Transcranial Doppler pulsatility index: what it is and what it isn't. Neurocrit Care 2012;17:58-66.

20. Soehle M, Chatfield DA, Czosnyka M, et al. Predictive value of initial clinical status, intracranial pressure and transcranial Doppler pulsatility after subarachnoid haemorrhage. Acta Neurochir (Wien) 2007;149:575-83.

21. Romano JG, Forteza AM, Concha M, et al. Detection of microemboli by transcranial Doppler ultrasonography in aneurysmal subarachnoid hemorrhage. Neurosurgery 2002;50:1026-30; discussion 1030-1.

22. Lindegaard KF, Grolimund P, Aaslid R, et al. Evaluation of cerebral AVM's using transcranial Doppler ultrasound. J Neurosurg 1986;65:335-44.

23. Busch KJ, Kiat H, Stephen M, et al. Cerebral hemodynamics and the role of transcranial Doppler applications in the assessment and management of cerebral arteriovenous malformations. J Clin Neurosci 2016;30:24-30.

DOPPLER TRANSCRANEAL EN EL TRAUMATISMO CRANEOENCEFÁLICO GRAVE

LILIAN BENITO MORI Y PABLO SCHOON

Contenidos

INTRODUCCIÓN

El traumatismo es la principal causa de muerte en las primeras cuatro décadas de la vida, y el traumatismo craneoencefálico (TCE) ocasiona entre el 50 y 60% de ellas; además, es la principal causa de discapacidad permanente postraumatismo. En los últimos cuarenta años, se han podido reducir las cifras de mortalidad y morbilidad gracias a nuevas propuestas terapéuticas y al desarrollo de diversas estrategias de monitorización. El Doppler transcraneal (DTC) es una de ellas, y es de gran utilidad para el seguimiento y tratamiento dinámico de estos pacientes.

Como se expone a continuación, en algunas ocasiones el DTC ofrece información "original" de interpretación directa y concreta. Pero, en la mayoría de las situaciones, sus resultados deben ser integrados con la información que ofrecen, en simultáneo, los otros sistemas de monitorización neurológica, como la presión intracraneal (PIC), la presión de perfusión cerebral (PPC), la oximetría cerebral, la electroencefalografía (EEG), y también los sistémicos, como la presión arterial media (PAM), la presión parcial de CO_2 (PCO_2), la temperatura corporal y la repleción del espacio intravascular. La neuromonitorización comienza en las variables sistémicas y continúa con las específicamente neurológicas. Esta integración de la información proveniente de diversas variables sistémicas-neurológicas permite acercarnos a la interpretación del "momento" fisiopatológico que atraviesa el paciente, a fin de poder tomar decisiones terapéuticas racionales y fisiopatológicamente orientadas.

La fisiopatología del TCE es, probablemente, la más compleja de todas las patologías neurocríticas y, con seguridad, la más dinámica y cambiante a lo largo de los días e incluso las horas. En el siguiente acápite se hará un breve resumen de ella, con el objetivo de enmarcar los conceptos de este capítulo.

FISIOPATOLOGÍA

La etiología del traumatismo como entidad nosológica es la energía cinética. Ya sea debido al impacto directo o al sacudimiento brusco y grave sobre el cráneo, la energía cinética aplicada se transmite al contenido intracraneal, que es sometido –dentro de esa caja rígida que es el cráneo– a fuerzas de aceleración y desaceleración, rotacionales y de contusión, contra las rugosidades y anfractuosidades internas del cráneo.

 El daño final que padecerá el encéfalo luego de un TCE dependerá tanto de la "lesión primaria" (aquella producida en el momento del impacto) como de la llamada "lesión secundaria", que se desarrolla y amplifica el daño desde segundos hasta días después de la lesión primaria.

El daño primario se reflejará en diversos grados de lesión neuronal y vascular, como fracturas, contusiones parenquimatosas, hematomas extraaxiales (extradural y subdural), hemorragia subaracnoidea traumática y lesión axonal difusa. Estas lesiones, con excepción de los hematomas extraaxiales quirúrgicos, no son pasibles de tratamiento y ya están establecidas al momento de tomar contacto con el paciente. No obstante, es posible y se deben prevenir o minimizar los efectos de la lesión secundaria. Allí deben estar orientados los esfuerzos terapéuticos desde la etapa prehospitalaria hasta los cuidados intensivos, pasando por los servicios de emergencia y quirófano.

La lesión secundaria se desarrolla en tres niveles fisiopatológicos. Un primer nivel en la intimidad del tejido nervioso (celular-tisular), otro intracraneal "macroscópico" y finalmente, y no menos importante, un nivel sistémico.

A nivel tisular, la lesión traumática produce una serie de fenómenos bioquímicos que incluyen la activación de las cascadas de la inflamación y conducen, entre otros cambios perjudiciales para el parénquima, al desarrollo de edema citotóxico (*swelling* o "hinchazón"), disrupciones de membranas y otros fenómenos de citotoxicidad que vuelven al parénquima cerebral –habitualmente sensible a la isquemia– aún más vulnerable. Igualmente se ven alterados los mecanismos de homeostasis cerebral, como la reactividad del flujo sanguíneo cerebral (FSC), ante los cambios en la actividad metabólica, la presión arterial o la $PaCO_2$.

Estos trastornos, sumados a la acción de la energía cinética, producen diversos grados de disrupción de la barrera hematoencefálica que favorecen la producción de edema en el espacio extracelular (edema vasogénico).

A nivel intracraneal, el desarrollo de edema o lesiones intracraneales con efecto de masa ocupante de espacio puede conducir al desarrollo de hipertensión intracraneal (HIC). Su presencia es el principal factor intracraneal de mal pronóstico, puesto que favorece los desplazamientos intracraneales del parénquima cerebral y el desarrollo de isquemia por caída de la PPC y alteración de la microcirculación. La presencia de convulsiones (que incrementan el consumo de oxígeno en un momento crítico por la vulnerabilidad del tejido cerebral) o de vasoespasmo asociado a hemorragia subaracnoidea traumática, o no, son otros factores intracraneales que contribuyen al incremento del daño.

Finalmente, en el nivel sistémico es donde se presentan factores de lesión secundaria de gran impacto para una mala evolución. Como puede observarse en el **cuadro 8-1**, la mayoría de estas noxas se relacionan con una baja disponibilidad cerebral de oxígeno. La isquemia es la vía final común del daño del parénquima cerebral luego de un TCE. De allí la importancia de tener en consideración las variables que condicionan la disponibilidad cerebral de O_2 (DcO_2) en todas las etapas y "momentos" de la asistencia de estos pacientes. Como puede observarse en el **cuadro 8-2**, una vez corregidas las alteraciones en el contenido arterial de O_2 (hemoglobina y su saturación), el FSC es la principal limitación para obtener una DcO_2 suficiente.

El comportamiento del FSC es variable y dinámico en cada paciente y depende de variaciones espontáneas e individuales, así como de la evolución de las diferentes variables sistémicas y neurológicas que se monitorizan. Sin embargo, Martin y cols.[1] han descrito una tendencia común en un alto porcentaje de pacientes, mediante el estudio de una serie en la que se midió el FSC con métodos radioisotópicos y se lo relacionó con el trazado de DTC simultáneo. Los autores describen una tendencia a la presencia de valores anormalmente bajos de FSC durante las primeras 24 horas posteriores a la lesión primaria, con serio riesgo de daño isquémico, coincidentes con velocidades medias (Vm) normales a bajas e índices de pulsatilidad (IP) normales a altos en el DTC (**fig. 8-1**); seguido de una tendencia a la hiperemia o al FSC elevado desde el segundo al cuarto día de la lesión traumática (Vm altas con IP normal), lo que podría favorecer el desarrollo de HIC por incremento del volumen sanguíneo cerebral.

Una tendencia similar fue observada por Murillo-Cabezas[2] en una serie de pacientes de la práctica clínica, en quienes se realizó un estudio de DTC a su ingreso en Emergencias y luego de las

---

CUADRO 8-1. FACTORES DE LESIÓN SECUNDARIA

Intracraneales
Hipertensión intracraneal
Edema cerebral
Lesiones cerebrales
Hematoma cerebral tardío
Convulsiones
Vasoespasmo
Sistémicos
Hipotensión arterial
Hipoxemia
Hipercapnia
Anemia
Hiponatremia
Hiperglucemia
Hipoglucemia
Acidosis tisular
Hipertermia
Síndrome de respuesta inflamatoria sistémica

CUADRO 8-2. COMPONENTES DE LA DISPONIBILIDAD CEREBRAL DE OXÍGENO (DCO_2)

CaO_2	Hemoglobina
	Saturación arterial de oxígeno
FSC	Resistencia vascular (ARC, $PaCO_2$, actividad metabólica)
	Presión de perfusión (PAM – PIC)
	Viscosidad (hematocrito, volemia)

CaO_2: contenido arterial de oxígeno, FSC: flujo sanguíneo cerebral, ARC: autorregulación cerebral, $PaCO_2$: presión arterial de dióxido de carbono, PAM: presión arterial media, PIC: presión intracraneal.

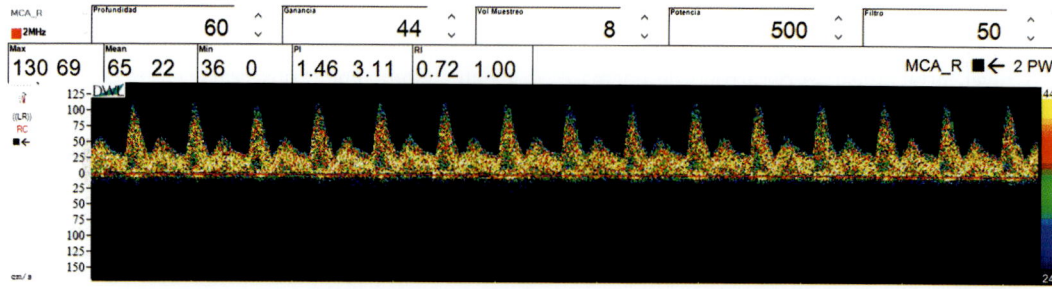

Fig. 8-1. Paciente con traumatismo craneoencefálico (TCE) grave, presión intracraneal (PIC) de 30 mm Hg, velocidad diastólica (Vd) < 30 cm/s (el equipo mide 36 cm/s, pero al examinar la imagen se puede ver que es menor) e índice de pulsatilidad (IP) de 1,46. El hallazgo de un IP elevado (>1,25) en cualquier momento evolutivo, siempre que la hemodinamia esté mantenida y no presente factores ni fármacos vasoconstrictores de la circulación cerebral (hipocapnia, indometacina), debe hacer sospechar que existe hipertensión intracreaneal (HIC).

24 horas de la lesión primaria (**cuadro 8-3**). Muchos pacientes revelaron un estado de hipoperfusión inicial, así como una evolución a la hiperperfusión luego de las primeras 24 horas de la lesión primaria.

En resumen, lo que la fisiopatología revela es que el tejido cerebral es altamente vulnerable a la isquemia y que los trastornos intracraneales y sistémicos, frecuentes en el paciente con TCE, conducen a un desequilibrio entre disponibilidad y consumo de oxígeno cerebral, lo que lleva al tejido cerebral a la isquemia e incrementa el daño. Sostener la disponibilidad cerebral de oxígeno es un objetivo de primer orden en el manejo del paciente con TCE y debe tenerse presente en todas las etapas.

DOPPLER TRANSCRANEAL, PRESIÓN INTRACRANEAL Y PRESIÓN DE PERFUSIÓN CEREBRAL

Como se sabe, el trazado del DTC está condicionado por numerosas variables fisiológicas y fisiopatológicas concurrentes en el momento de la obtención del sonograma (**cuadro 8-4**), que deben ser consideradas en conjunto para poder realizar una adecuada interpretación del resultado del estudio.

La HIC es, sin dudas, un fenómeno fisiopatológico frecuente en pacientes con TCE grave (50 a 70% de los pacientes en algún momento de su evolución). La elevación de la PIC provoca un incremento en la resistencia al flujo anterógrada al sitio

---

CUADRO 8-3. HALLAZGOS TEMPRANOS DEL DTC EN PACIENTES CON TCE

Patrones	Ingreso	A las 24 horas
Normal	80 (29%)	99 (35,9%)
Hipoperfusión	181 (65,8%)	111 (40,7%)
Hiperemia	8 (2,9%)	31 (11,3%)
Vasoespasmo	6 (2,2%)	28 (10,1%)
Paro circulatorio	0	6 (1,7%)
	100%	100%

Modificado de Murillo-Cabezas F, et al. Neurocirugía 2002;13:196-208(2).

CUADRO 8-4. FACTORES QUE INFLUYEN EN EL SONOGRAMA

Diámetro del vaso en el segmento insonado

Presión de perfusión cerebral: PAM – PIC

Compliancia cerebral

Reactividad cerebrovascular

Propiedades reológicas: repleción de volumen-hematocrito

Conservación o pérdida de la hermeticidad del cráneo

de insonación. Un trazado "típico" es un patrón de "alta resistencia": bajas velocidades diastólicas (Vd) que condicionan valores anormalmente altos de IP. La evolución al incremento marcado de la PIC se asocia con descensos proporcionales de la PPC, hasta alcanzar una situación de paro circulatorio cerebral y obtención de patrones de DTC acordes (**fig. 8-2**).

PRESIÓN INTRACRANEAL ESTIMADA POR DOPPLER TRANSCRANEAL

Varios autores han publicado series de pacientes con TCE y otras patologías neurocríticas, en las que realizaron análisis de correlación entre las variables numéricas obtenidas con el DTC (velocidades, IP) y los valores simultáneos de PIC medida en forma invasiva. Incluso, algunos han propuesto fórmulas –obtenidas del análisis de estas series de pacientes a partir de variables numéricas– para calcular una "PIC estimada" mediante el trazado de DTC.[3] Los coeficientes de correlación en estos estudios, salvo alguna excepción, han sido de moderados a bajos y las fórmulas propuestas han revelado que los valores de "PIC estimada" en el conjunto de los pacientes de las series tenían un desvío estándar que podía superar los 10 mm Hg. Dependiendo del valor real de PIC del paciente, estas diferencias o desviaciones respecto de la PIC real pueden tener implicancia en las decisiones terapéuticas. Consideramos que el DTC no puede, en este punto en particular, reemplazar la medición directa de la PIC. Sin embargo, en pacientes con buen estado clínico controlados con medidas de monitorización, o en pacientes más graves que reciben tratamiento más enérgicos, en ámbitos donde no se dispone de recursos de medición invasiva de la PIC, el uso repetido de estudios con DTC es útil para detectar la aparición de HIC. Siempre, claro está, se debe considerar que ese trazado de DTC no puede estar condicionado por otro fenómeno fisiológico, como hipocapnia, hipotensión o déficit de reanimación.

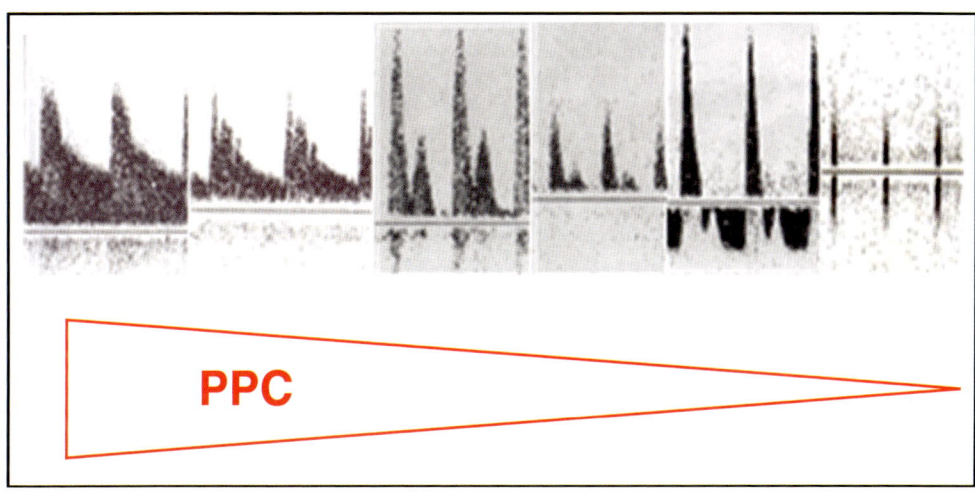

Fig. 8-2. Evolución del sonograma a medida que desciende la presión de perfusión cerebral.

PRESIÓN DE PERFUSIÓN CEREBRAL ESTIMADA POR DOPPLER TRANSCRANEAL

En un enfoque similar, varios autores, entre los que destacan Czosnyka y cols.[4] del grupo de la Universidad de Cambridge, Reino Unido, han desarrollado fórmulas para obtener un valor de "PPC estimada" a partir de las variables obtenidas con el DTC. Para ello, desarrollan una fórmula basada en un análisis estadístico de una serie de pacientes, relacionando los resultados del estudio de DTC con la PPC medida convencionalmente.

PPC estimada = PAM • (Vd /Vm) + 14

Al aplicar esta fórmula en esa serie de pacientes, observaron que la diferencia entre "PPC estimada" y "PPC medida" fue menor de 10 mm Hg en el 89% de las mediciones y menor de 13 mm Hg en el 92%. En este punto, y tal como expresáramos anteriormente respecto de la "PIC estimada", consideramos que la aplicación de estas fórmulas no reemplaza la valoración de la PPC sobre la base de la PIC medida de manera convencional. Sin embargo, repetimos lo antedicho en cuanto a que puede ser una herramienta indicativa útil como método de selección para la toma de decisiones respecto de la monitorización invasiva o de seguimiento y control en los escenarios que mencionados con anterioridad.

UTILIDAD DE LA PIC Y LA PPC ESTIMADAS POR DOPPLER TRANSCRANEAL

La aplicación de la fórmula desarrollada por Czosnyka, mencionada en el apartado anterior, podría tener un buen valor predictivo negativo para la HIC. En un estudio publicado por Rasulo y cols.[5] sobre una serie de 38 pacientes neurocríticos, se utilizó esta fórmula para el cálculo de la PIC estimada: PIC estimada por DTC = PAM – PPC evaluada por la fórmula de Czosnyka.

Prácticamente la totalidad de los pacientes presentaron HIC en la monitorización invasiva. El estudio seriado de DTC con la aplicación de las fórmulas mencionadas tuvo una sensibilidad del 100% para descartar valores de PIC > 20 mm Hg. Siempre que la PIC estimada por DTC resultó < 20 mm Hg, la PIC medida también lo fue. Esto sugiere que la aplicación de estos valores medidos de forma sistémica y los del sonograma podría ser un método útil para la selección de pacientes a la hora de tomar decisiones de monitorización o terapéuticas.

PRESIÓN DE PERFUSIÓN CEREBRAL ESTIMADA POR DOPPLER TRANSCRANEAL EN PACIENTES PEDIÁTRICOS

Los estudios mencionados hasta aquí se han realizado en pacientes adultos. Se han publicado unos pocos en pacientes pediátricos con objetivos similares. Entre ellos, el de Melo y cols.[6] es el más significativo por sus resultados. En una serie de pacientes con edades entre 3 y 12 años, observaron que la presencia de una velocidad diastólica menor de 25 cm/s o un IP mayor de 1,31 tuvieron un 80% de sensibilidad para detectar una PPC inferior a 50 mm Hg. En el mismo sentido que comentáramos respecto de los estudios en adultos, puede ser un acercamiento útil para la selección en escenarios como los mencionados anteriormente, siempre considerando las otras variables que pueden condicionar estos cambios en el sonograma, como hipocapnia, hipotensión o déficit de reanimación.

DOPPLER TRANSCRANEAL Y REACTIVIDAD VASCULAR CEREBRAL

La vasculatura cerebral tiene propiedades que, a diferencia de otros territorios vasculares de la economía, permiten mantener una homeostasis ante diversos cambios fisiológicos, que denominamos genéricamente reactividad vascular cerebral.

Ante una lesión del encéfalo, estos mecanismos pueden verse alterados e, incluso, perderse.

Estos mecanismos son cuatro:

- Mecanismo de autorregulación (AR), mediante el cual la vasculatura cerebral tiene la propiedad de mantener un FSC constante pese a variaciones en la PAM o la PPC, dentro de ciertos límites (los comprendidos dentro de la llamada "meseta de autorregulación").

- Vasorreactividad mediada por los cambios en la PaCO$_2$ (vasoconstricción ante hipocapnia, vasodilatación ante hipercapnia).
- Reactividad vascular mediada por la actividad metabólica (vasodilatación cuando esta aumenta, vasoconstricción cuando esta disminuye).
- Vasorreactividad mediada por la viscosidad (vasoconstricción ante la disminución de la viscosidad).

Como ya se ha mencionado, estos mecanismos fisiológicos pueden verse alterados, y hasta abolidos, dependiendo de las características y gravedad de las lesiones traumáticas. Si bien pueden no verse afectados simultáneamente todos por igual, con frecuencia se observa que esto ocurre. En la práctica clínica, es posible explorar el estado de todos estos mecanismos de respuesta vascular cerebral con el DTC al costado de la cama del paciente.[7] No obstante, de manera rutinaria se explora el estado de la autorregulación de la presión. Este tema se aborda en un capítulo específico en esta obra, por lo cual invitamos al lector a remitirse a él. Aquí solo se hará referencia a la importancia que la exploración sucesiva del estado de estos mecanismos tiene en la práctica clínica cotidiana al costado de la cama del paciente con TCE.

Prácticamente la totalidad de las terapéuticas para el tratamiento de la HIC actúan a través de algunos de estos mecanismos de reactividad vascular cerebral:

- **Manitol:** vasoconstricción mediada por la viscosidad y AR de la presión más allá del efecto osmótico. Produce vasoconstricción si está conservada la vasorreactividad mediada por la viscosidad, lo que disminuye el volumen sanguíneo cerebral (VSC).
- **Cloruro de sodio hipertónico:** AR mediada por la presión debido a su efecto de expansión del espacio intravascular, también más allá del efecto osmótico.
- **Barbitúricos y propofol a altas dosis:** vasorreactividad mediada por la actividad metabólica. El efecto anestésico reduce el FSC y, como consecuencia, el VSC.

- **Hipotermia:** al igual que los anestésicos, actúa a través de la reactividad vascular mediada por la actividad metabólica, más allá de eventuales beneficios adicionales, aunque no sobre la PIC.
- **Tratamiento hipertensivo o "PPC dirigido":** requiere indemnidad del mecanismo de AR de la presión. Incluso, si este se encuentra abolido, su implementación podrá empeorar la HIC por aumento del VSC.
- **Hiperventilación:** vasoconstricción mediada por los cambios en la PaCO$_2$.

Esta breve enumeración tiene por objeto llamar la atención sobre la importancia de la exploración del estado de los mecanismos de reactividad vascular cerebral —en particular el de AR de la presión— durante toda la etapa aguda de la asistencia del paciente con TCE. La pérdida de esos mecanismos "adelanta" la información de que determinadas terapéuticas probablemente no tengan el efecto buscado sobre la PIC y, más aún, en algunos casos la situación de la HIC podría empeorar. Por lo tanto, si esta situación se presenta en un paciente se debe pensar en implementar otras terapéuticas que no actúen a través de estos mecanismos alterados o perdidos.

VASOESPASMO TRAUMÁTICO

El vasoespasmo traumático (VEt) es un fenómeno frecuente en el paciente con TCE. Algunas series publicadas han comunicado cifras superiores al 30% en estudios angiográficos. En algunas publicaciones primigenias se ha intentado relacionarlo con la presencia de hemorragia subaracnoidea traumática (HSAt), condición que ha demostrado ser un factor independiente de mal pronóstico (**fig. 8-3**).

Sin embargo, la incidencia de VEt es menor que la de HSAt (39-65%). Además, si se compara con la incidencia angiográfica del vasoespasmo en la HSA espontánea o aneurismática (HSAa), en este último caso es mucho mayor (70%). Probablemente esto se debe a que la fisiopatología del VEt es diferente que la de la HSAa, donde la sangre extravasada es arterial y tiene mayor contenido de oxihemoglobina, probable eslabón inicial de

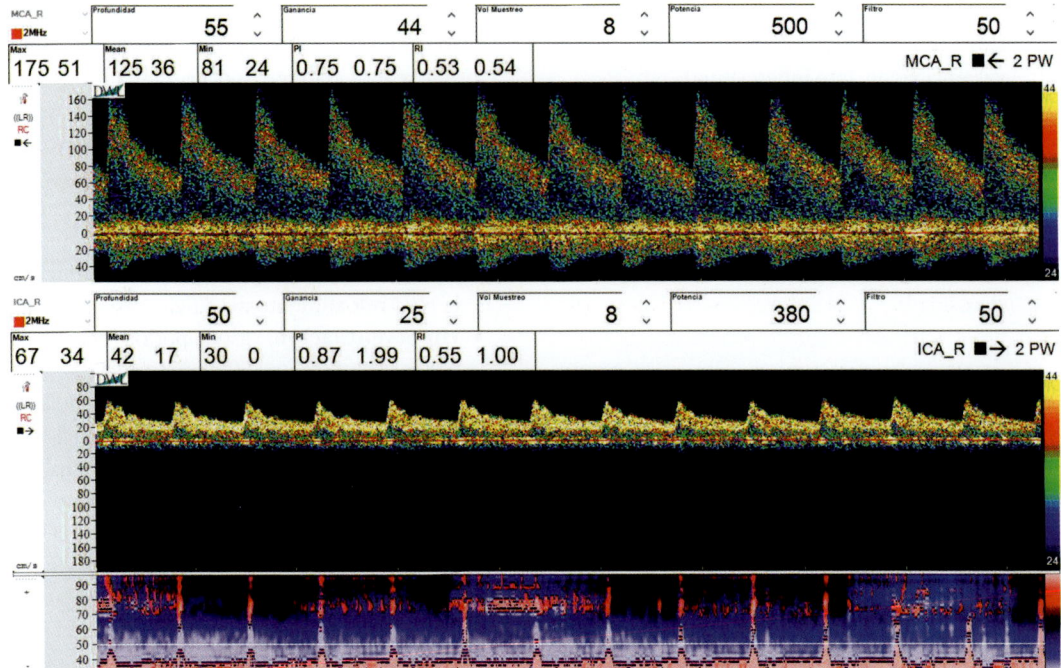

Fig. 8-3. Paciente con TCE grave e hipertensión intracraneal en el segundo día de evolución. El estudio se realizó con una PIC de 20 mm Hg. El sonograma superior muestra la arteria cerebral media derecha (insonada a 55 mm de profundidad), con una velocidad media de 125 cm/s. El sonograma inferior muestra la arteria carótida interna extracraneal derecha (nótese que se invirtió la dirección de flujo, por lo que el sonograma se observa por encima de la línea de cero). La velocidad media en esta arteria es de 42 cm/s. El índice de Lindegaard es de 2,9 (125/42), lo que permite clasificar este patrón de velocidad elevada como de hiperemia.

la respuesta vasoconstrictora de la musculatura vascular cerebral. En tanto, la sangre extravasada en la HSAt es venosa y proviene de los vasos que, desde la convexidad cerebral, van en busca de los senos venosos durales.

Además de la incidencia, el curso del vasoespasmo en ambas etiologías (TCE o HSA espontánea) también muestra diferencias. La aparición del vasoespasmo es más temprana y su duración, menor en la HSA traumática que en la espontánea, tanto en el circuito anterior como en el posterior. Aparece más frecuentemente entre el segundo y tercer día luego del traumatismo y en el 50% de los casos desaparece alrededor del quinto día del comienzo, lo que disminuye la posibilidad de su presencia hacia fines de la primera semana desde la lesión primaria. En los pacientes con vasoespasmo grave, la resolución también es más rápida.[8] Se ha descrito, además, una mayor incidencia de VEt en pacientes con colecciones extraaxiales (hematomas extradurales o subdurales) en relación con pacientes sin estas lesiones hemorrágicas.

La búsqueda del VEt debe ser parte del estudio sistemático de DTC en pacientes con TEC, en quienes se deben explorar de manera rutinaria todas las arterias accesibles, tanto del circuito anterior como del posterior. Respecto del VEt de circuito posterior, Soustiel y cols.[9] describieron una alta incidencia y probable correlación con peor pronóstico en estos pacientes.

Diagnóstico

Como describiéramos anteriormente, al hablar de la fisiopatología del FSC en el TCE es muy frecuente la presencia de "hiperflujo", que llamamos comúnmente "hiperemia", a partir del segundo día de la lesión primaria (véase **fig. 8-3**). En el sonograma, esta se traduce en altas Vm, un hallazgo similar al que se espera encontrar al insonar un segmento arterial con vasoespasmo. Para la diferenciación entre ambos fenómenos fisiopatológicos, que conllevan diferentes abordajes terapéuticos, es importante considerar:

Vasoespasmo: índice de Lindegaard elevado (ACM/arteria carótida interna extracraneal para el circuito anterior o arteria basilar/arterias vertebrales extracraneales para el circuito posterior) (**fig. 8-4**).

Hiperemia: índice de Lindegaard o de Soustiel "normal" (menor de 3 para el circuito anterior, menor de 2 para el circuito posterior).

Otra circunstancia fisiopatológica muy frecuente en el paciente con TCE grave es la presencia de HIC, como se ha visto al principio. La superposición simultánea de VEt y HIC influye naturalmente en el trazado del sonograma. La mayor resistencia al flujo anterógrada al sitio insonado debido a la HIC puede condicionar un IP más alto que el esperado ante VEt. Incluso, esto limita la posibilidad de encontrar las altas velocidades esperadas cuando hay presencia de vasoespasmo. Ante situaciones de HIC grave, podría "ocultarse" parcial o totalmente un sonograma de VEt.

En el **cuadro 8-5** se expresan los puntos de corte que se utilizan para definir la gravedad del VEt en relación con las Vm e índices de Lindegaard, tanto para el circuito anterior como posterior.

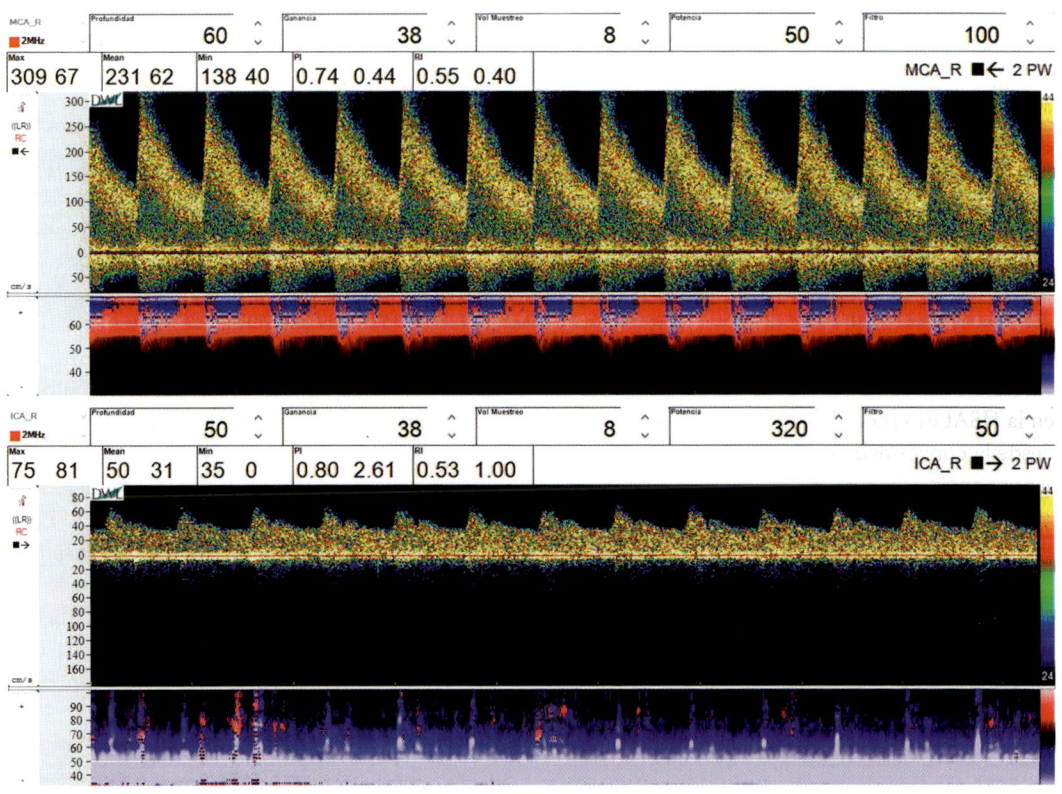

Fig. 8-4. Sonogramas del paciente de la **figura 8-3** en su tercer día de evolución. En el panel superior, la arteria cerebral media derecha (insonada a 60 mm de profundidad) muestra una velocidad media de 231 cm/s. El panel inferior muestra la arteria carótida interna extracraneal derecha, con una velocidad media de 50 cm/s (sonograma por debajo de la línea de cero). El índice de Lindegaard es de 4,6 (231/50), lo que corresponde a un patrón de vasoespasmo moderado.

CUADRO 8-5. PUNTOS DE CORTE PARA DEFINIR LA GRAVEDAD DEL VASOESPASMO TRAUMÁTICO[8-9,14]

Arteria cerebral media	Velocidad media (cm/s)	Índice de Lindegaard
Leve y moderado	≥ 120	≥ 3
Grave	≥ 200	≥ 6
Arteria basilar		Índice de Soustiel (o Sviri)
Leve	70-84	2-2,50
Moderado	≥ 85	2,50-3
Grave	≥ 85	≥ 3

DOPPLER TRANSCRANEAL Y CRANIECTOMÍA DESCOMPRESIVA

La craniectomía descompresiva (CD) es una alternativa terapéutica para reducir o prevenir el desarrollo de HIC. La exéresis de una parte de la calota, más una plastia ampliada de la duramadre, permite dar "espacio" al parénquima cerebral para que este pueda expandirse ante lesiones ocupantes de espacio no evacuadas o edema y reducir la PIC. Es un procedimiento utilizado con frecuencia en nuestro medio, motivo por el cual es importante considerar los posibles hallazgos en los sonogramas (**fig. 8-5**).

Al perder el cráneo su habitual hermeticidad, que es el mecanismo de acción terapéutico buscado con la CD, se debe considerar, junto con los habituales factores que se valoran en conjunto para interpretar el sonograma (PPC, $PaCO_2$, repleción del espacio intravascular, etc.), la consideración de esta pérdida de indemnidad de la calota.

Si la CD se ha realizado con efectividad (tamaño, extensión y una adecuada duroplastia), el hallazgo habitual son velocidades de flujo aceleradas, tanto sistólica como diastólica y media, homolateral a la CD. Es decir, un patrón de alto flujo en el sitio de la CD. Cuando no se encuentra un sonograma de estas características, el profesional está obligado a considerar las otras variables que influyen en el trazado obtenido, como HIC, PPC insuficiente, hipocapnia, déficit de repleción del espacio intravascular, entre otras. También la ausencia de un patrón de alto flujo pos-CD puede deberse a que esta no cumple con los requisitos técnicos necesarios para resultar efectiva.

Este patrón de alto flujo pos-CD suele persistir durante toda la fase aguda, como es natural. Pero en los sucesivos exámenes que se realizan es posible detectar variaciones en él, ante la presencia de las otras variables que influyen en los sonogramas obtenidos. Incluso, luego de haber realizado una CD, el DTC no pierde su utilidad, en conjunto con los otros sistemas de monitorización sistémica-neurológica, para la interpretación fisiopatológica de la situación intracraneal del paciente. Desde luego, es necesario incorporar en nuestro razonamiento de interpretación del trazado de DTC la circunstancia de la falta de hermeticidad del cráneo.

Es habitual también observar un incremento de las velocidades del lado contralateral a la CD como efecto de la reducción de la PIC e incremento de la PPC.[10]

DOPPLER TRANSCRANEAL Y PRONÓSTICO EN EL PACIENTE CON TRAUMATISMO CRANEOENCEFÁLICO

Existen algunos estudios publicados referidos a series de pacientes con TCE de diferente gravedad que han intentado encontrar puntos de corte en los resultados de los sonogramas que puedan ayudar a predecir los resultados en estos pacientes. Se hará referencia a algunos resultados de dos de ellos, los cuales se consideran de mayor interés clínico.

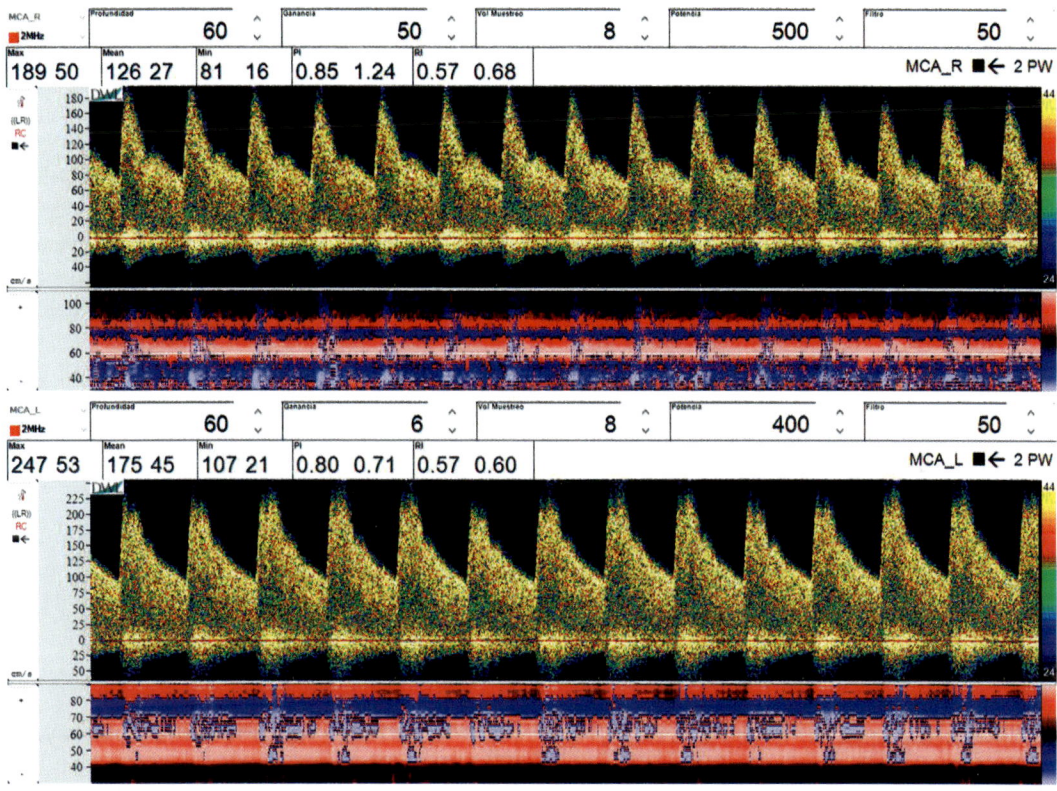

Fig. 8-5. Paciente de 30 años con TCE grave y craniectomía descompresiva bilateral. Nótese el aumento de las velocidades bilaterales (126 cm/s a la derecha, 175 cm/s a la izquierda. Índice de Lindegaard: 2 bilateralmente (no se muestran los sonogramas de las arterias carótidas internas extracraneales).

Moreno y cols.[11] estudiaron 125 pacientes con TCE grave mediante un estudio de DTC dentro de las primeras 24 horas de la lesión primaria. Luego correlacionaron los hallazgos de esos estudios de DTC con los resultados de la Escala de Resultados de Glasgow, GOS (*Glasgow Outcome Scale*) a los seis meses de la lesión primaria, dicotomizada en buenos resultados (estadios 4-5) y malos resultados (estadios 1-3). En el análisis multivariado, solo el IP elevado mostró una buena correlación con los resultados. El 71% de los pacientes con IP inicial ≤ 1 tuvo buena evolución, el 83% de los casos con IP inicial ≥ 1,56 tuvo una incidencia de malos resultados, mientras que todos aquellos con IP inicial > 2,3 fallecieron.

Ract y cols.[12] publicaron una serie de pacientes con TCE en quienes se realizaron estudios tempranos de DTC, al ingreso y al colocar el catéter de PIC. Consideraron aleatoriamente, por diseño del estudio, un trazado "anormal" cuando se presentaran dos de estos tres criterios:

$$Vm < 30 \text{ cm/s}; Vd < 20 \text{ cm/s}; IP > 1,4$$

Correlacionaron con los resultados de la GOS. Todos los pacientes fueron reanimados por igual con líquidos o vasopresores, según sus parámetros individuales y metas de reanimación comunes. Todos los pacientes que fallecieron habían mostrado un trazado inicial de DTC "anormal", al igual que la mitad de los que permanecieron en estado vegetativo.

¿QUÉ SE HACE EN LA PRÁCTICA CLÍNICA?

Consideramos de buena práctica explorar diariamente a los pacientes con TCE grave mediante

DTC. No obstante, también se deben repetir los estudios cada vez que las variables monitorizadas en forma continua (PIC-PPC, PaCO$_2$, oximetría cerebral, etc.) sugieran la necesidad de interpretar una situación nueva; o cuando al analizar las otras variables de monitorización sistémica-neurológica no se alcance a comprender completamente el "momento" fisiopatológico que atraviesa el paciente y el DTC agregue otro elemento a esa "lectura" fisiopatológica.

Tal como expresáramos al comienzo de este capítulo, la fisiopatología del paciente con TCE grave o potencialmente grave es dinámica y cambiante.

 No solo cada paciente es distinto de aquel de la cama contigua, sino que también es diferente de sí mismo con el paso de las horas y los días.

Por esta razón es imprescindible hacer una valoración continua de los diferentes parámetros fisiológicos a los que se tiene acceso mediante los métodos de monitorización sistémica y neurológica, a fin de alimentar nuestro razonamiento y poder orientar las medidas y conductas terapéuticas de acuerdo con lo que "está ocurriendo" en el paciente en cada circunstancia. Interpretar este "momento" fisiopatológico permite adoptar conductas racionalmente orientadas. Para este fin, el uso del DTC, asociado con los demás métodos de monitorización sistémica-neurológica, es de gran ayuda.

Cuando se habla de la valoración del "momento fisiopatológico", se hace alusión a tres elementos para tener en cuenta: PIC-PPC, estado de la relación disponibilidad/consumo de oxígeno cerebrales y FSC.

Presión intracraneal-presión de perfusión cerebral

El DTC permite inferir o sospechar la presencia de HIC, principalmente cuando hallamos un patrón de "alta resistencia", como Vm bajas con IP elevado. Ante este sonograma, es de buena práctica evaluar si este patrón puede tener origen fuera de la HIC, como hipocapnia o déficit grave de reanimación, como se verá más adelante.

En cuanto a la PPC, el DTC, en conjunto con los otros métodos de monitorización, ayuda a determinar una PPC "apropiada" para cada circunstancia por la que atraviesa el paciente. Todas las guías clínicas proponen la conveniencia de proveer una PPC "mínima" por debajo de la cual podrían obtenerse peores resultados. Sin embargo, el valor de PPC puede ser individual para cada paciente y para cada momento fisiopatológico que este atraviesa. El DTC es una herramienta muy útil para ayudar a "titular" la PPC, considerando simultáneamente las otras variables de monitorización, como PIC y oximetría cerebral. Este aspecto se tratará en otro capítulo de esta obra.

Relación entre disponibilidad y consumo cerebral de oxígeno

Esta relación se valora a través de los métodos de oximetría cerebral, como presión tisular de O$_2$ (PtiO$_2$) saturación de O$_2$ en el golfo de la vena yugular interna (SyO$_2$) o espectroscopía cercana a los infrarrojos (NIRS). Sin embargo, la simultaneidad del estudio del DTC ayuda a su interpretación, y, viceversa, la oximetría cerebral puede ayudar a la interpretación del resultado de un trazado de DTC. Es necesario integrar los diferentes resultados de las monitorizaciones sistémicas-neurológicas. El "diálogo" entre los resultados obtenidos en un momento dado es lo que alimenta nuestra interpretación del paciente. Luego se expondrán algunos ejemplos para intentar aclarar estos aspectos.

Estado del flujo sanguíneo cerebral

Si bien el FSC es parte constitutiva de la disponibilidad cerebral de oxígeno, una vez que se han resuelto las alteraciones del contenido arterial (hemoglobina y su saturación) es la principal limitación para obtener una disponibilidad adecuada. Aquí vale lo expresado en el punto anterior, el DTC y la oximetría cerebral en conjunto, además de la consideración de las variables sistémicas simultáneas, ayudan a valorar el estado del FSC en particular.

Algunos ejemplos de aplicación clínica

Debido a las características fisiopatológicas del paciente con TCE, son muchas las posibilidades de obtener distintos sonogramas y, sobre todo, distintas combinaciones entre los resultados del DTC y de otras monitorizaciones sistémicas-neurológicas. En este apartado se consideran las más frecuentes en la práctica diaria. Desde luego que obtener un sonograma con un determinado "patrón" (alta resistencia, hiperflujo, etc.) orienta nuestro razonamiento. Es más, combinando con la información que aportan las otras modalidades de monitorización es que se podrá hacer una mejor interpretación del paciente y ordenar las conductas terapéuticas orientadas desde la fisiopatología.

A los fines de exponer ejemplos o situaciones clínicas de una manera ordenada y accesible, según la aplicabilidad práctica de los resultados obtenidos en los estudios de DTC se han diferenciado "artificialmente" los siguientes resultados:

- Hallazgos obtenidos en el estudio de rutina.
- Hallazgos obtenidos en la repetición de los estudios cada vez que las variables monitorizadas en forma continua (PIC, PPC, oximetría cerebral, etc.) sugieran la necesidad de interpretar una situación nueva, desde un punto de vista fisiopatológico.

RAZONAMIENTO FISIOPATOLÓGICO A PARTIR DE LOS HALLAZGOS EN EL DOPPLER TRANSCRANEAL

Sonograma de hipoperfusión

Ante un sonograma de hipoflujo, las circunstancias fisiopatológicas más frecuentes son:

- Hipertensión intracreaneal (HIC).
- Hipocapnia.
- Déficit de reanimación: inadecuada repleción del espacio intravascular o PPC "insuficiente".

A fin de orientar las terapéuticas, es necesario relacionar este hallazgo en el sonograma con otras informaciones de las monitorizaciones.

- Valor de PIC-PPC (HIC, PPC "insuficiente").
- $PaCO_2$ (hipocapnia).

- Repleción del espacio intravascular (hipovolemia).
- Oximetría cerebral:
  - Descenso de los valores de $PtiO_2$ o SyO_2 (oligohemia cerebral y escasez de DcO_2).
  - Sobresaturación si estamos utilizando SyO_2 o NIRS (estado de isquemia-infarto, el cerebro está lesionado y ya no consume).

Integrar la información de la monitorización sistémica-neurológica facilitará la toma de decisiones terapéuticas (expansión del intravascular o uso de vasopresores, normoventilación o terapéuticas para la HIC apropiadas para ese estado fisiopatológico particular). La repetición del DTC y la evolución de las otras monitorizaciones podrán indicar si se ha logrado la efectividad buscada con la terapéutica elegida.

Sonograma de flujos de alta velocidad

Vasoespasmo

En los pacientes con sospecha de este diagnóstico, se evaluarán particularmente los siguientes aspectos sonográficos: regionalidad, lateralidad e índice de Lindegaard elevado.

Aunque poco frecuente, puede registrarse desaturación en la oximetría cerebral. Con fines terapéuticos, se considerarán la PAM-PPC y la repleción del espacio intravascular.

Hiperemia

En los pacientes con hiperemia, se observa un patrón de alta velocidad bilateral en todos los vasos e índices de Lindegaard normales.

En la oximetría no se encontrará desaturación; si se utiliza SyO_2 para ese fin, se hallará sobresaturación.

Por lo general, los estados de hiperemia no requieren intervención terapéutica. Sin embargo, pueden condicionar HIC. En estos casos, se debe evaluar la PAM-PPC y, si se están utilizando vasopresores, considerar la conveniencia de su titulación. Es frecuente que en las primeras horas de la lesión primaria, durante las cuales el FSC suele encontrarse bajo, el paciente pueda requerir vasopresores para obtener una PPC apropiada. Pasada esta etapa inicial, puede ingresar en una fase de hiperemia. Se debe recordar que en los estudios ya mencionados de Martin y Murillo-Cabezas[1,2] el uso extendido y extemporáneo de vasopresores en esas circunstancias puede estar ocasionando ese estado de hiperemia y la consiguiente HIC por incremento del VSC. La exploración continua con DTC facilitará titular la reducción de vasopresores mientras se observa el comportamiento de la PIC y la oximetría cerebral. En estos estados de hiperemia asociados con HIC, la información del trazado de DTC, en conjunto con las otras monitorizaciones sistémicas-neurológicos, facilita la elección de la terapéutica más adecuada.

Incremento de la actividad metabólica

El incremento de la actividad metabólica es el caso de las crisis comiciales generalizadas, que son muy frecuentes en estos pacientes y no tienen manifestaciones clínicas (crisis no convulsivas). En estas circunstancias se obtendrá un sonograma de hiperflujo o hiperemia, pero se asociará con desaturación en la oximetría por el fuerte incremento en el consumo metabólico de oxígeno. El estudio electroencefalográfico orientará la terapéutica.

RAZONAMIENTO FISIOPATOLÓGICO A PARTIR DE OTRAS MONITORIZACIONES, CON AYUDA DEL DOPPLER TRANSCRANEAL

Hipertensión intracraneal en la monitorización invasiva de la presión intracraneal

¿Qué muestran el Doppler transcraneal y las otras monitorizaciones?

Asociar la información obtenida de la PIC y PPC, oximetría cerebral, repleción del espacio intravascular y PaCO con la del DTC (que incluye la evaluación del estado de la autorregulación cerebral) podrá ser de ayuda en la elección de una terapéutica fisiopatológicamente orientada para la HIC. a) Lo usual es que el DTC muestre un sonograma de hipoflujo con alta resistencia. La oximetría probablemente muestre desaturación y la PPC habrá caído por el incremento de la PIC. b) Pero

también el trazado del DTC puede revelar hiperflujo por hiperemia, si coincide con sobresaturación en la SyO_2. El conocimiento de que se trata de una situación de HIC con hiperemia orientará en la elección de la terapéutica (p. ej., indometacina, hiperventilación de acuerdo con los valores basales). c) Otra situación de HIC con un trazado de hiperemia en el DTC, diferente, es si se asocia con desaturación en la oximetría. En este caso, se considerará la posibilidad de crisis comiciales.

Alteraciones en la oximetría cerebral

¿Qué muestran el Doppler transcraneal y las otras monitorizaciones?

Un episodio de disminución de la oximetría cerebral, más aún si es sostenido, refleja una alteración en la relación disponibilidad/consumo de oxígeno cerebrales. La causa más frecuente es un déficit en la DcO_2, ya sea por compromiso del contenido arterial de oxígeno (hipoxemia y anemia) o por un FSC insuficiente (HIC, PPC insuficiente, hipocapnia o hipovolemia). Si la causa del déficit en la DcO_2 es un FSC bajo, en el trazado del DTC se verá un patrón de hipoflujo. Asimismo, esto facilitará la titulación de la PPC, además de comprobar el efecto de las terapéuticas implementadas de acuerdo con el razonamiento fisiopatológico basado en las monitorizaciones.

Si el paciente se encuentra monitorizado con SyO_2, será posible detectar sobresaturación. En este caso, se estará frente a dos situaciones diferentes y con necesidades terapéuticas opuestas:

- Una caída crítica de la DcO_2 acompañada por una disminución grave del consumo cerebral de oxígeno por agotamiento de la capacidad del tejido cerebral de incrementar la extracción para compensarla (estado de isquemia-infarto)
- Un estado de exceso de FSC (hiperemia).

El DTC aclarará este importante diagnóstico diferencial. En el primer caso (estado de isquemia-infarto), el sonograma mostrará un patrón de hipoflujo, mientras que en el segundo caso (hiperemia) mostrará un patrón de hiperflujo global.

CONCLUSIONES

Según lo expresado anteriormente acerca de la condición cambiante, dinámica e individual de la evolución fisiopatológica de los pacientes, los ejemplos aquí expresados no son una consideración exhaustiva de todas las probables situaciones y combinaciones que pueden presentarse. Se han seleccionado los más frecuentes e intentado expresar ejemplos prácticos del uso al costado de la cama de los pacientes con nuestro equipo asistencial.

El DTC, sin dudas, aporta una información original, propia, de una enorme utilidad en la valoración del estado del FSC. No en vano Chiara Robba lo ha llamado "el estetoscopio del cerebro".[13] Además, facilita la interpretación del "momento" fisiopatológico que atraviesa el paciente, a fin de orientar racionalmente las conductas terapéuticas, ya sea ingresando en este razonamiento fisiopatológico desde el DTC mismo o ayudando a interpretar más cabalmente los otras monitorizaciones sistémicas-neurológicas.

REFERENCIAS

1. Martin NA, Patwardhan RV, Alexander MJ, et al. Characterization of cerebral hemodynamic phases following severe head trauma: hypoperfusion, hyperemia and vasospasm. J Neurosurg 1997;87:9-19.
2. Murillo-Cabezas F, Arteta-Arteta JM, Flores-Cordero MA, et al. Utilidad del doppler transcraneal en la fase precoz del traumatismo craneoencefálico. Neurocirugía 2002;13:196-208.
3. Edouard AR, Vanhille E, Le Moigno S, et al. Non-invasive assessment of cerebral perfusion pressure in brain injured patients with moderate intracranial hypertension. Br J Anaesth 2005;94:216-21.
4. Czosnyka M, Matta BF, Smielewsky P, et al. Cerebral perfusion pressure in head-injured patients: a noninvasive assessment using transcranial Doppler ultrasonography. Neurosurg 1998;88:802-8.
5. Rasulo F, Bertuetti R, Robba C, et al. The accuracy of transcranial Doppler in excluding intracranial hypertension following acute brain injury: a multicenter prospective pilot study. Crit Care 2017;21:44-51.
6. Melo JR, Di Rocco F, Blanot S, et al. Transcranial Doppler can predict intracranial hypertension in children with severe traumatic brain injuries. Childs Nerv Syst 2011;27:979-84.
7. Newell DW, Aaslid R, Stooss R, et al. Evaluation of hemodynamic responses in head injury patients with transcranial Doppler monitoring. Acta Neurochir (Wien) 1997;139:804-17.
8. Oertel M, Boscardin WJ, Obrist WD, et al. Posttraumatic vasospasm: the epidemiology, severity, and time course of an underestimated phenomenon: a prospective study performed in 299 patients. J Neurosurg 2005;103:812-24.
9. Soustiel JF, Shik V, Feinsod M. Basilar vasospasm following spontaneous and traumatic subarachnoid haemorrhage: clinical implications. Acta Neurochir (Wien) 2002;144:137-44.
10. Bor-Seng-Shu E, Hirsch R, Jacobsen Teixeira M, et al. Cerebral hemodynamic changes gauged by transcranial Doppler ultrasonography in patients with posttraumatic brain swelling treated by surgical decompression. J Neurosurg 2006;104:93-100.
11. Moreno J, Mesalles E, Gener J, et al. Evaluating the outcome of severe head injury with transcranial Doppler ultrasonography. Neurosurg Focus 2000;8:8.
12. Ract C, Le Moigno S, Bruder N, et al. Transcranial Doppler ultrasound goal-directed therapy for early management of severe traumatic brain injury. Int Care Med 2007;33:645-51.
13. Robba C, Cardim D, Sekhon M, et al. Transcranial Doppler: a stethoscope for the brain-neurocritical care use. J Neurosci Res 2018;96:720-31.
14. Sviri GE, Ghodke B, Britz GW, et al. Transcranial Doppler grading criteria for basilar artery vasospasm. Neurosurgery 2006;59:360-6.

DOPPLER TRANSCRANEAL EN EL TRAUMATISMO CRANEOENCEFÁLICO LEVE Y MODERADO

FRANCISCO MURILLO CABEZAS, MARÍA DE LOS ÁNGELES MUÑOZ SÁNCHEZ Y DANIEL AGUSTÍN GODOY

Contenidos

INTRODUCCIÓN

Mientras no existe controversia alguna para definir un traumatismo craneoencefálico (TCE) grave, encuadrándose en este grupo, según la Escala de Coma de Glasgow (GCS), cualquier TCE con una puntuación ≤ 8 puntos prosigue el debate sobre cuándo considerarlo moderado o leve.

Tradicionalmente, se consideraron moderados aquellos TCE con puntuaciones entre 9 y 12 puntos de la GCS, y leves entre 13 y 15 puntos. Múltiples observaciones, empero, han demostrado que la heterogeneidad en la fisiopatología, la edad y la presencia de comorbilidades dentro del grupo considerado TCE moderado producían resultados funcionales muy diferentes. En especial, los pacientes con 13 puntos se comportan más como TCE moderados, e incluso graves, que como leves. Actualmente, la mayoría de los autores consideran que la GCS solo puede establecer la gravedad inicial, pero no el riesgo posterior. Por ello, para una clasificación más idónea se añaden los hallazgos de la tomografía computarizada (TC) de cráneo, el Doppler transcraneal (DTC) y biomarcadores, como la proteína S100β.[1] Aunque la tendencia actual es clasificar a los pacientes con TCE en estos tres subgrupos: graves, potencialmente graves y leves de bajo riesgo, en este capítulo, por razones académicas, consideraremos como TCE moderado a los que presentan entre 9 y 13 puntos de la GCS y leves a aquellos con 14 y 15 puntos.[2] El grupo de TCE leve y moderado (TCE L-M) tiene una enorme repercusión socio-sanitaria, ya que representa casi el 80% del total de pacientes que acuden al hospital luego de un traumatismo craneal y una de las primeras causas de frecuentación de urgencias.

> En este capítulo se considerarán como TCE moderado a los pacientes con puntuación entre 9 y 13 puntos de la GCS, y leves a aquellos con 14 y 15 puntos.

A pesar de su aparente levedad, casi un 10% de los TCE L-M presentan complicaciones intracraneales posteriores, y algunas precisarán intervención neuroquirúrgica. Asimismo, otro porcentaje –dependiendo de la proporción entre moderados y leves en las distintas series– puede sufrir un deterioro neurológico brusco, entre ellos el denominado "talk and die", o complicaciones posteriores neurológicas, sistémicas o derivadas de lesiones traumáticas asociadas. Estas complicaciones habitualmente ocurren dentro de la primera semana tras el incidente y pueden provocar secuelas de mayor o menor intensidad, o la muerte.

———

En el caso del TCE leve, la mayoría de los pacientes al año logran una recuperación funcional próxima a la normalidad, mientras que en los moderados el porcentaje de resultados favorables fluctúa entre 55-85%, con tasas de mortalidad entre 0,9-8%.[3] Sin embargo, se han publicado incluso tasas aún más bajas de buenos resultados que oscilan entre 40-70%, mientras que la mortalidad se elevó hasta un 10-20%. Estas discrepancias se deben tanto al mayor porcentaje de TCE moderados de la serie como de otros factores, como edad, comorbilidades, diferentes mecanismos lesionales, precocidad en el diagnóstico e intensidad del tratamiento aplicado.

Actualmente, en urgencias la TC es el método de elección para evidenciar la existencia de lesiones intracraneales y determinar la necesidad de una pronta intervención neuroquirúrgica. Asimismo, se relaciona con el pronóstico en los estudios de cohortes; sin embargo, no puede predecir qué paciente con lesiones no quirúrgicas o sin lesiones puede sufrir un deterioro neurológico posterior. También los biomarcadores cerebrales, por su alto valor predictivo negativo, se emplean para descartar lesiones intracraneales y con fines pronósticos. No obstante, tampoco son útiles para vaticinar quiénes, dentro del grupo de TCE L-M, sufrirán complicaciones neurológicas posteriores.[4] En nuestra serie (datos pendientes de publicación) de 237 casos de TCE L-M, el 34,6% de los pacientes presentó algún tipo de complicaciones neurológicas, entre las que se destaca el desarrollo de hipertensión intracraneal (HIC) en 46 casos (19,4%) y vasoespasmo cerebral en 15 pacientes. Otras complicaciones se relacionaron con la aparición de nuevas lesiones isquémicas o contusiones.

Por todo lo anterior, el DTC –método no invasivo, económico, a pie de cama, portátil y de fácil entrenamiento– se ha erigido como una herramienta valiosa para el manejo del TCE. Fundamentalmente, su empleo se ha generalizado en los cuidados intensivos del TCE grave por la información que aporta de la hemodinámica cerebral, la evaluación de la repercusión de la HIC y la posibilidad de calcular la reactividad cerebrovascular, por ejemplo, autorregulación cerebral, y la presión de perfusión cerebral (PPC) óptima.[5] Sin embargo, a pesar de su utilidad, en el TCE L-M no ha tenido el mismo grado de expansión y es menor el número de publicaciones sobre este subgrupo.

En el presente capítulo se exponen las posibles aplicaciones de este método en pacientes con TCE L-M.

ELEMENTOS BÁSICOS DEL DOPPLER TRANSCRANEAL PARA VALORAR EN EL TRAUMATISMO CRANEOENCEFÁLICO LEVE Y MODERADO

No procede en este capítulo describir el fundamento del método, su descripción técnica ni los múltiples parámetros avanzados que se derivan de los datos suministrados. Tampoco abordaremos sus diversas aplicaciones en terapia intensiva;[6] nos centraremos exclusivamente en aquellos aspectos que conciernen al manejo del TCE L-M. Cuando algunos de estos pacientes se agravan, es preciso tratarlos con el nivel de monitorización y terapéutica del TCE grave. Los cálculos derivados, como autorregulación, etc., que deben emplearse se describen en otros capítulos.

Antes de detallar las indicaciones del DTC, es necesario tener presente qué complicaciones del TCE L-M son susceptibles de prevenir o tratar con la ayuda de esta herramienta y cuáles son los elementos básicos para evaluar. Como hemos insistido, este subgrupo de TCE es extremadamente heterogéneo, dada la diferencia de gravedad y de posibilidad de complicaciones que existen entre un paciente con una GCS de 9 puntos y otro con 14 puntos, o entre uno con lesión ocupante de espacio (LOE) y otro con tomografía normal. Por consiguiente, la posibilidad de complicaciones ulteriores será mayor en un grupo que en otro; sin embargo, cuando aparezcan, la base fisiopatológica será idéntica: HIC e hipoxia cerebral isquémica.

La base fisiopatológica de las complicaciones en pacientes con TCE de diferente entidad son idénticas: hipertensión intracraneal e hipoxia cerebral isquémica.

La HIC puede sobrevenir, primordialmente, por LOE no presentes al ingreso o incremento del volumen de estas, edema cerebral vasogénico u osmótico, hidrocefalia y convulsiones. Pueden aparecer hipoxia cerebral isquémica, principalmente por descenso de la presión arterial, hipocapnia, HIC y vasoespasmo cerebral.

Esencialmente, el DTC provee directamente la velocidad de flujo sistólico (VFs), diastólico (VFd) y medio (VFm). Derivada de la fórmula VFs – VFd / VFm, se calcula el índice de pulsatilidad (IP). Las velocidades de flujo sanguíneo cerebral no informan del volumen de flujo sanguíneo cerebral (FSC). El DTC mide velocidad, no flujo. Sin embargo, si se asume que el radio del vaso en el punto insonado se mantiene constante, los cambios de velocidad informarán acerca de los cambios en el FSC, mientras que el IP dará cuenta del grado de la resistencia cerebrovascular. Por otra parte, si el FSC se mantiene constante, las velocidades de flujo aumentarán dependiendo del radio de la arteria cerebral, y serán más elevadas mientras menor sea el radio. Los parámetros más útiles para el manejo del TCE L-M serán la VFm, la VFd y el IP.

Mediante la VFm, relacionada con los valores normales para la edad del paciente, es posible encontrar velocidades disminuidas o elevadas. En el primer caso (dado que no hay situación clínica en la que el diámetro del vaso insonado aumente), se puede hablar de disminución del FSC; en cambio, si hay aumento de la VFm, el Doppler permitirá discriminar si este aumento corresponde a hiperemia o vasoespasmo. No define el grado de perfusión (puede corresponder a hiper, normo o hipoperfusión). Para diferenciar entre hiperemia y vasoespasmo, se requiere calcular el índice de Lindegaard (IL): IL = VFm de la arteria cerebral media / VFm de la porción extracraneal de la arteria carótida interna. Un IL ≥ 3 indica vasoespasmo cerebral y uno < 3, hiperemia cerebral.

El IP, como se ha expuesto, traduce el estado de la resistencia cerebrovascular, que se relaciona con el grado de constricción de las arteriolas para mantener el FSC y contrarrestar aquellas situaciones que pueden modificarlo. Por ello, en la práctica clínica, el IP está directamente relacionado con la PIC e inversamente relacionado con la PPC. A mayores ascensos de la PIC, mayor incremento del IP; por el contrario, a mayor descenso de la PPC (por debajo del límite inferior de la ARC), mayor aumento del IP. En el **capítulo 5** se exponen las diversas circunstancias extracraneales que pueden magnificar o aminorar los valores de las velocidades y en el **cuadro 9-1**, los que influyen en el IP del DTC, las cuales deben tenerse presente antes de

CUADRO 9-1. FACTORES QUE MODIFICAN LOS VALORES DE LAS VELOCIDADES Y EL ÍNDICE DE PULSATILIDAD (IP)

	Velocidades	IP
Hipercapnia	Aumentan	Disminuye
Hipocapnia	Disminuyen	Aumenta
Envejecimiento	Disminuyen	Aumenta
Hipertermia	Aumentan	
Hipotermia	Disminuyen	
Vasculopatía cerebral crónica	Disminuyen	Aumenta
Aumento de la diferencia de presión de pulso		Aumenta

interpretar el DTC. En el **cuadro 9-2** se exponen los parámetros y valores normales para evaluar en pacientes con TCE L-M.

CÁLCULO NO INVASIVO DE LA PRESIÓN INTRACRANEAL MEDIANTE DOPPLER TRANSCRANEAL

Aunque la medición de la PIC con uso de técnicas que atraviesan el cráneo subsisten como el patrón oro por su más exacta cuantificación, los inconvenientes inherentes a ellas, como su alto costo, la invasividad, el riesgo de hemorragia o infecciones y la necesidad de neurocirujano, etc., explican que haya múltiples intentos para hallar un método no invasivo, seguro, barato y fiable que pueda sustituirlas. Así han surgido varias tecnologías, como la medida de la vaina del nervio óptico mediante ultrasonidos, la TC o la resonancia magnética; los pupilómetros automáticos para evaluar las alteraciones en la reactividad y velocidad de contracción de las pupilas; la estimación de la PIC usando parámetros derivados del DTC y, finalmente, la cuantificación de la velocidad sistólica del seno venoso recto mediante DTC.[7,8]

Predominantemente, estos métodos no invasivos se han orientado a patologías diferentes del TCE, como hemorragias cerebrales, ACV isquémico, encefalopatía hepática, etc., donde la monitorización de la PIC no está tan bien fundada en las guías clínicas como en el TCE grave. En el TCE L-M, por un lado, no existe una clara indicación de monitorización de la PIC y, por el otro, la incidencia de HIC es bastante menor que en el TCE grave. Por ello, parece razonable que, en el caso del TCE L-M, se restrinja la monitorización invasiva de la PIC a los pacientes cuya TC muestre algún tipo de LOE significativa y, mediante técnicas no invasivas, se sospeche que la PIC está elevada. Es necesario reiterar que estos métodos, más que una cuantificación exacta de la PIC, señalan la probabilidad o riesgo de HIC.

Entre los métodos no invasivos, el DTC es uno de los más estudiados y tiene un uso más extendido en la práctica médica, más específicamente en el TCE L-M. Con la intención por parte de algunos autores de ofertar valores numéricos de la PIC, se han desarrollado numerosas ecuaciones y fórmulas[10] que se describen en otros capítulos. Sin embargo, a nuestro juicio, dado que en el mejor de los casos la diferencia entre la PIC medida por métodos cruentos y la estimada por el DTC está entre ± 20 y ± 12 mm Hg, y el valor de la PIC normal directamente cuantificada se sitúa entre 10-20 mm Hg, estas fórmulas, a veces engorrosas, no ofrecen un nivel de exactitud para confiar en ellas. Lo que

CUADRO 9-2. PARÁMETROS PARA EVALUAR Y VALORES NORMALES EN EL TCE L-M

Parámetro	Valor normal
Velocidad media	55-80 cm/s
Velocidad diastólica	> 20 cm/s
Índice de pulsatilidad	< 1,25
Índice de Lindegaard	< 3

interesa en esta patología, y el DTC lo procura, es señalar qué pacientes pueden sufrir HIC, o están en riesgo, con los cambios que el aumento de la PIC o la caída de la PPC originan en la morfología del sonograma, en la VFd y en el IP. Con estos tres únicos elementos, es posible inferir la probabilidad de HIC o de una PPC no adecuada para el paciente.

 Si bien no hay un valor exacto de VFd e IP que asegure la presencia de HIC, existe un cierto consenso que indica que, cuando coexiste un IP ≥ 1,25 y una VFd < 20 cm/s, la probabilidad de HIC debe ser tenida en cuenta.

———

En estas circunstancias, el sonograma adquiere una configuración con un pico sistólico sobresaliente (**fig. 9-1**). En las situaciones en las que el incremento de la PIC está relacionado con hidrocefalia, muchas veces el sonograma presenta una morfología característica (**fig. 9-2**) con diástole aplanada.

 Un error común es aceptar el riesgo de HIC sobre la base de un solo elemento: el descenso de la VFd o el aumento del IP. En condiciones de bajo FSC –por hipovolemia o hipotensión arterial– todas las velocidades en el DTC están descendidas, incluida la VFd, mientras que la PIC puede estar normal e incluso baja. Asimismo, el IP puede estar aumentado

en las circunstancias que se exhiben en el **cuadro 9-1** y en otros contextos, como en pacientes añosos, diabéticos o con hipertensión arterial de larga evolución.[11]

Es recomendable no confiar solo en un registro del DTC para afirmar que puede existir un aumento de la PIC. Este debe repetirse varias veces en intervalos variables, dependiendo del cuadro clínico. Tiene más valor la tendencia de los parámetros que evalúa el DTC, y la respuesta de estos a las maniobras terapéuticas.

———

UBICACIÓN DEL PACIENTE A LA ADMISIÓN SEGÚN EL RIESGO

Al tratarse de pacientes con TCE no grave, tras ser valorados en la admisión del hospital, la mayoría de ellos serán tratados en las salas de urgencias o plantas de neurocirugía, ya que no se sospecha que pueda aparecer un deterioro neurológico más tarde. No obstante, es comúnmente reconocido que, dentro de este grupo, algunos pacientes posteriormente fallecerán o sufrirán secuelas importantes al no haberse detectado precozmente su riesgo. En cuanto al TCE moderado incluido en este grupo, algunos autores lo han definido como la zona gris del neurotraumatismo y han propuesto una subclasificación.[12] Por otra parte, las guías clínicas

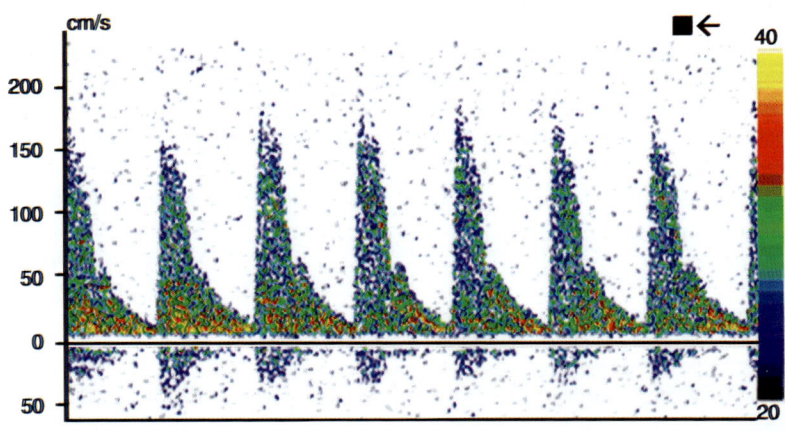

Fig. 9-1. Sonograma de la arteria cerebral media derecha (ACM der) de un paciente con traumatismo craneoencefálico (TCE) leve, al ingreso. Velocidad diastólica final 17 cm/s e IP 2,2. Dados estos resultados, se monitorizó la PIC en el parénquima cerebral, que mostró un valor de 30 mm Hg.

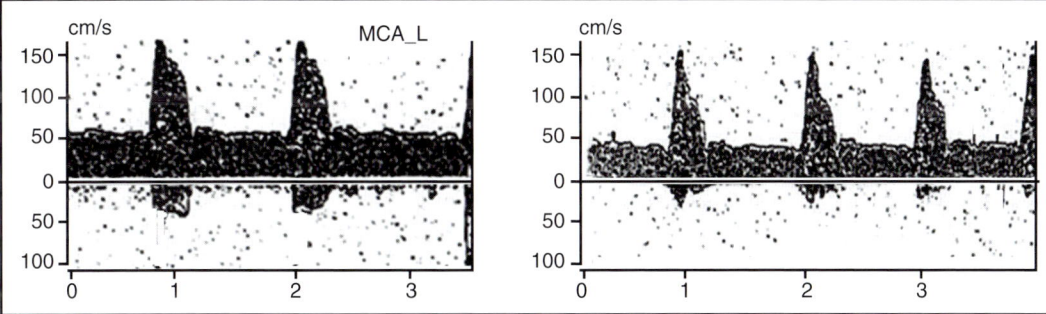

Fig. 9-2. Sonogramas de ambas arterias cerebrales medias (ACM) en un paciente con TCE moderado e hidrocefalia. Se aprecia la rectificación de la diástole con valores similares entre diástole inicial y final. En la ACM izquierda (panel izquierdo) se evidencia una velocidad máxima de 151 cm/s, una velocidad diastólica de 50 cm/s y una velocidad media de 75 cm/s e IP patológico de 1,45. En la cerebral media derecha, una velocidad sistólica pico de144 cm/s, una velocidad diastólica final de 36 cm/s, una velocidad media de 57 cm/s e IP de 1,90.

actuales están enfocadas, en su mayoría, al manejo del TCE grave y no definen los circuitos asistenciales más indicados para el TCE L-M. Incluso la guía escandinava dedicada específicamente al grupo de TCE L-M se centra únicamente en detectar pacientes tributarios de intervención neuroquirúrgica, de ingreso hospitalario y repetición de la TC.[4]

Una serie de criterios, como edad > 60 años, LOE significativa en la TC, TCE moderado y tratamiento con anticoagulantes, han sido propuestos como indicadores de riesgo de empeoramiento neurológico temprano, por lo que se sugiere su ingreso en unidades de cuidados intermedios o intensivos. Sin embargo, otros pacientes sin LOE, o con LOE de escaso volumen, o lesiones difusas al ingreso hospitalario pueden desarrollar un empeoramiento neurológico ulterior dentro de los primeros 7 días. Consecuentemente, es preciso disponer de información adicional para detectar los pacientes en riesgo e indicar su mejor manejo y más adecuada ubicación en el hospital. El DTC puede ayudar para este propósito.

Jaffres y cols.[13] estudiaron 78 TCE, 42 moderados y 36 leves, en las primeras horas de admisión en urgencias. Un 17% de leves (7 pacientes) y 28% de moderados (10 pacientes) presentaron deterioro neurológico en los 7 primeros días posadmisión. En el grupo de leves, 4 presentaron edema cerebral e HIC y 3, hematomas intracraneales que requirieron evacuación quirúrgica. Entre los moderados, 5 mostraron edema cerebral e HIC y 5 presentaron hematomas intracraneales, de los cuales 2 precisaron neurocirugía y 3 se clasificaron como LOE no evacuables. Además, 2 pacientes fallecieron por HIC refractaria. Dentro de cada subgrupo de leve o moderado, los autores descubrieron que los predictores de empeoramiento con significación estadística fueron la TC y el incremento del índice de pulsatilidad. Por el contrario, estos autores no hallaron diferencia significativa en la VFd. Los pacientes que sufrieron complicaciones presentaron un IP > 1,25 y la mediana del IP de los TCE moderados complicados fue de 1,64.

Bouzat y cols.[14] estudiaron 98 pacientes con TCL-M, con lesiones no graves en la TC (Clasificación del *Traumatic Coma Data Bank* de tipos I y II) al ingreso en urgencias, para investigar la exactitud del DTC en la detección de pacientes que ulteriormente desarrollarían complicaciones neurológicas. Midieron las VFs, VFm, VFd y el IP de forma bilateral, excepto en 7 pacientes en quienes solo exploraron un hemisferio. Un total de 21 pacientes (21%) mostraron complicaciones, la mayoría a las 48 horas del traumatismo. De ellos, 16 presentaron edema cerebral, 5 presentaron incremento del volumen de LOE y 11 presentaron HIC. En terapia intensiva ingresaron 16 pacientes, de los cuales 3 fallecieron por HIC refractaria al tratamiento. El GCS inicial y la TC mostraron diferencias en ambos grupos con significación estadística. Todas las velocidades del DTC fueron significativamente menores en los pacientes que se deterioraron, así como IP más elevado. Los mejores desempeños correspondieron a la VFd de 25 cm/s (sensibilidad del 92% y especificidad del 76%), y sobre todo al IP de 1,25 (sensibilidad del 90% y especificidad del 91%) con una razón de probabilidad positiva de 9,9. Estos datos indican que combinar el IP y los hallazgos de la TC al ingreso permite detectar qué pacientes requieren un mayor nivel de atención hospitalaria.[15] Posiblemente, el ingreso más temprano en la unidad de cuidados intensivos puede propiciar mejores resultados vitales y funcionales en estos pacientes.

Las velocidades diastólicas menores de 25 cm/s y el IP mayor de 1,25 se asociaron con una peor evolución de los pacientes con TCE L-M con lesiones no graves en la TC.

DIAGNÓSTICO DE VASOESPASMO CEREBRAL

Un elevado porcentaje de TCE leves, hasta un 82% según algunos autores,[16] muestran hemorragia subaracnoidea traumática (HSAt) en la TC inicial asociada a otras lesiones hemorrágicas intracraneales o no. La incidencia de HSAt en el TCE moderado es más incierta aún porque, en la mayoría de los estudios, este grupo se encuadra con el TCE grave, y con frecuencia asociada a otras lesiones. No obstante, su incidencia se sitúa alrededor del 40%.

A pesar de que la aparición del DTC ha permitido el diagnóstico incruento de vasoespasmo cerebral asociado a HSAt, como señala el metanálisis de Al-Mufti y cols.,[17] su incidencia real en el TCE L-M no se conoce con precisión. No obstante, Aminmansour y cols.,[18] en una serie corta de 64 pacientes, de los cuales 40 eran TCE leves y 13 moderados, hallaron que en la primera semana postraumatismo un 32% de los TCE leves presentaban vasoespasmo cerebral en algunas de las grandes arterias del polígono de Willis, y un 61% de los TCE moderados lo presentaban en los mismos territorios. Es de destacar que, en ambos subgrupos, la mayor incidencia de vasoespasmo ocurrió en el territorio de la arteria basilar.

Numerosos estudios han mostrado que la HSAt ensombrece el pronóstico del TCE, independientemente de que provoque vasoespasmo o no. Aunque se invocan otros factores que promoverían los peores resultados, como la liberación de moléculas tóxicas derivadas de los propios tejidos lesionados, microembolias, despolarización cortical propagada etc., el mecanismo patogénico mejor conocido de la HSAt es el desarrollo de déficit isquémico tardío como consecuencia del vasoespasmo cerebral. No obstante, al igual que con la incidencia de vasoespasmo, tampoco conocemos con exactitud el porcentaje de TCE L-M con vasoespasmo sonográfico o angiográfico que genera déficit isquémico. Las escasas referencias a este tópico en la literatura médica se hallan en la asociación de HSAt y lesiones hemorrágicas, de tipo hematoma subdural o intraparenquimatoso, y existe coincidencia en que su aparición provoca mayor estadía hospitalaria y morbimortalidad.

Los criterios para el diagnóstico sonográfico de vasoespasmo cerebral en el TCE L-M mediante DTC no difieren de los relatados en el **capítulo 5**, comunes para el TCE grave o la HSA por rotura aneurismática.

Simplemente, a modo de recordatorio, reiteramos que los tres elementos básicos son el valor de la velocidad media del flujo en los vasos de la base del cráneo, el IP y los índices de Lindegaard y Soustiel. Dado que se ha informado una mayor incidencia de vasoespasmo en este subgrupo de TCE en la circulación posterior, es necesario explorar, en todos los casos, este territorio vascular. En la **figura 9-3** se expone un ejemplo de vasoespasmo cerebral sonográfico.

ORIENTACIÓN DIAGNÓSTICA DE LAS CRISIS CONVULSIVAS NO MOTORAS

Numerosas observaciones, aunque en pequeñas series de casos, tanto en estados convulsivos motores, crisis de ausencia o convulsiones focales, han demostrado que durante esos episodios se produce un aumento del flujo sanguíneo cerebral

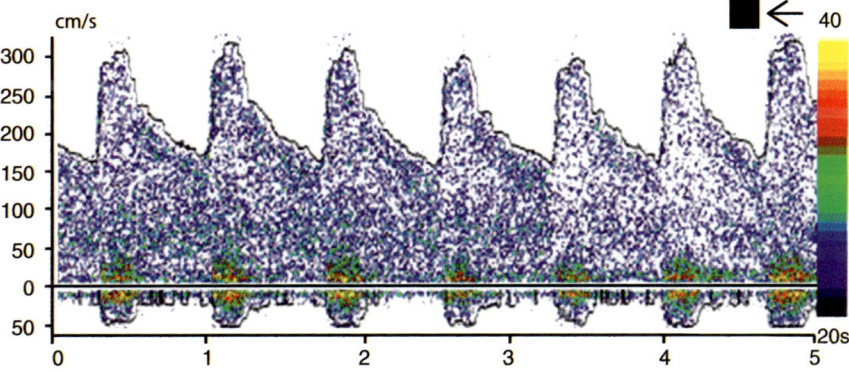

Fig. 9-3. Paciente con TCE moderado (GCS 12 puntos) y hemorragia subaracnoidea traumática. Sonograma de la arteria cerebral media izquierda. Se evidencia una velocidad de flujo media de 226 cm/s, IP de 0,71 e IL 5, correspondiente a vasoespasmo moderado de origen traumático. Se visualiza también un flujo turbulento "bruits" en cada pulso, que se ve como un grupo denso (verde-naranja-amarillo) de velocidades interpretadas por el equipo como bajas (por el mal ángulo de insonación en partículas que circulan erráticamente) . Las altas velocidades con frecuencia se acompañan de turbulencia.

en el hemisferio responsable de la descarga segundos después de la constatación del hecho mediante electroencefalografía.[19,20] El concepto de acoplamiento fisiológico entre actividad neuronal, metabolismo cerebral, consumo de oxígeno y flujo sanguíneo cerebral es el fundamento del fenómeno neurovascular observado, dado que la actividad epiléptica se asocia con un incremento de la actividad metabólica, consumo de oxígeno y elevación del flujo sanguíneo cerebral en el área cortical donde se engendra la descarga.

Este aumento del flujo sanguíneo cerebral se expresa en el DTC con la acentuación de las velocidades, fundamentalmente la sistólica y media, con escasa o nula repercusión en el IP. La elevación de las velocidades en un hemisferio provoca una asimetría interhemisférica, cuantificada en los diversos estudios en un 20-30% en las crisis de ausencia y hasta en un 70% en las crisis parciales motoras. El cese de las crisis se acompaña de un lento declinar de las velocidades hasta descender a los valores basales previos a la descarga eléctrica.

Por lo anteriormente expuesto, el DTC facilita el diagnóstico de sospecha de crisis convulsiva no motora cuando se constata una asimetría interhemisférica en las velocidades en pacientes con TCE L-M con alteración de la conciencia. En la **figura 9-4** se muestra el caso de un paciente con TCE leve,

cuyo examen rutinario con DTC muestra una diferencia de la velocidad media de flujo cuantificada en un 30% a favor del hemisferio derecho. Es importante destacar que la diferencia no se origina por el descenso de la velocidad de flujo considerada normal para el paciente, sino por el incremento en el hemisferio contralateral. En el caso considerado, el electroencefalograma demostró la actividad eléctrica producida que se interrumpió con la administración de fenitoína.

SOSPECHA DE DISECCIÓN VASCULAR DE LAS ARTERIAS CARÓTIDA INTERNA Y VERTEBRAL

Dependiendo del mecanismo lesional, y en ocasiones propiciado por alguna alteración morfológica previa del vaso arterial, se producen lesiones en los troncos supraaórticos. Por su significación clínica y relación con el TCE L-M, en este apartado nos referiremos en concreto a la disección de la arteria carótida interna (ACI) y de la arteria vertebral (AV).

La disección traumática de la ACI es más frecuente que la de la AV, con una incidencia estimada de 0,08-0,4% entre los pacientes que han sufrido un traumatismo, sobre todo craneal grave

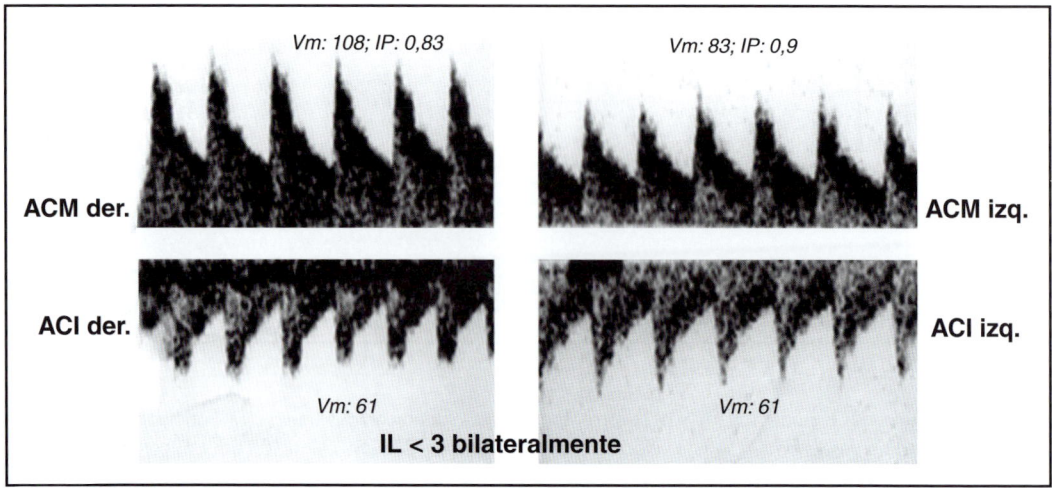

Fig. 9-4. Orientación diagnóstica mediante DTC en un paciente de sexo masculino de 26 años que presenta TCE leve con TC normal (TCDB: 1, segundo día de evolución y 13 puntos persistentes en la Escala de Glasgow). Estudio realizado con hematocrito 26%, presión arterial media 83 mm Hg, normotermia y normocapnia. Se observa una asimetría interhemisférica con un aumento del 30% en la velocidad media del hemisferio derecho. IL < 3. Se comprueban mediante EEG descargas epileptiformes a nivel frontal derecho, lo que condiciona hiperemia y explica el patrón asimétrico.

o moderado. Su porción extracraneal es la comúnmente afectada (alrededor del 90%) por su mayor movilidad y se origina habitualmente por accidentes de tránsito en los que predomina la lesión indirecta por flexión del cuello, con compresión de la arteria carótida interna entre el ángulo de la mandíbula y la columna cervical alta, seguido de una desaceleración rápida con hiperextensión y rotación contralateral del cuello. Las disecciones secundarias al cinturón de seguridad se deben a una lesión directa del cinturón sobre el lado del cuello donde está fijado. También se describe asociada a la práctica deportiva.

La lesión traumática de la ACI incluye desde lesiones menores, como espasmo, desgarro de la íntima o contusiones, hasta más graves, como seudoaneurismas, y oclusión completa. Su expresión clínica clásica de cefalea homolateral, síndrome de Horner, parálisis de pares craneales y hemiparesia es tardía. De hecho, alrededor del 50% de las disecciones de la ACI son asintomáticas en las primeras 12 horas, período durante el cual se gesta la progresión hacia trombosis o embolización secundaria. Esta última acontece en casi un 80% de los casos y puede inducir ACV isquémico con graves resultados. La posibilidad de diagnosticar la disección de

la ACI en este período abre una oportunidad terapéutica valiosa para evitar complicaciones.

Dado que la disección con mayor frecuencia asienta en el cuello, los métodos de elección para su diagnóstico son aquellos que exploran la región cervical mediante dúplex o técnicas de imagen. No obstante, el DTC puede ponernos sobre la pista de su existencia por la repercusión hemodinámica o embolígena que ocasiona en las arterias intracraneales. Facilita la detección de alteraciones del flujo intracraneal sugestivas de una estenosis extracraneal. En caso de existir una estenosis hemodinámicamente significativa, se puede observar a la altura de la arteria cerebral media homolateral una disminución del flujo respecto de la arteria cerebral media contralateral de alrededor del 20 al 40%. La disminución de la velocidad de flujo se origina por caída de la velocidad sistólica y aumento relativo de la diastólica por vasodilatación arteriolar o por relleno a través de colaterales. En estos casos, la perfusión a través de colaterales suele iniciarse a través del polígono de Willis (siempre que esté anatómicamente completo), y se observa una inversión del flujo de las arterias oftálmica y cerebral anterior. El IP suele estar disminuido en relación con la arteria contralateral por la vasodilatación distal a la estenosis. En el examen con el DTC, esta asimetría interhemisférica en el TCE L-M no debe confundirse con la probabilidad de crisis epiléptica. En este último caso, las velocidades de flujo en el hemisferio afectado están elevadas, mientras que las velocidades son normales para la edad y condición del sujeto en el lado sin crisis.

El DTC permite, además, monitorizar la presencia de microémbolos de la arteria cerebral media distal a la disección carotídea. El hallazgo de émbolos en el DTC se relaciona, de manera importante, con ataques cerebrovasculares. Para ello, el equipo de DTC debe contar con un *software* de monitorización específico que distinga entre verdaderos émbolos o artefactos. Además, estos programas facilitan el conteo automático de los émbolos, su amplitud, frecuencia y desplazamiento a lo largo del vaso insonado.

Según diversos estudios, la incidencia de lesiones traumáticas de la AV ocurre en el 0,5 a 2% de los pacientes traumatizados. La AV se puede afectar en su recorrido intra o extracraneal, y este último es el que se lesiona con mayor frecuencia como consecuencia de un mecanismo de flexión/extensión forzada y rotación lateral del cuello. Como resultado, podemos hallar un amplio espectro de alteraciones, como contusión, lesión intimal, seudoaneurisma, rotura, disección y fenómenos tromboembólicos.

Dada la presencia de circulación colateral, la mayoría de las lesiones de la AV son asintomáticas y solo aproximadamente un 20% de las unilaterales mostrará expresión clínica en forma de isquemia del territorio vertebrobasilar. Al igual que en la lesión de la ACI, en muchos casos existe un espacio de tiempo asintomático de 12 a 72 horas tras el incidente traumático, durante el cual podemos, mediante el DTC, sospechar la lesión.

 Dependiendo del lugar de disección, en el DTC de lesiones extracraneales observaremos una disminución de las velocidades de flujo, sobre todo del flujo sistólico, en la AV lesionada respecto de la AV sana. En las lesiones intracraneales encontraremos un patrón de alta resistencia traducido por la disminución de la velocidad del flujo sistólico y ausencia de flujo en el fin de la diástole. En la AV contralateral hallaremos un patrón de tipo compensatorio, con velocidad de flujo aumentada y alta velocidad telediastólica, y una disminución del IP. También es útil descartar la presencia de émbolos con los programas comentados anteriormente.

___

CONCLUSIONES

El DTC aporta una mejora en el manejo del TCE L-M y más seguridad clínica en las diversas situaciones expuestas, sin añadir invasividad ni aumento del costo; además, ofrece información que permite anticiparse a los riesgos previsibles y prevenibles de estos pacientes.

PUNTOS CLAVE

En el TCE L-M, el DTC es útil para:

- Estimar la probabilidad de HIC y mala evolución: VFd menor de 20-25 cm/s e IP mayor de 1,25.
- La búsqueda de vasoespasmo arterial traumático que se encuentra en 1/3 de los TCE leves y en 2/3 de los TCE moderados, con criterios ultrasonográficos iguales a los utilizados en la HSA espontánea.
- Evaluar la posibilidad de actividad epiléptica: asimetría en las velocidades de flujo.
- Disecciones arteriales: repercusión hemodinámica de la estenosis y los émbolos distales.

REFERENCIAS

1. Egea-Guerrero JJ, Revuelto-Rey J, Murillo-Cabezas F, et al. Accuracy of the S100β protein as a marker of brain damage in traumatic brain injury. Brain Inj 2012;26:76-82.

2. Bárcena-Orbe A, Rodríguez-Arias C, Rivero-Martín B y cols. Revisión del traumatismo craneoencefálico. Neurocirugía 2006;17:495-518.

3. Scholten AC, Haagsma JA, Andriessen TM, et al. Health-related quality of life after mild, moderate and severe traumatic brain injury: patterns and predictors of suboptimal functioning during the first year after injury. Injury 2015;46:616-24.

4. Calcagnile O, Anell A, Undén J. The addition of S100B to guidelines for management of mild head injury is potentially cost saving. BMC Neurol 2016;16:200.

5. Murillo-Cabezas F, Arteta-Arteta D, Flores-Cordero JM y cols. Utilidad del Doppler transcraneal en la fase precoz del traumatismo craneoencefálico. Neurocirugía 2002:13:196-208.

6. White H, Venkatesh B. Applications of transcranial Doppler in the ICU: a review. Intensive Care Med 2006;32:981-94.

7. Robba C, Pozzebon S, Moro B, et al. Multimodal non-invasive assessment of intracranial hypertension: an observational study. Critical Care 2020;24:379.

8. Robba C, Cardim D, Tajsic T, et al. Ultrasound non-invasive measurement of intracranial pressure in neurointensive care: A prospective observational study. PLoS Med 2017;14: e1002356.

9. Cardim D, Robba C, Bohdanowicz M, et al. Non-invasive monitoring of intracranial pressure using transcranial doppler ultrasonography: is it possible? Neurocrit Care 2016;25:473-91.

10. Robba C, Taccone FS. How I use Transcranial Doppler. Crit Care 2019;23:420.

11. Ahmad M, Legrand M, Lukaszewicz AC, et al. Transcranial Doppler monitoring may be misleading in prediction of elevated ICP in brain-injured patients. Intensive Care Med 2013;39:1150-1.

12. Godoy DA, Rubiano A, Rabinstein AA, et al. Moderate traumatic brain injury: the grey zone of neurotrauma. Neurocrit Care 2016;25:306-19.

13. Jaffres P, Brun J, Declety P, et al. Transcranial Doppler to detect on admission patients at risk for neurological deterioration following mild and moderate brain trauma. Intensive Care Med 2005;31:785-90.

14. Bouzat P, Francony G, Declety P, et al. Transcranial Doppler to screen on admission patients with mild to moderate traumatic brain injury. Neurosurgery 2011;68:1603-10.

15. Bouzat P, Oddo M, Payena JF. Transcranial Doppler after traumatic brain injury: is there a role? Curr Opin Crit Care 2014;20:153-60.

16. Nassiri F, Badhiwala JH, Witiw CD, et al. The clinical significance of isolated traumatic subarachnoid hemorrhage in mild traumatic brain injury: A meta-analysis. J Trauma Acute Care Surg 2017;83:725-31.

17. Al-Mufti F, Amuluru K, Changa A, et al. Traumatic brain injury and intracranial hemorrhage-induced cerebral vasospasm: a systematic review. Neurosurg Focus 2017;43:E14.

18. Aminmansour B, Ghorbani A, Sharifi D, et al. Cerebral vasospasm following traumatic subarachnoid hemorrhage. J Res Med Sci 2009;14:343-8.

19. Bek S, Kaşikçi T, Genç G, et al. Lateralization of cerebral blood flow in juvenile absence seizures. J Neurol 2010;257:1181-7.

20. Niehaus L, Wieshmann UC, Meyer B. Changes in cerebral hemodynamics during simple partial motor seizures. Eur Neurol 2000;44:8-11.

PAPEL DEL DOPPLER TRANSCRANEAL EN LA FASE AGUDA DEL ATAQUE CEREBROVASCULAR ISQUÉMICO. UTILIDAD ANTES, DURANTE Y DESPUÉS DE LAS ESTRATEGIAS DE REPERFUSIÓN

LEANDRO MORAES ORONOZ, JORGE MAURICIO MERCADO VILLEGAS Y ANDRÉS GAYE SAAVEDRA

Contenidos

INTRODUCCIÓN

En 1982, Aaslid y cols. introdujeron en la práctica clínica el uso del Doppler transcraneal (DTC) como un medio no invasivo para evaluar la velocidad de flujo en los vasos sanguíneos (arterias y venas) intracraneales de la base del cráneo. Desde un primer momento, la técnica se destacó por su excelente resolución temporal y le permitió al clínico monitorizar de manera *on-line* numerosos procesos dinámicos que ocurren en la patología neurocrítica aguda, particularmente en la enfermedad cerebrovascular (oclusión e isquemia-recanalización y reperfusión).

 Con el correr de los años, tanto el Doppler transcraneal clásico como el Doppler transcraneal codificado en color (DTCC) –este último también llamado dúplex transcraneal– han sido reconocidos como "el estetoscopio cerebral". Dada la portabilidad lograda con los equipos modernos, es posible considerarlos una extensión del examen clínico neurológico aplicado en las unidades de cuidados intensivos (UCI), emergencias hospitalarias y unidades de ataque cerebrovascular (ACV).

——

Además, no menos atractivo es el planteo actual de extender su aplicación hacia el medio prehospitalario, sobre todo en el área clínica que nos ocupa en el presente capítulo.[1]

El ACV isquémico se produce, en la mayoría de los casos, por la obstrucción aguda de una arteria de la circulación encefálica. Hoy en día es una de las primeras causas de muerte y discapacidad en individuos mayores de 50 años en todo el mundo.

 En aproximadamente un 80-85% de los casos, la arteria que se obstruye es tributaria de la circulación anterior o carotídea. En el 15-20% restante, se ocluye una arteria de la circulación posterior o vertebrobasilar. El Doppler/dúplex transcraneal (TC) puede detectar la oclusión arterial en ambas topografías, especialmente en las arterias y ramas principales que conforman el polígono de Willis.

——

Desde finales de la década de 1990, la estrategia de reperfusión farmacológica con el uso de trombolíticos (alteplasa o rTPA) por vía intravenosa (TLIV) representa un objetivo terapéutico mayor en este escenario. Más recientemente, en 2015, la trombectomía mecánica (TM) logró posicionarse como una nueva estrategia de reperfusión mecánica para aquellas oclusiones arteriales proximales o de gran vaso (OGV), específicamente a la altura de la arteria carótida interna (ACI) distal, el segmento M1 de la arteria cerebral media (ACM) y, con menor evidencia, a la altura de la arteria basilar (AB).

 La implementación oportuna del Doppler/dúplex TC puede detectar, localizar y clasificar la gravedad de la oclusión en arterias proximales y, de esta forma, contribuir con la optimización del algoritmo (diagnóstico-terapéutico) de toma de decisiones del "Código ACV o ictus".

——

La sonotrombolisis, a la luz de la evidencia actual, no ha demostrado tener un impacto positivo (significativo) en los principales resultados clínicos (morbimortalidad o independencia funcional). Sin embargo, su papel aún está por definirse. Aquellas nuevas estrategias de investigación que incorporen los cambios terapéuticos ocurridos en época reciente podrán, eventualmente, posicionarla como una terapia complementaria.

En el presente capítulo desarrollaremos los conceptos mencionados en los párrafos anteriores, con la finalidad de aportar al médico clínico la evidencia que avala el uso del DTC en el contexto del ACV isquémico en fase aguda, con énfasis en el "Código ACV": pre, intra y postrombolisis o TM. Sin embargo, la utilidad del DTC en la patología cerebrovascular es mucho más amplia, tanto en la etapa aguda como en la crónica (**cuadro 10-1**).[2]

TÉCNICA

 En el contexto de un Código ACV, la realización del Doppler/dúplex TC no debe retrasar la aplicación de la estrategia de reperfusión (farmacológica o mecánica).

——

Si el paciente se encuentra lúcido, se le debe explicar brevemente en qué consiste la

CUADRO 10-1. UTILIDADES DEL DTC EN LA ISQUEMIA CEREBRAL AGUDA[2]

UTILIDAD	DTC	DTCC
Diagnóstico de oclusión de gran vaso en la circulación anterior o posterior	*	*
Redistribución del flujo sanguíneo	*	*
Seguimiento de recanalización y reperfusión del vaso ocluido y reoclusión	**	*
Sonotrombolisis	*	--
Monitorización de microembolias (HITS)	**	--
Estenosis intracraneales	*	*
Foramen oval permeable	*	*
Hipertensión intracraneal	*	*
Parénquima cerebral y desviación de la línea media	--	**
Reactividad cerebrovascular	**	*

*: uso frecuente; **: uso muy frecuente; --: no aplicable; HITS: señales transitorias de alta intensidad (por sus siglas en inglés).

técnica, remarcar que es no invasiva, indolora, inocua y aportar información sobre las decisiones diagnóstico-terapéuticas.

Siempre que sea posible, el examinador se posicionará detrás de la cabecera del paciente. Cuando esto no sea posible, lo que sucede con mucha frecuencia en pacientes críticos con numerosos cables, equipos y catéteres a su alrededor situados detrás de la cabecera, recomendamos posicionarse a uno de los lados de la cama. Se debe apoyar suavemente el transductor, con suficiente gel conductor entre la piel y la superficie de la sonda para asegurar una conducción adecuada.

Recordamos que la técnica del DTC se basa en el efecto Doppler, según el cual una onda sonora emitida con una determinada frecuencia (ultrasonido) incide sobre un objeto en movimiento, en este caso los eritrocitos (para más información dirigirse al capítulo correspondiente).

 El DTC se realiza con un transductor de 2 MHz, y en el caso del dúplex TC se selecciona la sonda sectorial –con tecnología *phased array* (también denominadas de ultrasonido multielemento o de sonda de fase, la misma que se emplea en ecocardiografía)– que se aplicará en zonas específicas del cráneo denominadas ventanas ultrasónicas óseas (dado que permiten que el ultrasonido con penetre con mayor facilidad).

En pacientes con craniectomías descompresivas, puede utilizarse la sonda convexa de 3,5-5 MHz o la sonda recta de 7 MHz. Estas últimas dos alternativas, en modo B (que muestra una imagen anatómica), logran una adecuada definición ultrasonográfica del parenquimograma cerebral.[3]

Por último, el modo M (*power motion*), incorporado recientemente entre las funcionalidades de los equipos, simplifica la exploración a medida que agiliza la detección de los vasos intracraneales a diferentes profundidades de manera simultánea. Para conocer otras ventajas de esta herramienta, recomendamos al lector dirigirse al capítulo correspondiente.

El análisis de la circulación encefálica debe ser sistematizado. Se recomienda comenzar el análisis vascular con el estudio de las arterias presuntamente no afectadas, es decir, no ocluidas o subocluidas. De esta forma, es posible objetivar la permeabilidad al ultrasonido de las ventanas sónicas clásicas. En caso de no encontrar una oclusión arterial, se debe recordar que las arterias que se exploran son aquellas que conforman el polígono de Willis y, en casos seleccionados, algunas de sus ramas principales (p. ej., cerebelosas). Las arterias perforantes y los segmentos distales de las arterias del polígono no se exploran con esta técnica (**fig. 10-1**).

Los detalles técnicos de cada ventana sónica están explicados en profundidad en el capítulo

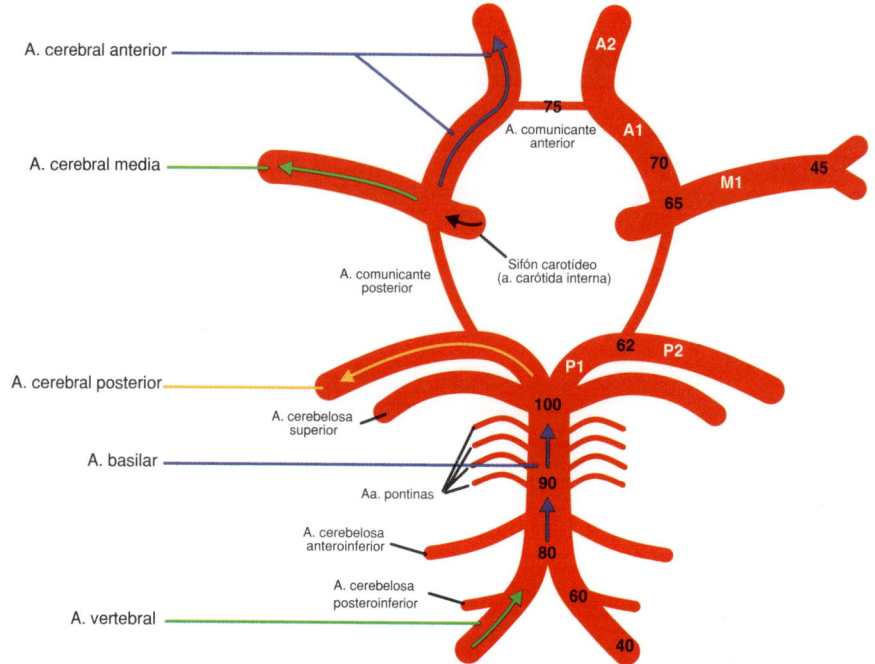

Fig. 10-1. Esquema de la macrocirculación arterial cerebral y sus segmentos. Los números indican las diferentes profundidades (en mm) a las que se insonan los distintos segmentos arteriales. Las flechas indican la dirección de la circulación dentro de cada vaso.

correspondiente. A continuación, realizaremos una breve reseña de las principales ventanas y arterias insonables.

Ventana transtemporal

Por lo general, es la primera ventana que se explora. Se extiende por arriba de la arcada cigomática, delante del trago y detrás de la comisura lateral del ojo homolateral. La ACM se buscará entre los 40-60 mm de profundidad. Puede ser anterior, media o posterior. El haz ultrasónico se dirigirá levemente hacia arriba en todos los casos, con una angulación de aproximadamente 10 a 20°. Se dirigirá levemente hacia atrás si se utiliza la ventana temporal anterior, levemente hacia adelante si se utiliza la ventana temporal posterior, y solo levemente hacia arriba si se utiliza la ventana temporal media. Por la ventana temporal pueden buscarse también la bifurcación carotídea, la arteria carótida interna intracraneal antes de su bifurcación, la arteria cerebral anterior (ACA), la arteria cerebral

posterior (ACP) y las respectivas arterias comunicantes, anterior y posterior.

 En el contexto de una oclusión aguda de la ACM (segmento M1), se puede poner en juego un mecanismo compensador a través de la circulación leptomeníngea (*flow diversion phenomenon*). Esto se visualiza en el DTC como una alta velocidad media de flujo en la ACA homolateral a la oclusión con resistencia normal o baja (IP < 1,2). Para determinar que el valor de velocidad está aumentado, se debe comparar con la ACM presuntamente normal (contralateral a la ocluida) (Vm en ACA homolateral ≥ Vm en ACM contralateral). Esto pone en evidencia la puesta en juego de un mecanismo transcortical distal de circulación colateral leptomeníngea, que se asocia con una recuperación más temprana y mejor de los pacientes. Se plantea que este fenómeno puede contribuir a la recuperación de la zona penumbra. Se pueden observar cambios sonográficos similares en la ACP (Vm en ACP homolateral ≥ Vm en ACM contralateral e IP < 1,2).[4]
___

Ventana occipital o transforaminal

Se encuentra a la altura del agujero occipital, y la dirección del haz ultrasónico va desde aquí (desde el centro o levemente lateralizado a la derecha o izquierda) hacia la base de la nariz. Se insona a una profundidad de 60-75 mm en búsqueda de las arterias vertebrales (AV) y más profundamente, a 75-100 mm, se identifica la arteria basilar.

Ventana oftálmica o transorbitaria

Se emplea con la finalidad de estudiar la arteria oftálmica (AO) y el sifón carotídeo (SC). La primera es una arteria extracraneal con mayor resistencia que las arterias cerebrales (índice de pulsatilidad más alto), que está ubicada a una profundidad de 40-60 mm. El sifón carotídeo se encuentra a una profundidad de 60-80 mm.

La inversión del flujo a la altura de la AO evidencia un mecanismo de redistribución del flujo extracraneal hacia intracraneal (circulación colateral secundaria) que se asocia con una obstrucción crónica, grave, de la ACI extracraneal.

——

Su presencia puede contribuir con una compensación, al menos parcial, del flujo sanguíneo cerebral, lo que permite así la obtención de mejores resultados clínicos cuando sobreviene un ACV isquémico agudo.[5]

DIAGNÓSTICO DE OCLUSIÓN O SUBOCLUSIÓN

En los centros hospitalarios capaces de realizar estudios no invasivos, como angiotomografía o angiorresonancia, con la finalidad de diagnosticar una oclusión de gran vaso (OGV), recomendamos utilizar el Doppler/dúplex TC para realizar el control ulterior.

——

La oclusión o suboclusión de las arterias intracraneales pertenecientes al polígono de Willis puede deberse a diversas causas. La mayoría de las veces, el origen (fuente) de los émbolos con destino encefálico es extracraneal:

- Origen cardíaco vinculado fundamentalmente con arritmias embolígenas, como fibrilación o aleteo auricular (evidentes u ocultas), dilatación de cavidades cardíacas o zonas con motilidad sectorial reducida (posinfarto más frecuentemente). Orejuela izquierda o trombos murales ventriculares.
- Ateromatosis de carótida a nivel cervical.
- Ateromatosis aórtica: proximal o distal a la arteria subclavia izquierda.
- Foramen oval permeable: aunque muchas veces no es causa, sino una lesión testigo, y en situaciones particulares y especialmente en personas jóvenes su participación etiopatogénica es indiscutible. Los émbolos se generan a la altura de la circulación venosa sistémica.

Otra fuente posible de embolias distales es la ateromatosis intracraneal, fundamentalmente placas de carótida interna y ACM en la circulación anterior, y la AB a nivel posterior.[6]

Por último, señalamos que en un porcentaje variable de entre 18 y 25%, la fuente de los émbolos permanece desconocida al momento del evento agudo (*embolic stroke of unknown source*, ESUS).

El Doppler/dúplex TC permite al médico clínico diagnosticar la oclusión y su gravedad, y monitorizar su evolución temporal con eventual recanalización arterial, espontánea o luego de la aplicación de una estrategia terapéutica. Finalmente, permite también estudiar la vasorreactividad de las arteriolas distales cuando ocurre la recanalización-reperfusión.

——

Durante la evaluación con DTC se debe determinar la presencia o no de subclusión/oclusión arterial y, siempre que sea posible, correlacionar los hallazgos sonográficos con el déficit neurológico del paciente. Las alteraciones o asimetrías en los sonogramas tienen mayor utilidad clínica cuando existe congruencia con los hallazgos clínicos referidos por el paciente durante la anamnesis o la signología focal evidenciada durante el examen neurológico.

La oclusión o suboclusión arterial se determina con DTC por la ausencia/modificación de la señal Doppler en una arteria cerebral con una ventana acústica presente, comprobada con la detección de al menos una arteria cerebral homolateral (ventana permeable) o por la asimetría de flujo entre segmentos arteriales homólogos. En el caso del dúplex, el diagnóstico de oclusión se basa en la ausencia de señal en el Doppler. En aproximadamente el 75% de los casos, la oclusión intracraneal aguda presenta flujo residual.

Como se mencionó, el DTC proporciona información sobre la oclusión, recanalización y reperfusión después de la disolución del émbolo/trombo (cruórico, graso, etc.), así como también sobre una posible reoclusión. Para controlar este dinamismo característico de la evolución natural (o provocado por el tratamiento) de la mayor parte de las oclusiones arteriales intracraneales, se desarrollaron sistemas de clasificación para evaluar los cambios en la señal Doppler en función de la recanalización parcial o total del vaso afectado. Entre ellas se destaca la clasificación "Tromboolisis en isquemia cerebral" (TIBI: *Thrombolysis In Brain Ischemia*) desarrollada por Demchuk y cols. en 2001. Esta clasificación comprende seis patrones que van de 0 (sin flujo) a 5 (flujo normal) y son predictores del grado de recanalización y restauración del flujo sanguíneo y, además, de la recuperación clínica temprana de los pacientes sometidos a tratamiento trombolítico intravenoso sistémico. Los patrones de 0 a 3 corresponden a criterios de oclusión total o parcial y el patrón 4, a estenosis.

Otra clasificación adaptada para el dúplex es la del consenso sobre los grados de obstrucción del flujo intracraneal (*Consensus on Grading Intracranial Flow Obstruction*, COGIF). Su creación procuró eliminar aquellos cambios sonográficos explicables no solo por una lesión intracraneal aguda (en vías de recanalización), sino también por lesiones arteriales extracraneales crónicas previas (p. ej., TIBI 2 o 3). Esta se correlaciona aceptablemente con la gravedad clínica inicial, probabilidad de reperfusión y recuperación clínica, y con la mortalidad. Comprende cuatro grados: 1: ausencia de flujo; 2 y 3: velocidades bajas sin flujo diastólico y con flujo diastólico, respectivamente; y 4: con perfusión establecida (**cuadro 10-2**).[8]

Cuando se comparó el rendimiento diagnóstico de la OGV con el Doppler/dúplex TC respecto de la arteriografía o angiotomografía, los resultados evidenciaron una sensibilidad y una especificidad ampliamente aceptables desde un punto de vista clínico, especialmente para la oclusión de la ACM (la más frecuente), pero también razonablemente útiles en la circulación posterior (**cuadro 10-3**).

Por último, el clínico-neurosonólogo debe recordar que la ausencia de una oclusión total o parcial con esta técnica no invalida el diagnóstico clínico presuntivo de ACV isquémico, por ejemplo, puede tratarse de un infarto por oclusión de perforantes (lacunar) o segmentos más distales de las arterias del polígono, no insonables por esta técnica. Otras posibilidades diagnósticas son:

- Recanalización temprana (previa a la realización del estudio).
- Mecanismo hemodinámico (no obstructivo).
- Obstrucción venosa (infarto venoso).
- *Stroke mimic* (p. ej., hipoglucemia, fenómeno de Todd, etc.).

SONOTROMBOLISIS

 Cuando se produce un ACV isquémico, la TLEV sistémica o la TM son los métodos actualmente implementados para conseguir la recanalización del vaso y la reperfusión del parénquima cerebral, con el objetivo de reducir la morbimortalidad y mejorar la independencia funcional.

——

Sin embargo, menos del 5% de las oclusiones de la ACI distal y del 30% de las oclusiones de M1 (ACM) se recanalizan (globalmente) con terapia TLEV sistémica. A nivel de la AB, la tasa de éxito también es baja, inferior al 10%. Por su parte, a pesar de la eficacia demostrada de la TM en las OGV mencionadas, esta técnica no está ampliamente disponible 24/7 alrededor del mundo. Por lo tanto, su aplicación oportuna demanda una logística en muchos casos difícil de lograr en tiempo y forma (ventanas terapéuticas más allá de las 6 horas de inicio de los síntomas demandan técnicas de neurorradiología sofisticadas, también restringidas a centros de referencia, p. ej., RAPID *software*).

CUADRO 10-2. PATRONES DE FLUJO TIBI (*THROMBOLYSIS IN BRAIN ISCHEMIA*) Y COGIF (*CONSENSUS ON GRADING INTRACRANIAL FLOW OBSTRUCTION*) POR SUS SIGLAS EN INGLÉS.[21,23]

CATEGORÍA	APARIENCIA	PATRÓN	DESCRIPCIÓN
TIBI 0 COGIF 1		Ausencia de flujo	Sin señal de flujo
TIBI 1 COGIF 2		Flujo mínimo	Picos sistólicos con velocidad y duración variables; velocidad diastólica = 0; flujo reverberante
TIBI 2 COGIF 3		Flujo aplanado	Onda sistólica ascendente aplanada (duración > 0,20 s); velocidad diastólica > 0; IP < 1,2
TIBI 3 COGIF 3		Flujo atenuado	Disminución mayor al 30% de la Vm en relación a la contralateral; onda ascendente normal; VDF > 0

Continúa

CUADRO 10-2. (CONT.) PATRONES DE FLUJO TIBI (*THROMBOLYSIS IN BRAIN ISCHEMIA*) Y COGIF (*CONSENSUS ON GRADING INTRACRANIAL FLOW OBSTRUCTION*) POR SUS SIGLAS EN INGLÉS.[21,23]

CATEGORÍA	APARIENCIA	PATRÓN	DESCRIPCIÓN
TIBI 4 COGIF 4c		Flujo hiperémico	Velocidades de flujo aumentadas en forma segmentaria (Vm > 80 cm/s o > 30% comparada con el lado contralateral, sin turbulencia; IP bajo, ensanchamiento de bajo grado del espectro)
TIBI 4 COGIF 4b		Flujo seudoestenótico	a) Velocidades de flujo aumentadas focalmente (Vm > 30% comparada con el lado contralateral, velocidad diastólica > 0) b) Si ambas arterias están afectadas y la Vm bilateralmente es < 80 cm/s, debido a disminución importante de la VDF, se considera este patrón cuando la V media es mayor al 30% de la contralateral MÁS signos de turbulencia
TIBI 5 COGIF 4a		Flujo normal	Velocidades de flujo normales o dentro de un rango de ± 30% del lado contralateral

Vm: velocidad media, VDF: velocidad diastólica final; IP: índice de pulsatilidad.

CUADRO 10-3. FIABILIDAD DEL DTC FRENTE A LA ANGIOGRAFÍA POR SUSTRACCIÓN DIGITAL (ASD) PARA EL DIAGNÓSTICO, SEGUIMIENTO Y RECANALIZACIÓN DE LAS OCLUSIONES INTRACRANEALES (SLOAN Y COLS., 2004)[23]

	Sensibilidad (%)	Especificidad (%)
Circulación anterior	70-90	90-95
Circulación posterior	50-80	80-96
Arteria cerebral media	85-95	90-98
ACI, AV, AB	55-81	96
Oclusión completa	50	100
Oclusión parcial	100	76
Recanalización	91	93

ACI: arteria carótida interna; AV: arteria vertebral; AB: arteria basilar.

Con este escenario planteado, el uso del ultrasonido con fines terapéuticos configura, a la luz de la evidencia actual, una atractiva herramienta (sola o complementaria) para continuar investigando (**fig. 10-2**).[9]

La aplicación del ultrasonido con la finalidad de aumentar la tasa de recanalización y reperfusión cerebral puede emplearse, clásicamente, en tres escenarios clínicos posibles: a) ultrasonido aislado: sonolisis; b) sonotrombolisis: ultrasonido asociado a fármacos trombolíticos intravenosos; c) sonotrombolisis potenciada: ultrasonido asociado a trombolíticos intravenosos y potenciado con microesferas.

Desde el punto de vista clínico, la sonotrombolisis se puede aplicar de forma segura con el uso del Doppler/dúplex TC con una sonda de 2 MHz. La exposición al ultrasonido sugerida es de 2 horas

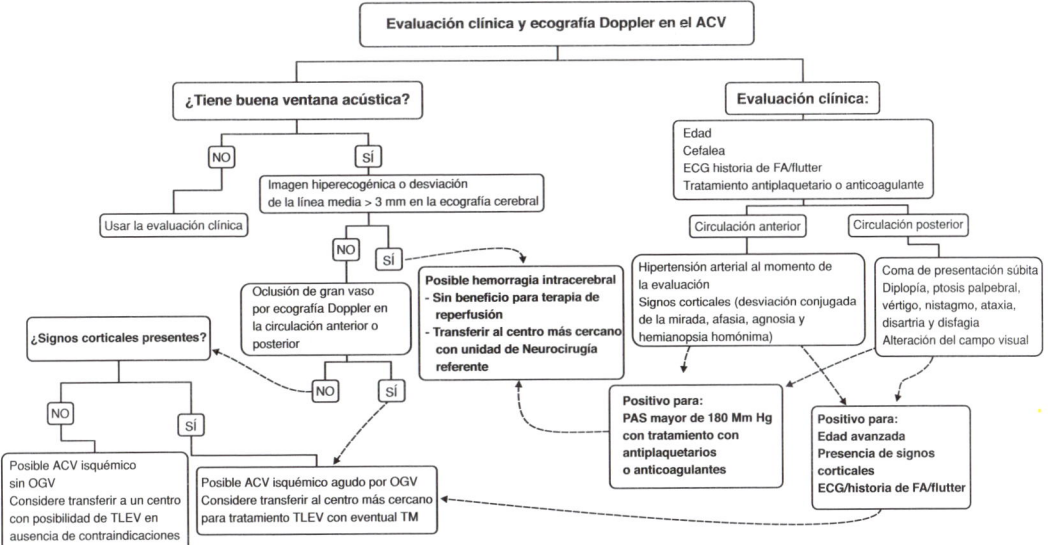

Fig. 10-2. Algoritmo propuesto para la evaluación clínica y Doppler en pacientes con ACV. Las posibles explicaciones de no encontrar un Doppler patológico son: ventana dificultosa y/o operador no experto, recanalización espontánea precoz y/o oclusión distal al vaso insonado. ACV: ataque cerebrovascular, TLEV: trombolisis endovenosa, TM: trombectomía mecánica, ECG: electrocardiograma, PAS: presión arterial sistólica, FA: fibrilación auricular, OGV: oclusión de gran vaso.

(ensayo clínico CLOTBUST-ER). Las frecuencias menores de 2 MHz (ensayo clínico TRUMBI, fase 2), aunque pueden ser más eficientes en términos de recanalización, aumentan significativamente el riesgo de sangrado sintomático.[10]

Los mecanismos de interacción del ultrasonido u ondas acústicas con los tejidos han sido estudiados en modelos preclínicos durante décadas. Estos pueden clasificarse en térmicos (calentamiento) y mecánicos (primarios o fuerza de radiación acústica y secundarios o cavitación acústica). De esta forma, las ondas acústicas promueven la rotura de la red de fibrina. Concomitantemente, aumenta la permeabilidad del émbolo/trombo a las sustancias trombolíticas endógenas o exógenas (fármacos), lo que resulta en una aceleración del proceso de trombolisis, recanalización y reperfusión arterial (**fig. 10-3**). En el caso clínico referido en las **figuras 10-4** y **10-5** se muestran las alteraciones del sonograma en el sector posterior durante una oclusión aguda de la arteria basilar, lo que apoya el diagnóstico clínico y los cambios en el sonograma de esa arteria luego de la trombolisis.

El ensayo clínico CLOTBUST-ER (*Combined Lysis of Thrombus With Ultrasound and Systemic Tissue Plasminogen Activator (tPA) for Emergent Revascularization in Acute Ischemic Stroke*), liderado por Alexandrov, fue interrumpido de manera prematura al documentarse futilidad terapéutica. La pregunta que cabe entonces es: ¿estamos ante el ocaso de la sonotrombolisis? Aunque a primera vista podría parecer que la respuesta sería afirmativa, hay ciertas limitaciones que deben ser consignadas. La primera y más clara limitación fue la selección de los pacientes sobre la base de la escala de NIH (mayor o igual a 10) sin el diagnóstico confirmado de oclusión arterial aguda del vaso culpable. Por otra parte, la tecnología aplicada (operador independiente o *hands-free*) pudo haber logrado una menor exposición al ultrasonido del área vascular ocluida. Este hecho explica, al menos en parte, la menor eficiencia del equipamiento empleado respecto del ensayo CLOTBUST de fase 2 (que lo antecedió), en el cual se aplicó el ultrasonido de forma dirigida por parte de un operador entrenado. Los pacientes con ACV isquémico agudo tratados con sonotrombolisis presentaron una tasa más alta de recanalización arterial completa temprana (en las primeras 2 horas de la administración del bolo intravenoso de rTPA) y una recuperación clínica dramática (25% frente a 8%, $p = 0,02$), sin un aumento significativo del riesgo de hemorragia intracraneal sintomática.

Por último, mencionamos los resultados de la revisión sistemática y el metanálisis realizado por Li y cols. recientemente publicado (junio 2020), el cual enfatiza la posibilidad de lograr mayores tasas de recanalización completa temprana y resultados clínicamente favorables (mayor independencia funcional sin aumento de la hemorragia intracraneal sintomática) cuando la sonotrombolisis se aplica particularmente en las oclusiones de la ACM.[11]

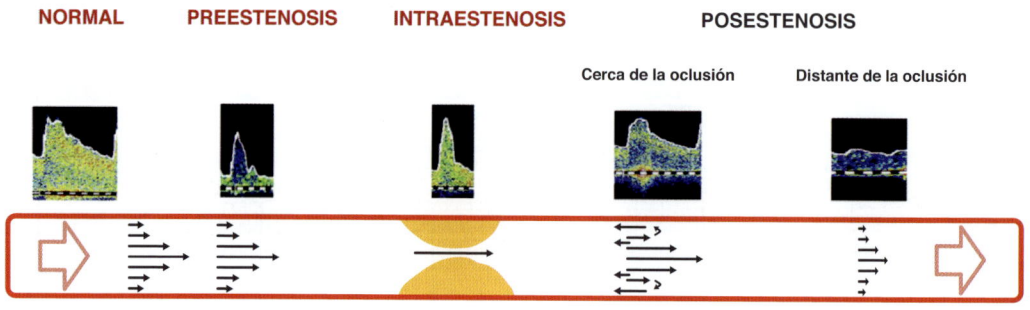

Fig. 10-3. Esquema de las alteraciones morfológicas del sonograma a la altura de diferentes segmentos arteriales: preestenosis, intraestenosis y posestenosis. IP: índice de pulsatilidad.

Fig. 10-4. Paciente con ACV isquémico del sector posterior. **A.** Ptosis palpebral bilateral mayor a la derecha. **B.** Desviación oblicua de la mirada (*skew deviation*). Los sonogramas de la **figura 10-5** corresponden a este paciente.

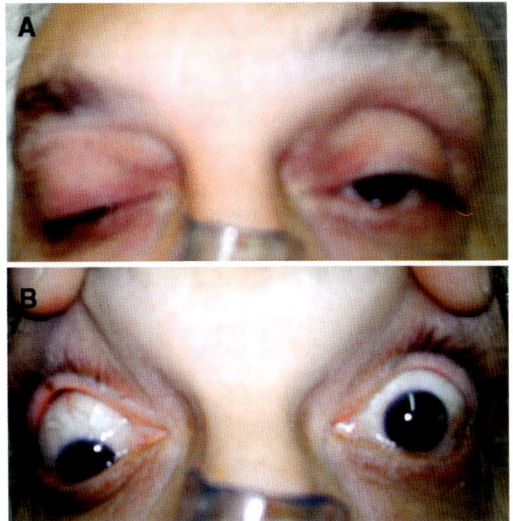

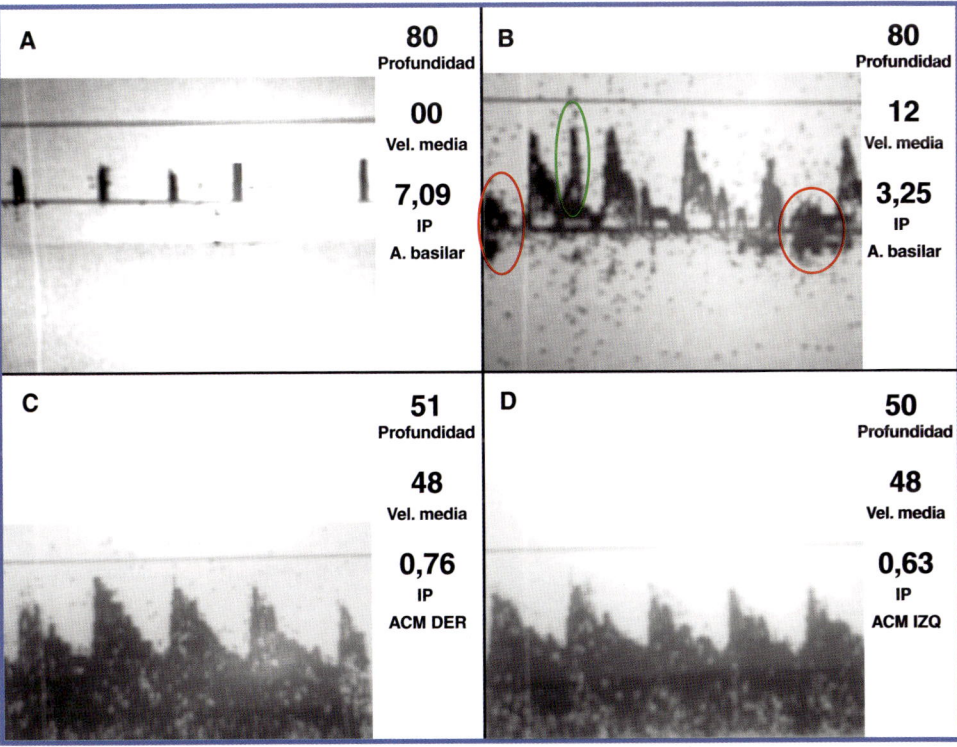

Fig. 10-5. Sonogramas del paciente de la foto de la figura 10-4. En **A** y **B** se examinó con DTC la arteria basilar antes y después de la administración de trombolíticos. En **A** se ven espigas sistólicas, típicas de la obstrucción total de una arteria. En **B**, la arteria basilar se ha repermeabilizado sin llegar aún a la normalidad. En el momento de realizar este estudio, el paciente presentaba una fibrilación auricular que se evidencia, además de la arritmia, por las diferencias en velocidad y pulsatilidad de los sonogramas. Marcado en verde hay un artefacto generado por una mala interpretación de la envolvente. En círculos rojos se destacan los artefactos generados por el respirador. En **C** y **D** se observa cómo el sector anterior no evidenciaba alteraciones; los sonogramas de las arterias cerebrales medias, bilateralmente, eran normales.

Desventajas

Una de las principales desventajas de la sono-trombolisis es la ausencia de ventana sónica en aproximadamente un 15-18% de los pacientes. Además, una segunda limitante, que restringe su uso extendido, es su alta dependencia técnica. La disponibilidad *"in situ"* (24/7) de un operador entrenado usualmente no es posible siquiera en los centros referentes. La tecnología desarrollada para tratar de solucionar esta dependencia del operador no ha demostrado, al momento, resultados favorables (ensayo CLOTBUST-ER).

Investigación en curso

El ensayo clínico TRUST (*Aureva Transcranial Ultrasound Device With tPA in Patients With Acute Ischemic Stroke*; NCT03519737), coordinado por Alexandrov (*University of Tennessee Health Science Center*), plantea el uso de la sonotrombolisis como una terapia puente entre la TLEV sistémica (rTPA) y la TM. Los pacientes con oclusión demostrada por angio-TC de las arterias ACI intracraneal, ACM segmentos M1 y M2 proximal, ACA segmento 1, ACP segmento P1 y AB que consultan en centros periféricos y son trasladados a centros referentes endovasculares son aleatorizados a terapia complementaria con sonólisis (insonación activa) o no (inactiva). Esta se aplica de forma independiente del operador a través de un equipo *hands-free* o casco (*sonolysis headframe*).

RECANALIZACIÓN Y REPERFUSIÓN

 Durante el manejo del paciente con ACV isquémico agudo, el Doppler/dúplex TC es el único estudio que le permite al clínico monitorizar en tiempo real la recanalización-reperfusión arterial aguda de forma no invasiva, sin necesidad de traslados ni exposición a la radiación.

——

Además, el *timing* de la recanalización y reperfusión se asocia con los resultados neurológicos. Lograr la recanalización arterial de forma tardía (infarto establecido) no se asocia con una mejoría clínica e independencia funcional a corto o largo plazo (recanalización fútil).[12]

 Sobrino-García y cols. comunicaron interesantes resultados acerca de la utilidad del dúplex TC en el ACV isquémico agudo de circulación anterior en las primeras 6 horas de evolución. Realizaron el diagnóstico de oclusión según los criterios TIBI/COGIF (0 a 3/1 a 3, respectivamente) y, en el seguimiento posterior (24 horas), definieron la recanalización arterial parcial o completa. En el primer caso, el patrón TIBI mejoró en 2 o más grados sin alcanzar el grado 4 o el 5; la puntuación COGIF alcanzó un valor de 3. En el segundo caso se alcanzó un grado TIBI 4 o 5 o una puntuación de 4 en la clasificación COGIF.

——

Con estos criterios definidos encontraron un 79% de oclusiones. En los pacientes con vaso ocluido, el NIHSS fue significativamente mayor (cuanto más bajo el patrón TIBI/COGIF, mayor el NIHSS) y más alto aún en oclusiones proximales (en "T" y en tándem). Por otra parte, en el estudio de seguimiento, siguiendo los criterios TIBI, un 44% presentó una recanalización parcial y un 40%, una recanalización completa. Los resultados para la clasificación COGIF fueron similares (45 y 42%, respectivamente). Este hecho marca la utilidad de ambas clasificaciones en este escenario clínico. Los resultados respecto de la morbimortalidad merecen también ser mencionados. El 80% de los pacientes que recanalizaron quedó funcionalmente independiente a los 3 meses, y solo el 39% de los que no recanalizaron ($p = 0,002$). Ninguno de los pacientes que logró recanalizar falleció, mientras que el 18% de los que no recanalizaron falleció.[13]

 Saqqur y cols. (2008) demostraron una clara asociación entre la magnitud del flujo residual en el vaso ocluido (TIBI) pretratamiento y la respuesta a la TLEV sistémica con rTPA.

——

Solo el 18% de los pacientes con un TIBI 0 recanalizó de forma completa. Por lo tanto, respecto de los pacientes con flujo residual TIBI 1-3, estos presentaron una menor probabilidad de recanalización completa (OR aj. 0,4; IC 95%: 0,22-0,8;

$p = 0,008$). Adicionalmente, aquellos que recanalizaron lo hicieron en un tiempo significativamente más largo (155 minutos, rango intercuartílico 104-190 min) respecto de los pacientes con TIBI ≥ 1 (120 min, rango intercuartílico 60-170 minutos, $p = 0,01$). Finalmente, también presentaron mayor probabilidad de dependencia funcional (mRS 3 a 6) a los 90 días (OR 3,1; IC 95%: 1,5-6,4; $p = 0,002$).

Es importante señalar que el *timing* de la recanalización es otro factor determinante del pronóstico funcional de los pacientes. Stolz y cols. realizaron un metanálisis y hallaron que los pacientes que lograron una recanalización completa y temprana en las primeras 6 horas del inicio de los síntomas presentaron una asociación estadísticamente significativa con mejoría clínica temprana en las siguientes 48 horas e independencia funcional a los 90 días.

Inteligencia artificial para el diagnóstico objetivo y automatizado de la oclusión arterial aguda

En los últimos años, Thorpe y cols. (2018) incorporaron la inteligencia artificial, más específicamente el aprendizaje de máquina, para el análisis de la morfología de la curva del sonograma. El objetivo final de la línea de estudio es lograr un análisis objetivo y automático, independiente de la expertise del operador, de la dinámica de una oclusión-recanalización arterial aguda (evitar la subjetividad de las clasificaciones TIBI/COGIF). Los autores describieron el índice VC (*velocity curvature index*, VCI) que cuantifica la "curvatura" del sonograma y ha demostrado ser un biomarcador útil para el diagnóstico de una OGV respecto de los controles, con un área bajo la curva del 92%. Su performance diagnóstica (sensibilidad y especificidad) superó la de las escalas clínicas aplicadas en el medio prehospitalario con este fin, por lo que es probable que su utilidad puede ser evaluada allí.[14]

Detección de microembolias encefálicas

Otro extraordinario aporte del DTC en este escenario clínico es la detección de señales transitorias de alta intensidad (*high intensity transient signals*, HITS) también llamadas señales microembólicas (*microembolic signals*, MES). Para obtener más información respecto de la técnica, recomendamos al lector dirigirse al capítulo correspondiente.

La detección o monitorización de HITS, en plena fase de investigación, puede impactar en la estrategia terapéutica. Los resultados más prometedores a la fecha son: 1) riesgo de recurrencia y "placas inestables"; 2) titulación de la antiagregación (mono frente a doble terapia); 3) titulación de la dosis de anticoagulación; 4) evaluación postrombectomía.

Riesgo de recurrencia vinculado con una "placa inestable": a) placas carotídeas; b) estenosis intracraneales.

En el primer caso, en el contexto de un ACV isquémico agudo, la detección de MES en las primeras 48 horas (7%) se correlacionó con lesiones carotídeas sintomáticas y un OR = 16,83 (IC 95%: 2,01-141; $p = 0,009$) para la recurrencia temprana del ACV en los primeros 6 meses de evolución. El impacto sobre los resultados de la morbimortalidad continúa en estudio.

Por lo tanto, la detección de MES identifica a los pacientes con alto riesgo de recurrencia temprana. Instaurar el tratamiento adecuado (médico y, eventualmente, quirúrgico), y lograr adherencia a él, debe ser un objetivo mayor de la profilaxis secundaria en los siguientes meses al evento agudo.[15]

Titulación de la antiagregación y la anticoagulación

Estrechamente vinculado con el punto anterior, es decir, con la detección de una lesión inestable, el DTC puede contribuir con la selección de pacientes de alto riesgo de recurrencia (individual) candidatos a doble terapia antiagregante (AAS más clopidogrel). Particularmente en pacientes con ataque isquémico transitorio (AIT) o ACV mínimo (*minor stroke*) y una placa intracraneal sintomática, el inicio temprano (primeras 48 horas) de la doble antiagregación se correlacionó con una disminución significativa de las microembolias durante la primera semana de evolución sin aumento de los efectos adversos. Actualmente, sustentados por los resultados de los ensayos clínicos POINT y CHANCE en pacientes con AIT/ *minor stroke* (no cardioembólicos) y SAMMPRIS en pacientes con estenosis intracraneal sintomática, la doble antiagregación debe considerarse tempranamente para reducir el riesgo de recurrencia temprana.

Titulación de la dosis de anticoagulación: a) fibrilación auricular crónica (FAC), válvulas protésicas mecánicas y dispositivos de asistencia mecánica del ventrículo izquierdo.

Fibrilación auricular crónica: warfarina y anticoagulantes directos.[16] Más allá de ser la principal causa de ACV isquémico cardioembólico, la FAC es reconocida como un factor de riesgo mayor para el desarrollo de deterioro neurocognitivo en la población adulta. La detección, con el uso del DTC, de MES "asintomáticas" puede explicar, al menos en parte, la mencionada asociación. La optimización de la anticoagulación puede contribuir a la mitigación de los efectos crónicos, acumulativos y deletéreos referidos.

En línea con lo anterior, Demir y cols. estudiaron más de 200 pacientes con FAC anticoagulados con warfarina y anticoagulantes directos. Encontraron que la detección de MES por DTC no varió significativamente entre los diferentes fármacos. Sin embargo, sí existió una relación directa entre la puntuación CHA_2DS_2-VASc (puntuación de estratificación de riesgo de ACV) y el número de MES detectadas (cuanto mayor sea la puntuación en el *score*, mayor el número de MES). Además, en el subgrupo de pacientes tratados con warfarina, el valor del INR y el número de MES detectados presentó una relación inversa (a menor INR, mayor número de MES). Estos resultados están en línea con Kumral y cols. (2001), quienes evidenciaron que, con la obtención de un rango de anticoagulación óptimo, la detección de MES cesó.

Desde un punto de vista práctico, cabe mencionar que dada la baja frecuencia de MES en este contexto clínico (1-2 en 30-60 minutos), la monitorización debe extenderse por al menos 30-60 minutos. De esta forma, en hasta ⅓ de los pacientes se pueden detectar MES (aun anticoagulados).

Queda planteada, entonces, la posibilidad de titular la dosis de los fármacos, particularmente la warfarina, aun en un mismo paciente, según la puntuación CHA_2DS_2-VASc. El objetivo podría ser un INR más cercano a 2 o 3 (o 3,5) si durante la monitorización seriada con DTC se detectan MES o no, respectivamente.[17]

Válvulas protésicas mecánicas y dispositivos de asistencia mecánica del ventrículo izquierdo. En pacientes con válvulas mecánicas, es frecuente la detección de HITS/MES (superior a las bioprótesis). Sin embargo, su significado clínico continúa en estudio. La asociación con mayor déficit neurocognitivo o isquemia cerebral es debatible. Una de las explicaciones es la mayor proporción de microembolias gaseosas (generadas por cavitación) respecto de las sólidas (30% del total), de forma tal que estas son asintomáticas. La capacidad para diferenciar de forma automatizada la naturaleza gaseosa o sólida de las microembolias continúa su perfeccionamiento técnico.

Por otro lado, en pacientes con dispositivos mecánicos de asistencia ventricular, la detección de HITS/MES es más frecuente en aquellos complicados con un AIT/ACV isquémico. Este hecho se asocia con un estado protrombótico caracterizado por INR más bajos y LDH elevada. De tal forma que la detección de MES coloca al paciente en una situación de alto riesgo para el desarrollo de complicaciones, particularmente trombosis, hemólisis, infecciones y embolia/isquemia encefálica. Por lo tanto, es razonable intensificar los controles clínicos y de laboratorio, y considerar el ajuste de la terapia antitrombótica. Se necesitan estudios prospectivos con un mayor número de pacientes para poder determinar el impacto real de estos resultados en el manejo clínico diario de estos pacientes, en especial con los dispositivos más modernos (con mayor compatibilidad biológica) desarrollados recientemente.

Postrombectomía mecánica

Luego de una TM exitosa de la circulación anterior (mTICI *score* 2b-3), se detectan microembolias en las primeras 72 horas posteriores al procedimiento en aproximadamente un 40-65% de los casos. En el estudio recientemente publicado por Sheriff y cols., su detección se asoció con un riesgo significativamente incrementado (6 a 8 veces) de recurrencia isquémica o embolia sistémica en los siguientes 90 días. Sin embargo, no se correlacionó con peores resultados clínicos (morbimortalidad) o radiológicos (volumen del infarto) vinculados con el ACV en curso durante el mismo período de seguimiento.[18]

La selección de pacientes con placas ateromatosas asintomáticas a la altura de la ACI para tratamiento quirúrgico (frente a tratamiento médico) continúa generando debate en la comunidad científica. Se han implementado diversas estrategias con la finalidad de poder realizar una selección oportuna de pacientes con alto riesgo de ACV isquémico (p. ej., hemorragia intraplaca en la RM, "placa negra yuxtaluminal" en la ecografía o inflamación en el PET). La monitorización y detección de microembolias (2 o más en 1 hora de monitorización) y la evaluación de la reactividad cerebrovascular con el DTC son dos utilidades que se han posicionado como las estrategias más prometedoras. De forma sucinta podemos señalar que, en ausencia de microembolias, el paciente debe continuar o comenzar con tratamiento médico intensivo. El análisis profundo del tema, aunque representa otra de las aplicaciones invalorables de esta técnica, escapa a los objetivos del presente capítulo.

Autorregulación cerebral dinámica y continua

 Desde su introducción en el campo clínico, el DTC ha sido uno de los instrumentos que ha impulsado la aplicación clínica de la AR cerebral en diversos escenarios tanto agudos como crónicos (para más detalles, sugerimos al lector dirigirse al capítulo correspondiente).

———

Sin embargo, varios años pasaron hasta que se publicó el primer estudio clínico de TLEV sistémica (rTPA) y AR cerebral dinámica en el ACV isquémico. Nogueira y cols. estudiaron el comportamiento del índice de autorregulación (*autoregulation index*, ARI) y encontraron que los pacientes que no respondieron a la terapia trombolítica presentaron una pobre respuesta autorregulatoria (ARI < 4). En este sentido, los autores sostienen que esta pérdida de la capacidad autorregulatoria puede contribuir (junto con otros mecanismos de lesión, p. ej., pobre circulación colateral y obstrucción

de la microcirculación distal) con la recanalización fútil, dado que el daño del área penumbra no mejora, o incluso empeora, tras la reperfusión (p. ej., transformación hemorrágica). De corroborarse estos resultados en ensayos clínicos aleatorizados y prospectivos que enrolen un número mayor de pacientes, deberán desarrollarse estrategias terapéuticas cuyo objetivo sea preservar la respuesta autorregulatoria posrecanalización/reperfusión exitosa con rTPA o TM, para poder mitigar la lesión secundaria del área penumbra.[19]

 Otro punto muy atractivo respecto del uso del DTC en este escenario clínico es la oportunidad que brinda de completar el estudio de la AR cerebral de forma continua.

———

A través del cálculo de coeficientes móviles de correlación (Pearson), numerosos índices se han descrito a la fecha. Para implementar el estudio continuo de la AR cerebral, el transductor deberá fijarse, mediante casco o arnés, a la altura de la ventana temporal. Se insonará la ACM, idealmente de forma bilateral. De manera simultánea, deberá implementarse el registro continuo de la presión arterial de forma no invasiva (p. ej., pletismografía digital en el miembro superior) o invasiva en pacientes en cuidados críticos. Con el uso de diversos *softwares* de análisis integrado de variables fisiológicas (p. ej., ICM+ de la *Cambridge University*, UK; CONTINE de la Universidad de la República, Uruguay, entre otros) se calcula, de forma continua, la correlación entre la VFSC y la PA, que se conoce con el nombre de Mxa (M por velocidad Media, x por índice y a porque usa solo la presión arterial se denomina Mx cuando, además de la PA, se monitoriza la presión intracraneal [PIC] y, en lugar de utilizar la PA, se emplea la presión de perfusión encefálica [PPE] [PPE = PA – PIC]). Reinhard y cols. evaluaron 45 pacientes con ACV isquémico agudo por compromiso de la ACM y evidenciaron que el Mxa aumentó al final de la primera semana; es decir, la AR cerebral continua se deterioró de forma bilateral con el paso de los días (la disfunción autorregulatoria fue mayor del lado afectado). Además, los investigadores informaron que la afectación mencionada fue mayor en infartos que configuraron gran volumen y tuvieron mayor impacto clínico negativo con dependencia funcional.

En la misma dirección apuntan los resultados comunicados por Sheriff y cols. (2020).

Estudiaron la AR cerebral dinámica pos-TM (circulación anterior) en las primeras 120 horas desde que los pacientes fueron vistos asintomáticos por última vez.

Emplearon metodológicamente el análisis de la función de transferencia (*transfer function análisis*, TFA), por lo que sugerimos al lector dirigirse al capítulo correspondiente. Encontraron que en los pacientes con recanalización completa (TICI 3), la AR cerebral estaba significativamente más preservada respecto de aquellos con recanalización incompleta (TICI 2a o 2b). Además, la afectación de la AR cerebral fue bilateral. Por último, la pérdida temprana (primeras 24 horas) de la respuesta autorregulatoria se asoció significativamente con una mayor frecuencia de transformación hemorrágica (de tipo hematoma parenquimatoso). Por lo tanto, los autores postulan que sus resultados jerarquizan la importancia de continuar optimizando la técnica de la TM con el objetivo de lograr una recanalización completa y, al momento actual, si la recanalización lograda es incompleta, intensificar la monitorización y el tratamiento de la presión arterial en las primeras 96 horas de evolución (mayor afectación de la AR cerebral), con el objetivo de disminuir el riesgo de transformación hemorrágica (particularmente, homolateral al vaso ocluido).[20]

Por su parte, Mayer y cols. estudiaron la AR cerebral continua (Mxa) en un número pequeño ($n = 20$) de pacientes con OGV de circulación anterior que fueron tratados con TM. Como ya se mencionó, la AR estaba alterada de forma bilateral (peor la homolateral al vaso tratado), incluso en aquellos pacientes en quienes se logró la recanalización completa ($n = 10$). La propia reperfusión puede causar, parcialmente, la pérdida o alteración de los mecanismos vasorreguladores (p. ej., inflamación). Por lo tanto, independientemente de lograr la recanalización completa, la monitorización y el tratamiento de la presión arterial continúa siendo un pilar fundamental para obtener mejores resultados clínicos, sobre todo si la AR cerebral no está preservada. Hasta ahora, los ensayos clínicos con objetivos de límites o umbrales fijos de presión arterial igual para todos los pacientes, sin considerar el estado de la AR cerebral (individual) ni comorbilidades previas (p. ej., hipertensión arterial crónica, placa carotídea significativa a nivel cervical, que alteran los puntos de inflexión de la meseta autorregulatoria) han encontrado resultados netos nulos (ausencia de mejoría neurológica e independencia funcional).

Estimación de la presión arterial óptima

Como una virtud adicional, de la mano del concepto previo de la AR cerebral continua que ha sido mencionado en párrafos anteriores, el DTC permite estimar la presión arterial óptima en diversas patologías. En este caso, la presión arterial media óptima es aquella que determina el menor Mxa, es decir, la mejor AR cerebral para ese momento dado (de horas de duración) del paciente. Con esta innovadora estrategia que reconoce que "un mismo traje no se ajusta a todos", es decir, que la presión arterial óptima varía de un individuo a otro (p. ej., con diferentes comorbilidades) o incluso en el mismo paciente de un momento a otro (p. ej., vaso ocluido frente a vaso recanalizado), el objetivo es lograr un control de la presión arterial que asegure perfusión tisular (cerebral) sin aumentar el riesgo de lesión por hipoperfusión (isquemia y edema) o hiperperfusión (edema y sangrado como expresión máxima del compromiso de la barrera hematoencefálica). Además, idealmente, el manejo presor no debe exponer al paciente a otras complicaciones extraneurológicas (p. ej., isquemia miocárdica o insuficiencia cardíaca con edema pulmonar). Una limitación del DTC en este punto de investigación es que, por el momento (se está investigando y avanzando en la generación de transductores que corrigen automáticamente su posición durante la monitorización en caso de que haya pérdida de la imagen del sonograma), el período de monitorización continua máxima con DTC es de 1-2 horas. Mantener el transductor fijo a la altura de la ventana temporal por más tiempo resulta, en muchos casos, imposible. Con este período no siempre se puede llegar a obtener una PA óptima (curva en "U", véase **cap. 15**), pero sí es posible lograr curvas que muestran que la AR cerebral mejora hacia valores más elevados o bajos de PA. La tecnología que complementa la información obtenida con el DTC (MSxa) es el NIRS ("espectroscopia cercana al infrarrojo" que evalúa la oxigenación cerebral regional). Su principal ventaja es que los optodos permiten la monitorización (bilateral) de la AR

cerebral continua (TOxa) durante períodos extendidos, hecho que viabiliza la individualización de la mejor presión arterial media individual en este escenario clínico. Para más información, se sugiere al lector el artículo publicado por Petersen y cols.[21]

CONCLUSIONES

El Doppler/dúplex TC debe considerarse una extensión del examen neurológico. Su gran resolución temporal permite poner en evidencia, en tiempo real, los cambios dinámicos de las alteraciones vasculares en la patología isquémica aguda a nivel encefálico. La detección de recanalización temprana se asocia con una rápida mejoría clínica y mayor independencia funcional a largo plazo. Tanto la estrategia diagnóstica como la terapéutica pueden variar con la información aportada por esta técnica. Finalmente, destacamos que es una herramienta muy útil para evaluar la AR cerebral (dinámica o estática y continua durante períodos cortos), pero su instrumentación con la finalidad de determinar la presión arterial óptima es laboriosa y limitada temporalmente. La pérdida de la AR cerebral en las primeras 96 horas desde el inicio de los síntomas se asocia con un mayor riesgo de transformación hemorrágica. Entre sus limitaciones, se encuentran su larga curva de aprendizaje y la ausencia de ventana sónica en un 15% de los pacientes. La incorporación de la inteligencia artificial puede contribuir, en un futuro cercano, a la automatización diagnóstica y la difusión de la técnica.[22]

PUNTOS CLAVE

- El Doppler/dúplex TC, conocido como el "estetoscopio cerebral", constituye una herramienta no invasiva confiable para la monitorización en tiempo real de la dinámica de la patología cerebrovascular isquémica aguda.

- En ningún caso la realización del Doppler/dúplex TC debe retrasar el inicio de una estrategia de reperfusión.

- Proporciona información precisa sobre la presencia de una oclusión, su evolución y la eventual recanalización (parcial o completa) a la altura de las arterias que integran el polígono de Willis.

- Complementa la evaluación etiopatogénica que procura poner de manifiesto el mecanismo responsable de la isquemia aguda.

- La sonotrombolisis es una terapia segura que aún no posee la evidencia suficiente para ser recomendada sistemáticamente.

REFERENCIAS

1. Robba C, Cardim D, Sekhon M, et al. Transcranial Doppler: a stethoscope for the brain-neurocritical care use. J Neurosci Res 2018;96:720-30.
2. Topcuoglu MA. Transcranial Doppler ultrasound in neurovascular diseases: diagnostic and therapeutic aspects. J Neurochem 2012;123(2):39-51.
3. Fernández J, Martínez P, García R, et al. Transcranial color-coded sonography in vascular cerebral study. Neurol Argentina 2012;4:132-43.
4. Kim YS, Meyer JS, Garami Z, et al. Flow diversion in transcranial Doppler ultrasound is associated with bet-ter improvement in patients with acute middle cerebral artery occlusion. Cerebrovasc Dis 2006;21:74-8.
5. Sung YF, Tsai CL, Lee JT, et al. Reversal ophthalmic artery flow and stroke outcomes in Asian patients with acute ischemic stroke and unilateral severe cervical carotid stenosis. PLoS One 2013;8:e80675.
6. Neumyer M. Cerebrovascular anatomy and principles of extracranial ultrasound examination. En: Alexandrov AV. Cerebrovascular ultrasound in stroke prevention and treatment. Blackwell Publishing; 2004:3-16.

7. Alexandrov AV. Diagnostic criteria for cerebrovascular ultrasound. En: Alexandrov AV. Cerebrovascular Ultrasound in Stroke Prevention and Treatment. Blackwell Publishing; 2004:81-129.

8. Nedelmann M, Stolz E, Gerriets T, et al. Consensus recommendations for transcranial color- coded duplex sonography for the assessment of intracranial arteries in clinical trials on acute stroke. Stroke 2009;40:3238-44.

9. Berge E, Whiteley W, Audebert H, et al. European stroke organisation (ESO) guidelines on intravenous thrombolysis for acute ischaemic stroke. Eur Stroke J 2021;6:I-LXII.

10. Barreto AD, Alexandrov AV, Shen L, et al. CLOTBUST-Hands Free: pilot safety study of a novel operator-independent ultrasound device in patients with acute ischemic stroke. Stroke. 2013;44:3376-81.

11. Li X, Du H, Song Z, et al. Efficacy and safety of sonothrombolysis in patients with acute ischemic stroke: A systematic review and meta-analysis. J Neurol Sci 2020;416:116998.

12. Bustamante A, Ning M, García-Berrocoso T, et al. Usefulness of ADAMTS13 to predict response to recanalization therapies in acute ischemic stroke. Neurology 2018;20;90:e995-e1004.

13. Sobrino P, Garcia A, Garcia A, et al. Diagnostic, prognostic and therapeutic implications of transcranial color-coded duplex sonography in acute ischemic stroke: TIBI and COGIF scores validation. Rev Neurol 2016;63:351-7.

14. Thorpe SG, Thibeault CM, Wilk SJ, et al. Velocity curvature index: a novel diagnostic biomarker for large vessel occlusion. Transl Stroke Res 2019;10:475-84.

15. Chen X, Liu K, Wu X, et al. Microembolic signals predict recurrence of ischemic events in symptomatic patients with middle cerebral artery stenosis. Ultrasound Med Biol 2018;44:747-55.

16. Powers WJ, Rabinstein AA, Ackerson T, et al. Guidelines for the early management of patients with acute ischemic stroke: 2019 Update to the 2018 Guidelines for the early management of acute ischemic stroke: A guideline for healthcare professionals from the American Heart Association/American Stroke Association. Stroke. 2019;50:e344-e418. Erratum in: Stroke. 2019;50:e440-e441.

17. Demir S, Ozdag MF, Kendirli MT, et al. What do anticoagulants say about microemboli? J Stroke Cerebrovasc Dis 2015;24:2474-7.

18. Farina F, Palmieri A, Favaretto S, et al. Prognostic Role of microembolic signals after endovascular treatment in anterior circulation ischemic stroke patients. World Neurosurg 2018;110:e882-9.

19. Nogueira RC, Lam MY, Llwyd O, et al. Cerebral autoregulation and response to intravenous thrombolysis for acute ischemic stroke. Sci Rep 2020;10:10554.

20. Sheriff F, Castro P, Kozberg M, et al. Dynamic Cerebral autoregulation post endovascular thrombectomy in acute ischemic stroke. Brain Sci 2020;10:641.

21. Petersen NH, Silverman A, Strander SM, et al. Fixed compared with autoregulation-oriented blood pressure thresholds after mechanical thrombectomy for ischemic stroke. Stroke 2020;51:914-21.

22. Thorpe SG, Thibeault CM, Canac N, et al. Toward automated classification of pathological transcranial Doppler waveform morphology via spectral clustering. PLoS One 2020;15(2),

SEÑALES TRANSITORIAS DE ALTA INTENSIDAD. MICROEMBOLIAS EN EL ATAQUE CEREBROVASCULAR

MARÍA CRISTINA ZURRÚ Y NATALIA ROMINA BALIAN

Contenidos

INTRODUCCIÓN

Las señales o signos transitorios de alta intensidad (HITS, del inglés *high intensity transient signals*) o señales microembólicas (MES, *microembolic signals*) hacen referencia a señales que pueden ser registradas con el uso del Doppler transcraneal (DTC) e indican el paso de un émbolo circulante.

Si bien es cierto que los HITS son infrecuentes en individuos sin condiciones patológicas, estas cobran importancia en distintos escenarios clínicos.

El registro de HITS a través del DTC constituye una herramienta de apoyo en el estudio del embolismo cerebral para identificar, en ocasiones, la fuente que causa el evento isquémico y tomar la conducta antitrombótica más apropiada.

DEFINICIONES

 Los HITS detectados por DTC corresponden a partículas que pueden estar compuestas por aire, plaquetas, fibrinógeno o material ateromatoso.[1] La detección de émbolos mediante un DTC es una técnica no invasiva, cuyos criterios de identificación han sido consensuados[2] y permiten identificar una HIT como tal. Para definir una señal como HIT, deben cumplirse cuatro requisitos:

1) Señal transitoria de duración menor de 300 ms. La duración dependerá del tiempo de circulación por el volumen de muestra empleado.
2) Amplitud de al menos 3 dB superior a la señal de fondo producida por el flujo sanguíneo. Dependerá de las características individuales del microémbolo.
3) Señal unidireccional en el espectro Doppler.
4) Presenta un sonido audible característico similar a un chasquido, chirrido o silbido (**video 11-1**).

CONSIDERACIONES TÉCNICAS Y ASPECTOS FÍSICOS

Dentro del espectro de frecuencias en el DTC, las señales microembólicas se presentan como señales de alta intensidad y corta duración como resultado de las distintas propiedades acústicas dentro del torrente sanguíneo. Su detección se basa en la medición de la retrodispersión del ultrasonido generada por los émbolos, los cuales representan partículas sólidas o gaseosas dentro de la circulación. La retrodispersión del ultrasonido en el flujo sanguíneo normal suele ser menor que en los émbolos sólidos. En estos últimos, la presencia de esta propiedad es mucho menor que en los émbolos gaseosos de tamaño similar. Existen múltiples variables técnicas descritas que tendrán influencia en la detección de los HITS. En el **cuadro 11-1** se enumeran algunos de los parámetros que se aconseja tener en cuenta al encarar el estudio de los HITS.[3]

La configuración de la instrumentación del ultrasonido influye fuertemente en la detección de señales microembólicas.[4]

Características

En un estudio de DTC, los HITS se aprecian como señales unidireccionales de alta intensidad dentro del espectro de frecuencia Doppler (**fig. 11-1**). Estas señales ocurren al azar dentro del ciclo cardíaco y pueden ser identificadas acústicamente por su sonido característico similar a un chasquido, chirrido, click o silbido.

La duración de los HITS en el espectro Doppler oscila entre 1 y 100 ms. Por lo general, los HITS que circulan con mayor velocidad en el espectro Doppler se aprecian visualmente como señales más cortas (línea vertical), en comparación con las más lentas, que tienen una extensión horizontal más prolongada.[5]

CUADRO 11-1. PARÁMETROS PARA TENER EN CUENTA EN EL ESTUDIO DE LAS SEÑALES TRANSITORIAS DE ALTA INTENSIDAD (HITS)

Parámetro del estudio	Programación sugerida del equipo
Equipo de ultrasonidos	Doppler transcraneal
Tipo y tamaño del transductor	Circular de 2 MHz
Arteria insonada	Usualmente, ACM
Profundidad de insonación	Generalmente, a 45-55 mm de la ACM
Valores de la escala	−100 y +150 cm/seg
Tiempo de registro	Recomendado: 30-60 minutos
Lado registrado	Unilateral o bilateral

Adaptada de Ringelstein, et al.[6] ACM: arteria cerebral media.

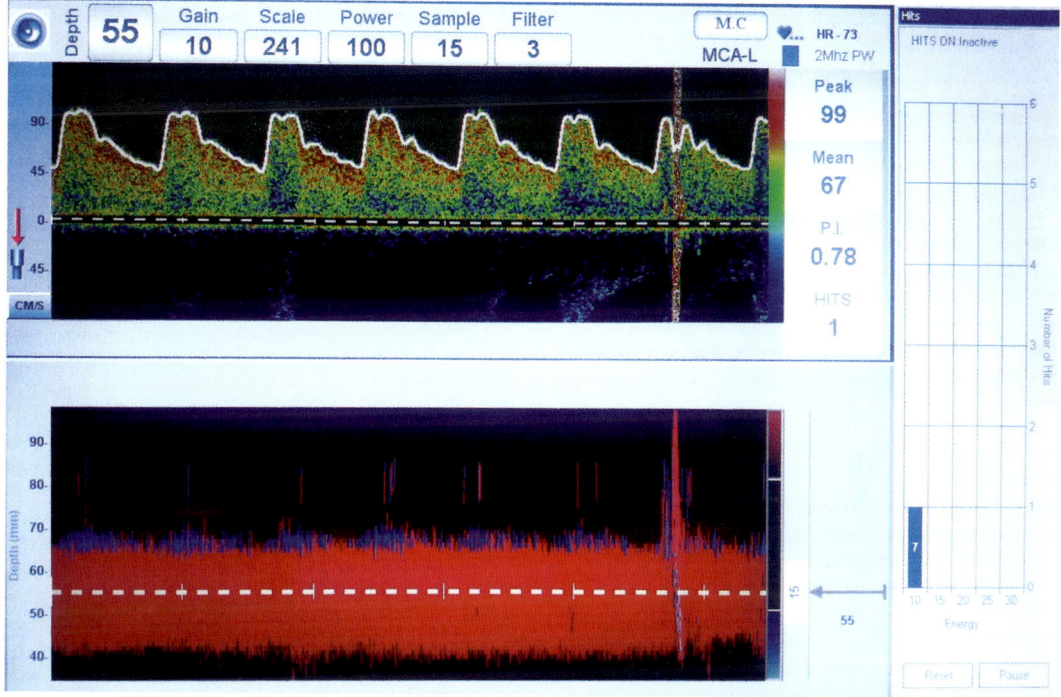

Fig. 11-1. Señal transitoria de alta intensidad (HITS). Durante la insonación de la arteria cerebral media se capta el paso de un HIT, que se aprecia como una espícula incluida dentro del espectro Doppler; produce un sonido característico. Obsérvese que fue registrado por el contador de HITS del equipo.

Tamaño y composición

Se ha visto que las señales más intensas, como las originadas desde válvulas cardíacas protésicas, tienden a tener una duración más prolongada, en comparación con aquellas originadas en una enfermedad carotídea oclusiva. Esto parece deberse a que los HITS de pacientes portadores de válvulas cardíacas protésicas son mayoritariamente gaseosas y es probable que correspondan a burbujas de nitrógeno, dado que la inhalación de oxígeno en estos pacientes disminuye la cantidad de HITS detectables.[6,7] Esto se explica por la mayor propensión del oxígeno a permanecer en solución, en comparación con el nitrógeno. Al inhalar oxígeno, este reemplaza el nitrógeno de la sangre, y así se supone que emergen menos microburbujas y estas se disuelven rápidamente.

Se define como impedancia acústica a la resistencia que opone un medio a las ondas que se propagan a través de este. La diferencia de impedancia acústica que existe entre un émbolo y la sangre produce una dispersión del ultrasonido en la interfaz sangre-émbolo y un marcado incremento en la intensidad del ultrasonido reflejado a medida que circula el émbolo, lo que da como resultado señales de alta intensidad. Las partículas gaseosas tienen la máxima impedancia acústica, y esta es menor si la partícula es sólida. De ahí que estas partículas gaseosas tengan mayor grado de retrodispersión de ultrasonido, que lleva a que se aprecien como señales de mayor intensidad.

Si se comparan émbolos sólidos compuestos por diferentes materiales, los agregados plaquetarios son los que emiten los HITS más débiles.[8] Debido a diferencias en las propiedades de retrodispersión, no se puede arribar a una conclusión confiable en cuanto a tamaño y composición de un émbolo basándose en su señal ultrasónica. Aunque la diferenciación entre émbolo sólido y gaseoso no es fácil, cabe recordar que los gaseosos suelen producir un cambio de señal de mayor intensidad (hasta 60 dB mayor de la intensidad del fondo) y generalmente se extienden más allá del espectro Doppler, mientras que los émbolos sólidos suelen quedar contenidos dentro del espectro.[9]

PROCEDIMIENTO PARA LA DETECCIÓN DE SEÑALES TRANSITORIAS DE ALTA INTENSIDAD POR DOPPLER TRANSCRANEAL

 Como premisa fundamental, hay que recordar que los HITS pueden ocurrir aleatoriamente en cualquier momento del ciclo cardíaco, tienen corta duración y pueden agruparse en el tiempo. Dado lo imprevisible de su ocurrencia y, sumado a que en un 10% de los pacientes la ventana acústica puede ser subóptima, contar con tiempo para la monitorización es un requisito fundamental.

—

Si se considera que el registro es prolongado, se puede recurrir a la colocación de algún sistema de fijación de la sonda. Lo más frecuente es la colocación de un casco o vincha que tiene incorporada una sonda de cada lado. Una vez detectada la señal apropiada de cada lado, se fija la sonda con gel ultrasónico interpuesto, asegurándose un buen contacto con el hueso temporal.

Por lo general, la monitorización se realiza sobre la arteria cerebral media (ACM), dado que es la receptora del 80% del flujo sanguíneo carotídeo. Para ello se utilizan sondas de 2 MHz y se sugiere realizar el registro a dos profundidades distintas.

Como se ha señalado previamente, debe evaluarse no solo el aspecto visual del espectro, sino también su sonido.

El tiempo recomendado para el registro es de una hora, aunque algunos autores realizan registros de 30 minutos y multiplican el resultado por dos para obtener el valor de HITS/hora.

Dado que el registro continuo consume mucho tiempo, se ha propuesto detener la monitorización cuando se detecta el primer HIT inequívoco, ya que no está muy claro si el riesgo está relacionado con su cuantía o su sola presencia.

 Los equipos modernos permiten realizar un registro multiventana, es decir, que realizan el rastreo en una misma arteria a diferentes profundidades y de forma simultánea. Esto mejora la fiabilidad de la monitorización y permite la diferenciación entre un HIT verdadero y un artefacto. En un HIT verdadero, a diferencia de lo que ocurre con un artefacto, hay un retraso en el paso de esta desde la ventana más profunda hacia la más superficial.

—

Existen programas informáticos para el análisis automático de los HITS basados en este razonamiento, que diferencian con cierta fiabilidad entre émbolo y artefacto.

DETECCIÓN DEL RIESGO ISQUÉMICO EN DISTINTOS ESCENARIOS

En pacientes asintomáticos, la monitorización por DTC puede documentar una fuente de embolismo activa. En estos casos, la detección de microembolias permite la identificación preclínica de un subgrupo con riesgo aumentado de ataque cerebrovascular (ACV). En pacientes sintomáticos, la detección de microembolias luego del evento índice podría señalar aquellos individuos con riesgo de recurrencia.[10] De este modo, la información obtenida provee importantes herramientas diagnósticas que potencialmente modificarán estrategias terapéuticas.

Los ACV agudos multiterritoriales suelen deberse a condiciones clínicas subyacentes que indican la presencia de fuentes embolígenas activas, cuya identificación temprana no solo tiene importancia pronóstica, sino que permite encauzar el manejo de estos pacientes, quienes a menudo requieren una evaluación etiopatogénica minuciosa.

Las aplicaciones del DTC en la patología cerebrovascular son variadas, así como también lo son las posibles etiologías implicadas. Los estudios coinciden en señalar que la detección de HITS es más frecuente en pacientes con enfermedad de gran arteria, es menos frecuente en los ACV cardioembólicos y prácticamente nula en los infartos lacunares.

A continuación se detalla su utilidad en cada uno de estos escenarios.

Ateromatosis de gran arteria

En individuos con ateromatosis carotídea sintomática, la presencia de HITS se correlaciona con inestabilidad de placa y neovascularización, mientras que en la estenosis asintomática los HITS podrían identificar un subgrupo de pacientes con riesgo aumentado de ACV isquémico.[11,12]

En la enfermedad carotídea sintomática, la detección de HITS es más frecuente cuando los síntomas son recientes, la placa está ulcerada y con sangre, y probablemente cuanto mayor es el grado de estenosis, incluso si hay oclusión. El registro de una única señal ya tiene significado patológico. El estudio *Clopidogrel and Aspirin for Reduction of Emboli in Symptomatic Carotid Stenosis* (CARESS)[13] demostró la asociación entre los HITS y el riesgo de recurrencia en este grupo de pacientes. El CARESS fue un estudio aleatorizado, doble ciego, realizado en pacientes con estenosis carotídea recientemente sintomática (dentro de los últimos 3 meses). Los casos HITS+ fueron aleatorizados a recibir ácido acetilsalicílico (AAS) frente a AAS + clopidogrel combinados, y la variable primaria fue el porcentaje de pacientes que continuaban siendo HITS+ en un nuevo registro a los 7 días. En el análisis por intención de tratar, se observó una reducción significativa en el porcentaje de HITS+ en el grupo de tratamiento combinado frente al de AAS sola (43,8 frente a 72,7%) con una reducción del riesgo relativo del 40%. En las variables secundarias, se observó una disminución en el número de HITS en el grupo combinado y la aparición de nuevos eventos isquémicos homolaterales en el grupo AAS en el seguimiento a la semana, frente a ningún caso en el grupo de tratamiento combinado. Estos resultados enfatizan la necesidad de realizar el tratamiento de revascularización cuanto antes en estos pacientes y optimizar al máximo el tratamiento médico hasta tanto se realice el procedimiento.

En pacientes con estenosis carotídea asintomática, la toma de decisiones es más difícil, debe ser muy cuidadosa, y tener en cuenta varios aspectos y herramientas diagnósticas. Sin embargo, la selección de pacientes de alto riesgo podría mejorar el perfil de riesgo-beneficio. Entre ellos, merecen ser tenidos en cuenta aquellos con infartos silentes en el territorio de la arteria afectada y aquellos en quienes se evidencia compromiso hemodinámico.

En pacientes con estenosis en progresión bajo tratamiento médico óptimo, con arterias con características de inestabilidad de placa, como fisuras, ulceraciones y placas flotantes, la detección de HITS sería un marcador de riesgo indirecto. A este respecto, el *Asymptomatic Carotid Emboli Study* (ACES)[14] ha aportado datos interesantes. Se trató de un estudio prospectivo, multicéntrico e internacional que consistió en el registro de HITS en dos ocasiones durante una hora en la ACM homolateral y en distintos momentos (en la inclusión y a los 6, 12 y 18 meses) con seguimiento a dos años. Se detectaron HITS en el 16,5% de los 467 pacientes con estenosis asintomática ≥ 70%, con una media de 2,63 HITS. La presencia de HITS se asoció con un mayor riesgo de conversión a estenosis sintomática tanto como AIT o infarto homolateral (HR = 2,54), mientras que el HR para infarto homolateral fue de 5,57 (riesgo absoluto del 3,6% en presencia de HITS y del 0,7% en ausencia de estas). Este estudio sugiere que la monitorización de los HITS podría ser de utilidad para estratificar el riesgo de conversión al estado sintomático.

Ateromatosis intracraneal estenótica

El papel del DTC en las estenosis intracraneales ateromatosas sería el de ayudar a discernir la fisiopatología de las alteraciones clínicas derivadas de esta, que podrán deberse a hipoflujo en el territorio que depende del sector afectado por embolias distales arterioarteriales desde la placa ateromatosa o, más raramente, la combinación de ambos mecanismos.

En las estenosis de la ACM, los registros a profundidades proximales y distales pueden ayudar a confirmar la presencia de émbolos, que se detectarán solo en la ventana distal a la estenosis y bajo condiciones hemodinámicas aceptables que alejen la posibilidad de un fenómeno de hipoflujo sistémico con repercusión en esa área crítica.

Una importante limitación para la detección de HITS en este y otros contextos es que se requiere un tiempo prolongado y examinadores expertos.

Foramen oval permeable

El foramen oval es un canal que, en la vida fetal, permite que la sangre oxigenada proveniente de la placenta ingrese a la circulación arterial sin pasar por los pulmones, aún disfuncionales. Tras el nacimiento, se produce la fusión del *septum primum y secundum,* y se cierra el foramen oval. Si este permanece abierto luego el nacimiento, como ocurre en el 25% de la población, puede existir un cortocircuito o *shunt* desde la aurícula derecha hacia la izquierda (ShDI), dependiendo de las presiones relativas en las aurículas. La embolia paradójica puede ocurrir cuando émbolos de origen venoso pasan a través del foramen oval permeable (FOP) hacia la aurícula izquierda, y subsecuentemente al ventrículo izquierdo, la aorta y los vasos cerebrales. De este modo, se convierte en una causa de ACV isquémico o AIT.

Estudios recientes muestran que el cierre del FOP está asociado con una reducción significativa del 59% (OR 0,41, 95% CI 0,19-0,90) del riesgo de recurrencia de ACV comparado con AAS.[15-17] Actualmente, el cierre percutáneo del FOP se considera solo en pacientes ≤ 60 años con ACV isquémico en ausencia de otra causa evidente, o AIT criptogénicos corticales con alto pasaje de burbujas y características anatómicas del FOP que lo posicionen en categoría de alto riesgo (aneurisma del tabique interauricular, persistencia de la red de Chiari o de la válvula de Eustaquio). A la luz de estos resultados y de la mano de una mejor selección de pacientes, es probable que haya un incremento mundial del número de procedimientos de cierre de FOP.

Importancia de la detección del foramen oval permeable en terapia intensiva

A pesar de estar presente en el 25% de la población, el FOP no suele ser funcionalmente permeable. Sin embargo, si la presión de la aurícula derecha se eleva por encima de la de la aurícula izquierda, el foramen puede hacerse permeable funcionalmente y provocar el pasaje de sangre no oxigenada a la circulación sistémica. Los pacientes ventilados mecánicamente, con frecuencia, tienen un aumento de la presión auricular derecha.

 La detección de un FOP en el ámbito de la UCI puede tornarse relevante por varios motivos. Por un lado, porque puede dar lugar a diversas complicaciones, como embolia paradójica de diversos materiales orgánicos (trombótica, aérea, grasa) o hipoxemia paradójica en pacientes ventilados. En estos pacientes, la detección de un FOP puede revelarlo como la causa de una hipoxemia refractaria clínicamente significativa ante niveles crecientes de presión positiva al final de la espiración (PEEP) o de embolia paradójica en pacientes con trombosis venosa profunda.

———

Más aún, se ha informado la apertura del FOP con la utilización de dispositivos de asistencia del ventrículo izquierdo (VI). La poscarga del ventrículo derecho (VD) inducida por la ventilación mecánica y la disminución de la poscarga del VI por el dispositivo de asistencia pueden revertir el gradiente de presión entre las dos aurículas, lo que aumenta así la prevalencia de la apertura del FOP.

Procedimiento para la detección y cuantificación del cortocircuito derecha-izquierda con Doppler transcraneal

Para su realización en pacientes sin ventilación mecánica que pueden colaborar, se describe la metodología del Consenso Europeo[18] (**cuadro 11-2**). Se posiciona al paciente (quien debe estar en reposo y en silencio para evitar interferencias) en decúbito supino y se insona la ACM a través de la ventana transtemporal con un transductor de 2 MHz en forma continua. Se coloca un acceso venoso antecubital de calibre 18 G, preferentemente del lado derecho, a través del cual se pasará el contraste salino. La suspensión de microburbujas se obtiene con una mezcla de 9 mL de solución salina isotónica estéril y 1 mL de aire; para ello, se utilizan dos jeringas de 10 mL interconectadas a través de una llave de tres vías. La solución salina agitada se obtiene al pasar el contenido de una jeringa a la otra a través de la llave, con el acceso venoso cerrado y al menos unas 10 veces. Se procede a la inyección inmediata en bolo y este procedimiento se realiza tres veces con el paciente en reposo y otras tres veces con la realización de la maniobra de Valsalva

CUADRO 11-2. INSTRUCTIVO PARA LA REALIZACIÓN DE UN DOPPLER TRANSCRANEAL CON BURBUJAS EN UN PACIENTE COLABORADOR

Preparación del paciente
Decúbito supino, en reposo y en silencio
Acceso venoso antecubital 18 G
Insonar la ACM a través de la ventana transtemporal

Solución de microburbujas
Preparar dos jeringas de 10 mL e interconectarlas con la llave de tres vías
Colocar un prolongador de < 10 cm entre el Abocatt 18 G y la llave de tres vías (opcional)
Solución agitada: 9 mL de solución salina isotónica estéril + 1 mL de aire
Mezclar enérgicamente la solución resultante entre las dos jeringas con la vía venosa cerrada, al menos 10 veces
Inyectar la solución resultante en bolo
2-3 veces en reposo y 2-3 veces con Valsalva

Maniobra de Valsalva
Inyectar la solución de microburbujas
Iniciar la maniobra 5 segundos después de comenzado el bolo
Controlar la eficacia de la maniobra a través del descenso del 25% en la velocidad media de la ACM
Mantener una maniobra eficaz durante 5-10 segundos

Evaluación de los resultados
Categorización del *shunt*:
Cortocircuito ausente: no se detecta ninguna señal
ShDI pequeño: < 10 señales
ShDI moderado: 10 a 25 señales
Patrón ducha: > 25 señales
Patrón cortina: interferencia incontable de señales en el espectro Doppler

Adaptado de M. Jauss, E. Zanette for the Consensus Conference.[24] ShDI: cortocircuito o *shunt* de derecha-izquierda.

(**video 11-2**) . Para la comodidad del paciente y del examinador, se acepta la colocación de una prolongación ≤ 10 cm de longitud situada entre el catéter venoso y la llave de tres vías.

En cuanto a la maniobra de Valsalva, el paciente debe recibir instrucción para su correcta realización, lo cual se puede comprobar al observar disminución del 25% en la velocidad media de la ACM explorada.

🔑 La técnica de diagnóstico de ShDI con DTC, a diferencia de otras técnicas ultrasonográficas, permite cuantificar la magnitud funcional del cortocircuito, al contabilizar el número de burbujas detectadas en la ACM, hasta un máximo de 25 segundos desde el inicio de la infusión. De este modo, se clasificará la magnitud del pasaje como: cortocircuito o *shunt* ausente: no se detecta ninguna señal.

ShDI pequeño: < 10 señales.
ShDI moderado: 10 a 25 señales.
Patrón ducha: > 25 señales.
Patrón cortina: interferencia incontable de señales en el espectro Doppler (**video 11-3**) .

___

En caso de obtener resultados diferentes entre las pruebas repetidas, se tomará el de aquella infusión en la que se detecte el mayor número de señales, ya que refleja de manera más adecuada la magnitud de la comunicación.

🔑 En un metanálisis que incluyó 1968 pacientes, la sensibilidad y la especificidad halladas para el estudio del ShDI intracardíaco fue de 97 y 93%, respectivamente.[19]

___

En los patrones de pasaje masivo (ducha o cortina), se recomienda completar el estudio con una ecocardiografía transesofágica exhaustiva para valorar las características anatómicas del FOP (presencia de red de Chiari, válvula de Eustaquio, aneurisma del tabique interauricular, tamaño del túnel, etc.). De esta manera, tanto el DTC como el ETE se consideran estudios complementarios en la evaluación del ShDI, el primero como prueba de tamizaje (*screening*) y cuantificación funcional del cortocircuito, y el segundo como descripción anatómica.[20]

Adaptación de la técnica en pacientes ventilados

La ventilación mecánica, en particular con PEEP, provoca un aumento de la presión intratorácica (PI). El aumento resultante de la presión auricular derecha, principalmente durante la inspiración, puede revelar y abrir un FOP no reconocido, y provocar así una derivación de derecha a izquierda a través de un tabique interauricular aparentemente intacto.

 La PEEP aumenta la presión intratorácica y la poscarga del VD, mientras que disminuye tanto la precarga como la poscarga del VI y establece las condiciones para un cortocircuito de derecha a izquierda. Estos efectos pueden volverse clínicamente evidentes en el rango habitual de 5 a 10 cm H_2O de PEEP.

———

Dado que los pacientes con ventilación mecánica no pueden cooperar para realizar la maniobra de Valsalva, ante la sospecha de un FOP se podrán intentar diversas estrategias publicadas y adaptadas para estos casos.

Diversos estudios sugieren el uso de una "prueba de provocación". En ellos, la utilización de ventilación con niveles de PEEP y volúmenes corrientes altos aumentó la tasa de detección de FOP.

Una adaptación para estos pacientes podría ser la aplicación de presión positiva en la vía aérea de 15-20 cm H_2O durante 5 segundos, una PEEP de 15 cm H_2O y un volumen corriente de 1200 mL o una maniobra de ventilación manual intermitente con presión positiva a 30 cm H_2O.

La inyección de microburbujas a través de la vía central se debería realizar siempre en el mismo punto del ciclo respiratorio, es decir, al inicio de la espiración, luego de realizar una pausa inspiratoria en el ventilador durante 5-7 segundos, con el objetivo de que las microburbujas arriben a la aurícula derecha. Al liberar la presión positiva de la respiración mecánica, aumenta el retorno venoso a la aurícula derecha a través de la vena cava inferior, lo que facilita el pasaje de burbujas por el túnel y mejora la sensibilidad de detección del FOP.

La preparación de la solución salina agitada es la misma que para el procedimiento en pacientes colaboradores y la maniobra debería iniciarse con pasaje en reposo.

PROCEDIMIENTOS PARA LA REVASCULARIZACIÓN CAROTÍDEA Y ANGIOGRAFÍA CEREBRAL

La cirugía carotídea es una intervención de probado beneficio para la prevención del ACV isquémico en pacientes con estenosis sintomática de alto grado; sin embargo, y paradójicamente, es también la principal complicación del procedimiento de revascularización carotídea. Las estrategias para reducir el riesgo de ACV perioperatorio tienen el potencial de mejorar la relación riesgo-beneficio y de costo-eficacia de la intervención. Esto es particularmente relevante cuando el margen de beneficio de la cirugía es modesto, como en las estenosis asintomáticas de alto grado.

La incidencia de ACV isquémico predomina durante el período periprocedimiento tanto en la endarterectomía carotídea (EC) como en la angioplastia con colocación de endoprótesis (*stent*). La detección de HITS es habitual durante ambos procedimientos, y se considera un marcador de riesgo de ACV y de secuelas neuropsicológicas.

La monitorización por DTC ha permitido identificar las fases con mayor riesgo de microembolia distal. En la EC, se han detectado HITS en todas las etapas del procedimiento. Las que ocurren durante las fases de disección y cierre de la herida quirúrgica son predominantemente sólidas y su detección en un número elevado (> 10 HITS) se relaciona con un aumento importante del riesgo de

ACV (OR 14,79). En cambio, los HITS detectados durante la fase de apertura de la arteria y antes de su cierre son en su mayoría gaseosas, podrían estar relacionadas con la introducción accidental de aire y tienen escasa repercusión clínica. Durante el período posoperatorio, la incidencia y la frecuencia de HITS son más elevadas en la primera hora y disminuyen en forma espontánea a lo largo de las horas siguientes. La presencia de una frecuencia elevada de HITS (> 50 HITS/hora) durante esta fase predice el riesgo de infarto o AIT (OR 32,04).

En el caso de la angioplastia con colocación de endoprótesis, la frecuencia de HITS es muy superior a la registrada durante la EC. El mayor número se detecta durante la fase de liberación del *stent*, antes y después de la dilatación del balón, y durante la colocación y extracción del filtro. La frecuencia de HITS es superior en la angioplastia aislada, en comparación con el *stent*, y es proporcional al número de dilataciones realizadas. También se han detectado salvas de patrón en lluvia luego de la inyección de agentes salinos o contraste. La depuración de esta lluvia de micropartículas se verá alterada en caso de caída de la presión de perfusión distal a la estenosis.

El infarto cerebral sintomático es una complicación infrecuente de la angiografía carotídea (1%), AIT o ACV menor (hasta el 3%), pero se han detectado lesiones isquémicas silentes en la RM-difusión hasta en el 23% de los pacientes. Durante la práctica de una arteriografía cerebral diagnóstica (**fig. 11-2**), es habitual detectar un elevado número de HITS. Aunque pueden ocurrir durante cualquier fase del procedimiento, su frecuencia predomina durante la inyección de contraste o suero salino, y es proporcional al volumen inyectado y menos frecuentemente durante la manipulación de la guía o el catéter.[21] Esto indicaría que la mayoría de los HITS detectadas corresponden a émbolos gaseosos y con menos probabilidad, a material aterotrombótico. El significado clínico de esta microembolización no está claro. Es posible que la embolia gaseosa sea la responsable de déficits neurológicos transitorios acontecidos durante el procedimiento. Hasta ahora no se ha podido establecer una clara relación entre el riesgo de ACV de la arteriografía y la detección de HITS. Sin embargo, el uso de filtros de aire se ha relacionado con una menor incidencia de lesiones silentes en la RM-difusión, lo que reafirma el papel causal de la embolia gaseosa.

Estos datos apoyan la utilidad del registro de HITS como método para estratificar de forma

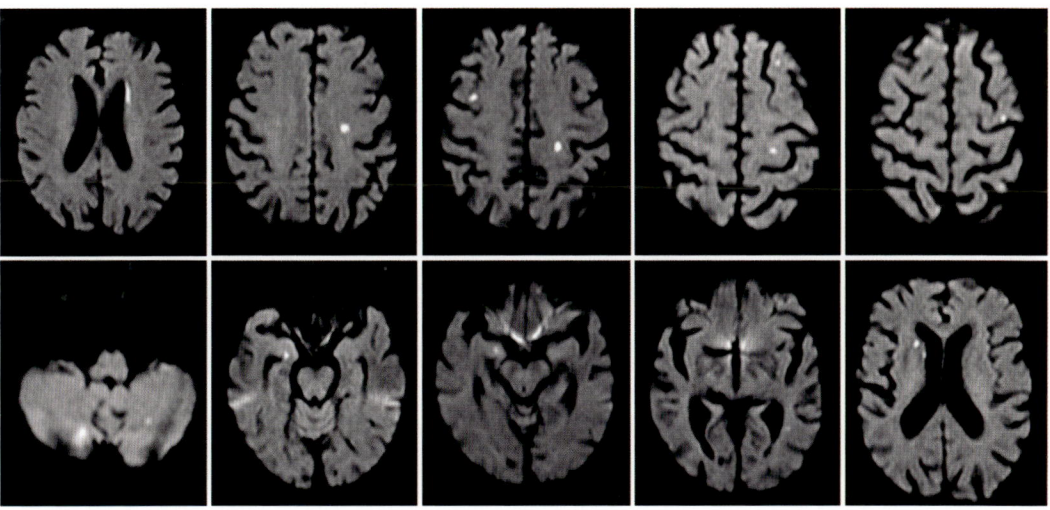

Fig. 11- 2. Lesiones isquémicas posarteriografía cerebral diagnóstica. Paciente de 54 años sometida a una angiografía cerebral para control de una exclusión aneurismática realizada previamente. Ingresa asintomática y en el posprocedimiento refiere mareo inespecífico y disestesias en el hemicuerpo izquierdo. En la resonancia magnética (RM) cerebral, en secuencia de difusión (DWI), se aprecian múltiples lesiones isquémicas en estadio agudo, supratentoriales e infratentoriales y bilaterales de aspecto embólico.

temprana el riesgo perioperatorio de ACV y ayudar a guiar la aplicación de medidas preventivas.

CIRUGÍA CARDÍACA

Diversos estudios han demostrado que durante distintas intervenciones cardíacas y en el posoperatorio se pueden presentar diferentes tipos y cuantía de HITS. El riesgo clínico dependerá de su prevalencia, composición y si estas han sido silentes o generaron síntomas.[22]

En los portadores de válvulas mecánicas, la frecuencia de HITS parece depender del tipo de válvula instalada, y son mucho menos frecuentes en las válvulas biológicas.[23,24] La mayoría de estos HITS, sobre todo en válvulas mecánicas, se deben a microembolias gaseosas secundarias a cavitación del anillo valvular y no a la liberación de material tromboembólico. Actualmente, los HITS que se presentan en este contexto no se aceptan como predictores indirectos de riesgo tromboembólico ni de deterioro cognitivo.

En los pacientes con implantes en el VI, cuya complicación más frecuente es el tromboembolismo, la composición de los HITS es mixta, con predominio de partículas sólidas que suelen requerir tratamiento anticoagulante.

El número de HITS durante la cirugía cardíaca abierta es elevado, en particular durante el clampeo y desclampeo en las intervenciones cardiopulmonares en las que suelen registrarse salvas de "lluvia". También, la presencia de aire residual en la cánula venosa aumenta el número de HITS registradas al inicio del procedimiento. Estas MES intraoperatorias ocasionan déficit cognitivo. En aquellos casos que informaron > 60 HITS durante el procedimiento, se pudo registrar una elevada tasa de complicaciones neurológicas.[25] Cuando se detectaron > 200 HITS, el 8,6% presentaba alteraciones neuropsicológicas, y en aquellos pacientes con > 1000 HITS esta proporción se elevaba al 43%.[26] En estos casos se registran distintos tipos de HITS durante la monitorización, con preponderancia de émbolos sólidos en la fase de manipulación de la aorta, clampeo y desclampeo, especialmente en los portadores de gran carga aterosclerótica. Por el contrario, durante las maniobras de perfusión y durante el procedimiento en bomba, se han registrado más partículas gaseosas.

En el cateterismo cardíaco y durante la angioplastia transluminal percutánea, se detectan HITS en más de 50% de los pacientes, la mayoría captadas durante la inyección de contraste, lo que hace suponer que su composición es mayoritariamente gaseosa.

Se han adoptado diversas medidas que han demostrado reducir el número de HITS. Entre ellas figuran la reducción del purgado, el uso de infusiones continuas en lugar de inyecciones en bolo, priorizar las jeringas de mayor calibre en lugar de las pequeñas y el uso de dispositivos sin pinzas para evitar el clampeo aórtico. El empleo de filtros arteriales también ha mostrado reducir el número de HITS.

CONCLUSIONES

El DTC es un método no invasivo, disponible para uso ambulatorio y en la internación, al lado de la cama del paciente, que permite detectar la presencia de émbolos circulantes que se aprecian con características inequívocas (imagen, energía y sonido).

El estudio de microembolias tiene lugar en distintos escenarios médicos, ya sea como parte del estudio de una fuente embolígena activa en un paciente que ya ha presentado un evento cerebrovascular isquémico o como parte de una monitorización preventiva en procedimientos quirúrgicos o invasivos con conocido potencial de embolización accidental.

Las aplicaciones en patología cerebrovascular son variadas, así como también las posibles etiologías implicadas. La detección de HITS es más frecuente en aquellos pacientes con enfermedad de gran arteria y menos frecuente en los ACV cardioembólicos.

CONCLUSIONES (CONT.)

En la ateromatosis carotídea sintomática, los HITS se correlacionan con inestabilidad de placa y neovascularización, mientras que su presencia en las estenosis asintomáticas puede señalar un subgrupo en riesgo aumentado de ACV isquémico.

El DTC con pasaje de microburbujas es la técnica de elección que permite detectar la presencia y cuantificar el grado de pasaje en pacientes con FOP y ACV/AIT criptogénico. Existen protocolos detallados para su realización tanto en reposo como con maniobra de Valsalva.

Aunque no existe un consenso para la detección de FOP en pacientes ventilados, se han sugerido maniobras que pueden sensibilizar su detección a través de la programación específica del respirador y realizando la inyección de microburbujas en el momento oportuno.

Durante distintas intervenciones cardíacas y en el posoperatorio, se pueden presentar diferentes tipos y cuantía de HITS. Una fuente cardioembólica bien documentada de HITS son las válvulas mecánicas, con frecuencias de hasta 100 HITS/hora, cuya presencia se ha sugerido como posible factor pronóstico.

La monitorización de HITS por DTC en procedimientos de revascularización carotídea, así como en el posoperatorio inmediato, puede actuar como herramienta predictora de potenciales complicaciones y evolución clínica.

REFERENCIAS

1. Markus HS, Brown MM. Differentiation between different pathological cerebral embolic materials using transcranial Doppler in an in vivo model. Stroke 1993;24:1-5.
2. Basic identification criteria of Doppler microembolic signals. Consensus Committee of the Ninth International Cerebral Hemodynamic Symposium. Stroke 1995;26:1123.
3. Ringelstein EB, Droste DW, Babikian VL, et al. Consensus on microembolus detection by TCD. International Consensus Group on Microembolus Detection. Stroke 1998;29:725-9.
4. Droste DW, Markus HS, Brown MM. The effect of different settings of ultrasound pulse amplitude, gain and sample volume on the appearance of emboli studied in a transcranial Doppler model. Cerebrovasc Dis 1994;4:152-6.
5. Droste DW, Markus HS, Nassiri D, et al. The effect of velocity on the appearance of embolic signals studied in transcranial Doppler models. Stroke 1994b;25:986-91.
6. Droste DW, Hansberg T, Kemény V, et al. Oxygen inhalation can differentiate gaseous from nongaseous microemboli detected by transcranial Doppler ultrasound. Stroke 1997a;28:2453-6.
7. Kaps M, Hansen J, Weiher M, et al. Clinically silent microemboli in patients with artificial prosthetic aortic valves are predominantly gaseous and not solid. Stroke 1997;28:322-5.
8. Markus HS, Droste D, Brown MM. Ultrasonic detection of cerebral emboli in carotid stenosis. Lancet 1993a;341:1606.
9. Russell D, Brucher R. Online automatic discrimination between solid and gaseous cerebral microemboli with the first multifrequency transcranial Doppler. Stroke 2002;33:1975-80.
10. Siebler M, Sitzer M, Rose G, et al. Cerebral microembolism and the risk of ischemia in asymptomatic high-grade internal carotid artery stenosis. Stroke 1995;26:2184-6.
11. Ritter MA, Theismann K, Schmiedel M, et al. Vascularization of carotid plaque in recently symptomatic patients is associated with the occurrence of transcranial microembolic signals. Eur J Neurol 2013;20:1218-21.
12. Zhang C, Qu S, Li H, et al. Microembolic signals and carotid plaque characteristics in patients with asymptomatic carotid stenosis. Scand Cardiovasc J 2009;43:345-51.
13. Markus HS, Droste DW, Kaps M, et al. Dual antiplatelet therapy with clopidogrel and aspirin in symptomatic carotid stenosis evaluated using doppler embolic signal detection: the Clopidogrel and Aspirin for Reduction of Emboli in Symptomatic Carotid Stenosis (CARESS) trial. Circulation 2005;111:2233-40.
14. Markus HS, King A, Shipley M, et al. Asymptomatic embolisation for prediction of stroke in the Asymptomatic Carotid Emboli Study (ACES): a prospective observational study. Lancet Neurol 2010;9:663-71.
15. Mas JL, Derumeaux G, Guillon B, et al. Patent Foramen ovale closure or anticoagulation vs. antiplatelets after stroke. N Engl J Med 2017;377:1011-21.
16. Sondergaard L, Kasner SE, Rhodes JF, et al. Patent foramen ovale closure or antiplatelet therapy for cryptogenic stroke. N Engl J Med 2017;377:1033-42.
17. Saver JL, Carroll JD, Thaler DE, et al. Long-Term outcomes of patent foramen ovale closure or medical therapy after stroke. N Engl J Med 2017;377:1022-32.
18. Jauss M, Zanette E. Detection of right-to-left shunt with ultrasound contrast agent and transcranial Doppler sonography. Cerebrovasc Dis 2000;10:490-6.
19. Mojadidi MK, Roberts SC, Winoker JS, et al. Accuracy of transcranial Doppler for the diagnosis of intracardiac right-to-left shunt: a bivariate meta-analysis of prospective studies. JACC Cardiovasc Imaging 2014;7:236-50.

20. Zetola VF, Lange MC, Scavasine VC, et al. Latin American Consensus Statement for the Use of Contrast-Enhanced Transcranial Ultrasound as a Diagnostic Test for Detection of Right-to-Left Shunt. Cerebrovasc Dis 2019;48:99-108.

21. Gerraty RP, Bowser DN, Infeld B, et al. Microemboli during carotid angiography. Association with stroke risk factors or subsequent magnetic resonance imaging changes? Stroke 1996;27:1543-7.

22. Dittrich R, Ringelstein EB. Occurrence and clinical impact of microembolic signals during or after cardiosurgical procedures. Stroke 2008;39:503-11.

23. Milano A, D'Alfonso A, Codecasa R, et al. Prospective evaluation of frequency and nature of transcranial high-intensity Doppler signals in prosthetic valve recipients. J Heart Valve Dis 1999;8:488-94.

24. Eicke BM, Barth V, Kukowski B, et al. Cardiac microembolism: prevalence and clinical outcome. J Neurol Sci 1996;136:143-7.

25. Clark RE, Brillman J, Davis DA, et al. Microemboli during coronary artery bypass grafting: genesis and effect on outcome. J Thorac Cardiovasc Surg 1995;109:249-58.

26. Pugsley W, Klinger L, Paschalis C, et al. The impact of microemboli during cardiopulmonary bypass on neuropsychological functioning. Stroke 1994;25:1393-9.

MONITORIZACIÓN NO INVASIVA DE LA PRESIÓN INTRACRANEAL CON DOPPLER TRANSCRANEAL

CORINA PUPPO Y SILVIA H. CARINO

Contenidos

INTRODUCCIÓN

Importancia de la monitorización no invasiva de la presión intracraneal

El aumento de la presión intracraneal (PIC) y el descenso de la presión arterial (PA) son predictores independientes de malos resultados en pacientes con lesión encefálica aguda, conocidos desde hace décadas.[1] La monitorización de la PIC puede dar datos cruciales para el manejo de los pacientes neurocríticos. El procedimiento de referencia para estudiar este parámetro es el catéter intraventricular; también tiene alta precisión la monitorización intraparenquimatosa. No obstante, estas técnicas invasivas tienen alto costo, conllevan la necesidad de realizar un orificio de trépano a la altura del hueso craneal y la duramadre, y penetrar cierta distancia dentro del parénquima encefálico. Los principales riesgos de esta técnica son: a) lesiones mecánicas del tejido neural; b) hemorragia; y c) infección. Esto subraya la importancia de poder lograr una estimación no invasiva de la PIC (PICn). Cuando la monitorización no es accesible, ya sea por su alto costo, por no contar con un técnico entrenado disponible para su emplazamiento, o porque las indicaciones pueden ser dudosas en determinados pacientes o está claramente contraindicada (p. ej., anticoagulación), es posible aproximarse a la situación hemodinámica encefálica del paciente y a su PIC mediante una monitorización no invasiva.

Fisiopatología básica de la hipertensión intracraneal

La hipertensión intracraneal (HIC) es causada por el aumento de volumen del contenido de un cráneo prácticamente inextensible.

¿Qué componente puede aumentar?

- El volumen de sangre, fundamentalmente por vasodilatación de las pequeñas arteriolas de resistencia. También puede haber ingurgitación venosa si las venas puente son comprimidas, lo que dificulta el eflujo venoso.

- El líquido cefalorraquídeo (LCR): cuando se altera su circulación, se genera hidrocefalia con todas sus consecuencias. Esto puede ocurrir por:
  - Bloqueo de su circulación (hemorragias con pequeños coágulos sanguíneos que obstruyen sectores estrechos de la vía de circulación normal del LCR, o gran cantidad de coágulos que obstaculizan todo o gran parte de este trayecto, infecciones con adherencias, etc.).
  - Bloqueo de su reabsorción (p. ej., hemorragia subaracnoidea de la convexidad que genera fibrina con disfunción de las vellosidades aracnoideas, o infección con formación de adherencias).
- El volumen del parénquima cerebral puede aumentar, ya sea porque hay edema, contusiones o diferentes tipos de hematomas.

Efectos del aumento de la presión intracraneal

El efecto fundamental del aumento de PIC es la disminución de la presión de perfusión cerebral (PPC), que se define como la presión arterial con la que entra la sangre a la cavidad craneal, menos la presión que hay dentro del cerebro: PPC = (PAM − PIC). Tiene también otros efectos, como diferencias intercompartimentales que pueden hacer que el cerebro se desplace de arriba abajo, de izquierda a derecha, o a la inversa, y se hernie a través de orificios entre los bordes de la duramadre y el cerebro. Los desplazamientos y hernias generan hematomas, sangrados por estiramiento de los vasos, isquemia, lesiones por compresión contra los bordes del tentorio, etcétera.

FACTORES QUE INFLUYEN EN LA CIRCULACIÓN CEREBRAL

Fundamentalmente son tres: las presiones, la resistencia cerebrovascular y la compliancia del sector arterial cerebral.[2]

Presiones

1) La sangre en el interior de las arterias grandes del cerebro se mantiene en movimiento

anterógrado por efecto de una presión en su interior (presión arterial). Esta presión arterial también mantiene las arterias abiertas.

2) La PIC genera presión en sentido contrario, desde afuera de los vasos. Cuando está aumentada, dificulta la circulación dentro de ellos.

Resistencia cerebrovascular

Un segundo parámetro que influye en la circulación es la resistencia al flujo. La resistencia cerebrovascular está dada por el diámetro de los pequeños vasos distales, de resistencia, arteriolas y esfínteres precapilares cuya pared es fundamentalmente muscular. El cambio en el estado de contracción o dilatación de estos vasos genera, a su vez, modificaciones en la velocidad de circulación de la sangre dentro de las arterias, que es el parámetro que evalúa el Doppler transcraneal (DTC). Los pequeños vasos de resistencia esquematizados en la **figura 12-1** son los que facilitan o dificultan el pasaje de sangre hacia el sector capilar y constituyen la resistencia cerebrovascular (RCV). Si

estos pequeños vasos se cierran, dificultan el pasaje de la sangre a través del circuito vascular, por lo tanto, disminuye la velocidad de flujo. ¿Por qué se contraen/dilatan? Existen múltiples estímulos de la contracción/dilatación del músculo liso de la pared arteriolar, entre los que se destacan los siguientes:

- La presión arterial. Durante el *plateau* autorregulatorio, los vasos de resistencia se dilatan si la PA desciende y se contraen si esta asciende. Si desciende por debajo del límite inferior de la autorregulación cerebral (ARC), las arteriolas no pueden dilatarse más y comienzan a cerrarse progresivamente, en forma pasiva, frente al mayor descenso de la PA. Si se eleva por encima del límite superior de la ARC, las arteriolas no pueden contraerse más y se dilatan pasivamente (véase **cap. 15**).
- Cambios en la $PaCO_2$. Este es uno de los estímulos más poderosos de la vasomotricidad de los pequeños vasos. La hipocapnia contrae los pequeños vasos y la hipercapnia los dilata.

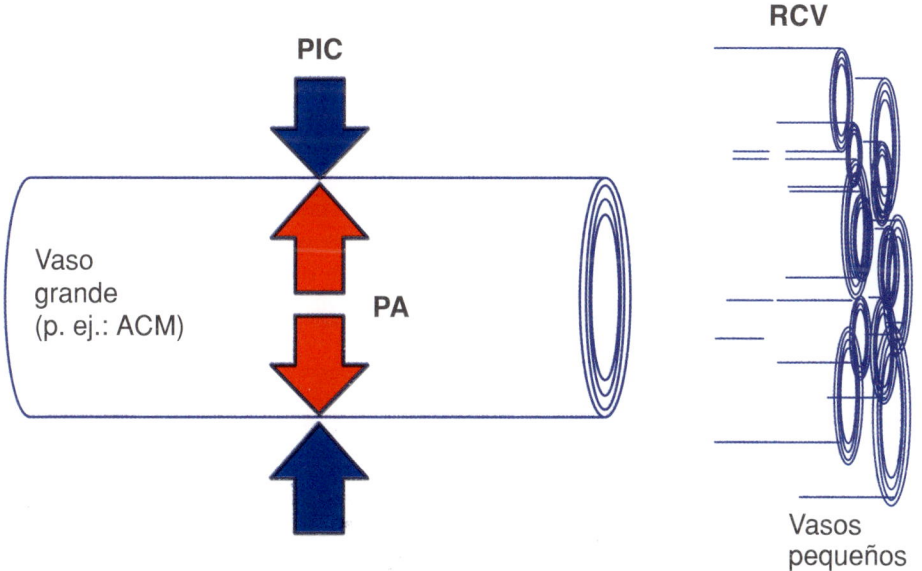

Fig. 12-1. Esquema de dos de los principales mecanismos que influyen en la circulación cerebral y en la morfología de la onda de Doppler transcraneal: la presión arterial (PA) que "empuja hacia adelante" la sangre y tiende a mantener abiertos los vasos, la presión intracraneal (PIC) que tiende a cerrarlos, y el estado de contracción o dilatación de los pequeños vasos de resistencia, que facilitan o dificultan el paso de la sangre hacia la región capilar (barrera hematoencefálica) y venosa. RCV: resistencia cerebrovascular, ACM: arteria cerebral media.

- La administración de algún fármaco que contraiga directamente estos vasos, como la indometacina.

Compliancia del sistema arterial cerebral

Un tercer parámetro de importancia por su acción sobre la circulación cerebral es la compliancia del sistema arterial cerebral.[3,4] Todo el sistema arterial cerebral, formado por las arterias de conductancia, arteriolas y esfínteres precapilares, puede ser más rígido o distensible, y esta compliancia influye en cómo se acomoda un determinado volumen de sangre que llega al sector con determinada presión. Esto también influye en el perfil de velocidad de la circulación cerebral.[2]

SONOGRAMA NORMAL Y SUS MODIFICACIONES EN EL CONTEXTO DE LA HIPERTENSIÓN INTRACRANEAL

Sonograma normal

Como se recordará, en un DTC normal se observa un espectro de velocidades de cada partícula durante un pulso arterial; esta presentación gráfica de los datos se llama sonograma. Los datos fundamentales son extraídos de la envolvente de este espectro (valor máximo de velocidad en cada instante) (véase **cap. 1**). El equipo define, sobre la base del estudio de cada envolvente, un valor de velocidad pico sistólica (VFs), de velocidad diastólica final (VFd), de velocidad media (VFm), y un índice de pulsatilidad (IP) que se muestran en el *display*.

Con el transductor, se insonan las arterias grandes del cerebro: arteria cerebral media (ACM), arteria cerebral anterior (ACA), arteria cerebral posterior (ACP), arteria basilar (AB), etc. En los estudios sobre PIC no invasiva, la arteria que más se insona es la ACM, aunque también se han usado la ACP y AB.

 La velocidad que muestra el DTC no es la velocidad en las pequeñas arteriolas, sino la velocidad (a la altura del segmento insonado) de la sangre en la arteria de conducción (arteria grande de la base del cerebro), segmento definido por la ventana ultrasónica usada, la angulación del transductor y la profundidad a la que se explore. Las VF y los índices en las diferentes arterias muestran cierta variabilidad según los estudios (véase **cap. 4**), pero se puede considerar que la VFm normal en la ACM de un adulto es aproximadamente de 62 ± 12 (rango 33-90 cm/s),[5] la VFd es de 30-33 cm/s. El IP se calcula como la diferencia entre la velocidad sistólica pico menos la velocidad diastólica final (amplitud de la onda), dividida por la velocidad media.

$$IP = (VFs - VFd) / VFm$$

Su valor es hasta 1 (o 1,20 en pacientes añosos) (véase **cap. 4**). La forma del sonograma cerebral normal es más redondeada que la de las arterias periféricas, ya que el sistema circulatorio cerebral es de baja resistencia, dada su importante circulación colateral. La sangre no se detiene ni cambia de dirección en un mismo vaso en situaciones normales, y tiene una velocidad diastólica relativamente alta en relación con la de las arterias de la circulación extracraneal. En la **figura 12-2** se observa un sonograma normal de la ACM de un adulto.

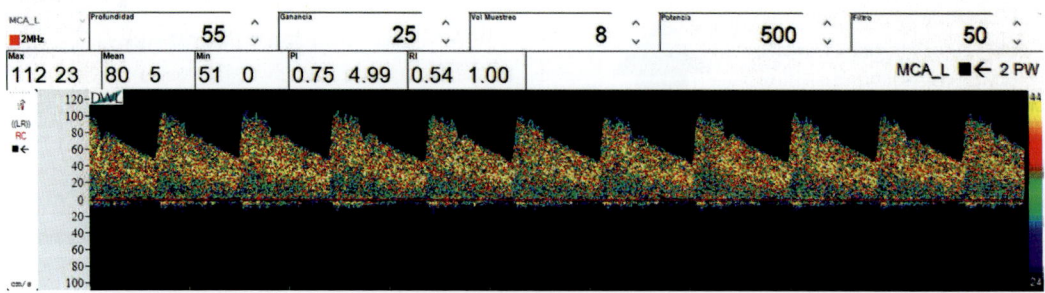

Fig. 12-2. Sonograma normal.

Aumento de la presión intracraneal y cambios en la forma del sonograma

Cambios en la velocidad

¿Qué ocurre cuando hay una presión elevada dentro de la cavidad craneal que dificulta la entrada de la sangre? ¿En qué momento del ciclo cardíaco va a influir más esa presión que está comprimiendo el sistema? Cuando la energía generada por la sístole cardíaca va disminuyendo –que es durante la diástole y sobre todo al final de esta, antes que se inicie la nueva sístole y que llegue al sector arterial un nuevo pulso de sangre enviado por el corazón– es cuando la velocidad en las arterias intracraneales se ve más afectada. Por lo tanto, la VFd es la que más disminuye. En esta situación, la reacción cardíaca (p. ej., el reflejo de Cushing) es generar una sístole más enérgica con hipertensión arterial y frecuencia bradicardia. Esto ocasiona que al principio de la sístole la velocidad frecuentemente aumente porque el corazón va a generar un mayor inotropismo para tratar de contrarrestar esa PIC elevada. La bradicardia también contribuye con la disminución de la velocidad diastólica. La onda así modificada muestra una VFs aumentada y una VFd disminuida. Es una onda de forma más "puntiaguda". En la **figura 12-3** se observa un sonograma DTC que sugiere fuertemente HIC. La velocidad media (VFm) se mantiene inicialmente. Con el mayor aumento de la PIC, todas las velocidades se verán afectadas. La más afectada será la VFd, en segundo lugar la VFm y en último lugar, la VFs. Si esta situación se agrava y la PIC sigue aumentando, la PPE continúa disminuyendo y desaparece el flujo en diástole (VFd = 0), luego se invierte el flujo en diástole y más tarde solo se ven pequeñas imágenes de flujo anterógrado al principio de la diástole (espigas sistólicas). El flujo reverberante, las espigas sistólicas y la ausencia de flujo son los tres patrones que se incluyen en lo que se ha denominado "paro circulatorio cerebral" que, de visualizarse en el sector anterior bilateralmente y en el posterior, y de mantenerse durante un tiempo prolongado, apoya el diagnóstico de muerte encefálica (véase **cap. 14**).

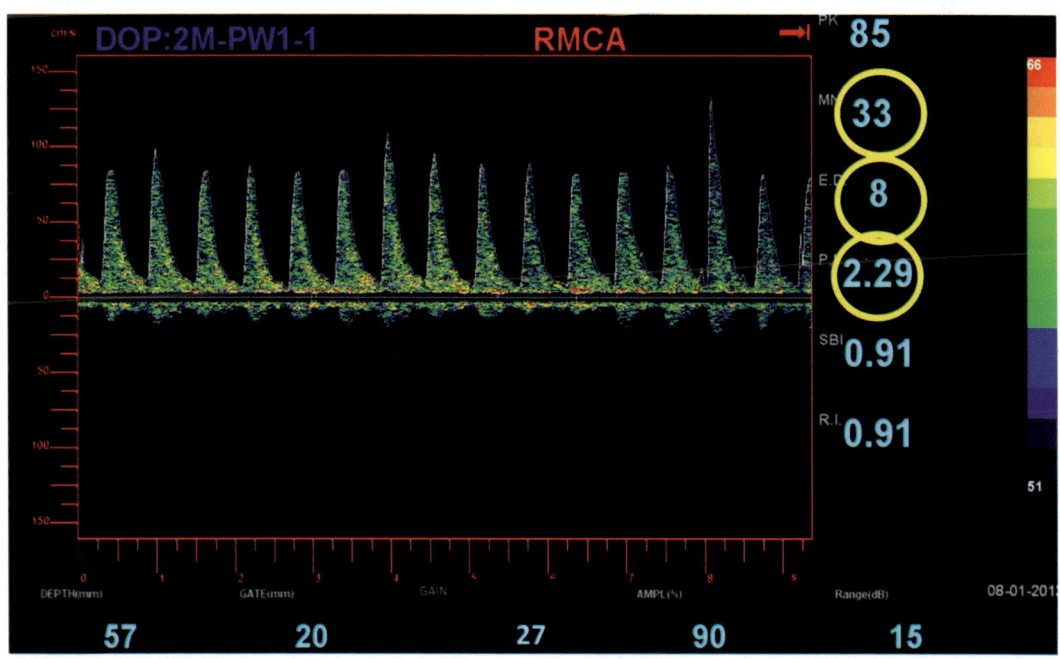

Fig. 12-3. Sonograma en la hipertensión intracraneal (HIC). Obsérvese el aumento del índice de pulsatilidad (IP) y el descenso de las velocidades media y diastólica, y la forma diferente del sonograma normal, que se vuelve "puntiagudo".

¿Por qué se evalúa la PICn con DTC? Porque desde la década de 1980, cuando se introdujo la técnica, se observó que algunos parámetros derivados del sonograma cambiaban con la hipertensión intracraneal: la forma de la onda de velocidad y, con ella, el IP.

El médico debe evaluar la situación clínica en profundidad, descartar la presencia de vasoconstrictores de la microcirculación que puedan tener un sonograma similar (p. ej., indometacina e hipocapnia), si se descartan debe pensar en HIC, solicitar al neurocirujano la colocación de un sensor de PIC y realizar una imagen en busca de aumento de alguno de los componentes analizados (**fig. 12-4** y **video 12-1**).

Siempre hay que recordar las excepciones en las cuales los patrones son mixtos. Por ejemplo, en la HSA de mal grado clínico, es frecuente que el paciente tenga HIC y vasoespasmo. Durante el vasoespasmo puro, aumenta la velocidad y disminuye el IP; por lo tanto, si el paciente además presenta HIC que disminuye la velocidad y aumenta el IP, estos patrones se superponen y puede aparecer un patrón seudonormal. En estos casos, la sospecha clínica es muy importante.

Hipertensión intracraneal e índice de pulsatilidad

Dado que el IP es la amplitud de la onda dividida por la velocidad media, al aumentar la presión intracraneal este aumentará también porque la diferencia entre la VFs y VFd (amplitud) aumenta progresivamente en relación con la VM que va disminuyendo.

 El IP tiene una correlación positiva con la PIC: si aumenta la PIC, aumenta el IP. Sin embargo, el aumento del IP no es específico de aumento de la PIC, ya que puede haber otras alteraciones o fármacos que aumenten la pulsatilidad, como la hipocapnia, que genera vasoconstricción de los pequeños vasos de resistencia, enlentece la circulación y disminuye todas las velocidades, sobre todo la diastólica. La indometacina también tiene un efecto similar. Los medicamentos que generan vasoconstricción por disminución de la actividad metabólica también aumentan el IP. La hipotensión arterial grave, por debajo del límite inferior de la autorregulación cerebral, también aumenta la pulsatilidad. Si la PPC disminuye por aumento de la PIC o disminución de la PA, también aumenta el IP.

———

Resumen de los factores que influyen en el índice de pulsatilidad

Matemáticamente, podemos decir que el IP es inversamente proporcional a la PPC, directamente proporcional a la amplitud del pulso de la PA y a la PIC, y no linealmente a la compliancia del lecho arterial cerebral, a la resistencia cerebrovascular y a la disminución de la frecuencia cardíaca. Sin embargo, se debe recordar que hay situaciones en las que la resistencia vascular cerebral (RCV) disminuye y el IP aumenta, como en las ondas *plateau* de hipertensión intracraneal.[6]

———

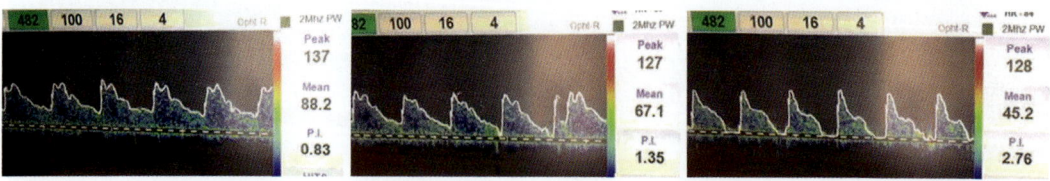

Fig. 12-4. Sonograma normal en la arteria cerebral media en un paciente con traumatismo craneoencefálico (TCE) grave y los cambios a lo largo del estudio cuando la PIC aumenta. En el primer sonograma, se observa una onda normal con VFm de 88 cm/s y un IP normal. En el segundo sonograma, a los pocos segundos, se ve la disminución de la VFm. La VFd no solo es menor de 20, sino que se aproxima a 0 (la circulación casi se detiene al fin del ciclo) y el IP está muy elevado. La forma de la onda es claramente distinta de la de una onda normal. Es importante también el sonido que acompaña a estas modificaciones. En el **video 12-1** se muestra la evolución en el tiempo de estas modificaciones y se pueden escuchar los cambios en el sonido que las acompaña.

> Uno de los factores que influye en la morfología de la envolvente (velocidades e IP) es el estado de dilatación o contracción de las arteriolas. Ellas generan la resistencia al flujo; por lo tanto, facilitan o dificultan el pasaje de la sangre a través del circuito arterial cerebral.
> El DTC evalúa la hemodinámica cerebrovascular a través del cambio de las velocidades del flujo sanguíneo cerebral y las relaciones entre ellas (índice de pulsatilidad).

MONITORIZACIÓN PROLONGADA

Doppler transcraneal aislado

El análisis de la onda de velocidad a lo largo del tiempo se hace mediante la neuromonitorización continua de la VF con DTC. Es necesario subrayar que, para la monitorización continua de la VF, solo se puede usar el DTC y no el dúplex (o ecografía Doppler). El transductor de DTC es significativamente más liviano y pequeño, y se fija mediante una banda circunferencial o un casco. El transductor de monitorización del DTC por lo general es también más corto que el transductor de DTC para uso manual (algunos transductores pueden usarse con ambos fines y acortarse luego de ser fijados, separando una parte) y el transductor dúplex, lo que conlleva un menor riesgo de desplazamiento y

cambio de dirección (**fig. 12-5**). Si el transductor se mueve, cambia el ángulo con el que el haz de ultrasonido encuentra la arteria y la velocidad resultante cambia, no porque haya cambiado el flujo, sino porque cambió el ángulo.

¿Cuáles son las limitaciones de la monitorización continua con DTC?

Es laborioso fijar el transductor con los diversos métodos de fijación que existen y, más aún, mantener la fijación, ya que cualquier movimiento lo puede sacar de su lugar; los pacientes tienen heridas quirúrgicas u otras monitorizaciones que dificultan la colocación del casco. Por este motivo, los cascos o bandas para fijar los transductores se han vuelto progresivamente más sofisticados. El grupo de Czosnyka, de Cambridge, evaluó un nuevo transductor "robótico" que usa múltiples haces de ultrasonido que se pueden movilizar automáticamente en busca de la señal óptima; con esto es posible volver a la señal si esta se pierde o comienza a ser menos nítida, lo que permite una monitorización más prolongada. El uso de este nuevo transductor ha demostrado que se puede realizar una monitorización durante un período de 4 horas.[7]

El dúplex transcraneal, Doppler transcraneal color (DTCC) o Eco-Doppler transcraneal permiten

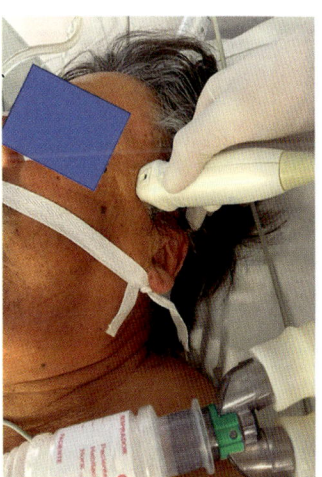
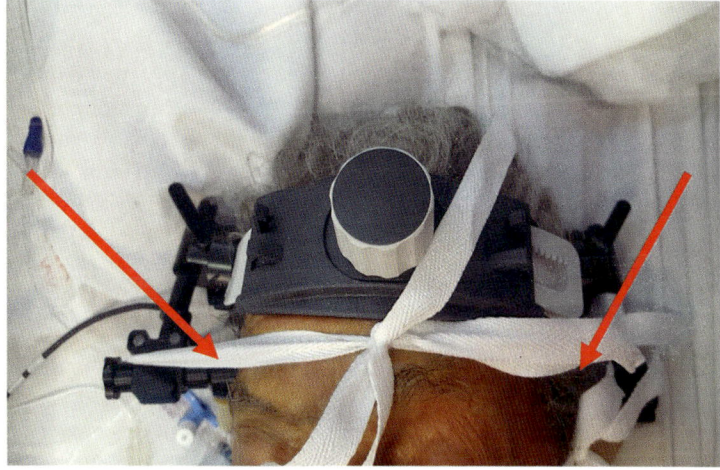

Fig. 12-5. Transductores Doppler y dúplex. A la izquierda se muestra un transductor dúplex, más pesado e imposible de fijar al cráneo para una monitorización continua. A la derecha se ve una monitorización bilateral en un paciente crítico, con los transductores de Doppler transcraneal (más pequeños y livianos) fijados por un casco.

ver el sonograma Doppler, pero no hacer una monitorización continua. Por otro lado, tienen la ventaja de que se puede identificar varias estructuras normales y alteraciones del parénquima cerebral, como tronco cerebral, tercer ventrículo, desviación de la línea media, hematomas e hidrocefalia. Mediante el Doppler color, se pueden visualizar los vasos, identificar cuáles se acercan y cuáles se alejan del transductor, y elegir un segmento de un determinado vaso (manteniendo manualmente el transductor en su lugar) para ver su sonograma.

> El DTC y el dúplex se complementan. El primero permite ver el sonograma, fijar el transductor y realizar una neuromonitorización continua, integrada con otras variables o no. El segundo permite visualizar algunas estructuras encefálicas, la desviación de la línea media, hematomas, hidrocefalia y otras alteraciones anatómicas. Se puede elegir un punto de un vaso y ver el sonograma en ese punto, aunque, al no poderse fijar la sonda, no es posible monitorizar los cambios de velocidad en ese punto durante un tiempo prolongado.

Neuromonitorización múltiple continua

La neuromonitorización múltiple, que integra las diferentes señales, permite visualizar los cambios simultáneos de las variables estudiadas. En la **figura 12-6** se muestran los datos obtenidos por nuestro grupo de neuromonitorización del CTI del Hospital de Clínicas de Montevideo durante la evolución de la neuromonitorización integrada continua en un paciente joven que sufrió un accidente de tránsito. Para ello, se utilizó el sistema de adquisición de datos hecho en nuestro servicio (Contine®).

MÉTODOS Y MODELOS UTILIZADOS PARA VALORAR LA PRESIÓN INTRACRANEAL DE FORMA NO INVASIVA

Esquemáticamente, los métodos y modelos pueden dividirse en cuatro grupos:

- Valores definidos, usando únicamente datos obtenidos de la onda de VF.

- Valores calculados a partir de datos simultáneos de ondas de VF y PA.
- Método que se basa en el estudio con Doppler de la arteria oftálmica en sus segmentos intracraneales y extracraneales (Ragauskas-Vittamed).
- Valores obtenidos a partir de modelos de complejidad creciente basados en datos de la neuromonitorización integrada continua. Permite obtener datos simultáneos de la onda de VF, PA, $PaCO_2$ y ECG. Se generan con frecuencia archivos muy grandes (*big data*) que necesitan ser estudiados con métodos de computación especiales, y se utilizan cada vez más en paralelo al aumento de la sofisticación de la informática. Se está logrando paulatinamente un aumento de su exactitud y precisión. Idealmente, los estudios que evalúan las comparaciones entre dos métodos y, sobre todo, aquellos que los comparan a lo largo del tiempo deberían contener los siguientes indicadores estadísticos para darle al clínico una visión global del valor del método y sus ventajas y desventajas: a) correlación entre los valores de PIC medida y estimada, considerando los valores medios y los cambios a lo largo del tiempo; b) sesgo e intervalo de confianza del 95% para predecir la PIC; c) análisis de curva ROC que incluya la capacidad de predicción a determinado umbral (alrededor de 20 mm Hg en el caso de la PIC) con sensibilidad y especificidad. La precisión global de los métodos, en un grupo de diferentes estudios revisados por Cardim y cols.,[2] fue ± 12 mm Hg. En los últimos años, ha ido mejorando y ha llegado a alrededor de ± 4 mm Hg. La ventaja adicional de estos métodos (excluyendo el 3) es el alto potencial para seguir los cambios dinámicos de la PIC.

Métodos derivados del sonograma Doppler como única fuente de datos

Usan el IP y tienen una precisión variable. Hay que recordar que el IP puede cambiar debido a otros factores (hipotensión arterial grave, indometacina, sedación profunda, $PaCO_2$, etc.) Con frecuencia, los estudios no consideran todas las condiciones en las que se realizó el estudio, lo que puede dar lugar

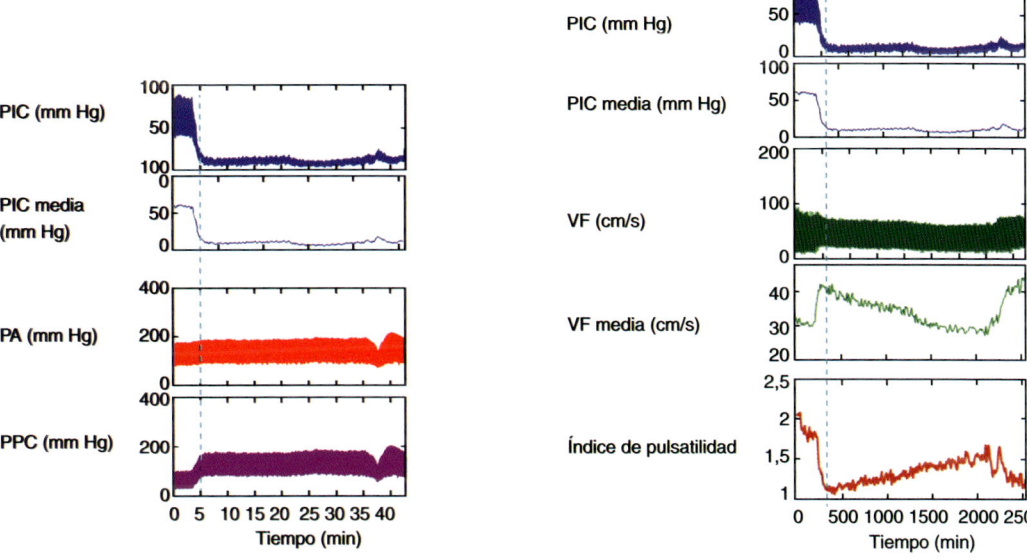

Fig. 12-6. Neuromonitorización múltiple en un paciente joven politraumatizado con onda *plateau* al comienzo de la adquisición. Se monitorizó PA, PIC y VF con DTC. Se calculó la PPC como diferencia entre la PA y la PIC. En la columna de la izquierda, se muestran las presiones (en orden descendente: PIC sistodiastólica, PIC media, PA, PPC (presión de perfusión cerebral); a la derecha, también en orden descendente, las mismas imágenes de PIC sistodiastólica y PIC media, y más abajo los parámetros Doppler simultáneos: VF sistodiastólica, VF media e IP). La monitorización invasiva de la PIC (azul) muestra una onda de HIC al inicio, con valores muy elevados: llega a 90 mm Hg de PIC sistólica y 50 mm Hg de PIC diastólica; la PIC media es de 60 mm Hg. En rojo se ve la PA y en violeta, la PPC. A la derecha (verde) se ven las ondas de velocidades de flujo sistodiastólica y media. Durante la onda *plateau*, la VF sistólica aumenta levemente y la VF diastólica desciende. Aumenta la diferencia sistodiastólica, lo que explica el aumento de la pulsatilidad. La VFm durante la onda está disminuida (30 cm/s). Esto también contribuye al aumento de la pulsatilidad. El IP se ve abajo (naranja); aumenta durante la onda de HIC. Cuando se normaliza la PIC, también se normalizan el IP y la VF.

a errores de interpretación. Estos modelos tienen la ventaja de que se pueden utilizar sin una metodología sofisticada, solo con un DTC a la cabecera del paciente. En ese caso, lo que se obtendrá es un valor único y no una curva continua. Por otra parte, puede obtenerse una curva continua de valores si se toman como base los datos obtenidos en una neuromonitorización continua de la VF con DTC.

En el estudio citado[2] se revisan los datos de 22 publicaciones que usaron el IP. Entre ellos, el que mostró una mejor precisión fue el de Bellner.[8] Los resultados de este autor muestran que la distribución de las diferencias (gráfico de Bland-Altman) entre PIC invasiva y no invasiva tiene una media aproximada de 0, y el 95% de las diferencias está entre ± 4,2 mm Hg. Estima directamente la PIC usando el IP.

Fórmula de Bellner: PICn = (11,1 · IP) − 1,43

Sin embargo, estos resultados no han podido ser replicados por otros autores.

Métodos para calcular la presión de perfusión cerebral en forma no invasiva[2,9,10]

Estos métodos utilizan datos del sonograma Doppler y de la onda de PA. Estiman la PPC no invasiva (PPCn) y, a partir de ella, calculan la PIC no invasiva (PIC = PA − PPC). Distintos investigadores han enfocado el problema de este modo. Dependiendo de la complejidad de la metodología disponible, se puede obtener un valor único de PIC o una curva continua. Lo más básico es congelar simultáneamente las imágenes de la onda de VF y la de PA, y obtener de ellas los valores de velocidad y presión necesarios para el cálculo. Lo más sofisticado es realizar una monitorización continua integrada, simultánea, de las variables necesarias y generar una curva continua de PIC no invasiva mediante la introducción de la fórmula en el sistema de computación.

1) El modelo de Czosnyka se basa en el concepto de que la VFd es la que más se altera cuando asciende la PIC. En su estudio, el error en la estimación de PICn en el 68% de las mediciones fue menor de 10 mm Hg y en el 39% de las mediciones fue menor de 5 mm Hg.

La fórmula introducida por estos investigadores es:

$$PPCn: *PAm \cdot VFd / VFm + 14 \ mm \ Hg^{9}$$

2) El modelo de Edouard también combina los valores fásicos de VF y PA:

$$PPCn: [VFm / (VFm - VFd)] \cdot (PAm - PAd)^{10}$$

Estos investigadores estudiaron la PPCn en condiciones estables y durante una prueba de reactividad al CO_2. Su modelo calculó la PPC como la "CPP efectiva", que se basa en el concepto de presión crítica de cierre (véase **cap. 16**).[10]

3) Otro estudio basado en el mismo concepto de presión crítica de cierre, utilizando una fórmula más sofisticada para calcular la PPCn, fue el de Varsos y cols. del Hospital Addenbrooke de la Universidad de Cambridge, Reino Unido.[11] En 280 pacientes de su base de datos de neuromonitorización múltiple, todos con lesión traumática, sus resultados mostraron un sesgo (valor medio de las diferencias) ± DE de 4,02 ± 6,01 mm Hg.

Método de Ragauskas

Arminas Ragauskas es un investigador del *Health Telematics Science Institute*, de la Universidad Tecnológica de Kaunas, Lituania, que introdujo un método de medición de la PIC no invasiva basado en la estimación de los valores de velocidad de flujo en la arteria oftálmica (AO). Por el momento, este método permite medir la PIC en forma única o intermitente, no se puede realizar una monitorización

continua. El equipo desarrollado por este grupo se denomina *Vittamed ICP monitor*.[12]

La AO es la única arteria que se estudia con DTC, que se dirige desde adentro, desde el sifón carotídeo, hacia afuera del cráneo, a la altura de la órbita. Tiene, por lo tanto, un primer segmento intracraneal (más profundo) que está sometido a la PIC y un segmento extracraneal (más superficial) que está sometido a la presión extracraneal (intraorbitaria). Si la PIC está elevada, el segmento intracraneal está comprimido, lo que aumenta su velocidad. Al salir, se dilata porque la arteria deja de estar comprimida. La velocidad en este segmento desciende. Este método examina la arteria con DTC a ambas profundidades, de manera simultánea, y efectúa una compresión progresiva de la región orbitaria hasta que se igualan los sonogramas. La presión necesaria para igualar los sonogramas es la PIC. Este sistema se está estudiando en la NASA, debido a que los astronautas que están durante un tiempo prolongado en el espacio con frecuencia presentan edema de papila y pérdida de la visión; este cuadro se ha vinculado, entre otras posibles causas, con HIC.[13-15]

En las **figuras 12-7** y **12-8** se pueden observar resultados de correlación y concordancia de los estudios de Ragauskas (gráficos enviados personalmente por el autor).

Estimación no invasiva de la presión intracraneal basada en modelos

A lo largo de la evolución de los sistemas de computación y de la inteligencia artificial, han surgido métodos cada vez más sofisticados de estimación de la PICn, basados en *big data*. Se denomina así a las cantidades masivas de datos digitales, cuyo procesamiento resulta imposible para los sistemas informáticos convencionales. Por lo tanto, solo se puede hacer mediante técnicas y sistemas especiales.

La monitorización continua integrada genera *big data*. Como antes se mencionó, permite obtener datos simultáneos de la onda de VF, PA, PCO_2, ECG, etc. Se basa fundamentalmente en adquirir la forma de las diferentes ondas a lo largo del tiempo. La adquisición de los datos se debe hacer con una frecuencia de por lo menos 50 muestras por segundo

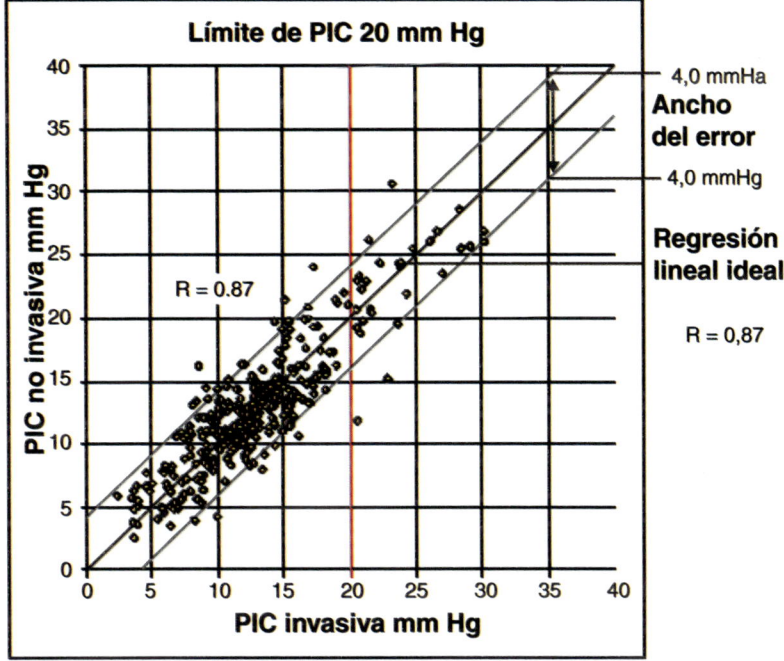

Fig. 12-7. Regresión lineal entre la PIC invasiva y la obtenida con el *Vittamed ICP monitor* en un grupo de 175 pacientes estudiados y 307 pares de datos. Los puntos muestran: en las ordenadas, los valores de PIC estimada (no invasiva) y en las abscisas, los correspondientes valores de PIC invasiva. Se evidencia una buena correlación lineal (R = 0,87).[12]

(50 Hz), lo cual genera archivos muy grandes. Cada variable se muestrea simultáneamente a la frecuencia referida durante una hora o más. Cuando se estudian los datos de grupos de pacientes, estos valores se multiplican. Por el gran tamaño de los archivos, requieren métodos informáticos especiales y sofisticados, cuyo desarrollo permitirá lograr paulatinamente un aumento de la precisión.

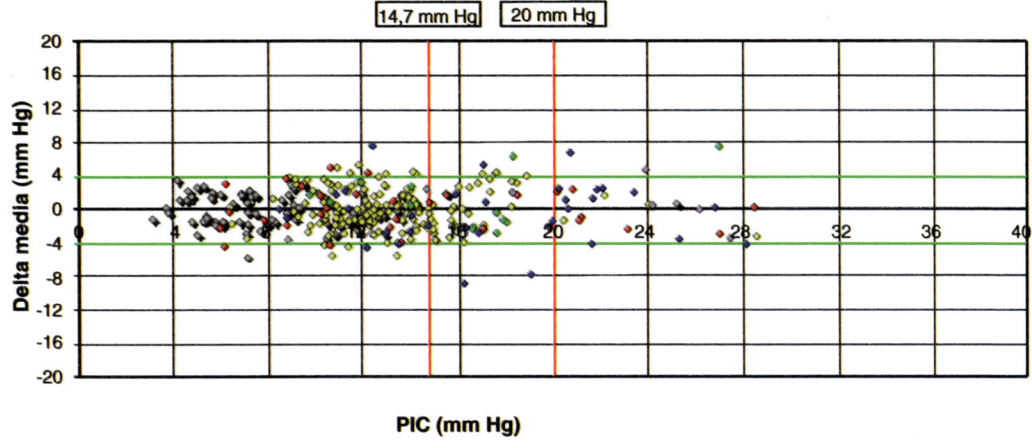

Fig. 12-8. Gráfica de Bland-Altman de 307 datos pareados de PIC no invasiva e invasiva adquiridos de 175 pacientes que muestran que la exactitud es 0,01 mm Hg y la DE (límites de concordancia) es 2,52 mm Hg (C = 0,964).[12]

Las técnicas y sistemas especiales que analizan *big data* se denominan *machine learning* o "aprendizaje de máquinas", una rama de la inteligencia artificial cuyo objetivo es desarrollar técnicas que permitan que las computadoras aprendan. Necesitan gran cantidad de datos y tienden a revelar patrones, tendencias y asociaciones. En esta sección se hará una somera referencia a alguno de los métodos basados en sistemas de computación. Comienzan generando algoritmos basados en los datos obtenidos, que inicialmente se utilizan en un mismo paciente, aunque el objetivo principal es que, a través de algoritmos generados en múltiples pacientes, se puedan utilizar para calcular la PICn en cualquier caso.

La desventaja de estos métodos es la falta de concordancia en valores absolutos. Si existe, por ejemplo, un delta de +10 mm Hg, el método sirve para ver los cambios dinámicos, pero no el valor absoluto, ya que este puede ser normal y la PIC estar elevada, o a la inversa. Los estudios publicados tienen diversas precisiones, con una capacidad de predicción (área bajo la curva) entre 0,62 y 0,92 para detectar una PIC > 20 mm Hg.

1) *Black box*. Una caja negra (*black box*) es un dispositivo, sistema u objeto que se ve desde el punto de vista de los datos que entran y salen de él, sin conocer cómo se procesan dentro de la caja. La caja sería el cráneo, los datos "de entrada" serían los de la PA y VF, mientras que el dato "de salida" es la PIC. Se genera un modelo dentro de la caja que hace que, a partir de esos datos de entrada, esta *black box* genere un resultado "lo más similar posible" al dato de salida que ya se conoce (PIC). Se van generando diferentes niveles de algoritmos que tienden a reproducir los resultados ya conocidos (PIC). Luego, estos algoritmos se usan sin tener los datos de la PIC invasiva. Schmidt y cols. han trabajado durante años en el cálculo de la PIC no invasiva basada en la neuromonitorización continua que incluye DTC. Han publicado varios estudios que calcularon la PICn. Utiliza las curvas de PA como entrada, estiman la relación con la VF y consideran la PIC invasiva como salida. Usan los coeficientes f y w, que estudian la relación lineal entre PA y PIC (coeficiente f) y entre PA y VF (coeficiente w). Un tercer paso es estudiar la relación entre estos coeficientes f y w.[16] En su publicación

de 2003, los autores[17] comparan un método de "matriz fija" basado en los coeficientes f y w con otro de control por "retroalimentación autorregulatoria". El seguimiento de la dinámica de la curva de PIC invasiva con el método de matriz fija era más "chato", comparado con el controlado por *feedback* autorregulatorio, tanto en ondas B como *plateau*. El método de retroalimentación sobreestimó levemente los cambios en la PIC y los valores pico. Es importante subrayar que el DTC permite hacer un seguimiento del comportamiento de la PIC invasiva en el tiempo, delineándose la PICn en forma paralela y muy similar a los distintos tipos de onda que muestra evolutivamente la PIC invasiva: ondas lentas, más rápidas, ondas *plateau* de HIC que llegan casi a 60 mm Hg; el modelo reproduce todas en forma muy similar.

2) Método de *black box* modificado. Se basa en la premisa de que las correlaciones entre los diversos parámetros que entran a la "caja" y los que salen de ella no son lineales.[18] Estos autores trabajaron con diferentes enfoques no lineales: *support vector machines* y *kernel spectral regression*, que han demostrado una mejor predicción que los lineales. Usan los coeficientes f y w, que estudian la relación entre PA y PIC (coeficiente f) y entre PA y VF (coeficiente w). Un tercer paso es estudiar la relación entre los coeficientes f y w.

3) Modelo de estimación de la PIC basado en la dinámica cerebrovascular. El grupo de Heldt, del *Massachusetts Institute of Technology*, ha obtenido buena correlación y concordancia. Se basa en un modelo dinámico de la circulación cerebral. Las estimaciones de PIC se realizan en cada paciente mediante un algoritmo automático, sin que sea necesario un proceso de calibración o *training* en poblaciones específicas.[19]

4) *Data mining*. Este es un tipo de estudio basado en *big data*, que utiliza una gran cantidad de información registrada sin un modelo matemático, en un complejo sistema de redes neuronales que van a generar un valor de PIC.[20]

5) En 2010, el grupo del ingeniero Max Chacón, de la Universidad de Santiago de Chile, en colaboración con nuestro grupo del Hospital de Clínicas de Montevideo,[21] generó un modelo a partir de los datos de neuromonitorización multimodal de 8 pacientes. Para ello, se usó un método de inteligencia

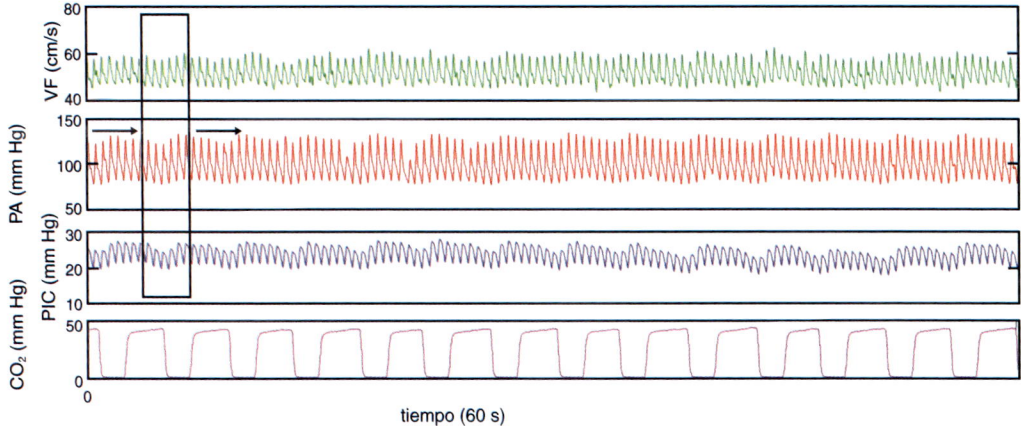

Fig. 12-9. Datos obtenidos de uno de los pacientes estudiados en la referencia 21. De arriba abajo: VF, PA, PIC, CO_2 espirado (CO_2). El intervalo marcado corresponde a los 5 segundos de la ventana móvil que se utiliza para calcular cada uno de los puntos.

artificial llamado *support vector machine*. En la **figura 12-9** se puede observar el resultado parcial de la monitorización de un paciente con TCE grave incluido en el estudio citado. Se realizó una neuromonitorización múltiple con PA, PIC y VF con DTC, en este caso, durante un total de 45 minutos (se muestra solo 1 minuto). Se fue estimando el valor de PICn en una ventana móvil de 5 segundos (marcada con un rectángulo negro).[21] Se generó un modelo de PICn a partir de la PA, VF y frecuencia cardíaca. En el **cuadro 12-1** se observan los datos que se utilizaron en este estudio, datos de la PA, VF y datos de la relación entre la PA y la VF, los cuales se ingresan en un sistema "inteligente" y se va observando cuál es la mejor manera de que coincida con la PIC que tuvo el paciente.

En la **figura 12-10** se observa la PIC estimada y la PIC medida a lo largo del tiempo en uno de los pacientes.

En la **figura 12-11** se observa la gráfica de Bland-Altman de la distribución de las diferencias entre ambos métodos en nuestros pacientes, que

---

CUADRO 12-1. CARACTERÍSTICAS RELEVANTES DE LAS SEÑALES

	PA		VF		PA-VF
*	Tiempo medio diastosistólico	*	Área bajo la curva media	*	Mx no invasivo
*	Tiempo medio sistodiastólico	*	Velocidad diastólica media	*	Índice combinado
*	Presión arterial sistólica media	*	Velocidad sistólica media		Presión crítica de cierre
*	Área bajo la curva media	*	Índice de pulsatilidad		Producto área-resistencia
	Presión diastólica media		Velocidad sistólica media		Resistencia cerebrovascular
	Aceleración del flujo		Tiempo medio sistodiastólico		
	Tendencia		Tiempo medio diastosistólico		
	Presión de pulso media		Amplitud media		
	Presión arterial media		Índice de Pourcelot		

Veintitrés características relevantes de la presión arterial (PA), de la velocidad de flujo sanguíneo cerebral (VF) y de la relación entre ambas (PA-VF). De estas 23 características, se eligieron 10 para construir el modelo (marcadas con un asterisco). Mx: índice de autorregulación calculado con velocidad media.

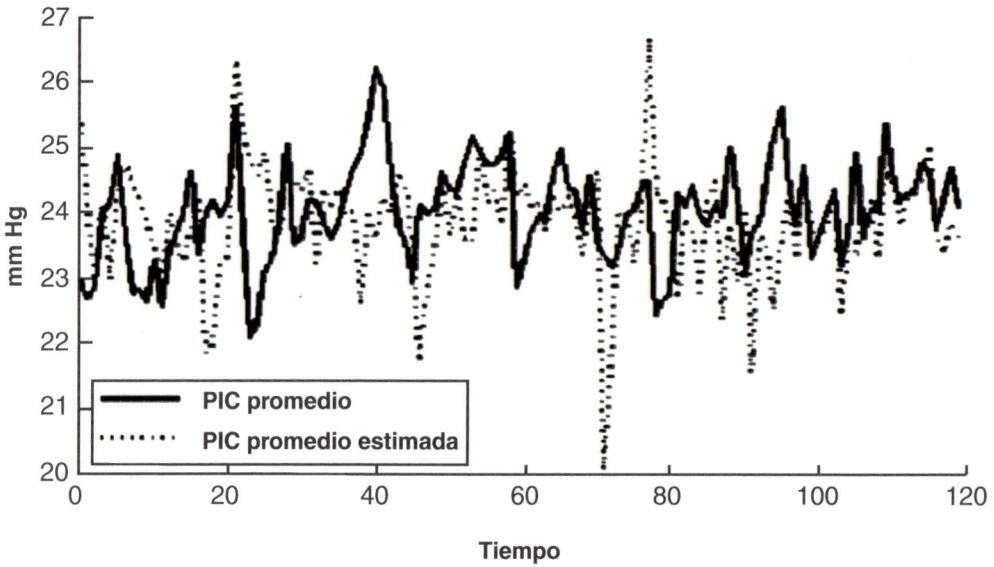

Fig. 12-10. Comparación (de la ref. 21) de la evolución en el tiempo de los resultados del método de evaluación de la PICn (en líneas punteadas) con la PIC invasiva (en líneas sólidas) en un paciente con TCE grave.

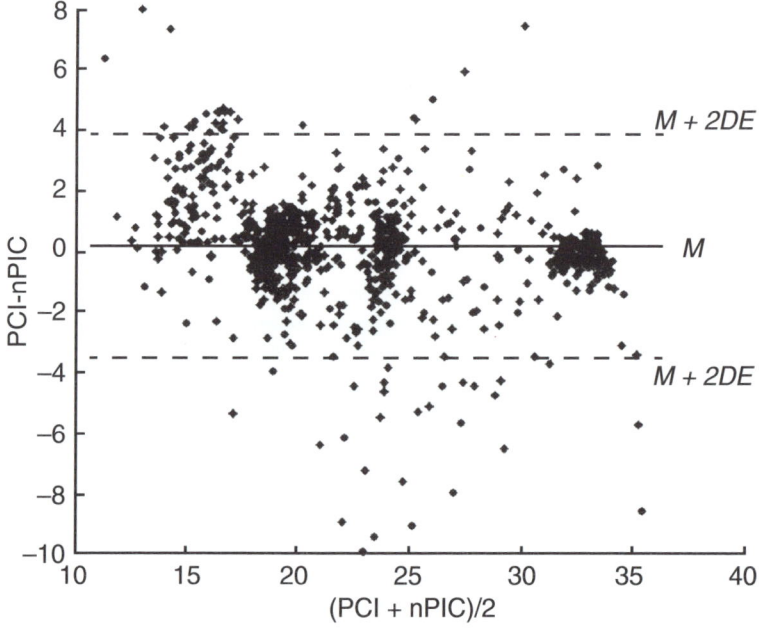

Fig. 12-11. Gráfica de Bland-Altman de concordancia entre los dos métodos presentados en la referencia 21, que muestra la concordancia entre la PIC invasiva y PICn. En las ordenadas se ve la distribución de las diferencias entre los valores obtenidos en cada momento con cada uno de los dos métodos, y en las abscisas se ve el promedio de los valores obtenidos en cada momento con cada uno de los dos métodos. La media de las diferencias es 0,14, (buena precisión), el límite superior de concordancia (medias más dos DE) es de 3,8 y el límite inferior de concordancia (media menos dos DE) es de –3,5. Son valores comparables con los obtenidos con los últimos métodos.

muestra una buena concordancia. Las dos líneas delimitan dos DE en más y en menos de distancia desde la media de las diferencias entre la PIC invasiva y la PICn (entre ellos se encuentra el 95% de los casos). La media de las diferencias entre la PIC estimada y la PIC medida fue muy cercana a cero: 0,14 mm Hg. Esto significa que el sesgo fue mínimo. El límite superior de concordancia (media +2 DE) fue 3,8 mm Hg y el límite inferior de concordancia (media −2 DE) fue −3,5 mm Hg.

CONCLUSIONES

El médico que está al cuidado de un paciente neurocrítico debe tener un alto índice de sospecha de la existencia de HIC en aquellos que presentan neurodeterioro o en quienes no se tiene acceso a la clínica debido a sedación/analgesia. Se debe buscar un cambio en la forma de onda del sonograma, con baja VFd; valores menores de 20-25 cm/s en la ACM y un alto IP, mayor de 1,25. Estos valores deben generar acciones en busca de: a) confirmar o descartar la existencia de aumento de PIC mediante una monitorización invasiva, o b) realizar un estudio de imagen que permita diagnosticar la causa. Si bien estos parámetros no tienen una alta sensibilidad ni especificidad, en estos casos su presencia es de alto valor y debe gatillar rápidas conductas diagnóstico-terapéuticas.

Se debe recordar que el DTC tiene alto potencial para el seguimiento de cambios dinámicos de la PIC en el tiempo.

Los profesionales deben estar atentos a los patrones seudonormales, fundamentalmente en los pacientes que tienen riesgo de vasoespasmo, además de HIC.

Es importante saber interpretar una gráfica de Bland-Altman, que muestra el valor medio y la dispersión de los valores de las diferencias entre los dos métodos. Los límites de concordancia son los valores entre los que se encontrará el 95% de las diferencias. No brinda un coeficiente general que permita decidir si ambos métodos son intercambiables, es el médico clínico quien debe decidir si estos valores son aceptables. Es una decisión clínica, no estadística. En el caso de la PIC, los valores de concordancia encontrados en los diferentes estudios son paulatinamente mejores, la concordancia ha descendido de ± 10 a menos de ± 4 mm Hg. Pero aun valores de ± 4 mm Hg son demasiado elevados para hablar de buena concordancia en un parámetro cuyo valor máximo aceptable es de 20-22 mm Hg.

PUNTOS CLAVE

Con alto grado de sospecha, buscar:
- Ondas de HIC: estudio prolongado.
- Baja VD (< 20-25 cm/s).
- Alto IP (> 1,25).

Estar atentos a los patrones seudonormales.

Valores de PICn basados en modelos:
- Desventajas: límites de concordancia demasiado altos (por ahora).
- Ventajas: gran potencial para el seguimiento de cambios dinámicos de la PIC en el tiempo.

REFERENCIAS

1. Marmarou A, Anderson RL, Ward JD, et al. Impact of ICP instability and hypotension on outcome in patients with severe head trauma. Journal of Neurosurgery 1991;75:S59-S66.

2. Cardim D, Robba C, Bohdanowicz M, et al. Non-invasive monitoring of intracranial pressure using transcranial doppler ultrasonography: Is it possible? Neurocrit Care 2016;25:473-91.

3. Dobrzeniecki M, Trofimov A, Bragin DE. Cerebral arterial compliance in traumatic brain injury. Acta Neurochir Suppl 2018;126:21-4.

4. Kasprowicz M, Diedler J, Reinhard M, et al. Time constant of the cerebral arterial bed. Acta Neurochir Suppl 2012;114:17-21.

5. Aaslid R, Markwalder TM, Nornes H. Noninvasive transcranial Doppler ultrasound recording of flow velocity in basal cerebral vessels. J Neurosurg 1982;57:769-74.

6. Cardim D, Schmidt B, Robba C, et al. Transcranial Doppler monitoring of intracranial pressure plateau waves. Neurocrit Care 2017;2:330-8.

7. Zeiler FA, Czosnyka M, Smielewski P. Optimal cerebral perfusion pressure via transcranial Doppler in TBI: application of robotic technology. Acta Neurochir (Wien) 2018;160:2149-57.

8. Bellner J, Romner B, Reinstrup P, et al. Transcranial Doppler sonography pulsatility index (PI) reflects intracranial pressure (ICP). Surg Neurol 2004;62:45-51.

9. Czosnyka M, Matta BF, Smielewski P, et al. Cerebral perfusion pressure in head-injured patients: a noninvasive assessment using transcranial Doppler ultrasonography. J Neurosurg 1998;88:802-8.

10. Edouard AR, Vanhille E, Le Moigno S, et al. Non-invasive assessment of cerebral perfusion pressure in brain injured patients with moderate intracranial hypertension. Br J Anaesth 2005; 94:216-21.

11. Varsos GV, Kolias AG, Smielewski P, et al. A noninvasive estimation of cerebral perfusion pressure using critical closing pressure. J Neurosurg 2015;123:638-48.

12. Ragauskas A, Matijosaitis V, Zakelis R, et al. Clinical assessment of noninvasive intracranial pressure absolute value measurement method. Neurology 2012;78:1684-91.

13. Bershad, E. Vittamed ICP Device Evaluation [Internet]. [citado 29 de julio de 2022]. Disponible en: https://humanresearchroadmap.nasa.gov/tasks/task.aspx?i=1415.

14. Laurie S. Risk of Spaceflight Associated Neuro-ocular Syndrome (SANS) [Internet]. [citado: 15 de agosto de 2022]. Disponible en: https://humanresearchroadmap.nasa.gov/risks/risk.aspx?i=105.

15. Hamarat Y, Bartusis L, Deimantavicius M, et al. Graphical and statistical analyses of the oculocardiac reflex during a non-invasive intracranial pressure measurement. PLOS One 2018;13:e01961.

16. Schmidt B, Klingelhöfer J, Schwarze JJ, et al. Noninvasive prediction of intracranial pressure curves using transcranial Doppler ultrasonography and blood pressure curves. Stroke 1997;28:2465-72.

17. Schmidt B, Czosnyka M, Raabe A, et al. Adaptive noninvasive assessment of intracranial pressure and cerebral autoregulation. Stroke 2003;34:84-9.

18. Xu P, Kasprowicz M, Bergsneider M, et al. Improved noninvasive intracranial pressure assessment with nonlinear kernel regression. IEEE Trans Inf Technol Biomed 2010;14:971-8.

19. Kashif FM, Verghese GC, Novak V, et al. Model-based noninvasive estimation of intracranial pressure from cerebral blood flow velocity and arterial pressure. Sci Transl Med 2012;4:129ra44.

20. Hu X, Nenov V, Bergsneider M, et al. A data mining framework of noninvasive intracranial pressure assessment. Biomed Signal Process Control 2006;1:64-77.

21. Chacón M, Pardo C, Puppo C, et al. Non-invasive intracranial pressure estimation using support vector machine. Annu Int Conf IEEE Eng Med Biol Soc 2010;2010:996-9.

DOPPLER TRANSCRANEAL EN PEDIATRÍA CRÍTICA

PAULA CAPORAL Y DANIEL G. BERGNA

Contenidos

INTRODUCCIÓN

La monitorización del encéfalo puede realizarse con diferentes métodos, pero ninguno *per se* aporta toda la información necesaria respecto de la disponibilidad y requerimientos de oxígeno involucrados en la lesión cerebral. El Doppler transcraneal (DTC) es un método diagnóstico auxiliar que permite la evaluación de la hemodinamia cerebral a través de la medición de las velocidades de flujo sanguíneo en las diferentes arterias cerebrales. Es un estudio seguro, no invasivo, que no utiliza radiación y se puede realizar a la cabecera del paciente las veces que se considere necesario, incluso en monitorización continua. Estas características han impulsado, en los últimos años, su uso extendido dentro de las salas de cuidados críticos pediátricos.

CARACTERÍSTICAS PARTICULARIDADES DEL DOPPLER TRANSCRANEAL Y EL FLUJO SANGUÍNEO CEREBRAL EN PEDIATRÍA

Antes de profundizar sobre los distintos usos y técnicas del DTC en la población pediátrica, debemos entender las características que hacen a esta población única y que nos guiarán por un camino distinto del de la población adulta.

En el nacimiento, luego del clampeo del cordón umbilical y el comienzo de la respiración espontánea, se produce una caída abrupta del flujo sanguíneo carotídeo junto con un aumento de las resistencias vasculares producto del descenso de la PCO_2. Esto produce una disminución de las velocidades diastólicas (Vd) con un gran aumento del índice de pulsatilidad (IP), que puede llevar a la ausencia de velocidades de flujo sanguíneo cerebral (FSC) durante la diástole en las primeras horas de vida. Esta situación podría, incluso, verse de forma más marcada en niños con una permanencia del conducto (ductus) arterioso;[1] por lo tanto, el IP se mantiene aumentado durante las primeras 24 horas de vida, sufre una caída significativa al segundo día de vida, y el descenso continúa progresivamente durante todo el primer año de vida y llega a un valor aproximado de 0,55, que se mantiene durante toda la infancia.

En cuanto a las velocidades del FSC, todas aumentan de forma lineal durante los primeros 20 días de vida. Según Bode y Wais,[2] el promedio diario de ascenso de las velocidades sistólicas (Vs), medias (Vm) y Vd es de 1,5, 0,8 y 0,4 cm/s, respectivamente, sin diferencias significativas según la edad de nacimiento. De la misma forma, hay que tener en cuenta que, durante el primer mes de vida, hay un aumento de la presión arterial (PA) sistólica, media y diastólica. Esto se debe a que la densidad capilar cerebral en los primeros años de vida es el doble que en el adulto, y las arterias basales cerebrales tienen cambios histológicos estructurales, por lo que disminuyen las resistencias vasculares y se ve reflejado en la disminución del IP; por lo tanto, la velocidad del flujo sanguíneo cerebral en este período es más rápida. Además, el tamaño del cerebro se triplica desde el nacimiento hasta los 6 años, no así el crecimiento del lecho vascular, por lo que para poder mantener un FSC adecuado se aumentan las velocidades de flujo.

Por otro lado, deben tenerse en cuenta las limitaciones anatómicas según la edad. En los niños menores de un año, la circulación cerebral posterior no puede ser evaluada correctamente. Además, la insonación de la arteria carótida interna (ACI) se realizará de forma transfontanelar.

Al poseer una calota delgada, la penetrancia de las ondas de ultrasonido es más sencilla que en los pacientes adultos. Por este motivo, es muy infrecuente insonar la arteria oftálmica (AO), ya que es posible realizar un DTC completo sin necesidad de abordar la ventana transocular.

TÉCNICA DEL DOPPLER TRANSCRANEAL EN NIÑOS

Antes de comenzar con el estudio, es importante tener en cuenta los determinantes de las velocidades del FSC y dejarlo asentado por escrito. Estos son: PA y presión arterial media (PAM) al momento del examen, requerimiento de fármacos vasoactivos, pCO_2, valor de hematocrito o hemoglobina, temperatura, valores de la presión intracraneal (PIC) y presión de perfusión cerebral (PPC) en el caso de disponer de estas.

Según el último consenso para la realización de DTC pediátrico,[3] un estudio completo comprenderá la evaluación bilateral de la arteria cerebral media (ACM), la arteria cerebral anterior (ACA), la arteria cerebral posterior (ACP), ambas arterias vertebrales (AV), la ACI, la arteria carótida interna en su porción extracraneal (EX-ACI) y la arteria basilar (AB), que puede evaluarse de un solo lado. Debemos recordar que solo podrá realizarse de manera completa en niños mayores de un año de vida, ya que el circuito circulatorio posterior no puede evaluarse correctamente a edades más tempranas.

Más allá del lugar elegido para comenzar, ya sea el circuito circulatorio anterior o posterior, derecho o izquierdo, recomendamos siempre realizarlo de la misma manera. La sistematización de la técnica hará más fácil y fluido el estudio con la práctica, y permitirá ubicar rápidamente las imágenes que genere si está utilizando un equipo sin identificación ni etiquetado de imágenes.

Posición del paciente: deberá idealmente encontrarse en decúbito supino con la cabecera entre 30 y 45°, y el operador deberá colocarse en la cabecera de la cama. Sin embargo, si las características clínicas del paciente no lo permiten, se podrá optar por otra posición.

Sitios de insonación: los sitios más comunes de insonación son: 1) ventana transtemporal desde donde se accede a la ACM, ACI, ACA y ACP. Esta área irregular corresponde aproximadamente a una región que se extiende de 1 a 2 cm por encima de la arcada cigomática y por delante del meato auditivo externo. 2) Ventana frontal alta, desde donde se accede a la ACA en los lactantes. Para ello, la sonda se coloca en la línea media y se dirige caudal y ligeramente hacia atrás, donde el hueso frontal es más delgado. 3) La ventana occipital que permite la visualización a través del *foramen magnum*. En este enfoque, la sonda se coloca en la línea media entre el atlas y el cráneo. También puede realizarse un abordaje lateral, con menor necesidad de movimiento de la cabeza del paciente. A través de ella, pueden evaluarse ambas AV y la AB. 4) Ventana submandibular, por debajo del ángulo maxilar, a través de la cual se accede a la EX-ACI. 5) Ventana transorbitaria, desde la que se accede a la ACI intracraneal y la arteria oftálmica (AO). 6) Ventana transfontanelar. La sonda se coloca sobre la fontanela anterior, en la línea media, y se dirige caudal y ligeramente hacia un lateral para observar la ACI de ese lado.

Localización del vaso: para la exploración del circuito anterior, se utilizará la ventana temporal. Se buscará primero la ACM, que se reconoce por su direccionalidad positiva y el sonido característico pulsátil, agudo. Para estar seguros, una vez ubicados en la ACM nos iremos en profundidad para encontrar la bifurcación carotídea que servirá de reparo anatómico. Si continuamos profundizando la insonación, a través de ella nos encontraremos con la ACA, con dirección negativa. Hay situaciones en las que puede ser necesario direccionar el transductor levemente hacia la posición anterior. Por el contrario, si nos paramos en la bifurcación y direccionamos el transductor levemente hacia abajo y atrás, podremos ver un vaso con velocidades más bajas y un cambio de sonido, más rudo que en la ACM. De esta forma, sabremos que estamos en presencia de la ACP. Si el niño se encuentra despierto y colabora, podemos pedirle que abra sus ojos; las velocidades de la ACP aumentarán frente al estímulo lumínico.

En niños pequeños y lactantes, la ACA también puede abordarse desde la ventana frontal alta. Desde esta posición, puede evaluarse el segmento distal de la ACA como un flujo que se acerca al transductor.

En cuanto al circuito posterior, las AV se insonarán de forma bilateral a través de la ventana transforaminal. Una vez que encontremos la AV con su dirección negativa, profundizaremos hasta lo máximo que sea posible para poder encontrar la AB. La forma de asegurarnos de que se está viendo la AB es por su profundidad, que en niños mayores y adolescentes es cercana a los 75-80 mm.

En niños mayores de un año, la ACI se evaluará a través de la vía submandibular, mientras que en niños más grandes y adolescentes se utilizará una profundidad de 50 mm, tal como fue descrita por Lindegaard. En niños más pequeños, es posible que se requiera una profundidad menor. En lactantes con fontanela permeable, la ACI puede ser alcanzada por la vía transfontanelar. Se coloca el transductor en el centro de la fontanela y se direcciona al ángulo mandibular del lado que se quiere insonar. En esta posición, el flujo sanguíneo se dirige hacia la sonda.

> Debe tenerse en cuenta que siempre que se insone un vaso por una vía no habitual corresponde realizar una prueba de compresión carotídea para asegurarnos de que el vaso que se está insonando sea el correcto.

Profundidad: las profundidades a las que se encontrará cada vaso varían según la edad (**cuadro 13-1**). Una técnica utilizada para estimar la profundidad de la ACM es la medición del perímetro craneal, aunque esto no puede ser posible en todos los pacientes, sobre todo en aquellos críticamente enfermos con imposibilidad de movilización.

Potencia: siempre debe ser la menor posible. En niños pequeños con calota delgada, con craniectomía o transfontanelar, no es necesario utilizar una potencia elevada. Si abordamos la vía transocular,

CUADRO 13-1. PROFUNDIDAD DE INSONACIÓN PARA CADA VASO SEGÚN LA EDAD (EN MM)

Edad	Arteria cerebral media	Arteria carótida interna	Arteria cerebral anterior	Arteria cerebral posterior		Arteria basilar
				P1*	P2**	
0-3 meses	25	55-65 ‡	25-30 §	-	-	-
> 3-12 meses	30	60-70 ‡	30 §	-	-	-
> 1-3 años	30-45	40-50	55-65	55	50-55	50-60 |
> 3-6 años	40-45	45-55	60-65	55-60	50-60	55-70 |
> 6-10 años	45-50	50-55	60-70	60-70	55-65	55-75 |
> 10-18 años	45-50	55	65-75	60-70	60-65	60-80 |

Adaptado al español de Bode H, Wais U. Archives of Disease in Childhood 1988;63:606-11.
* Precomunicante; ** Poscomunicante; ‡ Insonación a través de la fontanela anterior; § Insonación a través de la ventana frontal alta; \| Insonación a través del foramen occipital. Para el resto de los vasos, corresponde la insonación a través de la ventana temporal.

debe prestarse especial atención a bajar la potencia del equipo. Más allá de que la ecografía es un método inocuo, puede generar calor. Por este motivo, en tejidos sensibles, como el globo ocular, se debe disminuir la potencia a la mínima posible.

Interpretación e informe de los resultados: las Vs, Vm y Vd en los niños varían según la edad. Para esto, antes de interpretar cualquier resultado, siempre deben tenerse en cuenta los valores de referencia que se muestran en el **cuadro 13-2**.

 Al informar el resultado de un DTC, deben quedar debidamente registrados en él la frecuencia cardíaca, frecuencia respiratoria, presión arterial sistólica, diastólica y media, PIC y PPC si se dispone de ellas, temperatura, pCO_2, valor de hemoglobina y hematocrito; si el paciente se encontraba recibiendo fármacos vasoactivos, sedantes o ansiolíticos en el momento del examen. También deberá registrarse si posee una válvula de derivación ventrículo peritoneal, una válvula de derivación al exterior, fontanela amplia o craniectomía descompresiva.

——

USOS DEL DOPPLER TRANSCRANEAL EN PEDIATRÍA

En todos los pacientes internados en una unidad de cuidados intensivos pediátricos (UCIP), la hemodinamia cerebral se puede evaluar mediante DTC, aunque su uso tiene más difusión en ciertas patologías, como la anemia drepanocítica, el traumatismo de cráneo, el ataque cerebrovascular (ACV) y el paro circulatorio cerebral, entre otros.

A continuación, detallaremos las distintas patologías con sus posibles hallazgos fisiopatológicos.

Anemia drepanocítica

La drepanocitosis es una anemia hemolítica crónica grave con alto índice de morbimortalidad que se hereda con un patrón de herencia autosómico recesivo. La hemoglobina S (HbS) se caracteriza por polimerizarse con la desoxigenación, lo que altera su solubilidad y distorsiona el hematíe, que se hace rígido y adopta la forma de una hoz (falciformación), lo que impide su circulación por la red microvascular, provoca la oclusión vascular y favorece su destrucción (anemia hemolítica). Los pacientes con anemia drepanocítica presentan un riesgo aumentado de ACV isquémico, que llega prácticamente al 11% en los pacientes de 20 años, con un pico de incidencia entre los 2 y los 10 años. El DTC permite detectar de forma temprana aquellos pacientes con alto riesgo de desarrollarlo a 5 años, y de esta forma puede prevenirse con una transfusión temprana, tal como lo ha demostrado el ensayo clínico aleatorizado *Stroke Prevention Trial in Sickle Cell Anemia* (STOP).[4]

CUADRO 13-2. VELOCIDADES DE REFERENCIA EN CM/S PARA PACIENTES PEDIÁTRICOS EN DE 0 A 18 AÑOS EN UCI (MEDIA, SD)

Edad	ACM	ACI	ACA	ACP	AB
Vs					
0-10 días	46 (10)	47 (9)	35 (8)	-	-
11-90 días	75 (15)	77 (19)	58 (15)	-	-
3-11,9 meses	114 (20)	104 (12)	77 (15)	-	-
1-2,9 años	124 (10)	118 (24)	81 (19)	69 (9)	71 (6)
3-5,9 años	147 (17)	144 (19)	104 (22)	81 (16)	88 (9)
6-9,9 años	143 (13)	140 (14)	100 (20)	75 (10)	85 (17)
10-18 años	129 (17)	125 (18)	92 (19)	66 (10)	68 (11)
Vm					
0-10 días	24 (7)	25 (6)	19 (6)	-	-
11-90 días	42 (10)	43 (12)	33 (11)	-	-
3-11,9 meses	74 (14)	67 (10)	50 (11)	-	-
1-2,9 años	85 (10)	81 (8)	55 (13)	50 (12)	51 (6)
3-5,9 años	94 (10)	93 (9)	71 (15)	48 (11)	58 (6)
6-9,9 años	97 (9)	93 (9)	65 (13)	51 (9)	58 (9)
10-18 años	81 (11)	79 (12)	56 (14)	45 (9)	46 (8)
Vd					
0-10 días	12 (7)	12 (6)	10 (6)	-	-
11-90 días	24 (8)	24 (8)	19 (9)	-	-
3-11,9 meses	46 (9)	40 (8)	33 (7)	-	-
1-2,9 años	65 (11)	58 (5)	40 (11)	35 (7)	35 (6)
3-5,9 años	65 (9)	66 (8)	48 (9)	35 (9)	41 (5)
6-9,9 años	72 (9)	68 (10)	51 (10)	38 (7)	44 (8)
10-18 años	60 (8)	59 (9)	46 (11)	33 (7)	36 (7)

Vs: velocidad sistólica; Vm: velocidad media; Vd: velocidad diastólica; ACM: arteria cerebral media; ACA: arteria cerebral anterior; ACP: arteria cerebral posterior; ACI: arteria carótida interna; AB: arteria basilar. Valores tomados de O'Brien et al. Transcranial Doppler ultrasonography in critically ill children. J Pediatr Intensive Care; 2020.

Por este motivo, los pacientes con anemia drepanocítica deberán tener al menos un examen por DTC anual, en el que se medirá, de forma bilateral, las Vm de ambas ACM. Según las velocidades encontradas, el estudio deberá repetirse en los meses subsiguientes o realizar tratamiento con transfusiones de forma crónica, según se explica en los **cuadros 13-3** y **13-4**.

Con velocidades de DTC anormal, la conducta terapéutica es realizar una transfusión regular seriada (recomendación fuerte) por lo menos durante un año para mantener niveles de HbS < 30% y Hb > 9,0 g/dL y tratamiento quelante. Los valores significativos de disminución de la velocidad de flujo se constatan luego de 10 meses de transfusiones. Estas no deben suspenderse aun en pacientes

CUADRO 13-3. VELOCIDADES DE LA ACM EN EL DTC PARA EL SEGUIMIENTO DE PACIENTES CON ANEMIA DREPANOCÍTICA

NORMAL		< 170 cm/s
CONDICIONAL	BAJO	170-184 cm/s
	ALTO	185-199 cm/s
ANORMAL		> 200 cm/s

Sociedad Argentina de Hematología. Guías de Diagnóstico y Tratamiento; 2019.

con DTC normal, ya que al año de suspendidas el 50% recidiva (ACV, síndrome torácico agudo o crisis de dolor). Las transfusiones crónicas disminuyen el riesgo de ACV primario en el 92% del grupo de alto riesgo.

Muerte encefálica

La muerte según criterios neurológicos difiere en su confirmación según las disposiciones y protocolos vigentes en cada país. Más allá de esto, el DTC sirve como método de diagnóstico auxiliar en el paro circulatorio cerebral (PCC).

El PCC es la última etapa en la hipertensión intracraneal (HIC) evolutiva. En una situación normal, el flujo sanguíneo cerebral es siempre anterógrado, con velocidades diastólicas más bajas que las sistólicas, pero que nunca llegan a cero ni invierten su dirección.

A medida que la PIC comienza a aumentar, el FSC se enlentece. Esto se verá traducido en un descenso de las Vd en el DTC junto con un aumento de la Vs como respuesta a una contracción cardíaca más enérgica compensatoria. Esta mayor diferencia entre Vs y Vd generará un aumento del IP. A medida que la PIC continúa aumentando, se producirá finalmente un descenso en todas las velocidades, siempre a predominio de la Vd, que eventualmente termina llegando a una velocidad de 0. Es en este momento cuando se encuentran los "picos sistólicos". A medida que la PIC sigue ascendiendo y alcanza el valor de la PA diastólica, se verá en el DTC una inversión en la dirección del flujo diastólico, conocido como "flujo

CUADRO 13-4. FRECUENCIA DE REALIZACIÓN DEL DTC EN LA PREVENCIÓN DEL ACV ISQUÉMICO EN LA ANEMIA DREPANOCÍTICA

	DTC		
Problema técnico: baja velocidad	Normal < 170 cm/s	Condicional 170-199 cm/s	Anormal > 200 cm/s
Si el niño no coopera, considerar repetirlo Si es por pobre ventana, considerar otras técnicas Baja velocidad, considerar estenosis grave	Repetir al año	Repetir en 1 a 4 meses, dependiendo de la edad y la velocidad del flujo Niños menores de 10 años y con TCD condicional alto son considerados de alto riesgo y debe repetirse más temprano	Riesgo de ACV: transfusión crónica. Repetir al mes

Reproducido de Sociedad Argentina de Hematología. Guías de Diagnóstico y Tratamiento; 2019.

reverberante" o "flujo oscilante". Cuando la PIC alcanza el valor de la PAM, solo podrán observarse "espigas sistólicas", y cuando el valor de PIC iguala al de la PAS, ya no puede observarse ningún patrón. Es el conocido "silencio sonográfico".

Debe tenerse en cuenta que puede presentarse el caso de un paciente con muerte encefálica y un patrón de velocidades de flujo mantenido. En una situación de paro cardiocirculatorio prolongado, con gran lesión cerebral hipóxica y reperfusión, el daño de ese cerebro es irreversible y compatible con muerte encefálica, pero no se verá el patrón de paro circulatorio cerebral de forma inmediata. Eventualmente, el paciente evolucionará hacia edema cerebral, aumento de la PIC y PCC.[5]

Debemos recordar siempre que el diagnóstico de muerte encefálica es clínico y no puede ser reemplazado por ningún estudio complementario. Los métodos complementarios en el diagnóstico de muerte encefálica sirven para apoyar lo que se está viendo clínicamente. El DTC es solo un método auxiliar que puede ayudar a completar el diagnóstico en situaciones en las que el cuadro clínico no pueda ser evaluado de manera completa (p. ej., destrucción de los globos oculares, uso de depresores del sistema nervioso central) o según indicación de protocolos locales.

Antes de comenzar el estudio, debemos asegurarnos de que el paciente presente una temperatura central adecuada, idealmente de 35 ºC o más, y una PA adecuada para la edad.

Deberán insonarse los circuitos anterior y posterior. En el caso del circuito anterior, se insonarán ambos hemisferios (derecho e izquierdo) en el territorio de ambas ACM. Recomendamos realizar dos mediciones a distintas profundidades separadas al menos por 3 mm. Respecto del circuito posterior, deberán insonarse ambas vertebrales o la AB. Para asegurarnos de que nos encontramos insonando la AB, debemos profundizar lo máximo posible la insonación. En el circuito posterior, recomendamos hacer dos mediciones separadas de al menos 5 mm. Cada vaso deberá ser insonado por al menos 30 segundos.

A fin de confirmar la persistencia de nuestro hallazgo y descartar una HIC transitoria, el DTC deberá repetirse a los 30 minutos.

Según el Consenso Latinoamericano sobre el uso de DTC en el diagnóstico de muerte encefálica,[5] en caso de no encontrar ninguna imagen de ultrasonografía, ya sea en una o ambas ACM o en AB, los vasos proximales a ellas (carótida interna homolateral en sifón o ambas vertebrales intracraneal o extracraneal, respectivamente) son aceptables para el diagnóstico de PCC.

Los patrones que se consideran compatibles con PCC son:

- **Flujo reverberante, espiga sistólica temprana con flujo diastólico invertido (flujo oscilante):** se caracteriza por la presencia de flujo anterógrado en sístole, acompañado por flujo diastólico retrógrado o invertido cuya magnitud debe ser similar al anterógrado (**figs. 13-1 y 13-2**).
- **Espiga sistólica aislada en la sístole temprana sin flujo diastólico:** en este tipo de patrón, se registran únicamente pequeñas ondas sistólicas muy cortas, anterógradas y puntiagudas, sin obtenerse flujo durante el resto de la sístole ni en la diástole. Las espigas sistólicas tienen menos de 200 ms de duración y baja velocidad, con un pico sistólico menor de 100 cm/s (**fig. 13-3**).
- **Ausencia de señal Doppler:** se trata de la desaparición de un flujo detectado con anterioridad por el mismo operador. Esto permite hablar de una ausencia real de flujo y no simplemente de un fallo en la técnica.

Debe tenerse en cuenta que también se pueden observar patrones transitorios intermedios entre el "flujo oscilante" y las "espigas sistólicas". Además, se pueden ver ambos hemisferios o circuitos en distintos tiempos; por ejemplo, uno de ellos puede presentar un flujo reverberante y el otro, un patrón de espigas sistólicas.

Deberá considerarse que, para poder completar el diagnóstico de paro circulatorio cerebral por DTC, tal como explicamos anteriormente, deberán ser explorados tanto el circuito anterior como el posterior. Esta situación no es posible en niños menores de 1 año de vida, en quienes el circuito posterior no puede ser evaluado adecuadamente.

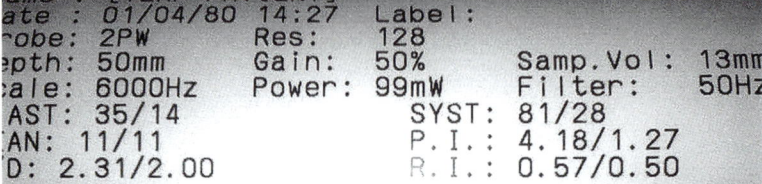

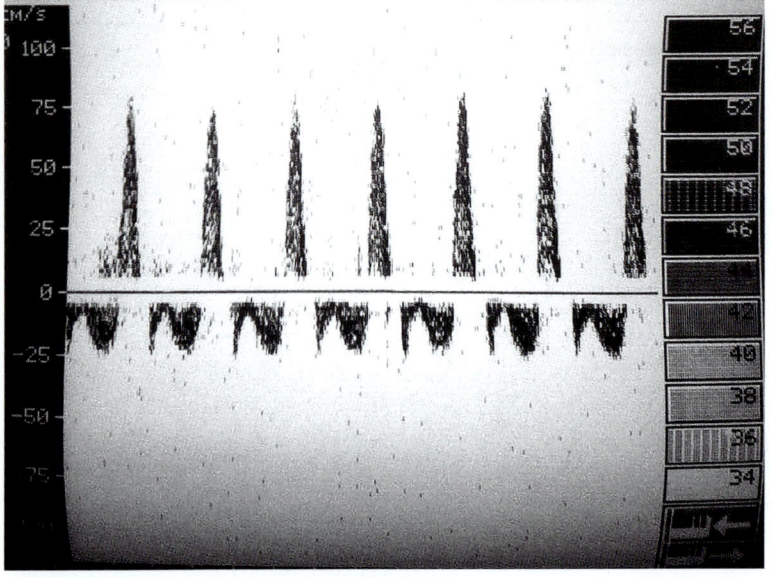

Fig. 13-1. Niño de 14 años con sangrado tumoral y signos clínicos de muerte encefálica. Se observa un patrón de flujo oscilante/reverberante en el territorio de la arteria cerebral media (ACM) derecha.

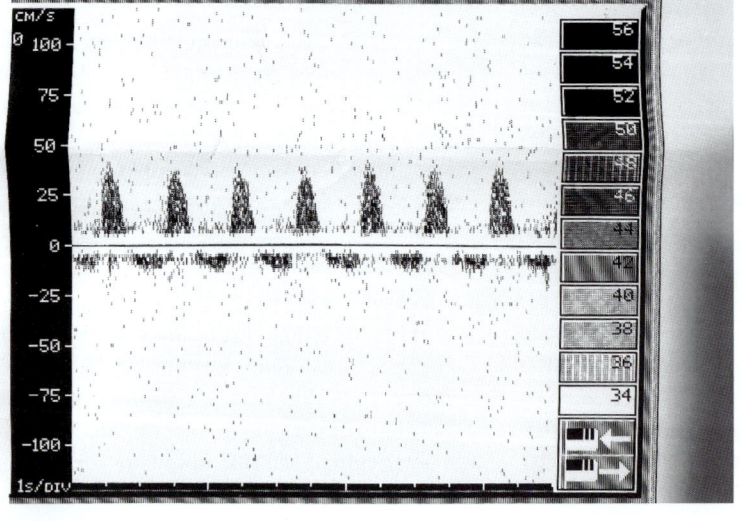

Fig. 13-2. Niño de 5 años que presentó un paro cardiorrespiratorio prolongado luego de la aspiración de un cuerpo extraño. Progresó clínicamente con signos clínicos de muerte encefálica. Se observa un patrón de flujo oscilante/reverberante en el territorio de la ACM izquierda.

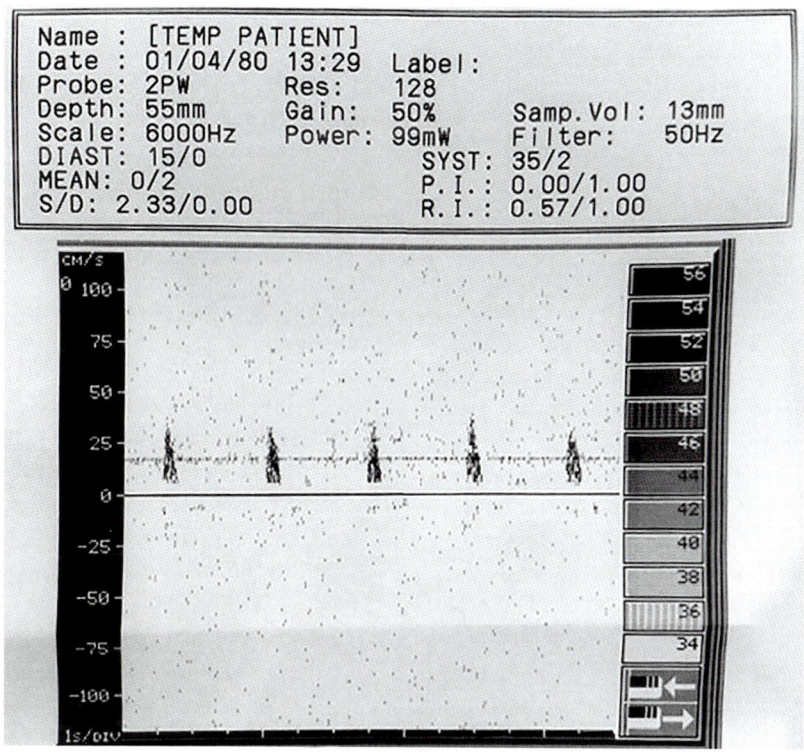

Fig. 13-3. Niño de 13 años con hemorragia cerebral y progresión a muerte encefálica. Se observan espigas sistólicas en el territorio de la ACM derecha.

En cuanto a los niños con fontanela permeable, al presentar una cavidad craneal algo más complaciente a los cambios de presión, el patrón de PCC puede aparecer en forma retardada. Esto no inhabilita la posibilidad de realizar el DTC. Si en un niño con fontanela permeable se observa un patrón de PCC durante un determinado período, se acompaña indefectiblemente de la muerte del cerebro y, por lo tanto, de la muerte del individuo.

Es importante resaltar que algunos consensos de expertos[6,7] recomiendan no utilizar el DTC para el diagnóstico de PCC en pediatría debido a que no se encuentra validado para esta población. La sensibilidad y la especificidad del 90 y 98%, respectivamente, informadas en la literatura[8] están realizadas en la población adulta y es por este motivo que ciertos autores son cautelosos a la hora de utilizarlas en niños. Sin embargo, muchos países de América Latina incluyen el DTC en sus protocolos nacionales y poseen una amplia experiencia en su uso.

Flujo sanguíneo cerebral luego de una lesión traumática

El traumatismo craneoencefálico (TCE) es un factor importante en la morbilidad y la mortalidad de los niños. El DTC, en asociación con otras herramientas disponibles para monitorizar la hemodinámica cerebral, puede ayudar a comprender la fisiopatología y guiar el manejo.

Luego del TCE, se observan tres fases de alteraciones del FSC. En las primeras horas posteriores a la lesión se evidencia una fase de hipoperfusión, donde el FSC no está acoplado a la demanda metabólica con la consiguiente hipoxia, que puede generar isquemia cerebral.

Luego de esta fase, se produce la hiperemia o FSC que excede la demanda metabólica, con consiguiente aumento de la PIC. Sin embargo, en los niños deben valorarse las velocidades en relación con la edad, ya que lo que anteriormente se pensaba que eran velocidades altas ahora se sabe que son velocidades normales y se relacionan con el momento evolutivo del desarrollo cerebral.

También pueden aparecer vasoespasmo postraumático y mala perfusión. Además del DTC, sería adecuado realizar estudios para determinar el estado metabólico cerebral.[9]

El DTC permite evaluar todos estos cambios fisiopatológicos en tiempo real y actuar en consecuencia. Por ejemplo, en el caso de encontrarnos un patrón de alta resistencia con Vm bajas e IP alto, sabremos que no sería adecuado disminuir la pCO_2 del paciente, pues agravaría más la lesión isquémica secundaria. Lo más adecuado en esta situación podría ser el uso de un fármaco vasoactivo. Además, el DTC permite ver cómo la terapéutica modifica los patrones y velocidades de flujo, tal como se observa en las **figuras 13-4** y **13-5**.

Trabold y cols.[10] mostraron cómo el DTC realizado en las primeras horas luego del traumatismo,

al ingreso del paciente a la sala de emergencias, podría predecir el resultado neurológico al alta; las Vd menores de 25 cm/s e IP mayores de 1,31 se asocian con peores resultados.

Autorregulación cerebral

La autorregulación cerebral (reactividad presora) es un mecanismo por el cual las arteriolas piales modifican su calibre para mantener un FSC relativamente constante entre 50 y 60 mL/100 g de tejido/minuto, a pesar de variaciones en la PAM entre 50 y 150 mm Hg. Por lo tanto, cuando desciende la PAM, las arterias piales se dilatan, y cuando aumenta, las arteriolas se contraen, manteniendo el FSC constante. Cuando la capacidad de autorregulación está afectada, el FSC se vuelve pasivo y dependiente de la PAM, aumenta y disminuye según aumente o disminuya la PAM, lo que provoca isquemia o edema, con el consiguiente aumento de la PIC.

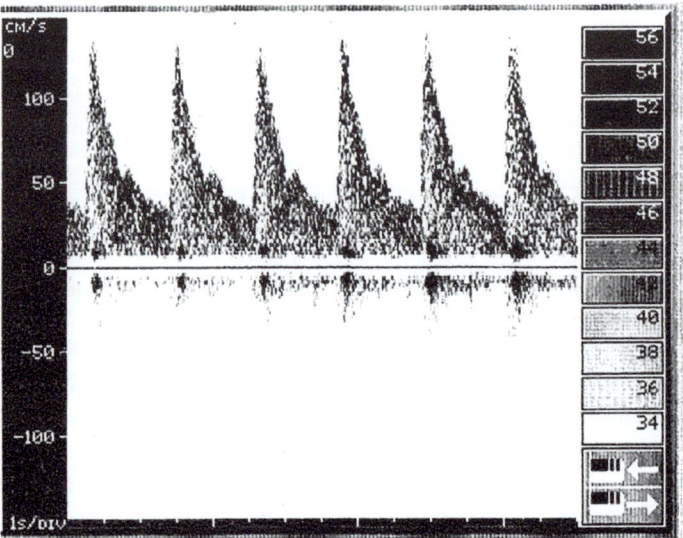

Fig. 13-4. Paciente de 5 años con patrón de alta resistencia, Vm baja e IP alto en el territorio de la ACM izquierda. Al momento del examen presentaba: PIC 25 mm Hg; PA 81/40 mm Hg; PPC 28 mm Hg; pCO_2 35 mm Hg; afebril; Hb 12 g/dL, y Hto 36%.

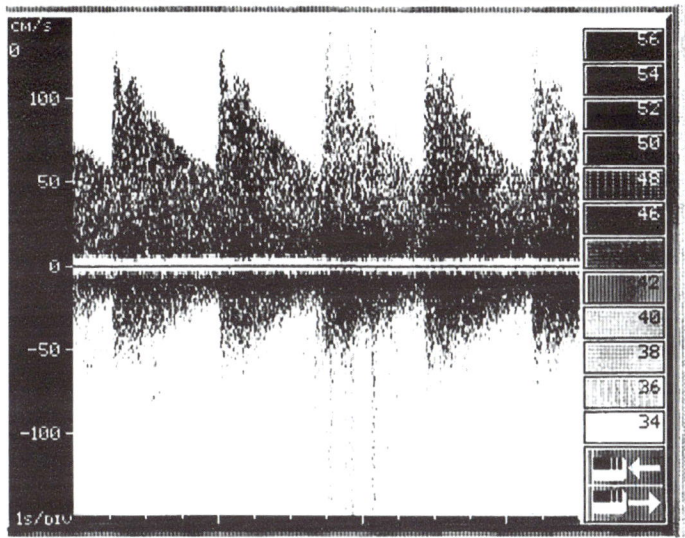

```
Name : [TEMP PATIENT]
Date : 01/04/80 8:57    Label: MCA_L
Probe: 2PW      Res:    128
Depth: 44mm     Gain:   20%      Samp.Vol: 13mm
Scale: 7500Hz   Power:  100mW    Filter:   50Hz
DIAST: 62/30             SYST: 139/136
MEAN: 87/47             P.I.: 0.89/2.26
S/D: 2.24/4.53          R.I.: 0.55/0.78
```

Fig. 13-5. El mismo paciente de la **figura 13-4** luego de la administración de noradrenalina a 0,1 µg/kg/min. Se observa un aumento de las velocidades con disminución del IP.

Aproximadamente el 35% de los niños con lesión traumática cerebral grave desarrollan deterioro de la autorregulación en la fase aguda del evento. Cuando la autorregulación está comprometida, los pacientes tienen peores resultados neurológicos.[11,12] A través del DTC, se pueden medir los cambios en la velocidad del flujo de las ACM en relación con los cambios dinámicos o estáticos de la PAM.

Para evaluar la autorregulación estática, se infunde un agente vasoactivo con propiedades α-adrenérgicas para aumentar la PAM un 20% sobre la basal, o aumentar la PPC a 80 mm Hg en niños menores de 9 años, o a 90 mm Hg en mayores de esa edad. Entonces, si la velocidad de flujo en la ACM medida con el DTC varía con el aumento de PA, la autorregulación está comprometida. El índice de autorregulación se calcula como porcentaje de cambio de resistencia cerebrovascular/porcentaje de cambio de la PAM, siendo la resistencia cerebrovascular PAM/velocidad de FSC. Un índice < 0,4 indicaría el deterioro de la autorregulación estática. Hay publicaciones que muestran la alteración de la autorregulación estática como marcador pronóstico independiente a 6 y 12 meses posteriores a la lesión.[13,14]

La autorregulación dinámica puede medirse mediante la prueba de respuesta hiperémica transitoria de Giller.[15] Mientras se insona la arteria cerebral media, se comprime manualmente la carótida homolateral durante 5 segundos, se reduce la velocidad de flujo un 30 a 50%, luego se libera y se calcula la tasa de respuesta hiperémica transitoria (THRR).[16]

THRR = FVsist hiperémica / FVsist basal, (FV sist hipéremica es el valor promedio de las velocidades sistólicas de las dos ondas poscompresión; FV sist basal es el promedio de las velocidades de dos ondas precompresión).

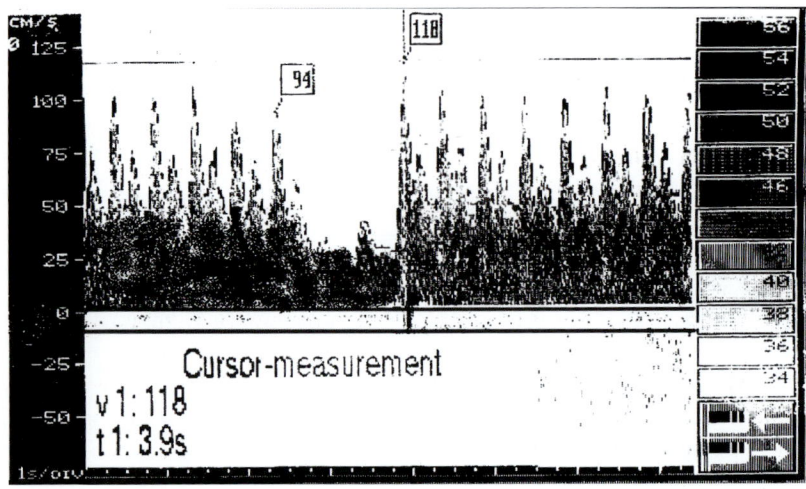

Fig. 13-6. Prueba de hiperemia transitoria de Giller. Se observa un pico sistólico precompresión de 94 cm/s y poscompresión de 118 cm/s, y una tasa de respuesta hiperémica transitoria de 1,25. El paciente presenta autorregulación cerebral conservada.

En pacientes adultos, se considera que la autorregulación está conservada cuando el THRR es > 1,1, aunque en la población pediátrica algunos autores toman THRR > 1,035;[17] esto puede deberse al menor tono vascular de los niños (**figs. 13-6** y **13-7**).

Sin embargo, la autorregulación cerebral es un proceso dinámico que requiere pruebas repetidas para ir siguiendo las variaciones de la alteración de la autorregulación.

Vasoespasmo

El vasoespasmo cerebral es la contracción de los vasos cerebrales que ocurre por lesión mecánica directa o en respuesta a productos sanguíneos que

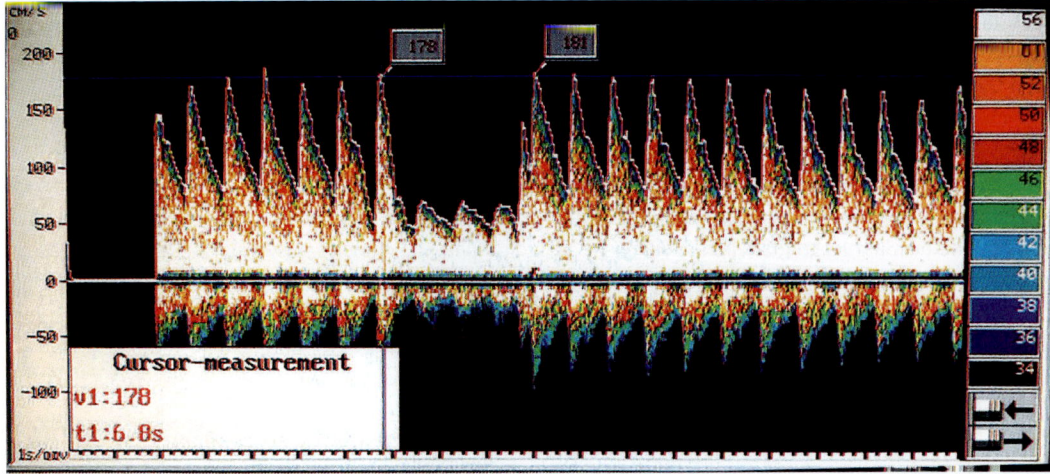

Fig. 13-7. Prueba de hiperemia transitoria de Giller. Se observa un pico sistólico precompresión de 178 cm/s y poscompresión de 181 cm/s, y una tasa de respuesta hiperémica transitoria de 1,01. El paciente presenta pérdida de la autorregulación cerebral.

están en contacto con la pared del vaso. El vasoespasmo puede provocar reducciones críticas en el FSC e isquemia cerebral.

Los cambios sonográficos que se observan durante el vasoespasmo son aumento de las Vm con IP normales o levemente disminuidos, además de una diferencia entre las Vm de los vasos intracraneales respecto de los vasos extracraneales. Para evaluar esta diferencia se usan los índices de Lindegaard[18] (IL) para el circuito anterior y de Sviri o Soustiel[19] (IS) para el posterior. El IL es la razón entre la Vm de la ACM y la Vm de la ACI del mismo lado, mientras que el IS se trata de la razón entre la Vm de la arteria basilar con la AV extracraneal.

Los valores que se consideran diagnósticos de vasoespasmo están debidamente descritos y validados para la población adulta; para el circuito anterior, son valores mayores de 120 cm/s e IL mayores de 3 compatibles con vasoespasmo del circuito anterior.

En pediatría debe tenerse en cuenta que las velocidades normales dependen de la edad y pueden ser más altas que las de los adultos, sin que esto signifique la existencia de alguna alteración en el FSC. Utilizar los puntos de corte de vasoespasmo que se emplean en los adultos tiende a sobreestimar los episodios de vasoespasmo, y es por esto por lo que la aproximación más adecuada debería ser un valor de +2 SD para la edad.

Por otro lado, ningún índice –ya sea para el circuito anterior o posterior (Lindegaard, Sviri/Soustiel)– ha sido validado en la población pediátrica para diferenciar vasoespasmo de hiperemia; por lo tanto, no se puede recomendar el uso de puntos de corte específicos para diagnosticar, clasificar o determinar la importancia clínica del vasoespasmo en ambos circuitos. Sin embargo, seguir los valores de estos índices a lo largo del tiempo puede tener utilidad clínica para determinar las tendencias en el FSC.[3]

Infecciones del sistema nervioso central

Las manifestaciones fisiopatológicas de la lesión neurológica aguda en la meningitis incluyen arteritis, vasoespasmo, HIC por edema cerebral e infarto isquémico.

Las distintas alteraciones en las velocidades del FSC durante el proceso infeccioso pueden evaluarse mediante el DTC.

El proceso inflamatorio que sigue a la infección del SNC evoluciona con el tiempo y también lo hacen las velocidades de FSC. En las meningitis virales y bacterianas, el aumento máximo de las velocidades de FSC ocurre de 3 a 5 días después del inicio de los síntomas y vuelve a los valores normales generalmente el día 14.[20] Este aumento de las velocidades podría ser explicado por estenosis, vasoespasmo o hiperemia.

El aumento de las Vm no parecería tener implicancias en el resultado neurológico. Sin embargo, la hipoperfusión cerebral ya sea por bajo FSC (evidenciado con disminución de las velocidades de FSC) o por vasoespasmo en al menos un vaso del circuito anterior o posterior en niños con infecciones del SNC estaría asociado con mayor morbimortalidad.[21]

Un caso especial es la meningitis tuberculosa (MTBC), en la que se produce una endarteritis obliterante que da lugar a isquemia e infarto. También se observa obstrucción al drenaje del líquido cefalorraquídeo (LCR), con la consecuente hidrocefalia obstructiva. Distintos autores han mostrado la utilidad del DTC en los distintos cuadros producidos por esta enfermedad.

Türker y cols.[22] mostraron un patrón de tres fases en la vasculopatía producida por meningitis tuberculosa. Una primera fase con Vm aumentadas e IP normales o levemente disminuidos como consecuencia de un estrechamiento de la luz del vaso. A esto le sigue la fase II con disminución de las Vm y persistencia de IP normales a bajos. Esta reducción en la Vm en la fase II, en relación con la observada en la fase I, debe alertar al médico sobre el hecho de que el proceso patológico de la endarteritis oclusiva está comprometiendo progresivamente la arteria carótida interna proximal. El progreso de la enfermedad lleva a un bloqueo del FSC en la ACM con lecturas insignificantes en ese territorio mediante el DTC. Esta progresión sonográfica se acompaña de una progresión clínica que comienza con signos focales en la etapa I hasta la pérdida de conciencia en la etapa III.

En cuanto al aumento de PIC debido a hidrocefalia en la MTBC, no se ha encontrado relación entre el valor de IP encontrado por DTC y el valor de PIC.[23]

DOPPLER TRANSCRANEAL EN LA CIRUGÍA CARDIOVASCULAR

En los últimos años, ha tomado relevancia el uso del DTC como parte de la monitorización perioperatoria de patologías cardiovasculares. La introducción del *bypass* o derivación cardiopulmonar, el uso de circulación extracorpórea y la hipotermia han mejorado los resultados y la morbimortalidad en estos pacientes.

Un punto importante relacionado con la hipotermia es la pérdida de la autorregulación cerebral a valores extremos. Esta comienza a modificarse a una temperatura inferior a 25 °C y se pierde a una temperatura inferior a 20 °C;[24] esto puede deberse a una vasoparesia producida a valores extremos, con pérdida consecuente de la vasorreactividad.

Mientras que el FSC disminuye de manera lineal, el consumo metabólico cerebral de oxígeno

($CMRO_2$) disminuye exponencialmente con la reducción de temperatura. Por lo tanto, $FSC/CMRO_2$ durante un *bypass* cardiopulmonar con hipotermia profunda aumenta y favorece la perfusión de flujo del cerebro. El acoplamiento normal de $FSC/CMRO_2$ está presente antes y después del *bypass* cardiopulmonar, así como también durante el *bypass* cardiopulmonar normotérmico. Durante el recalentamiento del *bypass* cardiopulmonar, el FSC vuelve a los valores iniciales, excepto en pacientes expuestos a períodos de hipotermia grave con paro cardiocirculatorio, en los que el FSC permanece disminuido. La perfusión cerebral baja inmediatamente después de una intervención con hipotermia grave y paro cardiocirculatorio, y se caracteriza por un período prolongado de Vd ausente en la ACM (**fig. 13-8**). Este hallazgo podría explicarse por un aumento de la presión intracraneal después del procedimiento de paro circulatorio total.[25]

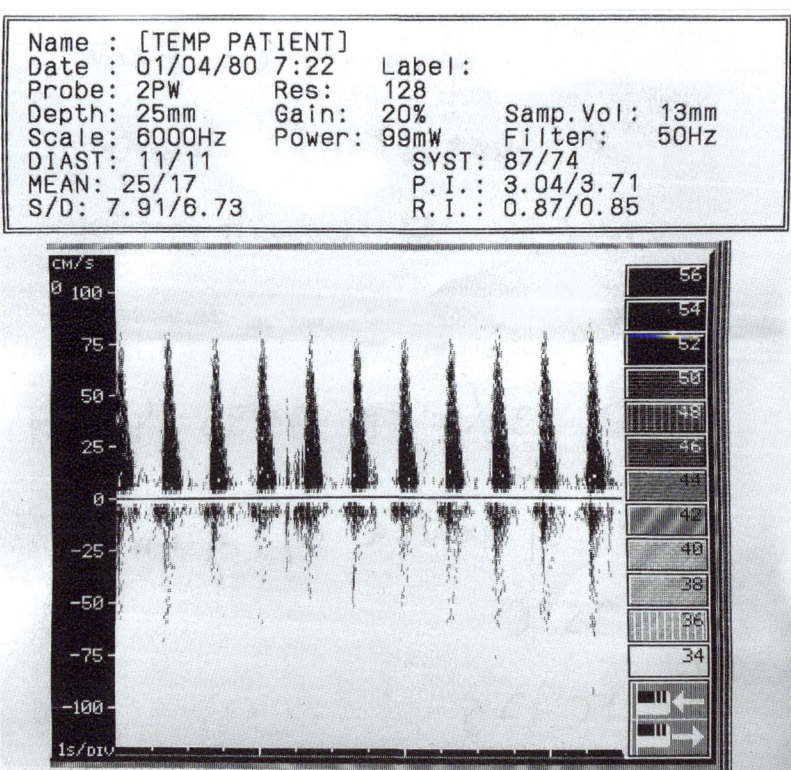

Fig. 13-8. Paciente de 7 días de vida con ventrículo único, posquirúrgico de 13 horas de anastomosis central con circulación extracorpórea e hipotermia profunda. Puede observarse disminución de la velocidad diastólica (Vd) que llega a 0 en la ACM derecha.

Dentro de los otros usos que se plantean para el DTC, se encuentra la monitorización intraquirófano como complemento de la espectroscopía cercana al infrarrojo (NIRS) y de la monitorización de señales microembólicas (MES) durante los cierres del tabique por hemodinamia.

CONCLUSIONES

El DTC es un método no invasivo y seguro que permite evaluar la hemodinamia cerebral en tiempo real al lado del paciente. Es una técnica cuyo resultado depende de la habilidad del operador, por lo que se encuentra sujeta a una curva de aprendizaje.

Existen muchos usos potenciales en la población pediátrica; sin embargo, muchos hallazgos tienen, por el momento, implicancias inciertas debido a la falta de investigación en esta área.

Más allá de esto, su amplia y creciente difusión en las UCIP de todo el mundo brinda la posibilidad de que se pueda aprender cada vez más sobre la fisiopatogenia de distintas lesiones en la población pediátrica. El DTC permite entender e individualizar la problemática de nuestros pacientes y poder brindar un tratamiento adecuado a sus necesidades, además de monitorizar nuestra terapéutica.

REFERENCIAS

1. Gray PH, Griffin EA, Drumm JE, et al. Continuous wave Doppler ultrasound in evaluation of cerebral blood flow in neonates. Arch Dis Child 1983;58:677-81.
2. Bode H, Wais U. Age dependence of flow velocities in basal cerebral arteries. Arch Dis Child 1988;63:606-11.
3. O'Brien NF, Reuter-Rice K, Wainwright MS, et al. Practice recommendations for transcranial Doppler ultrasonography in critically ill children in the pediatric intensive care unit: a multidisciplinary expert consensus statement. J Pediatr Intensive Care 2020;10(2):133-42.
4. Adams RJ, McKie VC, Brambilla D, et al. Stroke prevention trial in sickle cell anemia. Control Clin Trials 1998;19:110-29.
5. Puppo C, Vivas Pardo A, Cacciatori A y cols. Consenso Latinoamericano sobre el uso del Doppler transcraneal en el diagnóstico de muerte encefálica. Rev Bras Ter Intensiva 2014;26:240-52.
6. Nakagawa TA, Ashwal S, Mathur M, et al. Clinical report—Guidelines for the determination of brain death in infants and children: an update of the 1987 task force recommendations. Pediatrics 2011;128(3):e720-40.
7. Greer DM, Shemie SD, Lewis A, et al. Determination of brain death/death by neurologic criteria: the world brain death project. JAMA 2020;324:1078-97.
8. Chang JJ, Tsivgoulis G, Katsanos AH, et al. Diagnostic accuracy of transcranial Doppler for brain death confirmation: systematic review and meta-analysis. Am J Neuroradiol 2016;37:408-14.
9. Udomphorn Y, Armstead WM, Vavilala MS. Cerebral Blood flow and autoregulation after pediatric traumatic brain injury. Pediatr Neurol 2008;38:225-34.
10. Trabold F, Meyer PG, Blanot S, et al. The prognostic value of transcranial Doppler studies in children with moderate and severe head injury. Intensive Care Med 2004;30:108-12.
11. Vavilala MS, Lee LA, Boddu K, et al. Cerebral autoregulation in pediatric traumatic brain injury. Pediatr Crit Care Med 2004;5:257-63.
12. Figaji AA, Zwane E, Fieggen AG, et al. Pressure autoregulation, intracranial pressure, and brain tissue oxygenation in children with severe traumatic brain injury. J Neurosurg Pediatr 2009;4:420-8.
13. Chaiwat O, Sharma D, Udomphorn Y, et al. Cerebral hemodynamic predictors of poor 6-month glasgow outcome score in severe pediatric traumatic brain injury. J Neurotrauma 2009;26:657-63.
14. Freeman SS, Udomphorn Y, Armstead WM, et al. Young age as a risk factor for impaired cerebral autoregulation after moderate to severe pediatric traumatic brain injury. Anesthesiology 2008;108:588-95.
15. Giller CA. A bedside test for cerebral autoregulation using transcranial Doppler ultrasound. Acta Neurochir (Wien) 1991;108:7-14.
16. Smielewski P, Czosnyka M, Kirkpatrick P, et al. Assessment of cerebral autoregulation using carotid artery compression. Stroke 1996;27:2197-203.
17. Lovett ME, Maa T, Chung MG, et al. Cerebral blood flow velocity and autoregulation in paediatric patients following a global hypoxic-ischaemic insult. Resuscitation 2018;126:191-6.
18. Lindegaard KF, Nornes H, Bakke SJ, et al. Cerebral vasospasm diagnosis by means of angiography and blood velocity measurements. Acta Neurochir (Wien) 1989;100:12-24.
19. Soustiel JF, Shik V, Shreiber R, et al. Basilar vasospasm diagnosis: investigation of a modified «Lindegaard Index» based on imaging studies and blood velocity measurements of the basilar artery. Stroke 2002;33:72-7.
20. Haring HP, Rötzer HK, Reindl H, et al. Time course of cerebral blood flow velocity in central nervous system infections. A transcranial Doppler sonography study. Arch Neurol 1993;50:98-101.

21. 21.Ducharme-Crevier L, Mills MG, Mehta PM, et al. Use of transcranial Doppler for management of central nervous system infections in critically ill children. Pediatr Neurol 2016;65:52-8.e2.

22. Kiliç T, Elmaci I, Özek MM, et al. Utility of transcranial Doppler ultrasonography in the diagnosis and follow-up of tuberculous meningitis-related vasculopathy. Childs Nerv Syst 2002;18:142-6.

23. van Toorn R, Schaaf HS, Solomons R, et al. The value of transcranial Doppler imaging in children with tuberculous meningitis. Childs Nerv Syst ChNS Off J Int Soc Pediatr Neurosurg 2014;30:1711-6.

24. Taylor RH, Burrows FA, Bissonnette B. Cerebral pressure-flow velocity relationship during hypothermic cardiopulmonary bypass in neonates and infants. Anesth Analg 1992;74:636-42.

25. Polito A, Ricci Z, Di Chiara L, et al. Cerebral blood flow during cardiopulmonary bypass in pediatric cardiac surgery: the role of transcranial Doppler--a systematic review of the literature. Cardiovasc Ultrasound 2006;4:47.

DOPPLER TRANSCRANEAL EN EL PARO CIRCULATORIO CEREBRAL

LEANDRO I. TUMINO

Contenidos

INTRODUCCIÓN

El diagnóstico de muerte según criterios neurológicos es fundamentalmente clínico. La objetivación de una lesión neurológica catastrófica, junto con la presencia de coma profundo (puntuación de 3 en la Escala de Coma de Glasgow), ausencia de reflejos del tronco encefálico (fotomotor y consensual, oculovestibular y oculocefálicos, tusígeno y nauseoso) y apnea, constituyen los hallazgos necesarios para arribar al diagnóstico.

En muchas ocasiones, la evaluación clínica se ve limitada por graves lesiones faciales y el uso de fármacos depresores del sistema nervioso central, como benzodiazepinas, opioides y barbitúricos. En estas ocasiones se debe recurrir a estudios complementarios que permiten arribar al cese irreversible de las funciones del tronco encefálico y el cerebro. Es necesario especificar aquí que, en varios países, se acepta el cese de funciones del tronco encefálico como diagnóstico de muerte cerebral clínica (MCC). De cualquier manera, no es el cometido en este capítulo profundizar en este tema y tampoco cambia el valor del Doppler transcraneal (DTC) como técnica auxiliar en el diagnóstico del paro circulatorio cerebral (PCC).

En la actualidad, se cuenta con estudios que permiten evaluar la actividad eléctrica cerebral (electroencefalograma y potenciales evocados) y el flujo sanguíneo cerebral (angiografía convencional, DTC, angiotomografía, etc.).

El DTC permite evaluar la velocidad del flujo sanguíneo cerebral y confirmar el diagnóstico de muerte según criterios neurológicos (MCN) ante la presencia de patrones sonográficos específicos, como flujo reverberante, espigas sistólicas y ausencia de flujo (con previa objetivación de flujo realizada por el mismo operador).

Como toda técnica ultrasonográfica, es operador dependiente y hasta en un 10-20% de la población no se encuentra una ventana sonográfica. Es un método económico y portátil que no requiere el traslado del paciente, y posee una alta sensibilidad y especificidad para establecer el diagnóstico de PCC.

En este capítulo nos proponemos estudiar la fisiopatología y el diagnóstico clínico de la MCN, la técnica para una correcta evaluación del flujo sanguíneo cerebral mediante el DTC y los patrones compatibles con PCC.

MUERTE SEGÚN CRITERIOS NEUROLÓGICOS

La muerte es un evento biológico del que nadie está exento. Se reconoce que existen diferentes perspectivas legales, éticas, culturales y religiosas sobre la muerte, que pueden afectar las definiciones abordadas. Retomando la premisa de que la muerte es un evento biológico, es posible definirla como un proceso por el cual cesan las funciones biológicas y fisiológicas en nuestro organismo.

El Consenso Internacional para la Determinación de Muerte ha identificado varios eventos en el proceso de morir de los pacientes que han sufrido una lesión cerebral catastrófica (p. ej., traumatismo de cráneo grave, ataques cerebrovasculares, encefalopatía isquémico-hipóxica, etc.). Se debe tener presente que esta secuencia no se aplica en aquellos pacientes con lesiones cerebrales catastróficas que conservan funciones neurológicas residuales.

Cuando un paciente con lesión cerebral catastrófica ingresa a la sala de emergencias o a la unidad de cuidados intensivos (UCI) requiere, como primer gesto terapéutico, la reanimación con líquidos, fármacos vasopresores y conexión a asistencia ventilatoria mecánica, que son intervenciones destinadas a sostener las funciones respiratorias y cardiocirculatorias. En simultáneo, se comienzan a aplicar estrategias destinadas a limitar la progresión de las lesiones cerebrales (administración de soluciones hipertónicas, colocación de un drenaje ventricular externo, craniectomía descompresiva, etc.). Tras estas intervenciones, la evolución puede tomar diferentes caminos: puede haber un deterioro continuo, pese a las correctas intervenciones instauradas, donde el equipo de salud puede asegurar que culminará con la muerte cerebral; el deterioro puede continuar hasta el cese de la función neurológica, no obstante, con una intervención adecuada y a tiempo, se puede recuperar total o parcialmente; si la estrategia instaurada no revierte el cese de la función neurológica, entraremos en la tercera opción evolutiva en la cual no se recupera la función neurológica y el paciente fallece.[1]

Es importante destacar que, para establecer el diagnóstico de muerte según criterios neurológicos, se debe conocer la etiología de la lesión neurológica y la ausencia de causas reversibles y de shock que disminuya la disponibilidad de oxígeno cerebral. También se deben excluir los factores confundidores, como la hipotermia y los fármacos, que producen depresión neurológica o bloqueo neuromuscular.

FISIOPATOLOGÍA DEL PARO CIRCULATORIO CEREBRAL

El sistema nervioso central es un sistema completamente dependiente del aporte de oxígeno y glucosa por medio del flujo sanguíneo cerebral, ya que no cuenta con las reservas necesarias. En el contexto de un traumatismo de cráneo grave, una combinación de hipoxia e isquemia, una hemorragia subaracnoidea, un ACV o, incluso, un paro cardiocirculatorio conduce a la formación de edema vasogénico (edema extracelular por disrupción de la barrera hematoencefálica) y citotóxico (edema intracelular por alteración en el funcionamiento de las bombas iónicas).

La formación de estos tipos de edemas, sumada a las lesiones con efecto de masa, conducen a un incremento de la presión intracraneal (PIC). Cuando esta presión excede la presión arterial diastólica, se produce una mayor caída de la perfusión cerebral, que culmina en el PCC. Si esta situación se mantiene en el tiempo, produce un infarto cerebral completo con silencio electroencefalográfico[2] (**fig. 14-1**).

DIAGNÓSTICO CLÍNICO

El diagnóstico clínico de MCN se basa en tres hallazgos fundamentales: coma, ausencia de reflejos del tronco encefálico y apnea. El coma se puede evidenciar por la falta de respuesta motora a estímulos dolorosos con una Escala de Coma de Glasgow de 3. Los reflejos del tronco encefálico que se deben demostrar ausentes son: fotomotor y consensual, oculocefálico, oculovestibular, corneano, faríngeo (nauseoso), tusígeno y ausencia de muecas faciales ante estímulos dolorosos. Finalmente, la apnea se evidencia mediante la prueba de apnea.[3]

 Una vez que se han establecido los criterios clínicos de MCN, se debe descartar la presencia de imitadores. Los tres principales imitadores de la MCN son el síndrome de enclaustramiento, la hipotermia y la intoxicación por fármacos.

El primero se caracteriza por una pérdida de movimientos voluntarios y reflejos, pero con conservación de la conciencia. Una situación similar puede verse en el síndrome de Guillain-Barré con pérdida de la función de nervios craneales y periféricos. Es conocido que una temperatura menor de 28 °C produce una abolición de los reflejos del tronco y puede imitar clínicamente la MCN. Los fármacos capaces de imitar clínicamente la MCN que han sido informados son los sedantes, los bloqueantes neuromusculares y los barbitúricos[2,3] (**cuadro 14-1**).

ESTUDIOS AUXILIARES PARA EL DIAGNÓSTICO

Muchos factores del paciente, como la sedación, la intoxicación por fármacos, la hipotermia, la parálisis neuromuscular, la inestabilidad hemodinámica grave y el desequilibrio electrolítico significativo, pueden impedir la satisfacción de los criterios clínicos. En tales situaciones, las pruebas auxiliares juegan un papel vital para la confirmación de la MCN.

Las pruebas diagnósticas auxiliares permiten la evaluación de la actividad eléctrica cerebral (electroencefalograma, potenciales evocados) y el flujo sanguíneo cerebral (angiografía, DTC, etc.). Tanto los falsos positivos como los falsos negativos son infrecuentes.[4]

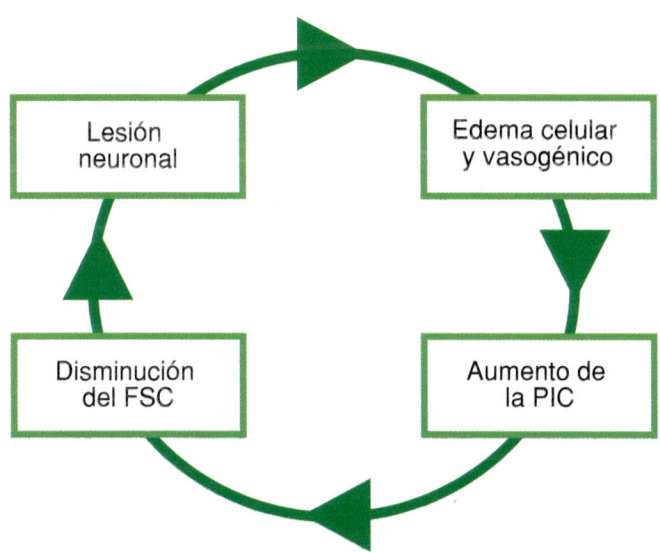

Fig. 14-1. Fisiopatología del paro circulatorio cerebral. PIC: presión intracraneal; FSC: flujo sanguíneo cerebral.

CUADRO 14-1. VENTAJAS Y DESVENTAJAS DE LOS ESTUDIOS CONFIRMATORIOS DE MUERTE BAJO CRITERIOS NEUROLÓGICOS

Técnica	Ventajas	Desventajas
EEG	No invasivo Al lado de la cama del paciente	Interferencias eléctricas en la UCI Falsos positivos Afectación por fármacos, alteraciones metabólicas e hipotermia
Angiografía cerebral	Patrón de oro para el diagnóstico de PPC	Poco práctico para pacientes de UCI Invasivo, con requerimiento de medio de contraste Criterios variables para el diagnóstico de PCC Disponibilidad limitada
Angiografía por RM	No requiere la administración de material de contraste	Poco práctico para pacientes de UCI Criterios de PCC variables Estudios clínicos limitados
Angiografía por TC	Amplia disponibilidad	Poco práctico para pacientes de UCI Necesidad de agente de contraste Criterios de PCC variables
DTC	No invasivo Al lado de la cama del paciente	Operador dependiente Puede existir una ventana acústica inadecuada
Potenciales evocados	No invasivo Al lado de la cama del paciente	Alta sensibilidad, baja especificidad

EEG: electroencefalograma; UCI: unidad de cuidados intensivos; PPC: paro circulatorio cerebral; RM: resonancia magnética; TC: tomografía computarizada; DTC: Doppler transcraneal.

De acuerdo con las guías de la Asociación Americana de Neurología, la angiografía cerebral, el electroencefalograma, DTC y la gammagrafía cerebral son las pruebas complementarias recomendadas para el diagnóstico de la MCN.[2,5]

PAPEL DEL DOPPLER TRANSCRANEAL EN LA CONFIRMACIÓN DE LA MUERTE ENCEFÁLICA

Prerrequisitos para una correcta interpretación del estudio

Es indispensable conocer cuál es la presión arterial sistémica al momento del estudio y evitar los falsos positivos generados por la hipotensión. No se puede validar un DTC con patrones de PCC cuando este se realiza con una presión arterial sistólica menor de 90 mm Hg, una presión arterial diastólica inferior a 50 mm Hg o una presión arterial media menor de 60 mm Hg.[4,5]

Técnica de insonación

Para la evaluación ultrasonográfica del flujo sanguíneo cerebral, se utiliza un transductor con Doppler pulsado de baja frecuencia (habitualmente, 2 MHz) debido a que el ultrasonido emitido por los transductores de mayor frecuencia no penetra en la estructura ósea. El volumen de la muestra suele ser variable y la potencia máxima debe ser de 100 mW/cm^2 (microwatts por centímetro cuadrado). Las ventanas acústicas utilizadas comúnmente para evidenciar el PCC son la transtemporal, la suboccipital y, menos frecuentemente, la transorbitaria. Estas ventanas se caracterizan por ser las partes más finas del cráneo, lo que permite la mayor penetración del haz de ultrasonido.[6,7] Para un correcto diagnóstico de PCC, deben evaluarse las arterias de la circulación anterior en forma bilateral y arterias de la circulación posterior.

Ventana acústica transtemporal: se localiza por encima del arco zigomático, en la porción escamosa del hueso temporal, entre el conducto auditivo externo y el área orbitaria. A través de esta ventana, se evalúa la arteria cerebral media. La señal Doppler se encuentra a una profundidad de entre 4,5 y 6 cm, con un flujo que se dirige hacia el transductor. Esta es la arteria que más frecuentemente se evalúa en la práctica clínica.

Ventana acústica suboccipital: se encuentra a la altura del foramen magno. Mediante esta ventana, se pretende la evaluación de las arterias vertebrales intracraneales y basilar. Esta última se puede encontrar a una profundidad de entre 8 y 11 cm, con una dirección de flujo que se aleja del transductor. También se puede lograr una insonación lateral, por debajo y dentro de la apófisis mastoides.

Ventana acústica transorbitaria: en esta ventana se puede evaluar la arteria oftálmica en una profundidad entre 4 y 6 cm, y el sifón carotídeo a una profundidad de 6 a 7 cm. Esta ventana no se utiliza de rutina.

HALLAZGOS QUE CONFIRMAN EL PARO CIRCULATORIO CEREBRAL

El patrón sonográfico normal de las arterias cerebrales es un flujo continuo. La sangre se mueve en una única dirección dentro del vaso, y es más lenta en la diástole y más rápida en la sístole.[7]

Mediante el estudio de la velocidad del flujo sanguíneo cerebral con el DTC, se pueden distinguir cuatro estadios evolutivos en la instauración del PCC, y en cada uno de ellos se encuentran patrones de flujo característicos:

- Cuando la PIC supera la presión arterial diastólica, la velocidad del flujo sanguíneo cerebral al fin de la diástole llega a cero. La velocidad media es superior a 10 cm/s y todavía hay algo de flujo neto, y está muy elevado el índice de pulsatilidad. Estos hallazgos se encuentran en situaciones de hipertensión intracraneal grave.
- Cuando la PIC es igual o superior a la presión arterial media del paciente, cesa la perfusión cerebral. En esta fase aparece el patrón conocido como flujo reverberante, flujo oscilante bifásico o flujo diastólico invertido (**figs. 14-2** y **14-3**) producido por la elasticidad de la pared arterial. Se caracteriza

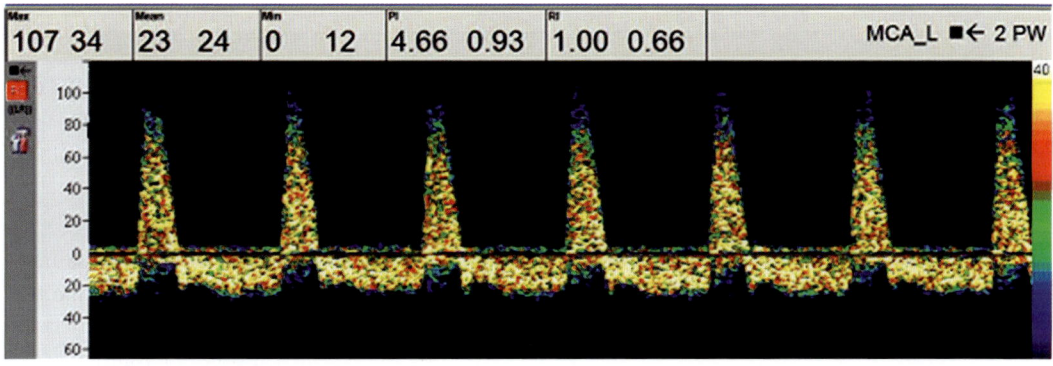

Fig. 14-2. Flujo reverberante en la arteria cerebral media (ACM) izquierda. Nótese cómo el flujo se invierte durante la diástole.

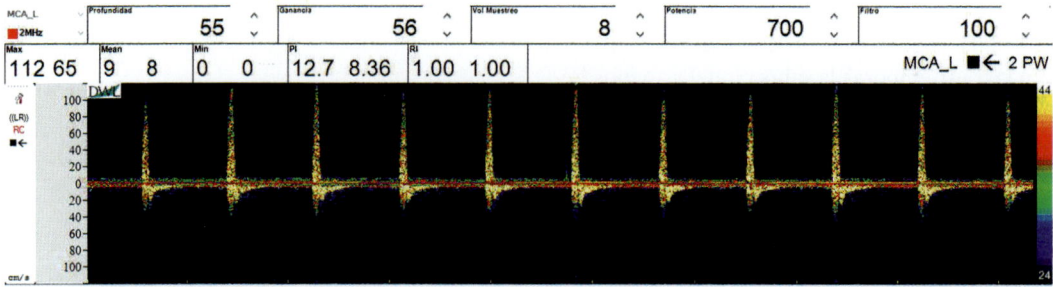

Fig. 14-3. Insonación de la ACM derecha en la que se encuentra un flujo reverberante o flujo diastólico invertido. Profundidad 55 mm.

por un flujo anterógrado en la sístole acompañado de un flujo diastólico retrógrado o invertido, que son aproximadamente iguales en el mismo ciclo cardíaco, y el flujo neto cerebral es cero. Este patrón tiene una fase sistólica de breve duración. Todos estos hallazgos se correlacionan con el PCC en la arteriografía.

- Cuando la PIC supera la presión arterial sistólica del paciente, solo se registran espigas o espículas sistólicas, que son pequeñas ondas sistólicas anterógradas, cortas, puntiagudas, de menos de 200 ms de duración y menor de 50 cm/s de velocidad de pico sistólico. Tampoco se obtiene flujo durante el resto de la sístole ni en la diástole del ciclo cardíaco (**figs. 14-4** y **14-5**).

- En casos muy evolucionados, con grandes elevaciones de la PIC, se produce una obstrucción al flujo en los segmentos más proximales de las arterias de la base del cráneo que provoca una ausencia total de señal de flujo. En estos casos, se puede plantear la duda de si la ausencia de señal se debe a un PCC o a una ausencia de ventana sónica. Para aceptar este hallazgo como criterio de PCC, el DTC debe ser realizado en las mismas condiciones clínicas y por el mismo explorador experto que haya observado flujo previamente en el paciente.

 La presencia de flujo efectivo en cualquier arteria intracraneal descarta completamente el PCC.[8]

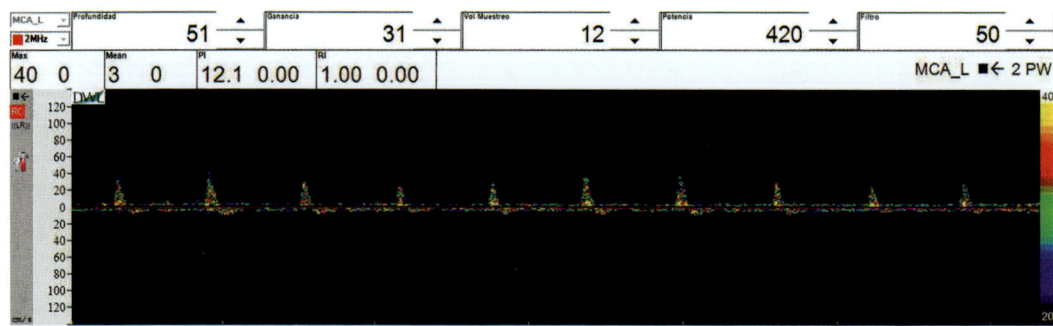

Fig. 14-4. Espiga sistólica en la ACM izquierda, insonada a una profundidad de 51 mm. Se observa una imagen de muy corta duración en la sístole temprana.

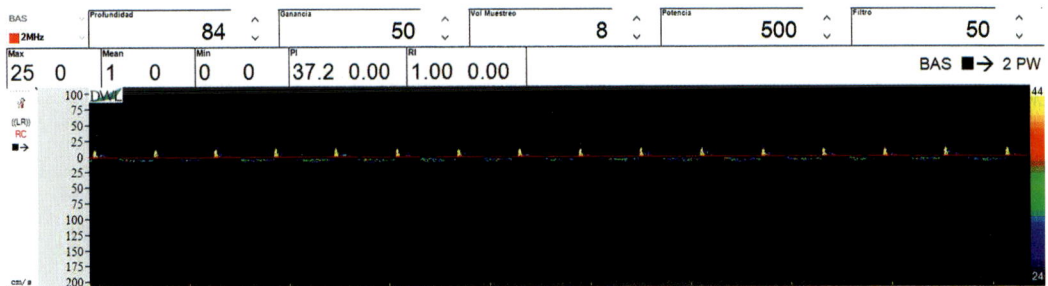

Fig. 14-5. Espigas sistólicas en la arteria basilar insonada a una profundidad de 84 mm. Los flujos que se alejan del transductor se ven por encima de la linea de cero.

PATRONES ACEPTADOS COMO PARO CIRCULATORIO CEREBRAL: CONFIRMACIÓN DE MUERTE SEGÚN CRITERIOS NEUROLÓGICOS

Los patrones sonográficos compatibles con el paro circulatorio cerebral son:

- **Flujo reverberante.** Se caracteriza por un espectro de velocidades de flujo de dos fases, con componentes positivo y negativo (flujo que se acerca al transductor y se aleja del transductor, respectivamente), de manera que el resultado neto es una velocidad promedio cero. Cuando fue descrito por primera vez, se interpretó como una oscilación sistodiastólica de la columna de sangre debida al flujo sanguíneo distal a la obstrucción.[9] La dirección del flujo en el vaso estudiado es la misma que la del flujo normal en la fase sistólica y contralateral en la fase diastólica.[7]
- **Espigas sistólicas.** Se caracteriza por sonogramas con una duración no mayor de 200 m/s, que se visualizan al comienzo de la sístole. La velocidad del flujo no debe ser superior a 50 cm/s y el resto del ciclo no presenta señal de flujo.
- **Ausencia de flujo.** Para establecer correctamente que la ausencia de flujo se debe al PCC, se debe contar con un estudio previo, y

realizado por el mismo operador, que evidencie flujo.

Para llegar a un correcto diagnóstico, se deben estudiar tanto la circulación anterior como la posterior; es decir, se deben investigar las arterias cerebral media derecha e izquierda y la basilar, o ambas arterias vertebrales intracraneales. El registro de cada arteria se debe mantener al menos 30 segundos y el estudio debe repetirse en un período de 30 minutos para confirmar la persistencia del patrón.[7] Es importante destacar que se pueden hallar patrones de paro circulatorio cerebral diferentes en las arterias insonadas; es decir, puede existir un flujo reverberante en una determinada arteria y una espiga sistólica en otra. Depende fundamentalmente de las diferentes presiones de perfusión que pueden existir en diferentes compartimentos intracraneales (**fig. 14-6**).

VENTAJAS Y DESVENTAJAS DEL DOPPLER TRANSCRANEAL PARA EL DIAGNÓSTICO DE MUERTE ENCEFÁLICA

Dentro de las ventajas que tiene la utilización del DTC para el diagnóstico de MCN, es posible citar: la portabilidad del método, ya que evita los traslados de pacientes que habitualmente se encuentran en una situación de inestabilidad hemodinámica y respiratoria, además de acarrear complicaciones

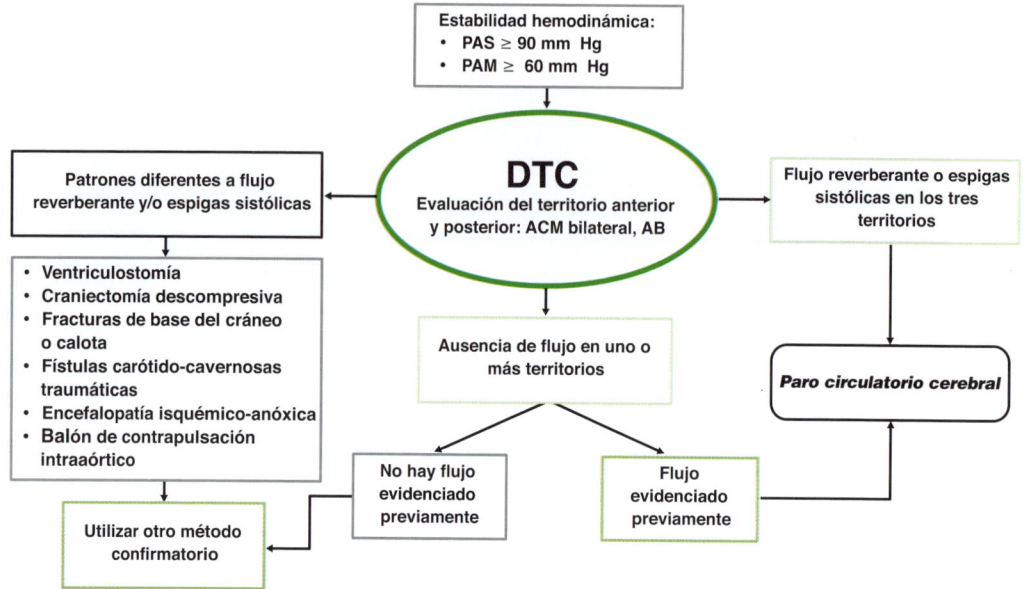

Fig. 14-6. Algoritmo diagnóstico con DTC. PAS: presión arterial sistólica; PAM: presión arterial media; DTC: Doppler transcraneal; ACM: arteria cerebral media; AB: arteria basilar; (modificado de ref. 7).

inherentes al propio traslado; la no invasividad del método; la capacidad de repetir el estudio cuantas veces sea necesario, lo que permite objetivar la evolución; lo relativamente económico del método y su amplia disponibilidad. Otro aspecto ventajoso que posee para el diagnóstico de MCN es que los resultados no son interferidos por fármacos depresores del sistema nervioso central.

Como todo método ultrasonográfico, posee la limitación de ser operador dependiente. Existe un 10 a un 20% de casos en los que hay ausencia de ventana temporal. En el caso particular del DTC en un 10 a 20% de los casos existe ausencia de ventana temporal en especial en mujeres postmenopáusicas. Hay dificultad de insonar la ventana occipital en algunos pacientes críticos (posición supina). En algunos pacientes críticos hay dificultad para insonar la circulación posterior (posición supina).

Se debe tener presente la posibilidad de resultados falsamente negativos, como en los pacientes con craniectomía descompresiva, drenaje ventricular externo y en el "flujo sin función", que se puede ver en pacientes con encefalopatía anóxica posparo cardíaco.[6,8] En estos casos, pese a que se

cumplen los criterios clínicos de MCN, persiste el flujo en alguna de las arterias intracraneales estudiadas. Si bien no son los hallazgos más habituales, en un estudio realizado sobre 61 pacientes con diagnóstico clínico de MCN se ha publicado la persistencia de flujo en 18 de ellos, que precisa repetir la exploración sonológica hasta 96 horas después de reunir los criterios clínicos para llegar al diagnóstico de PCC.[10] En pacientes en tratamiento de soporte con balón de contrapulsación aórtico deberá suspenderse el contrapulsado previo a la realización del DTC para evitar interpretaciones erróneas, ya que la utilización de este dispositivo de soporte hemodinámico permite la preservación del flujo diastólico.[7,11]

En ocasiones muy infrecuentes, puede ocurrir que en el DTC se encuentren algunos reflejos del tronco encefálico con el hallazgo de un patrón compatible con PCC. En varios estudios, se ha informado que la evolución a MCN se produce en un corto período.[7]

Varios estudios han informado una especificidad y una sensibilidad altas para el diagnóstico de PCC. Los estudios de alta calidad incluidos en el metanálisis de Monteiro y cols. muestran una sensibilidad del 95% (95% CI 92-97%) y una especificidad del 99% (95% CI 99-100%) para detectar PCC.

Cuando se analizan estos estudios en conjunto con aquellos de baja calidad, la sensibilidad cae al 89% (95% CI 86-91%).[12]

CONCLUSIONES

El diagnóstico de muerte en criterios neurológicos es fundamentalmente clínico. Dentro de los métodos confirmatorios, contamos con el Doppler transcraneal, que se puede realizar a la cabecera del paciente con altas sensibilidad y especificidad. Para su correcta interpretación, se deben reunir todos los prerrequisitos (ausencia de hipotermia e hipotensión arterial) y se deben insonar arterias de la circulación anterior y posterior. Los patrones compatibles con paro circulatorio cerebral son flujo reverberante, espigas sistólicas y ausencia de flujo. Este último solo se considera en caso de que el estudio previamente donde se evidencia flujo haya sido realizado por el mismo operador.

REFERENCIAS

1. Shemie SD, Hornby L, Baker A, et al. International Guideline Development for the Determination of Death. Intensive Care Med 2014;40:788-97.
2. Rizvi T, Batchala P, Mukherjee S. Brain death: diagnosis and imaging techniques. Semin Ultrasound CT MRI 2018;39:515-29.
3. Drake M, Bernard A, Hessel E. Brain death. Surg Clin N Am 2017;97:1255-73.
4. Webb A, Samuels O. Brain death dilemmas and the use of ancillary testing. Continuum Lifelong Learning Neurol 2012;18:659-68.
5. Wijdicks E, Varelas P, Gronseth GS, et al. Evidence-based guideline update: Determining brain death in adults. Report of the Quality Standards Subcommittee of the American Academy of Neurology Neurology 2010;74:1911-8.
6. Kasapoğlu US, Haliloğlu M, Bilgili B, et al. The role of transcranial Doppler ultrasonography in the diagnosis of brain death. Turk J Anaesthesiol Reanim 2019;47:367-74.
7. Puppo C, Vias Pardo A, Cacciatori A, et al. Latin American Consensus on the use of transcranial Doppler in the diagnosis of brain death. Rev Bras Ter Intensiva 2014;26:240-52.
8. Escudero D, Otero J, Quindós B y cols. Doppler transcraneal en el diagnóstico de la muerte encefálica. ¿Es útil o retrasa el diagnóstico? Med Intensiva 2015;39:244-50.
9. Hassler W, Steinmetz H, Pirschel J. Transcranial Doppler study of intracranial circulatory arrest. J Neurosurg 1989;71:195-201.
10. Dosemeci L, Dora B, Yilmaz M, et al. Utility of transcranial doppler ultrasonography for confirmatory diagnosis of brain death: two sides of the coin. Transplantation 2004;77:71-5.
11. Instituto Nacional Central Único Coordinador de Ablación e Implante (INCUCAI). Protocolo Nacional para la determinación del cese irreversible de las funciones encefálicas certificación del fallecimiento (en línea). Ministerio de Salud, Argentina; 2021 (citado: noviembre de 2022). Disponible en: https://bancos.salud.gob.ar/sites/default/files/2021-02/protocolo-de-muerte-certificacion-fallecimiento.pdf.
12. Monteiro LM, Bollen CW, van Huffelen AC, et al. Transcranial Doppler ultrasonography to confirm brain death: a meta-analysis. Intensive Care Med 2006;32:1937-44.

NEUROMONITORIZACIÓN Y HEMODINAMIA CEREBRAL

15

HEMODINAMIA CEREBRAL
Y AUTORREGULACIÓN CEREBRAL

ROSSANA GERALDINE LÓPEZ, LEANDRO MORAES ORONOZ Y CORINA PUPPO

Contenidos

INTRODUCCIÓN

Este capítulo se referirá a las bases fisiológicas de la circulación cerebral, fundamentalmente la autorregulación cerebral, su importancia y sus métodos de medición. También hará foco especialmente en el uso del Doppler transcraneal para su evaluación.

BASES ANATOMOFISIOLÓGICAS DE LA AUTORREGULACIÓN CEREBRAL

Vasculatura cerebral

La vasculatura cerebral es el escenario principal donde se produce el fenómeno de la autorregulación cerebral. Es una red vascular compleja, estructuralmente heterogénea y con características anatómicas que la distinguen de otros sistemas. La sangre llega al sistema nervioso central a través de las arterias carótidas y vertebrales. Las primeras son las encargadas de dar origen a los vasos que formarán el circuito anterior (las arterias cerebrales medias [ACM] derecha e izquierda, las arterias cerebrales anteriores [ACA] derecha e izquierda y la arteria comunicante anterior [ACoA]). Al fusionarse, las arterias vertebrales forman la arteria basilar y sus ramas, y dan origen al circuito posterior. La arteria comunicante posterior (ACoP) comunica estos dos circuitos y completa así el polígono de Willis.[1] Este polígono presenta amplia variabilidad anatómica, como ha sido descrito por numerosos autores.[2] Hay acuerdo en mencionar que las alteraciones más frecuentes son la hipoplasia o ausencia del segmento A1 (precomunicante) de la ACA, ACoP hipoplásica o ausente y variantes de la ACoA[3] (véase **cap. 2**). La interconectividad de estos circuitos y la potencial circulación colateral presente en cada individuo se pondrán en evidencia al momento de la oclusión brusca de uno de estos vasos; estas características son uno de los determinantes más importantes de la magnitud del daño en la lesión cerebral aguda.[4] Las arteriolas de pequeño calibre constituyen la base de la autorregulación cerebral (ARC). Son vasos que poseen una pared con gran cantidad de células musculares lisas con capacidad de contracción y relajación, y es allí donde se produce la regulación activa de la circulación cerebral, fuertemente asociada con la oferta y demanda del flujo sanguíneo cerebral (FSC). Este complejo proceso tiene mecanismos de ajustes locales y generales (cambios de presión de perfusión, actividad neuronal, niveles de gases sanguíneos y fármacos), que se describirán más adelante. Para abordar la hemodinamia cerebral, es necesario recordar cuáles son los factores que influyen en ella y así poder interpretarla y manejarla adecuadamente. El manejo de las patologías que suponen alteraciones neurovasculares requiere, a menudo, el ajuste de parámetros sistémicos para optimizar el FSC en función de las demandas metabólicas.

Sistema circulatorio

Es un circuito cerrado formado por dos componentes mayores: la circulación sistémica y la circulación pulmonar. La propagación del flujo sanguíneo a través de estos sistemas se produce por la relación existente entre presión y resistencia, que se suma a las características físicas de la sangre; esta última es un complejo "fluido no-newtoniano", lo que implica que responderá de una forma diferente al agua ante los cambios de las condiciones circulatorias. Los cambios en la presión o la resistencia dentro del sistema cardiovascular afectarán directamente el gasto cardíaco y modificarán la hemodinamia. Las leyes físicas que se verán a continuación son válidas también para la circulación cerebral.

Leyes físicas que regulan la circulación cerebral

Ley de Ohm

El flujo sanguíneo a través de un segmento vascular depende directamente del gradiente, o diferencia de presión entre los extremos de ese segmento, e inversamente de la resistencia, en una relación similar a la de Ohm para los circuitos eléctricos.

Ley de Laplace

Establece la relación entre la tensión parietal, la presión transmural (diferencia entre la presión intravascular y la presión intersticial) y el grosor de la pared de los vasos sanguíneos. La tensión parietal representa la fuerza por unidad de longitud tangencial de la pared vascular, la cual se opone a la fuerza de distensión vascular generada por la presión intravascular. Según esta ley, la tensión de la pared de los vasos requerida para mantener este flujo de presiones varía significativamente y, dado que el grosor parietal de un determinado vaso es relativamente constante, se puede inferir que, a menor diámetro del vaso sanguíneo, se requiere menor tensión para mantener una presión dada dentro de él.

$$P = T / R$$

Ley de Poiseuille

La resistencia, entendida como aquella fuerza que se opone al flujo, no puede ser medida directamente, pero sí derivada indirectamente de mediciones del flujo y diferencia de presiones dentro del vaso. Es producto de los cambios en el diámetro vascular, predominantemente de los vasos pequeños con gruesa capa muscular, y de la viscosidad sanguínea. El impacto de la resistencia en el flujo es ilustrado por la Ley de Poiseuille, que muestra la relación entre los determinantes del flujo sanguíneo:

$$Q = \pi \, (P1 - P2) \, r4 \, / \, 8L\eta$$

Donde Q es el flujo sanguíneo, (P1-P2) es la diferencia entre la presión de entrada y la presión de salida del circuito en estudio, r es el radio del vaso, L es la longitud entre los extremos del segmento en estudio y η es la viscosidad de la sangre.

La Ley de Poiseuille ilustra cómo la resistencia aumenta en forma directamente proporcional a la viscosidad y longitud del vaso, y disminuye en proporción directa a la cuarta potencia del radio del vaso y el gradiente de presión. Es importante entender que un pequeño cambio en el radio del vaso tendrá una influencia muy importante en la resistencia al flujo: una disminución a la mitad del radio multiplicará la resistencia por 16. Esta ley demuestra que "el diámetro del vaso sanguíneo es el contribuyente principal del flujo sanguíneo a través de este", lo que permite un finísimo control del flujo; diferentes generaciones de vasos sanguíneos pueden reaccionar en diferente grado a los cambios del flujo. De esta ley deriva un concepto aplicable a todo el sistema vascular: si determinado flujo tiene que atravesar un área vascular larga y estrecha, la resistencia distal a esta estenosis debe disminuir para que el flujo se mantenga a través de ella.[5]

Determinantes del gasto cardíaco

El gasto cardíaco (GC), definido como la cantidad de sangre bombeada por el ventrículo izquierdo hacia la aorta en cada minuto, y su subrogante referido a la superficie corporal, el índice cardíaco (IC), son los principales determinantes del flujo sanguíneo a los diferentes tejidos. Los determinantes del GC son: frecuencia cardíaca, precarga, contractilidad miocárdica y poscarga. Estos forman parte del complejo mecanismo que asegura que la oferta se adecue a las cambiantes demandas y que esta adaptación no comprometa la llegada de oxígeno ni de glucosa a aquellos tejidos que, como en el caso del SNC, son altamente dependientes de ellos y carecen de reservas.[6] La presión arterial, derivada principalmente del GC y de las resistencias vasculares sistémicas (RVS), se mantiene constante a través de múltiples mecanismos que aseguran que, ante una disminución del GC por alteraciones en la contractilidad o la precarga, las RVS rápidamente aumenten para mantener la presión arterial constante.

Relación entre hemodinamia sistémica y cerebral

El tejido cerebral es metabólicamente dependiente del aporte continuo de glucosa y oxígeno. El cerebro no tiene capacidad para almacenar estos sustratos energéticos. Esto explica el aporte redundante de sangre que recibe. El FSC es entregado en un valor de 750 mL/min (en promedio, 50 mL/100 g de tejido cerebral por minuto). Este valor representa aproximadamente 15 a 20% del gasto cardíaco que llega a un órgano, cuyo peso es solo el 2% del peso corporal.

La hipótesis de Monro-Kelly, originalmente postulada en el siglo XIX, describió la relación entre el cráneo y los componentes intracraneales.[7] La interacción dinámica entre el tejido cerebral, el líquido cefalorraquídeo (LCR) y la sangre determina una presión constante dentro del cráneo que está dada por el volumen que ocupan. La característica de no expansibilidad de la cavidad craneal hace que cualquier variación de volumen en alguno de estos componentes requiera cambios compensadores en los otros. Si el aumento de volumen sobrepasa la capacidad amortiguadora o *buffer* de todos estos componentes, la presión intracraneal (PIC) aumenta. La medición directa de la PIC se realiza a través de diferentes dispositivos en forma invasiva; entre los sistemas desarrollados para tal fin, la medición intraventricular es el método de referencia.[8]

La onda de PIC guarda estrecha correlación con los eventos del ciclo cardíaco, que son capaces de modificar su morfología. La monitorización de la PIC en tiempo real al lado de la cama del paciente permite analizar esta relación estrecha con las variables hemodinámicas sistémicas.[9]

La presión de perfusión encefálica (PPE) es la presión a la cual circula la sangre por los vasos sanguíneos cerebrales. Se calcula como la diferencia entre la presión arterial de ingreso a este sistema (asumida como la presión arterial sistémica) y la presión de salida en el sistema venoso (íntimamente asociada con la PIC dada la compresibilidad del componente venoso cerebral, por lo que esta última se transforma en el factor de resistencia más importante).

$$PPE = PAM - PIC$$

Una caída de la PPE provocará una rápida respuesta vasodilatadora arteriolar distal que tendrá como objetivo disminuir la resistencia para mantener el FSC constante: este es el objetivo principal del mecanismo de ARC que más adelante se describirá. El valor de PPE recomendado por las diferentes guías se ha establecido clásicamente alrededor de los 60-70 mm Hg, valores surgidos de estudios de traumatismos craneoencefálicos y de *pools* de estudios de autorregulación cerebral.[10] Sin embargo, como se verá en otro apartado de este capítulo, este concepto ha evolucionado a un valor individualizado para cada paciente (PPE óptima) sobre la base de las observaciones del comportamiento de la PPE realizadas con tecnologías actuales de neuromonitorización continua.[11]

AUTORREGULACIÓN CEREBRAL

Concepto de autorregulación cerebral y su inserción dentro del concepto más amplio de reactividad cerebrovascular

El cerebro tiene la propiedad de adaptar su flujo sanguíneo a diversas situaciones fisiológicas y, con frecuencia, también se adapta en situaciones patológicas. Esta propiedad se conoce como reactividad cerebrovascular y permite que el cerebro se adapte a los requerimientos cambiantes de la vida diaria y a las variadas situaciones patológicas, tanto sistémicas como regionales, que pueden aparecer (isquemia, hemorragia, shock, hidrocefalia, trauma, vasoespasmo, etc.). Dentro de los tipos de reactividad cerebrovascular, la ARC, también llamada reactividad cerebrovascular presora, se caracteriza por mantener constante el flujo sanguíneo cerebral (FSC) frente a los cambios de la presión arterial (PA). Es el único mecanismo que mantiene el flujo constante. Los otros estímulos de la reactividad cerebrovascular generan variaciones del FSC de acuerdo con el estímulo. De esta manera, sobre un flujo constante se generan cambios que dependen de estímulos diferentes de la presión. Es así como se pueden describir, entre otros, tres tipos de reactividad cerebrovascular, además de la autorregulación cerebral: a) una reactividad al CO_2 (estímulo: cambios en la $PaCO_2$); b) una reactividad metabólica (estímulo: actividad neuronal), y c) una reactividad cerebrovascular a fármacos (p. ej., a la indometacina). Estos estímulos dilatan o contraen las arteriolas de resistencia, lo cual facilita o dificulta la circulación a través de ellas.

Evolución del estudio de la autorregulación cerebral

En la descripción inicial de Lassen acerca del concepto de ARC, no fue estudiado el tiempo en que ocurren los cambios en el diámetro de los pequeños vasos de resistencia debido a las limitaciones metodológicas que existían. Se describió inicialmente una curva de autorregulación cerebral en la cual el tiempo no era tomado en cuenta.[12] Posteriormente, en la década de 1980, Aaslid acuñó el término ARC "dinámica", y se comenzó a diferenciar entre el comportamiento estático y dinámico de la autorregulación cerebral.[13] Este concepto apareció casi en simultáneo con la introducción del DTC, ya que, al permitir la visualización de los cambios instantáneos de flujo en tiempo real, fue posible estudiar la evolución de la respuesta en el orden de décimas de segundos.[14] Más adelante, en la década de 1990, se comenzó con la neuromonitorización continua o multimodal y la escuela de la Universidad de Cambridge, en el Reino Unido, describió los "índices de autorregulación continua", que usan coeficientes de correlación móviles entre la PA y el DTC como método sustituto del FSC. Los índices que se describieron con el DTC fueron Mx, Sx y Dx, según utilizaran la velocidad media, sistólica o diastólica, respectivamente.[15] Este método es de gran importancia, ya que permite ver los cambios de PA en el tiempo en aquellos pacientes críticamente enfermos, cuya ARC es cambiante, y adecuar la PA a la que se observe como óptima o mejor para cada individuo.

La ARC ha sido estudiada también en el dominio de la frecuencia.[16] En este caso, se estudia cómo se relacionan las ondas lentas de PA y VF. La función de transferencia entre la PA y la VF estudia la ganancia, la coherencia y la fase entre ambas.[17] En condiciones normales, las ondas rápidas (específicamente, las de frecuencia cardíaca, cuya frecuencia es cercana a 1 Hz) no se modifican. Por eso se dice que la ARC es un "filtro pasa alto" (es decir, las frecuencias altas correspondientes a la frecuencia cardíaca, del pulso arterial, no son filtradas; las ondas pulsátiles de la VF no cambian, pero sí se atenúan las ondas de menor frecuencia, como las respiratorias y las de vasomotricidad espontánea).

El término "autorregulación cerebral" fue acuñado por Lassen en su innovadora publicación de 1959.[12] La gráfica que relaciona flujo sanguíneo cerebral con PA describe una meseta, o *plateau* autorregulatorio, donde el FSC se mantiene constante. Se extiende entre los 50 y los 150 mm Hg de PA aproximadamente. Por encima de ese valor, el FSC aumenta en forma proporcional al incremento de la PA; por debajo de los 50 mm Hg, el FSC desciende proporcionalmente al descenso de la PA. Llega a cero antes que la PA llegue a cero (véase **cap. 14**).

Numerosos autores han estudiado este mecanismo utilizando diferentes innovaciones tecnológicas. En la época de la publicación de Lassen, la cuantificación del FSC solo se podía realizar basada en técnicas laboriosas que requerían tiempos prolongados de observación. Por lo tanto, no se podía estudiar cuán rápido era el cambio luego del estímulo, es decir, la dinámica de esos cambios. Con el advenimiento y posterior desarrollo

del estudio de la velocidad circulatoria dentro de los vasos cerebrales grandes, el estudio de la ARC dio un salto cualitativo.

El Doppler transcraneal (DTC) surgió de Rune Aaslid y cols. en 1982 y permitió observar los cambios en las velocidades del flujo en tiempo real.[14] El estudio de la ARC pudo hacerse evaluando la respuesta, también a lo largo del tiempo, con una técnica que sustituye al FSC y que presenta una resolución temporal excelente. Surgió así el concepto de autorregulación cerebral dinámica. El fenómeno descrito inicialmente por Lassen pasó a llamarse autorregulación estática, para diferenciarlo de la respuesta dinámica.[13]

La **figura 15-1** muestra la curva de autorregulación cerebral estática. En el momento actual, con el DTC es posible realizar múltiples mediciones a lo largo de los cambios de PA. En el caso de que el FSC se mantenga constante, también se mantendrá constante la velocidad media del flujo sanguíneo cerebral, esquematizada en la figura con sonogramas iguales a lo largo de la meseta autorregulatoria. En el fondo se esquematiza el árbol arteriolar, que responde contrayéndose o dilatándose paralelamente al aumento o disminución de la PA, respectivamente. El diámetro arteriolar y su contracción o dilatación se representa en círculos rojos de diferente tamaño. Durante la meseta autorregulatoria, la contracción arteriolar (y, por lo tanto, la resistencia cerebrovascular) va en aumento, en paralelo al incremento de la PA, hasta un punto en que la capacidad de contraerse es superada, lo que lleva a una dilatación arteriolar pasiva que tiene como consecuencia un aumento del FSC por encima del fisiológico. Esto genera incremento de la presión hidrostática capilar, edema vasogénico en la barrera hematoencefálica (BHE), roturas vasculares con pérdida de la permeabilidad de la BHE y sangrado parenquimatoso, mecanismo conocido como "*breakthrough*" ("atravesar rompiendo"). Si, a la inversa, la presión arterial disminuye por debajo de la dilatación arteriolar máxima que se puede alcanzar, los vasos se cierran pasivamente y llevan a la isquemia del parénquima cerebral.

Se debe enfatizar que esta curva es esquemática y, tanto en individuos normales como con ARC conservada, el *plateau* de la curva no es totalmente

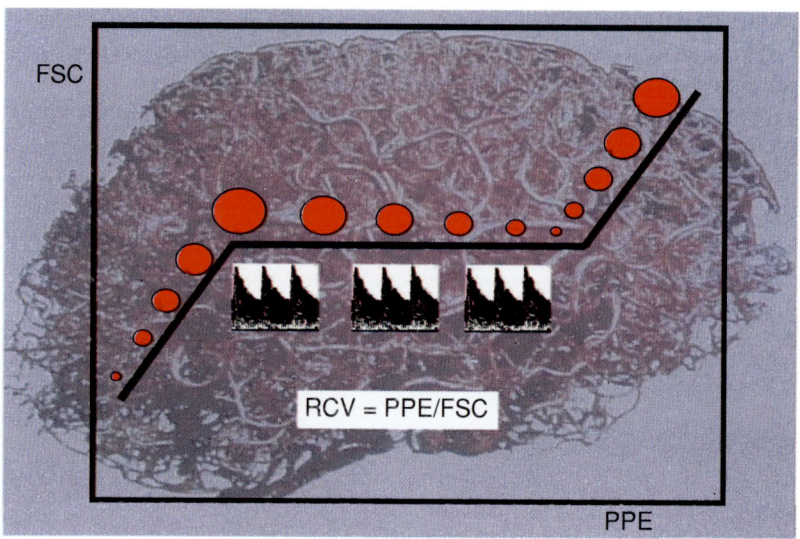

Fig. 15-1. Gráfico de autorregulación cerebral (ARC) estática. En las abscisas se visualiza la presión de perfusión encefálica (PPE) del paciente en mm Hg, y en las ordenadas, el flujo sanguíneo cerebral (FSC) en cm/s. Se observa cómo el FSC se mantiene constante si la ARC es normal. Los puntos donde se supera el mecanismo autorregulatorio se denominan umbrales máximo y mínimo de la ARC. Se esquematiza la invariabilidad del FSC con un sonograma que no varía durante la meseta o *plateau* autorregulatorio. Como fondo, se muestra el árbol microvascular para recordar que el FSC se mantiene sobre la base del cambio en las resistencias arteriolares. RCV: resistencia cerebrovascular.

horizontal ni existen límites tan definidos. En pacientes con diferentes alteraciones metabólicas y hemodinámicas (hipercapnia, hipocapnia, hipoxia severa, acidosis, hipertensión o hipotensión crónicas) hay cambios en estas gráficas, algunas de las cuales se muestran en la **figura 15-2**.

Entre las alteraciones metabólicas patológicas (o terapéuticas) frecuentes en los pacientes críticos

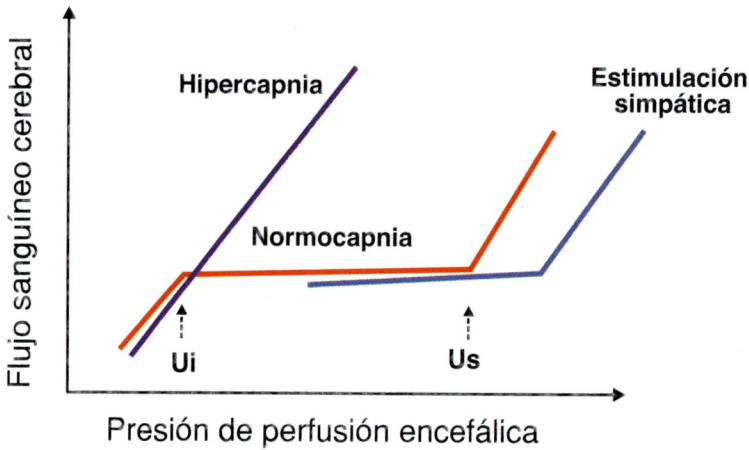

Fig. 15-2. Representación esquemática de la curva de ARC estática que muestra los efectos del aumento de la $PaCO_2$ y de la estimulación simpática, situaciones que desplazan la curva autorregulatoria. "Ui" y "Us" representan el umbral inferior y superior, respectivamente.

y que pueden alterar la autorregulación, se deben destacar las modificaciones en la $PaCO_2$. La hipercapnia disminuye la respuesta autorregulatoria y la hipocapnia la aumenta.

Los valores de PA a los que el cerebro del paciente está expuesto crónicamente siempre deben tenerse en cuenta. En hipertensos crónicos, la curva autorregulatoria está desplazada hacia la derecha, lo que genera que la "normalización" brusca de las cifras de PA con fármacos hipotensores en episodios agudos pueda llevar estos valores por debajo del umbral inferior de la ARC para ese paciente, y generar isquemia cerebral o empeorar una en curso. En el otro extremo, en pacientes gestantes jóvenes con valores bajos habituales de PA, un aumento aun moderado, como ocurre en la eclampsia, puede generar una repercusión encefálica grave con edema cerebral e incluso hemorragias debido a que supera el umbral máximo autorregulatorio. Lo mismo ocurre en la encefalopatía que acompaña a la glomerulonefritis difusa aguda: las cifras de PA se elevan bruscamente en un paciente joven con su cerebro adaptado a valores bajos. Se debe enfatizar que esto se refiere a situaciones agudas de descompensación en las que el cerebro es especialmente vulnerable a la isquemia.

Importancia clínica de la autorregulación cerebral

 La ARC tiene una importancia clave en el paciente crítico, dado que es un mecanismo de defensa del encéfalo, un índice pronóstico y permite individualizar la terapéutica del paciente.

Mecanismo de defensa

La autorregulación cerebral es un mecanismo de defensa. La BHE se sitúa luego de la barrera arteriolar y, gracias al funcionamiento correcto de la autorregulación, el flujo a través de esta barrera se mantiene constante. De lo contrario, durante la hipertensión arterial, la presión en la BHE aumentaría, lo que generaría edema vasogénico y eventualmente, hemorragias. Durante la hipotensión arterial, el flujo disminuiría y generaría isquemia.

Índice pronóstico

Junto con esta función de defensa, se halla la importancia pronóstica de la ARC. Los pacientes con buena ARC tienen mejor pronóstico que aquellos con pérdida o alteración de ella. Se estudiará esta vinculación más adelante en este capítulo, al referirnos a las diferentes entidades clínicas.

Uso terapéutico de la autorregulación cerebral

Desde los estudios de Rosner se ha descrito cómo, al generarse vasoconstricción como respuesta a la hipertensión arterial, los pequeños vasos de resistencia se contraen y el volumen sanguíneo cerebral (VSC) disminuye, y esto causa que, de estar aumentada la PIC, esta también disminuya (**fig. 15-3**). Hay que tener en cuenta la curva de presión volumen o de compliancia cerebral (**fig. 15-4**). Esta describe cómo, al agotarse los mecanismos compensadores que tiene el cerebro para acomodar un volumen extra –dado el carácter incompresible de la cavidad craneal–, la PIC aumenta en forma exponencial ante un nuevo aumento de volumen, aunque sea pequeño, y de la misma manera, en este punto de la curva de presión volumen, un pequeño descenso del volumen puede generar un descenso importante de la PIC (véanse **figs. 15-3** y **15-4**).[18]

En el otro extremo, en la escuela de la Universidad de Lund, Suecia, se presume que un descenso de la PA en pacientes sin autorregulación cerebral generará una vasoconstricción con descenso del VSC y, por lo tanto, un descenso de la PIC.[19]

El enfoque más importante para el médico intensivista es que le permite modificar la PA, y llevar al paciente a un nivel de PA donde la ARC sea buena y, si se puede hallar la PPE óptima, llevarla a este valor. Esto se verá en la sección de autorregulación continua.

Métodos de medición de la autorregulación cerebral

Dado que la ARC es una respuesta del FSC a los cambios de la presión (ya sea PA o PPE), para evaluarla es necesario tener un método de

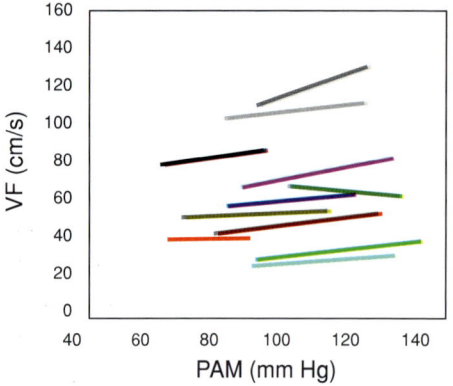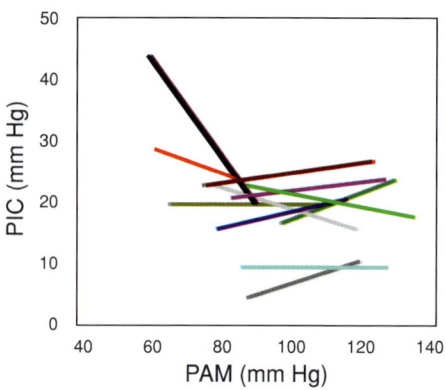

Fig. 15-3. Ejemplo de respuestas autorregulatorias estáticas en 11 pacientes con traumatismo craneoencefálico (TCE) grave. Panel izquierdo: en las abscisas, se muestra la presión arterial media (PAM) del paciente en mm Hg, a lo largo de un aumento lento con noradrenalina; y en las ordenadas, la velocidad del flujo sanguíneo cerebral (VF) estudiada con Doppler transcraneal. Nótese que el tiempo no está graficado. En un paciente se evidencia que la velocidad de flujo disminuye en lugar de quedar incambiada o aumentar: hubo una hiperrespuesta de la RCV que evidencia una ARC activa y potente. Panel derecho: modificaciones de la presión intracraneal (PIC) al aumentar la PAM. Se muestra la respuesta de la PIC en los mismos pacientes analizados en la **figura 15-2**, identificados por el color. Se puede ver cómo un ascenso de PAM puede disminuir la PIC en pacientes con ARC.

medición de la presión y un método de medición (directo o indirecto) del FSC. Este capítulo se referirá extensamente al uso del DTC como sustituto del FSC.

Medición de la presión arterial

En el paciente crítico es frecuente la medición invasiva de la PA a través de un catéter arterial,

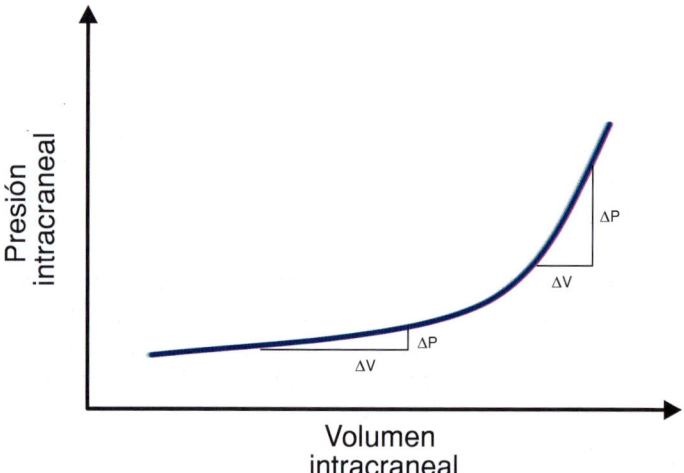

Fig. 15-4. Curva de presión-volumen de Langfitt de compliancia del sistema craneoencefálico. La relación entre la presión intracraneal (PIC) y el volumen dentro de la cavidad craneal es exponencial. En la zona izquierda, horizontal y de alta compliancia, un determinado volumen ocasiona un cambio pequeño de presión, ya que existen mecanismos de compensación; un volumen igual, o incluso menor, ocasiona un aumento mucho mayor de la PIC si se encuentra en la zona de compliancia disminuida a la derecha de la curva, donde los mecanismos amortiguadores o *buffer* se han agotado. ΔV: variación de volumen; ΔP: variación de presión.

más frecuentemente en la arteria radial y a veces en la arteria pedia, etc. Esto permite medir en forma continua la presión. En el paciente sin catéter intraarterial, se puede medir en forma intermitente con un esfingomanómetro, o en forma continua con diferentes métodos, entre los cuales el más usado en la investigación clínica no invasiva es el basado en volumen arterial digital/fotopletismografía (p. ej., Finapres).

Medición de los cambios en el flujo sanguíneo cerebral

Como se ha visto a lo largo de este libro, el DTC mide la VF y no el FSC. En muchas situaciones, sin embargo, estos dos valores son proporcionales entre sí. Para esto, se deben cumplir o asumir como válidas dos características:

- **Ángulo de insonación constante.** Para esto es necesario que el transductor se fije con una cinta o arnés que rodee la cabeza, o un casco. En la experiencia de los autores, una cinta flexible es mejor, ya que estos pacientes tienen curaciones, monitorizaciones de PIC y suturas. Por otro lado, si el arnés es rígido, al mover la cabeza del paciente este se apoya sobre la cama y cambia su posición en relación con el cuero cabelludo. A pesar de los medios de fijación del transductor, hay múltiples ocasiones en las que en el paciente crítico se mueve, y esto se vincula frecuentemente con maniobras (aspiración de secreciones, movimiento del tubo orotraqueal, cambios de posición del paciente, etc.) o a movimientos espontáneos.
- **Diámetro del vaso insonado estable.** El vaso insonado siempre es una arteria de conductancia, es decir, un vaso grande con pared con escasa capa muscular. El cambio de diámetro de estos vasos por contracción de su capa muscular es mínimo.[20] La excepción es durante la hemorragia subaracnoidea, donde puede aparecer un cambio de calibre del vaso. Pero, en este caso, a pesar de que el cambio puede ser importante y generar isquemia, no es tan brusco como para explicar variaciones de velocidad de flujo durante una monitorización, sino que evoluciona a lo largo de los

días y se acompaña de hiperplasia de la capa muscular de la arteria.

Fuentes de error en las mediciones de las variables usadas en el estudio de la autorregulación cerebral

En ambas mediciones, presión y velocidad de flujo, existen varias fuentes de error:

Errores en la medición de presión. La PA en la ACM (que es la que nos interesaría) no es la que se mide en las mediciones habituales. Estas se obtienen en la arteria radial o en la pedia, que se encuentran a una mayor distancia del corazón que la ACM, por lo que la onda generada llega más tarde a la periferia que a la ACM (véase **fig. 16-2B** y **C**). Los pacientes están con la cabecera a 30°; por lo tanto, la presión arterial que llega a la cabeza disminuye en relación con la que se mide a la altura del corazón –que es donde se evalúa la presión arterial normalmente– y aumenta cuando se mide en la arteria radial o pedia, que están más bajas, por lo que influye también el sitio de medición. En algunos modelos, la morfología de las ondas de presión y de velocidad se deben analizar simultáneamente. La onda de PA aparece más tarde que la de VF, dada la distancia a la arteria pedia. En cambio, la VF se mide directamente en las arterias cerebrales grandes. Este error se minimiza cuando se trabaja con promedios de velocidades.[19-20] Pero en los casos en los que se compara latido a latido, es necesario mover los registros de PA o de VF en el tiempo para hacerlos coincidir.

Hay, por lo tanto, fuente de errores por la distancia y por la altura. También puede haber situaciones patológicas, como estenosis entre el sitio de medición y el origen de la onda (p. ej., coartación de aorta, estenosis de carótida interna, vasoespasmo de arterias cerebrales), que modifican la PA posestenosis y no se hacen evidentes al medir la PA en la periferia.

En el paciente neurológico crítico, muchas veces con aumento de PIC, es necesario recordar que la presión que llega a los vasos arteriolares de resistencia es la PPE (PPE = PAM – PIC). Aunque no es necesario incluir la PIC cuando se trata de voluntarios sanos, en el paciente con riesgo de hipertensión intracraneal (HIC) esto debe tenerse siempre en cuenta.

Estudio de la autorregulación cerebral con Doppler transcraneal al lado de la cama del paciente crítico

En pacientes críticos, las diferentes gráficas de ARC pueden generarse con neuromonitorización integrada o, de una manera más artesanal, copiando los datos directamente de los monitores de DTC y PA. En todos los casos, se debe estudiar el cambio de VF que genera los cambios de PA. Por lo general, en pacientes o voluntarios se produce un aumento de la PA.

Los cambios en la PA se realizan de diferente manera y con distintos objetivos: las caídas bruscas y autolimitadas se usan para el estudio de la ARC dinámica, fundamentalmente examinando la vasodilatación arteriolar; mientras que los aumentos de PA lentos y progresivos se usan para el estudio de la ARC estática y examinan principalmente la reactividad vasoconstrictora. Estos ascensos de PA se han obtenido clásicamente con el uso de algún vasoconstrictor sin acción directa en el SNC (p. ej., noradrenalina, metoxamina, efedrina).

También se pueden generar descensos de PA rápidos y autolimitados. Estas caídas bruscas se consiguen mediante la maniobra de Aaslid: se colocan manguitos de PA en ambas raíces de los muslos. Se eleva la presión en los manguitos hasta que desaparece el pulso pedio, se mantienen así durante 3 a 5 minutos, y luego se liberan bruscamente. En voluntarios sanos, se pueden realizar las maniobras parado-sentado o cuclillas-parado y la de Valsalva. Hay maniobras más sofisticadas, como la presión negativa en el hemicuerpo inferior, etc.[21] Se ha usado trimetafán (bloqueante ganglionar que genera caída de PA mantenida a través de su acción ganglionar, puramente periférica), pero los autores concluyen que este fármaco altera la autorregulación cerebral. Se ha estudiado la ARC con otros fármacos hipotensores, como nicardipina, nitroglicerina y prostaglandinas.[22-23] En animales de experimentación, se han usado también disminuciones bruscas de la volemia.

El grupo de Cambridge, a lo largo del tiempo, comenzó a usar como estímulo autorregulatorio las variaciones espontáneas de presión; este enfoque, aunque necesita un programa informático o *software* sofisticado, ha sido un adelanto importante para la medicina crítica.[24]

Autorregulación cerebral estática

Las gráficas de autorregulación pueden generarse manual o automáticamente por medio de algún *software* de procesamiento de datos o cualquier programa generador de gráficos.

El número de puntos que obtenga cada paciente dependerá de la técnica utilizada para ello. En un extremo están los datos obtenidos manualmente mediante la observación y anotación de los datos provenientes de los diferentes monitores; por ejemplo, si no se dispone de un *software* de adquisición, se puede obtener un dato de cada variable cada pocos segundos, que se registra mediante la observación directa y la anotación de los datos de ambos monitores, que se configuran con un barrido con la mayor velocidad que permita el *software* de cada monitor durante 20-30 minutos. De esta manera, hemos obtenido hasta un valor de cada variable cada 2,5 segundos. En el otro extremo está la tecnología sofisticada de la neuromonitorización múltiple, integrada por varias variables, que utiliza 50-100 datos de cada variable por segundo (50-100 Hz, respectivamente) o incluso más. Dependiendo del volumen de datos obtenidos, se podrán utilizar para el procesamiento programas de diferente grado de sofisticación (Excel, SPSS, Matlab, R, o programas especialmente diseñados con este objetivo).

Para evaluar la autorregulación cerebral, debe observarse la gráfica de puntos que se genera con los datos obtenidos. Se genera un punto por cada valor de VF correspondiente a cada valor de PA. De esta manera, en los cambios lentos y progresivos se podrá ver una línea que puede ser más o menos horizontal. Como se ha referido, si al aumentar la presión arterial la ARC está mantenida, las arteriolas se contraen para que el flujo se mantenga y no lesione la BHE. Si la ARC está alterada, habrá un grado insuficiente de vasoconstricción y se verá un aumento de la VF. En algunos casos puede verse una disminución de la VF, que se interpreta como una hiperrespuesta vasoconstrictora debida a una ARC presente y potente (véase **fig. 15-3**, panel izquierdo). También podría deberse a una "falsa autorregulación", situación en la que la ausencia de ARC lleva a dilatación microvascular con aumento del VSC y, por lo tanto (si existe una compliancia craneoencefálica disminuida), de la PIC, con descenso del FSC. Cuando hay vasoconstricción de los vasos de resistencia, el VSC disminuye, lo que explica que, en caso de estar aumentada la PIC, esta disminuirá (véase **fig. 15-3**, panel derecho), y su disminución será mayor cuanto más elevada esté (véanse **figs. 15-3** y **15-4**).

En el estudio de la autorregulación dinámica, interesan los cambios bruscos de PA y la respuesta en los primeros segundos.

Los cambios de PA que se intenta generar al estudiar la ARC estática deben ser de alrededor de 20 mm Hg y los cambios para estudiar la AR dinámica deben ser mayores de 5 mm Hg, para estimular el mecanismo autorregulatorio. Ocasionalmente, en algún paciente la PA desciende o se incrementa espontáneamente durante una monitorización a valores fuera de los límites deseados y se puede visualizar el límite inferior o superior de la autorregulación (p. ej., sangrado no evidente clínicamente, shock séptico y bacteriemia durante la neuromonitorización) (**fig. 15-5**).

Para estudiar la ARC estática, el ascenso de presión debe ser gradual y limitado, y se debe intentar no llegar al límite superior de la ARC. Se obtendrá una línea más o menos horizontal a la que se le

deberá asignar un valor. Hay diferentes maneras de mostrar gráficamente las modificaciones de flujo en relación con las modificaciones de la presión: pueden mostrarse como valores de VF, o de resistencias, tomando en cuenta que el flujo y la presión son inversamente proporcionales; cuando el flujo no cambia o disminuye frente a un aumento de presión, esto se debe a un aumento de la resistencia, y cuando el flujo aumenta frente a un ascenso de PA se debe a que los pequeños vasos se dilatan pasivamente, es decir, disminuyen la resistencias. La fórmula de resistencia cerebrovascular estimada (RCVe) es:

$$RCVe = PA \text{ (o PPE)} / VF$$

Se refiere a ella como "estimada" porque la RCV absoluta (RCVa) necesitaría tener un valor absoluto de FSC, lo que no es posible con el DTC.

$$RCVa = PA \text{ (o PPE)} / FSC$$

Por lo general, se muestran los valores de presión en las abscisas y los de flujo o resistencias en las ordenadas.

Autorregulación cerebral estática expresada como pendiente del cambio de VF

La relación matemática se puede medir con el cálculo de la pendiente: es la elevación de la curva dividida por el avance (**fig. 15-6**). Puede

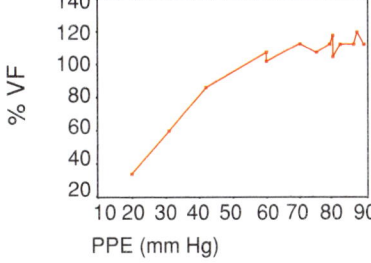
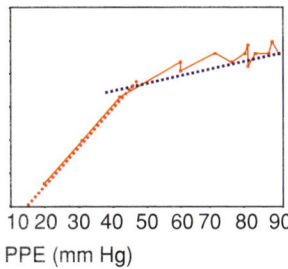
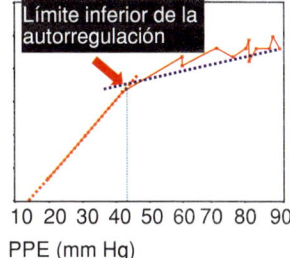

Fig. 15-5. Límite inferior de la autorregulación. Paciente con traumatismo grave, cuya presión desciende en forma brusca durante la monitorización artesanal debido a una hemorragia digestiva alta. Escasa respuesta inicial al volumen y los fármacos. A la izquierda, se muestran las señales adquiridas. Puede notarse que, por encima de 50, la velocidad de flujo cerebral (VF) permanece estable, pero por debajo cae con mayor pendiente. Se agregan en el panel central las rectas de mejor ajuste para ambas zonas del gráfico. En el panel derecho se busca la intersección de las rectas de mejor ajuste y se extrapola al eje de la presión de perfusión encefálica (PPE). Este punto (43 mm Hg) corresponde al límite inferior de la ARC.

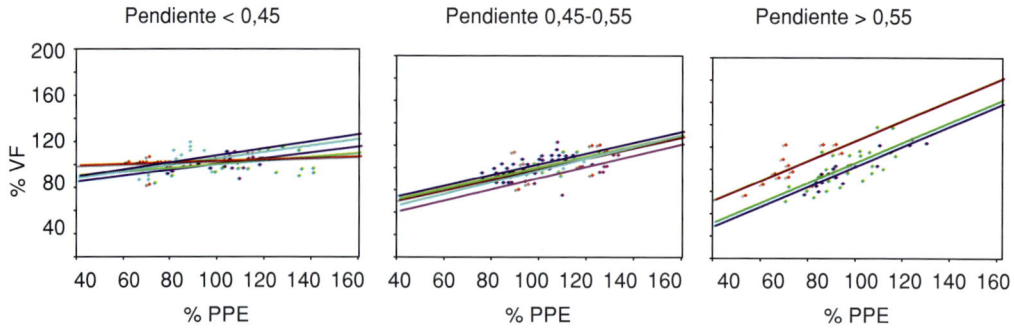

Fig. 15-6. ARC estática estudiada en pacientes con TCE grave. Los tres paneles, de izquierda a derecha, muestran resultados buenos, intermedios y malos. Se aumentó la PA gradualmente con metoxamina. La respuesta de cada paciente se señala en un color distinto. La pendiente está expresada como el cambio porcentual de velocidad de flujo sanguíneo cerebral (%VF) por cada 1% de cambio en la PPE. Al comparar los resultados de la ARC estática en los mismos pacientes con un método basado en la diferencia arterioyugular de oxígeno, los grupos con buena e intermedia ARC eran comparables con el grupo de buena ARC y los grupos con mala ARC coincidían.[25]

estimarse como el porcentaje de cambio de la VF en relación con el porcentaje de cambio de la presión arterial. En la **figura 15-6** se muestran los resultados de 14 pacientes con traumatismo de cráneo grave estudiados en nuestro centro. La ARC fue estudiada con DTC y PA invasiva. Se aumentó la PA con fármacos vasoactivos sin acción directa en los vasos encefálicos. Los resultados se repartieron en tres grupos con diferente pendiente en el cambio de VF. Se consideraron: a) el de menor pendiente; b) el de pendiente mediana como .2° de autorregulación conservada sobre la base de la comparación con la misma ARC estimada con el método de la diferencia arterioyugular de O_2 (DAYO$_2$); y c) el grupo con pendiente mayor de 0,55 se consideró como una ARC alterada.[25]

Autorregulación cerebral estática expresada como cambio en resistencia en lugar de cambio en velocidades

Dado que el mantenimiento del FSC se consigue basado en un cambio en la RCV, otra manera de mostrar la ARC es graficando la RCV en lugar de la VF (**fig. 15-7**). El índice de autorregulación estático (ARI estático) o tasa de regulación (sRoR, *static rate of regulation*) es el porcentaje de cambio en

la RCVe obtenido por cada unidad porcentual del cambio de presión.[26]

$$sRoR = (\Delta \% \, RCV / \Delta \% \, PA) \cdot 100$$

Autorregulación cerebral dinámica

La ARC dinámica explora la evolución en el tiempo de la resistencia cerebrovascular en respuesta a los cambios de PA. Se puede estudiar produciendo cambios bruscos de PA y observando la evolución en el tiempo de la respuesta a ese cambio con el DTC. El término "ARC dinámica" fue acuñado por Tiecks, del grupo de Aaslid,[13] en un estudio que comparaba la velocidad con la que el FSC comenzaba a reaccionar ante un descenso brusco "escalonado" de la PA generado por la maniobra de los manguitos en los muslos. La liberación de los manguitos genera una caída brusca de la PA de alrededor de 20 mm Hg, que rápidamente es compensada en situaciones normales.

Cuando esta maniobra se realiza en voluntarios sanos, la caída de presión se normaliza a los 30 segundos, pero a veces puede persistir por más de un minuto. La caída de FSC es mucho más limitada, por lo general a los 15 segundos ya se ha normalizado, como se puede ver en la **figura 15-8**.[17]

El DTC permite hacer una evaluación muy precisa de cómo reacciona el FSC en el tiempo (desde

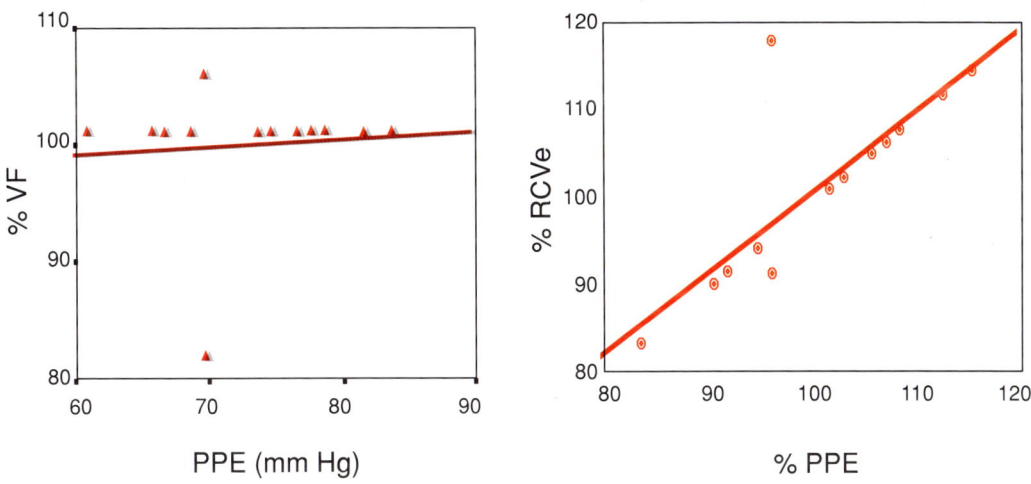

Fig. 15-7. ARC estática de un paciente graficada de dos maneras: como cambio porcentual en la velocidad de flujo (% VF) (izquierda) y como cambio de porcentaje de resistencia cerebrovascular (% RCVe) (derecha).

fracciones de segundo hasta un minuto luego de la caída de la PA) desde el inicio de la caída escalonada de la presión, tanto en el tiempo como en el nivel de cambio. En el estudio de Tiecks, los investigadores evaluaron la respuesta a la caída de la PA con DTC en una muestra de 10 pacientes relativamente jóvenes sin evidencia de patología cerebrovascular ni cardíaca que iban a ser intervenidos quirúrgicamente en forma programada, y para ello usaron el método de los manguitos en ambos

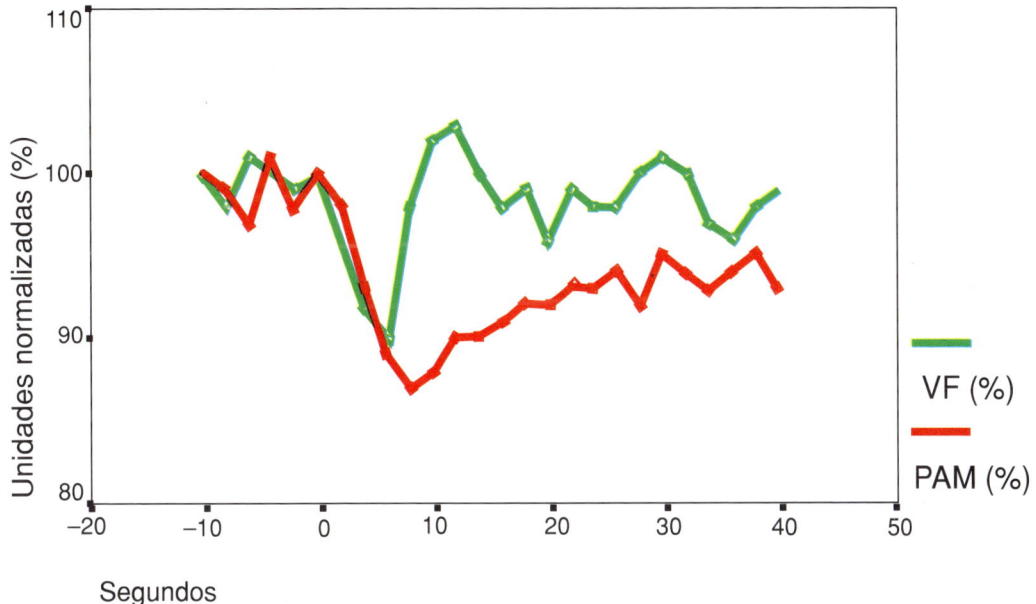

Fig. 15-8. Autorregulación dinámica. Respuestas promedio de 50 voluntarios sanos a la maniobra de desinflado de manguitos en los muslos. Obsérvese cómo la VF vuelve rápidamente (en 10 segundos) a su valor inicial, a pesar de que la PAM aún no se ha normalizado (modificada de ref. 17).

muslos. Los valores de PA y de VF luego de la liberación de los manguitos se usaron para calcular el índice de autorregulación dinámica que refleja el cambio de resistencia por segundo en relación con el cambio en la PA. A los valores iniciales (inmediatamente previos a la caída de presión), tanto de PA como de VF, se les otorga un valor del 100%. En el momento de la liberación de la compresión de los manguitos, la PA desciende en forma de "escalón". Se sigue su evolución en los siguientes 30 segundos. La VF también desciende inicialmente, pero, en presencia de autorregulación cerebral, sus cambios se normalizan más rápidamente que los de la PA. En el caso hipotético de ausencia total de ARC, la VF seguiría pasivamente los cambios de PA, es decir, las curvas de PA y VF se superpondrían y serían exactamente iguales. En el otro extremo, en el caso hipotético de una ARC "perfecta", no habría cambios de VF, es decir, sería una línea recta independientemente del comportamiento de la PA. Ambas curvas (ARC inexistente y ARC perfecta) son calculadas por una computadora. Entre estas dos curvas hipotéticas se calculan 8 más, que equivalen a los diferentes grados de autorregulación. Se compara la curva real de VF con estas 10 curvas en cada punto, y la que se asemeja más se toma como la ARC del paciente. Para esto se utiliza el método de los mínimos cuadrados, que compara el cambio de PA y VF en cada punto obtenido. El índice de autorregulación obtenido se denomina dARI (*dynamic autoregulatory index*) (**fig. 15-9**).[13]

Autorregulación cerebral dinámica en un minuto

El grupo de neuromonitorización del H. Clínicas de Montevideo diseñó un método basado en este modelo de Tiecks, especialmente diseñado para casos en los que no se cuenta con un sistema de neuromonitorización continua.[26] Se tomaron medidas cada 2,5 segundos en un total de 60 segundos directamente desde los monitores y se generaron las curvas de respuesta de la PA y VF luego de una caída escalonada de PA generada

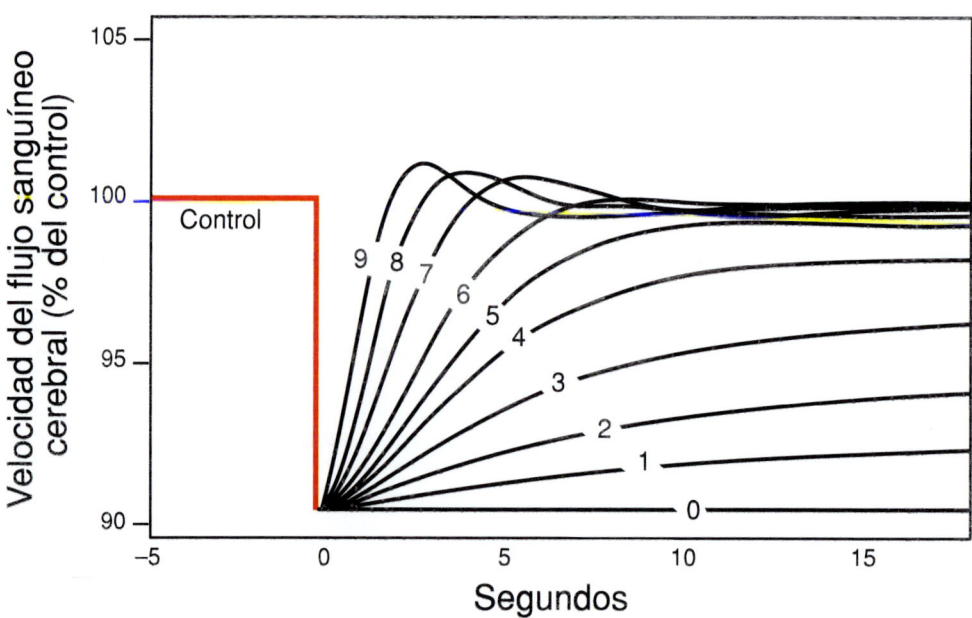

Fig. 15-9. Modelo de Tiecks de ARC dinámica. Se genera una caída escalonada de la PA con el método de Aaslid de los manguitos en los muslos. Se toma la presión inicial como el 100% y se mide la caída de la PA y de la velocidad de flujo sanguíneo cerebral (VF) luego de soltar bruscamente los manguitos. Se generan 10 curvas de posible respuesta de la VF, que se numeran de 0 a 9. Se calcula cuál de las respuestas hipotéticas tiene mayor similitud con la respuesta real, y se toma su número como valor de ARi.[13]

por la maniobra de Aaslid. Se definió así un "ARI en un minuto" (ARI1m). De la misma manera, a la respuesta de la VF igual a la curva real de caída de presión le correspondía un ARI1m de cero y a la que se asemejaba más a una línea recta le correspondía un ARI1m de 9. Entre estas dos líneas se generaron 8 más, con un total de 10 niveles de ARC dinámica. El cero es la ausencia total de ARC y el 9 es una ARd "ideal" (**fig. 15-10**).

Los hallazgos se dividieron en tres grupos: a) un grupo en el que la VF volvía a su porcentaje inicial (100%) a los 25 segundos; b) otro grupo en el que a la finalización de la monitorización (un minuto) aún no se había normalizado; y c) un tercer grupo en el que la caída de VF era mayor que la de la PA. Se interpretó que esta última situación se debía a la presión crítica de cierre que no fue tomada en cuenta en la generación de las curvas (**fig. 15-11**).

Autorregulación cerebral dinámica: prueba de respuesta hiperémica transitoria

Esta prueba es muy sencilla de implementar al lado de la cama del paciente. Fue descrita por Giller hace décadas y, dada su practicidad en los últimos años ha habido un empuje de su uso.[27]

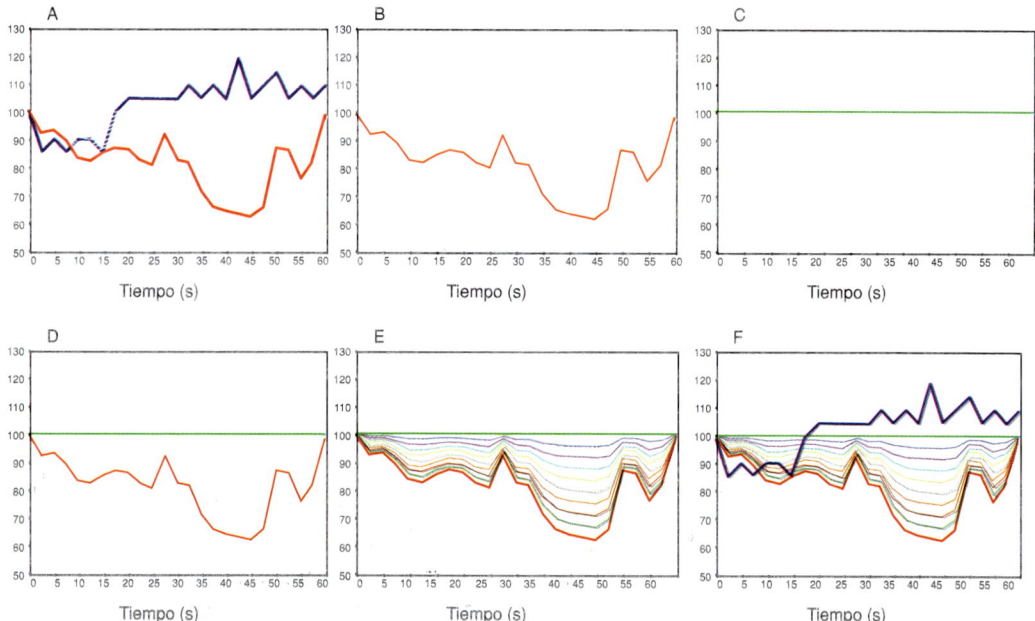

Fig. 15-10. Modelo de estudio de la ARC en un minuto basado en una simplificación del estudio de Tiecks, para ser realizado sin tecnología compleja. La maniobra de Aaslid de manguitos en los muslos genera una caída de la PA en forma de escalón. Se registran manualmente los datos desde los diferentes monitores, PAM, PIC y VF, con DTC cada 2,5 segundos (barrido rápido) durante un minuto.
Se calcula la presión de perfusión encefálica (PPE) como PPE = PAM – PIC. La PPE inicial y la VF inicial se normalizan al 100%. Se grafica la evolución de la PPE (rojo) y de la VF (azul) a lo largo del tiempo (panel A). Si la ARC estuviera totalmente perdida, la VF seguiría pasivamente a la PPE. Esto se esquematiza en el panel B (peor valor, curva n.° 0). En el otro extremo (panel C) se esquematiza cómo sería la respuesta de la VF si la ARC fuera perfecta (mejor valor, curva n.° 9), no cambiaría el flujo. En el panel D se muestran los límites de las respuestas hipotéticas, peor y mejor, juntas. Entre estas respuestas hipotéticas se generan 8 curvas más, que totalizan 10 respuestas hipotéticas (panel E), que se numeran de 0 a 9. Usando el método de los mínimos cuadrados en cada punto estudiado, se determina a cuál de las curvas hipotéticas se asemeja más la respuesta real de la VF; por ejemplo, en el panel F se determina que la respuesta real en azul se asemeja más a la curva hipotética 9. El ARI 1 min de este paciente es 9 (excelente ARC dinámica).[26]

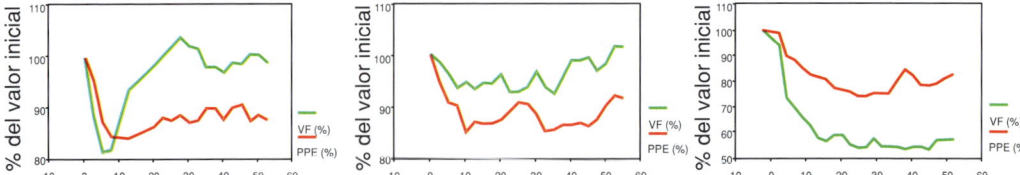

Fig. 15-11. Autorregulación dinámica, prueba de Aaslid. Respuestas promedio de tres grupos de pacientes. De izquierda a derecha se muestran tres respuestas, de la mejor a la peor: a) la VF se normaliza en menos de 25 segundos (mejor respuesta); b) el flujo se normaliza entre los 25 segundos y un minuto (respuesta intermedia); c) el flujo desciende proporcionalmente más que la presión y al finalizar el minuto aún no se ha normalizado (peor respuesta).

Se basa en la compresión de la carótida interna en el cuello, en simultáneo con la insonación de la arteria cerebral media homolateral. La compresión se realiza respetando la zona arritmógena y la zona donde puede haber riesgo embolígeno. Es ideal realizar una ecografía, o Doppler, carotídea previa.

La compresión carotídea genera un descenso de la presión de perfusión en la ACM homolateral, por lo que, de existir buena autorregulación, los pequeños vasos de resistencia se dilatarán y quedará abierta "la exclusa" para el pasaje de sangre cuando esta llegue nuevamente. Explora, por lo tanto, la capacidad de dilatación del sector arteriolar. Al liberarse bruscamente la compresión luego de 5 segundos, la perfusión se retoma y, al llegar a la región con la vasculatura de resistencia dilatada, la sangre no encontrará obstáculo para pasar, por lo que la velocidad aumentará en relación con la velocidad precompresión (**fig. 15-12**).

 El resultado es independiente de la duración de la compresión, siempre que sea por lo menos de 5 segundos, y es poco sensible a la magnitud de la caída de la PPE causada por la compresión. El cambio porcentual en la VF sistólica pico se asume como la respuesta del FSC. La ARCd se calcula como el cambio en la VF (sistólica pico) poscompresión relacionada con la precompresión. Un aumento mayor del 10% en la VF sistólica poscompresión en relación con la velocidad sistólica inmediatamente precompresión se considera normal en voluntarios sanos.

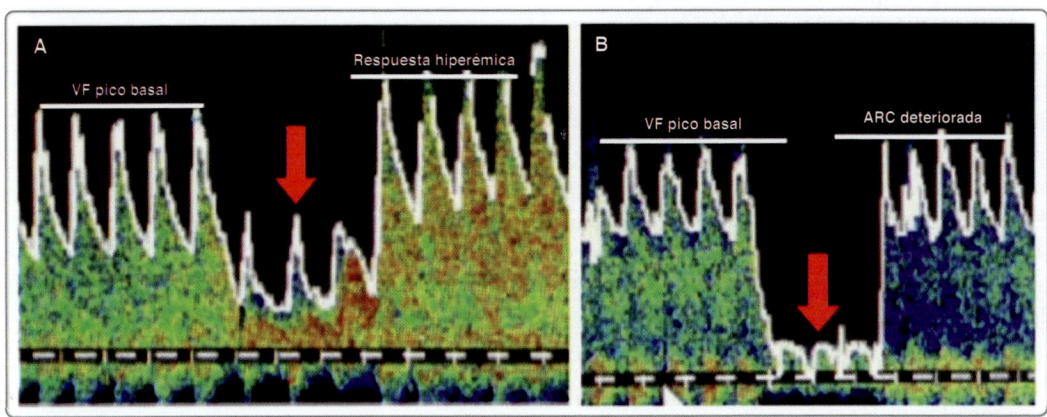

Fig. 15-12. Autorregulación dinámica. Prueba de respuesta hiperémica transitoria. Las flechas rojas muestran la caída de la velocidad del flujo sanguíneo cerebral durante la compresión carotídea. Las líneas blancas marcan la velocidad sistólica pico antes y después de la compresión. En el panel A se ve una respuesta autorregulatoria mantenida y en el panel B, una respuesta autorregulatoria ausente (modificada de ref. 27). VF: velocidad de flujo sanguíneo cerebral; ARC: autorregulación cerebral.

En pacientes neurocríticos levemente hiperventilados se ha usado también un valor de 20%, ya que la hipocapnia aumenta la respuesta.[28]

—

La fórmula que se debe usar es:

$$ARCd = (VFpost - FVpre) / VFpre \cdot 100$$

La compresión debe generar un descenso claro de las velocidades durante los 5 segundos que dura. La liberación de la compresión debe ser en la diástole para que no interfiera con un nuevo pulso de sangre. Se aconseja despreciar el primer latido posliberación de la compresión y medir el segundo.[28]

Autorregulación continua con Doppler transcraneal

Desde la descripción del DTC realizada por Aaslid, y dada la gran resolución temporal del método, se comenzó a realizar neuromonitorización integrada con la PA; en los pacientes críticos con monitorización de PIC, esta se integraba a la neuromonitorización, y se usaba la PPE en lugar de la PA. En la década de 1990, el grupo de Cambridge liderado por Czosnyka y Smielewski comenzó a estudiar a los pacientes críticos internados en la unidad neuroquirúrgica del Hospital Addenbrooke. La neuromonitorización múltiple integrada describió diferentes parámetros derivados de las relaciones entre estas tres variables, y tuvo la ventaja de estudiar a los pacientes durante un período que llega a una hora aproximadamente. Con el progreso de la tecnología, han aparecido transductores "robóticos" que encuentran la mejor ventana y mantienen el ángulo incambiado o corrigen automáticamente los cambios en el ángulo de insonación que puedan ocurrir. Se ha llegado con estos transductores a monitorizaciones de 4 horas con DTC.[29]

La monitorización más prolongada en estos pacientes es dificultosa, ya que estos se encuentran en asistencia respiratoria mecánica y moverlos implica someterlos a diferentes maniobras, lo que dificulta la estabilidad del transductor. Por otro lado, la sedoanalgesia disminuye los movimientos espontáneos. La sedación es importante porque, para obtener resultados fiables de ARC, el estímulo debe ser solamente la PA o la PPE y debe estudiarse la respuesta de la VF a los cambios de estas variables, por lo que deben mantenerse constantes la actividad metabólica, la ventilación, etc. El paciente debe estar tranquilo, sin dolor ni crisis eléctricas que puedan, de por sí, modificar la VF.

Con la monitorización prolongada comenzó a formarse el concepto de ARC continua, que toma en cuenta que la ARC en el paciente crítico puede estar alterada y que estas alteraciones son individuales y dinámicas, y cambian a lo largo de su evolución o con las diferentes noxas o cambios fisiológicos que puedan aparecer. De esta manera, un valor único obtenido, como se ha visto previamente, puede brindar una visión muy parcial de la evolución de estos pacientes.

Esta técnica continua estudia la relación entre la PA (o la PPE) y la VF en períodos ("ventanas temporales") que han variado en diferentes estudios, con duración de entre 3 y 10 minutos aproximadamente. En estos períodos, se estudia si la respuesta es pasiva o activa. Para esto, se observa la relación entre PA (o PPE) y VF. Para darle un valor a esta relación, se ha usado el coeficiente de correlación lineal "r", el cual varía de -1 a $+1$. Cuanto más se acerca a $+1$ significa que una de las variables (VF) aumenta pasivamente cuando la otra aumenta, o disminuye pasivamente cuando la otra disminuye. Esto evidencia una autorregulación alterada.

Cuando la ARC está mantenida, la VF se mantiene con escasas alteraciones, o incluso disminuye cuando la presión aumenta. Esto traduce una respuesta activa, con una resistencia que aumenta (las arteriolas se contraen) cuando la presión aumenta y disminuye (las arteriolas se dilatan) cuando la presión disminuye, lo que mantiene de esta manera el flujo. El valor de correlación lineal en estos casos se acerca a cero o es negativo.

Para dar continuidad a la relación entre estas dos variables, la ventana temporal en la que se mide la correlación se mueve unos pocos segundos más adelante en el tiempo. Esta nueva ventana temporal "corrida" unos segundos se solapa sobre la anterior en una gran proporción, y así se continúa sucesivamente. Cada ventana temporal dará lugar a un valor de correlación, que será similar al previo, ya que las ventanas se van solapando; por lo tanto, los valores que cambian son solo los últimos, que se van agregando, y los primeros, que se dejan de evaluar. Estas ventanas temporales se solapan de la misma manera durante todo el tiempo que dura la monitorización, lo que genera una curva continua de valores de correlación a lo largo del tiempo con tantos puntos como ventanas temporales se generen. Cuando los valores se acercan a +1, evidencian una autorregulación perdida o alterada y, cuanto más se acerquen a cero o a valores negativos, mejor será la autorregulación.

Este índice de correlación continua entre la PPE y la VFm se ha denominado "Mx" ("M" porque usa la velocidad "Media" y "x" por "índex"). Si la correlación se busca entre la PA y la VF, se denomina Mxa ("a" por "presión arterial" en lugar de "PPE") (**fig. 15-13**).

A lo largo de diferentes estudios, se han podido delimitar valores que se relacionan con mejores evoluciones, mortalidad, etc. Un valor de Mx mayor de 0,3 se ha relacionado con una evolución desfavorable, mientras que un valor mayor de 0,05

se relaciona con mayor probabilidad de permanecer en estado vegetativo[30] (**fig. 15-14**).

Una revisión reciente de la literatura científica identifica un gran cuerpo de evidencia a favor de que la reactividad cerebrovascular medida con los índices estudiados en el dominio del tiempo tiene utilidad pronóstica luego del traumatismo craneoencefálico. El mayor volumen de evidencia la poseen los índices basados en la velocidad media de flujo. Sin embargo, hay estudios recientes que indican que los índices basados en las velocidades sistólicas de flujo pueden contener aún mayor información pronóstica.[31] En lugar del valor de la correlación en el tiempo, se pueden graficar los valores que tomó Mx para cada segmento de presión. Se grafica generalmente en segmentos de 5 mm Hg a través de todo el abanico de presiones que existió durante la monitorización, y se muestran los valores de Mx correspondientes a cada segmento, como valor central y dispersión. Esta curva de correlación frente a la presión individualiza cuáles fueron los valores de autorregulación que tuvo un determinado paciente en cada uno de

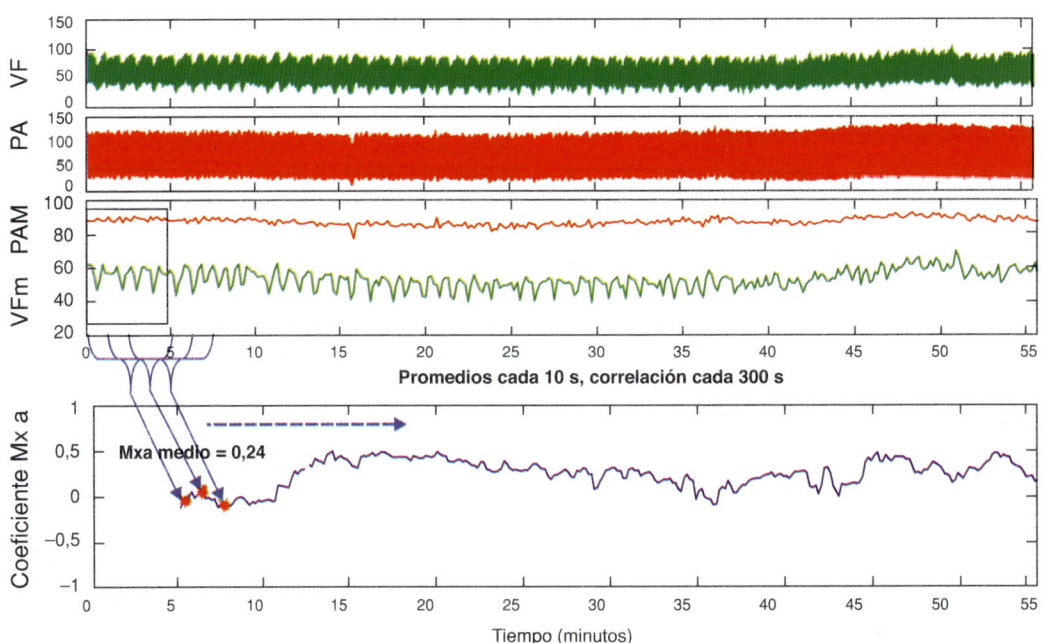

Fig. 15-13. Estudio de la autorregulación cerebral continua con DTC. VF: velocidad de flujo sanguíneo cerebral medida con DTC; PA: presión arterial; PAM: presión arterial media; VFM: velocidad de flujo media. Mxa medio: coeficiente Mx no invasivo promedio durante el estudio (Mx: índice de autorregulación calculado con velocidad media).

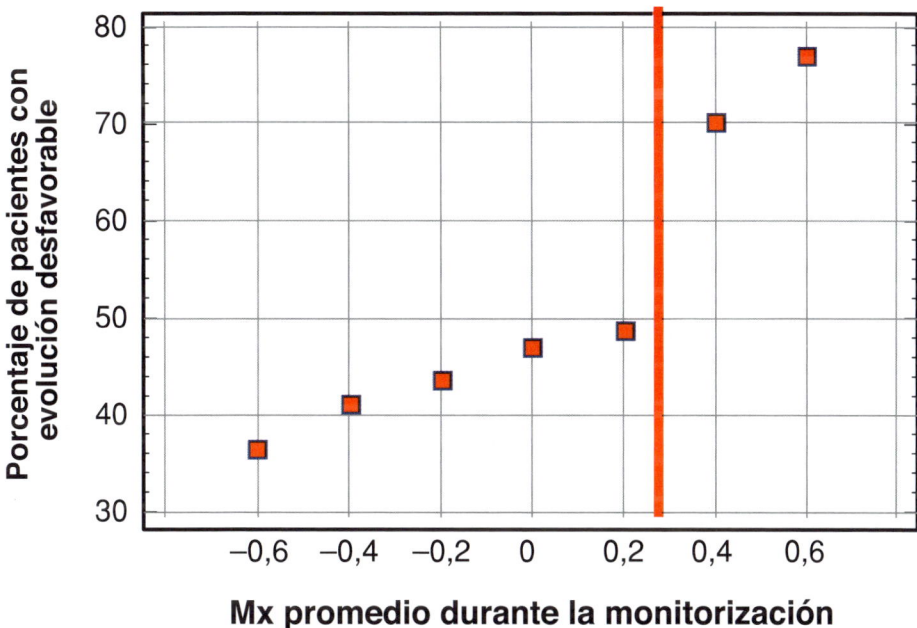

Fig. 15-14. Resultados de pacientes según el valor de Mx. Por encima de 0,3, más del 70% de los pacientes presentaron evolución desfavorable.[30]

los diferentes rangos de presión que exhibió durante la monitorización. Puede haber una respuesta horizontal con todos los valores buenos o con todos los valores malos. Puede haber una curva descendente, con los valores menores de correlación (mejor ARC) hacia la derecha, es decir, hacia los valores mayores de PA (**fig. 15-15**) o ascendente, con los valores mejores hacia la izquierda,

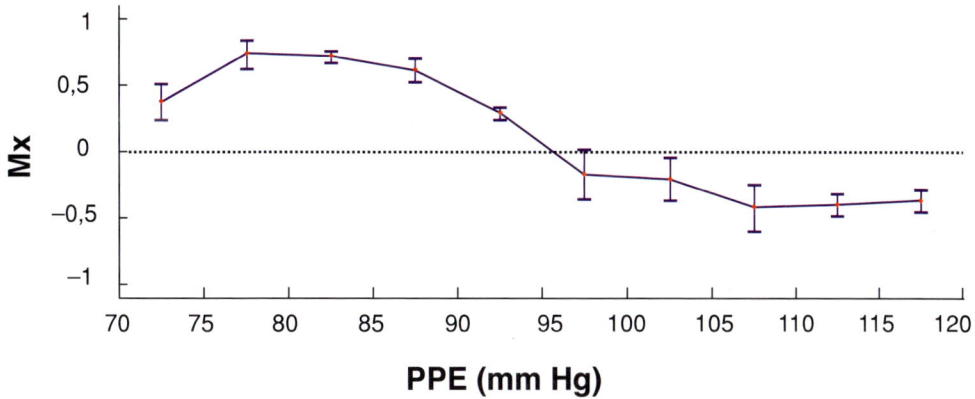

Fig. 15-15. Relación entre la PPE y el índice Mx en un paciente con TCE grave. En este caso, los valores más aceptables de Mx se encuentran hacia la derecha y coinciden con valores de PPE mayores de 105 mm Hg. A pesar de no encontrar una curva en "U", hay una respuesta descendente hacia la derecha que evidencia que la circulación cerebral de este paciente se defiende mejor de los cambios tensionales con valores elevados de PPE. En este caso, la autorregulación se estudió generando cambios lentos de PA con noradrenalina, ya que, dado el tiempo corto que el DTC puede permanecer fijo, este estímulo permite estudiar la respuesta frente a un rango mayor de presiones.

es decir, que la mejor ARC se encuentra a valores menores de PA o PPE. Una curva "en U" indica que hay un valor de PA o PPE en el que la ARC es óptima para ese paciente (el punto más declive de la "U"). Sin embargo, dada la dificultad para mantener el transductor DTC fijo por más de una hora, muchas veces no se logra obtener la curva en U. En nuestra experiencia, un cambio lento de PA con noradrenalina mejora el rendimiento de las curvas de PPE frente a Mx. Se ha demostrado que los pacientes cuya PPE óptima coincide con la PA real tienen la mejor evolución; aquellos cuya PPE

óptima es mayor que la real presentan mayor mortalidad; y aquellos cuya PPE óptima es menor que la real tienen mayor tendencia a permanecer en estado vegetativo (véase **fig. 15-15**).

> La PA o PPE óptima es aquella con la que el cerebro se defiende mejor de los cambios tensionales. Se individualiza como la que corresponde al menor coeficiente de correlación, siempre que exista una curva (coeficiente de correlación-presión) en "U".

CONCLUSIONES

No hay un método que se pueda considerar el estándar de oro en el estudio de la autorregulación.
Su estudio implica identificar la relación entre la PA o PPC y el FSC o un sustituto de este.
El DTC se usa como sustituto del FSC, y brinda información sobre los cambios que este experimenta cuando cambia la presión.
Los cambios en el VF son proporcionales a los cambios en el FSC siempre que se cumplan las condiciones de estabilidad a) del transductor y b) del diámetro de la arteria estudiada.
La autorregulación cerebral se puede estudiar en su respuesta estática o dinámica, y continua.
Se puede estudiar en forma artesanal o con ayuda de la tecnología, y llegar a la adquisición simultánea de datos de PA y VF (y PIC si se está monitorizando) a una frecuencia de 50 o más Hz.
El concepto más importante para entender es que los cambios en la ARC son dinámicos y varían en los diferentes pacientes, por lo que se debe intentar personalizar su estudio.
La ARC continua permite buscar a qué PA el cerebro tiene mayor capacidad autorregulatoria y, eventualmente, posibilita al intensivista manejar la hemodinamia sistémica del paciente.
La importancia de la ARC está vinculada con: a) su acción protectora del cerebro, protegiendo de la hiperemia, rotura de la BHE con edema vasogénico y, eventualmente, las hemorragias parenquimatosas; b) su relación con la evolución del paciente (importancia pronóstica); y c) la posibilidad de manejo clínico según el estado autorregulatorio (Rosner, Lund, presión óptima).

REFERENCIAS

1. Alpers BJ, Berry RG, Paddison RM. Anatomical studies of the circle of Willis in normal brain. AMA Arch Neurol Psychiatry 1959;81:409-18.
2. Papantchev V, Stoinova V, Aleksandrov A, et al. The role of Willis circle variations during unilateral selective cerebral perfusion: a study of 500 circles. Eur J Cardiothorac Surg 2013;44:743-53.
3. Osborn AG. Polígono de Willis. En: Osborn AG. Angiografía Cerebral. 2ᵈᵃ ed. Madrid: Marbán; 2000:111-3.
4. Bang OY, Saver JL, Kim SJ, et al. Collateral flow averts hemorrhagic transformation after endovascular therapy for acute ischemic stroke. Stroke 2011;42:2235-9.
5. Payne S. Physiological Basis. En: Payne S. Cerebral Autoregulation: control of blood flow of the brain. Berlin: Springer International Publishing; 2016:1-18.

6. Guyton AC, Hall JE. Visión general de la circulación; biofísica de la presión, el flujo y la resistencia. En: Guyton AC, Hall JE. Tratado de Fisiología Médica. 13ª ed. Madrid. Elsevier; 2016:431-59.
7. Kellie G. An account of the appearances observed in the dissection of two of three individuals presumed to have perished in the storm of the 3d, and whose bodies were discovered in the vicinity of leith on the morning of the 4th, November 1821; with some reflections on the pathology of the brain: Part I. Trans Med Chir Soc Edinb 1824;1:84-122.
8. Nag DS, Sahu S, Swain A, et al. Intracranial pressure monitoring: Gold standard and recent innovations. World J Clin Cases 2019;7:1535-53.
9. Alexandrov AW. Integrated assessment of systemic and intracranial hemodynamics. En: Alexandrov AV. Cere-

brovascular Ultrasound in Stroke Prevention and Treatment. 2ᵈᵃ ed. UK: Wiley-Blackwell; 2011:47-67.

10. Carney N, Totten AM, O'Reilly C, et al. Guidelines for the Management of Severe Traumatic Brain Injury. 4th ed. Neurosurgery 2017;80:6-15.

11. Pochard J, Vigué B, Dubreuil G, et al. Comparison of pressure reactivity index and mean velocity index to evaluate cerebrovascular reactivity during induced arterial blood pressure variations in severe brain injury. Neurocrit Care 2021;34:974-82.

12. Lassen NA. Cerebral blood flow and oxygen consumption in man. Physiol Rev 1959;39:183-238.

13. Tiecks FP, Lam AM, Aaslid R, et al. Comparison of static and dynamic cerebral autoregulation measurements. Stroke 1995;26:1014-9

14. Aaslid R, Markwalder TM, Nornes H. Noninvasive transcranial Doppler ultrasound recording of flow velocity in basal cerebral arteries. J Neurosurg 1982;57:769-74.

15. Zeiler FA, Donnelly J, Menon DK, et al. Continuous autoregulatory indices derived from multi-modal monitoring: each one is not like the other. J Neurotrauma 2017;34:3070-80.

16. Panerai RB, Rennie JM, Kelsall AW, et al. Frequency-domain analysis of cerebral autoregulation from spontaneous fluctuations in arterial blood pressure. Med Biol Eng Comput 1998;36:315-22.

17. Panerai RB. Assessment of cerebral pressure autoregulation in humans--a review of measurement methods. Physiol Meas 1998;19:305-38.

18. Rabelo NN, da Silva Brito J, da Silva JS, et al. The historic evolution of intracranial pressure and cerebrospinal fluid pulse pressure concepts: Two centuries of challenges. Surg Neurol Int 2021;12:274.

19. Sharma D, Vavilala MS. Lund concept for the management of traumatic brain injury: a physiological principle awaiting stronger evidence. J Neurosurg Anesthesiol 2011;23:363-7.

20. Hilz MJ, Stemper B, Heckmann JG, et al. Mechanisms of cerebral autoregulation, assessment and interpretation by means of transcranial doppler sonography. Fortschr Neurol Psychiatr 2000;68:398-412.

21. Birch AA, Neil-Dwyer G, Murrills AJ. The repeatability of cerebral autoregulation assessment using sinusoidal lower body negative pressure. Physiol Meas 2002;23:73-83.

22. Zhang R, Zuckerman JH, Iwasaki K, et al. Autonomic neural control of dynamic cerebral autoregulation in humans. Circulation 2002;106:1814-20.

23. Endoh H, Honda T, Ohashi S, et al. The influence of nicardipine-, nitroglycerin-, and prostaglandin E(1)-induced hypotension on cerebral pressure autoregulation in adult patients during propofol-fentanyl anesthesia. Anesth Analg 2002;94:169-73.

24. Czosnyka M, Smielewski P, Kirkpatrick P, et al. Monitoring of cerebral autoregulation in head-injured patients. Stroke 1996;27:1829-34.

25. Puppo C, López L, Panzardo H, et al. Comparison between two static autoregulation evaluation methods. Acta Neurochir Suppl 2002;81:129-32.

26. Puppo C, López L, Caragna E, et al. One-minute dynamic cerebral autoregulation in severe head injury patients and its comparison with static autoregulation. A transcranial Doppler study. Neurocrit Care 2008;8:344-52.

27. Rynkowski CB, de Oliveira Manoel AL, Dos Reis MM, et al. Early transcranial Doppler evaluation of cerebral autoregulation independently predicts functional outcome after aneurysmal subarachnoid hemorrhage. Neurocrit Care 2019;31:253-62.

28. Puppo C, Lopez L, Farina G, et al. Indomethacin and cerebral autoregulation in severe head injured patients: a transcranial Doppler study. Acta Neurochir (Wien). 2007;149:139-49; (discussion 149).

29. Zeiler FA, Czosnyka M, Smielewski P. Optimal cerebral perfusion pressure via transcranial Doppler in TBI: application of robotic technology. Acta Neurochir (Wien) 2018;160:2149-57.

30. Sorrentino E, Budohoski KP, Kasprowicz M, et al. Critical thresholds for transcranial Doppler indices of cerebral autoregulation in traumatic brain injury. Neurocrit Care 2011;14:188-93.

31. Gomez A, Froese L, Sainbhi AS, et al. Transcranial Doppler based cerebrovascular reactivity indices in adult traumatic brain injury: a scoping review of associations with patient oriented outcomes. Front Pharmacol 2021;12:1-18.

32. Czosnyka M, Smielewski P, Lavinio A, et al. An assessment of dynamic autoregulation from spontaneous fluctuations of cerebral blood flow velocity: a comparison of two models, index of autoregulation and mean flow index. Anesth Analg 2008;106:234-9.

16

PRESIÓN CRÍTICA DE CIERRE DE LA CIRCULACIÓN CEREBRAL

CORINA PUPPO, LEANDRO MORAES ORONOZ Y BERNARDO YELICICH

Contenidos

INTRODUCCIÓN Y CONCEPTO DE PRESIÓN CRÍTICA DE CIERRE

En 1951, sobre la base de estudios de investigación animal acerca de la relación entre la presión arterial (PA) y la perfusión de diferentes órganos, Burton[1] describió cómo, al descender gradualmente la PA, la perfusión de los pequeños vasos examinada visualmente cesaba antes de que esta llegara a cero. Se refirió a la PA media (PAM). Acuñó el término "presión crítica de cierre" (PCrC) para referirse a este concepto. Desde entonces, se acepta como presión crítica de cierre un valor de presión arterial al cual los pequeños vasos se colapsan y la circulación del órgano cesa.

Sobre la base del modelo de Burton, la presión crítica de cierre de la circulación cerebral se define como el valor de presión arterial al cual las pequeñas arterias cerebrales se cierran y el flujo sanguíneo cerebral (FSC) cesa. Diferentes investigadores han profundizado en este concepto en la hemodinamia cerebral.

Para entender el concepto PCrC de la circulación cerebral, debemos comenzar por referirnos a la presión de perfusión encefálica (PPE) tal como se estudia en la clínica. Se le llama también presión de perfusión cerebral, aunque el término más correcto es encefálica, ya que se refiere a todo el encéfalo, a diferencia de "cerebral", que se refiere a los hemisferios cerebrales. Para no confundir PPC y PCrC, en este capítulo nos referiremos a ella como PPE.

La PPE es la presión hidrostática que propulsa la sangre a través del circuito vascular encefálico. Al igual que la presión de perfusión de cualquier órgano, es la presión de entrada (presión arterial) menos la presión de salida (presión venosa).

En el caso del encéfalo, las venas que salen del cerebro y conducen la sangre hacia los senos venosos de la duramadre son las llamadas venas puente. Las paredes de estas venas son delgadas y la capa que predomina es la adventicia. Su presión es la presión de salida del circuito vascular cerebral. Cuando la presión intracraneal (PIC) aumenta, estas venas puente son comprimidas por la presión que las rodea. De esta manera, la PIC se transmite a la presión venosa. Por lo tanto, en vez de definirse la PPE como PAM – PV, se la define como la diferencia entre PAM y PIC. ¿Qué ventaja tiene esta fórmula? Que la PIC, a diferencia de la presión en las venas puente, se puede medir.

$$PPE = PAM - PIC$$

Pero ahora debemos introducir en esta ecuación el concepto de PCrC. Si tenemos en cuenta la fórmula PPE = PAM – PIC, al disminuir la PAM o aumentar la PIC, tendería a ir disminuyendo la PPE, y al llegar a igualarse PAM y PIC, la PPE sería cero y la perfusión (y, por lo tanto, el FSC) cesaría. Sin embargo, como se ha referido más arriba, se ha constatado tanto en animales de experimentación como en seres humanos que la circulación cesa antes de que estos dos valores se igualen. Al ir disminuyendo la PA, la circulación cesa antes de que la PPE llegue a cero. Es decir, a un valor de PPE positivo (mayor de cero), los vasos se cierran. Esto se debe a que los pequeños vasos de resistencia tienen un "tono" que ejerce fuerza hacia adentro, lo que facilita el cierre de los vasos, antes de que se igualen la PAM y la PIC.

Por lo tanto, la PCrC representa un umbral de presión arterial inferior crítico de la circulación cerebral, que es imposible de detectar si la PPE se mide con la forma clásica.

¿Qué importancia tiene esto?

Si un paciente tiene una PAM de 90 mm Hg y una PIC de 20 mm Hg, su PPE medida con la fórmula clásica es 70 mm Hg. Con estos valores, el intensivista está tranquilo. Pero, si el tono de las arteriolas cerebrales es muy elevado, puede ocurrir que la circulación cerebral de este paciente esté en riesgo de detenerse, lo que no es evidenciado por la PPE medida de esta manera, ya que la fórmula PPE = PAM – PIC no toma en cuenta el tono microvascular. Por esta razón, se ha propuesto que la diferencia entre la PAM del paciente y su PCrC es un parámetro más cercano a la situación hemodinámica real y al riesgo de colapso arteriolar que la PPE. Esta diferencia PAM – PCrC ha sido llamada "PPE efectiva" (PPEe) por Thees[2-3] y "margen de colapso" (MC) por el grupo de Cambridge.[4] Este margen de colapso está dado por la diferencia entre la PAM del paciente y su PCrC.

$$MC = PAM - PCrC$$

El grupo de Cambridge también define un "margen de cierre diastólico" (MCd) como la diferencia entre la PA diastólica (PAd) y la PCrC.[5]

$$MCd = PAd - PCrC$$

La **figura 16-1** muestra un esquema de las diferentes presiones.

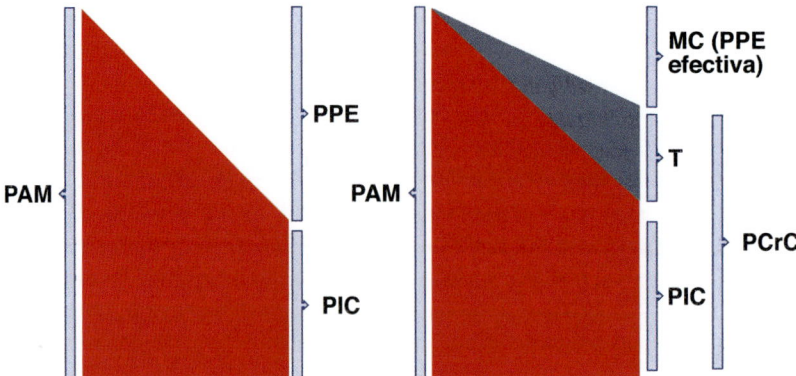

Fig. 16-1. En el esquema se muestran las diferentes presiones que se describen en el texto. A la izquierda se visualiza la medición clásica de la presión de perfusión. La presión de perfusión encefálica (PPE) es la diferencia entre la presión de entrada al circuito (PAM: presión arterial media) y la de salida (PIC: presión intracraneal). A la derecha se visualiza la misma figura con el agregado del tono parietal (T), lo que explica porqué la PPE efectiva o margen de cierre es menor que la PPE o margen de cierre. El tono parietal, sumado a la PIC, constituye la presión crítica de cierre (PCrC). Obsérvese cómo el cálculo de la PPE "clásica" (panel izquierdo) puede sobrevalorar el valor efectivo de la PPE (MC: margen de colapso).

Importancia del advenimiento del Doppler transcraneal en la evolución del concepto de presión crítica de cierre de la circulación cerebral

Dado que el DTC muestra la circulación cerebral "en vivo", al descender la presión arterial de animales de experimentación fue posible visualizar simultáneamente y en forma no invasiva el comportamiento de la circulación dentro de los vasos cerebrales, y se pudo determinar directamente a qué presión arterial se detenía la circulación. En el ser humano se han utilizado diferentes métodos; los que se describieron inicialmente se han basado en la relación entre la presión arterial y la velocidad de flujo sanguíneo cerebral (medida con DTC). Esta relación se prolongó (extrapolación lineal) hasta llegar a un valor de velocidad de flujo cero, ya sea durante un solo ciclo o promediando valores de varios ciclos. Estos métodos se pueden definir como "gráficos", ya que se basan en la extrapolación de los valores de la relación medida entre PA y VF más allá del intervalo de observación original. Posteriormente, se han definido otros métodos basados en modelos matemáticos más complejos.

MÉTODOS PARA EL ESTUDIO DE LA PRESIÓN CRÍTICA DE CIERRE DE LA CIRCULACIÓN CEREBRAL

Como se ha visto en los capítulos iniciales, el DTC brinda la posibilidad de visualizar en tiempo real, al lado de la cama del paciente, en forma no invasiva y con excelente resolución temporal, la velocidad del flujo sanguíneo cerebral (VF). Cuando se realiza una monitorización continua, en más del 90% de los casos la VF se mide en la arteria cerebral media, que conduce alrededor de 1/3 del FSC. Esto permite realizar un seguimiento de los cambios de VF simultáneos a los de la PA sistémica. Dado que en la mayoría de las situaciones clínicas la PA no desciende hasta valores que lleven a la detención circulatoria, la PCrC no se mide directamente en la clínica. Aaslid ha estudiado la PCrC durante el paro cardíaco transitorio generado durante la evaluación de pacientes con desfibriladores implantables y de esa manera pudo observar una situación mucho más cercana a la de detención circulatoria.[6]

Los métodos utilizados inicialmente suponían que la relación entre la PA y el FSC era lineal en la situación dinámica de cada pulso arterial, es decir, si la PA continuara descendiendo, la VF continuaría su descenso al mismo ritmo, proporcional al de la PA. La relación entre los cambios pulsátiles en la VF registrada en forma continua con DTC y los de la PA se comenzó a estudiar gráficamente. La recta de regresión entre la PA y la VF se continuaba virtualmente (extrapolación lineal) y era proyectada hasta valor de cero flujo (VF = 0), la PA que correspondía al cero flujo se registraba como correspondiente a la PCrC. Estos métodos pueden visualizarse gráficamente para su mejor comprensión (**fig. 16-2**). Esta sección del capítulo se referirá solo a este método gráfico; el resto se tratará en **Información adicional sobre métodos de medición**.

VARIABLES PARA ESTUDIAR

Las variables básicas que deben registrarse para medir la PCrC con estos métodos "gráficos" son

dos: PA y VF. Para los métodos multiparamétricos se necesitan, además, datos de la PIC. La monitorización de la VF permite evaluar en forma continua los cambios en el FSC que ocurren a lo largo del tiempo en una o ambas arterias cerebrales medias que reciben un gran porcentaje del FSC. Se debe mantener constante el ángulo de insonación a lo largo de la monitorización para que los cambios de velocidad reflejen realmente los cambios de flujo. La monitorización continua con DTC es laboriosa, en especial la fijación del transductor. Pocas veces dura más de una hora.

Recientemente se ha descrito un transductor DTC robótico que, evaluado por los investigadores de la Universidad de Cambridge, ha demostrado poder mantener una monitorización correcta

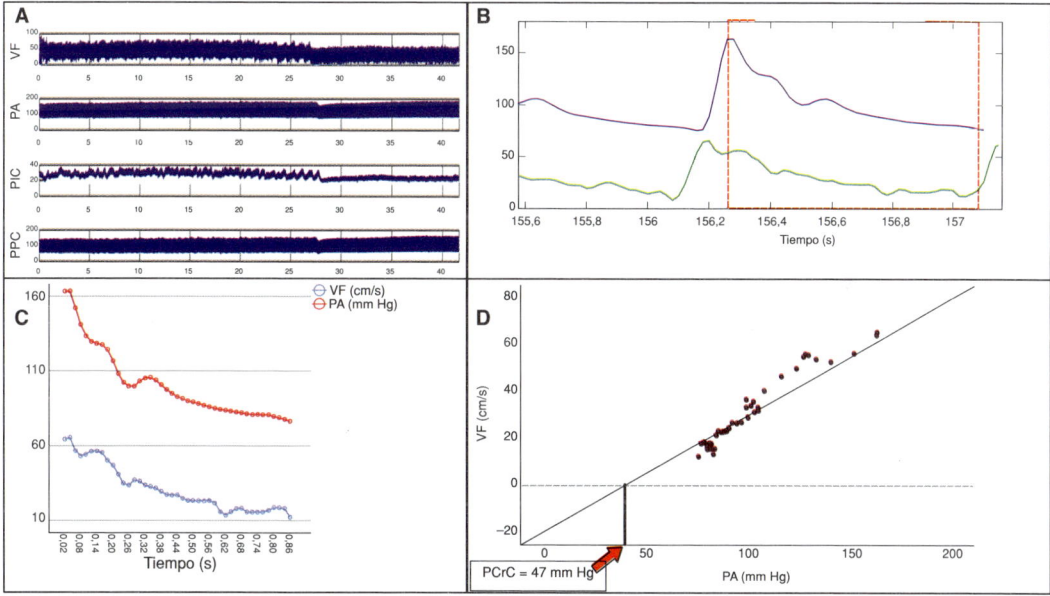

Fig. 16-2. Método de medición "latido a latido" de la PCrC de la circulación cerebral. Se estudia la PCrC para cada latido de pulso. En **A** se ve la monitorización completa a lo largo de 40 minutos; los datos adquiridos son (de arriba abajo): velocidad de flujo sanguíneo cerebral (VF), presión arterial invasiva (PA), presión intracraneal (PIC) y presión de perfusión encefálica (PPE) calculada como PPE = PAM – PIC. De estos datos adquiridos, se calcula en cada pulso la PCrC usando solamente PA y VF. Al desplegar el trazado, se muestra una onda de PA y la simultánea de VF (**B**). Con un cuadro punteado se muestra la porción descendente de la onda de PA, la onda de VF se ve mínimamente antes en el tiempo. Esto se debe a que la onda de PA llega al sitio de medición (arteria radial generalmente) más tarde de lo que se ve la VF con el DTC. En el panel **C** se muestran las porciones descendentes de ambas ondas que se han hecho coincidir en el tiempo. Cada una de estas dos porciones descendentes están muestreadas 43 veces en este caso (se debe recordar que cada onda se muestrea 50 veces por segundo). En **D** se observa la gráfica de puntos correspondientes, cada punto corresponde a un valor de PA y el valor correspondiente de VF. Se ve cómo desciende la VF en las ordenadas en relación con la PA en las abscisas. La recta de mejor ajuste se extrapola hasta llegar al punto de VF = 0. La PA correspondiente es la PCrC para ese latido (flecha), 47 mm Hg en este ejemplo. Registros gráficos del Laboratorio de Neuromonitoreo del CTI del Hospital de Clinicas, UdelaR

durante 4 horas.[7] Se debe obtener un registro continuo y simultáneo de ambas variables (PA y VF) para poder dibujar una gráfica de dispersión, ver la distribución de los datos en esta gráfica, ajustar una recta a estos datos y calcular la fórmula de esta recta de mejor ajuste. La extrapolación de esta recta a un valor de VF cero corta el eje de PA a un valor que corresponde a la PCrC.

Debemos subrayar que se miden cambios de flujo, ya que el DTC no mide FSC en valores absolutos, sino VF cuyos cambios (asumiendo que no haya variación en el diámetro de la arteria insonada y el ángulo de insonación) son proporcionales a los cambios de FSC.

> El DTC, a través del estudio de los cambios en la velocidad de flujo sanguíneo cerebral, permite estimar cambios proporcionales en el flujo sanguíneo cerebral.

MODELOS MATEMÁTICOS PARA ESTIMAR LA PRESIÓN CRÍTICA DE CIERRE

La estimación de la PCrC se basa en las señales de alta frecuencia (señales pulsátiles derivadas de cada sístole ventricular) de la circulación cerebral y sistémica, que se pueden separar en dos tipos de modelos:

- Los llamados modelos "gráficos", que comparan cómo se comportan gráficamente las ondas simultáneas de PA y VF, y calculan la PCrC de acuerdo con esta comparación.
- Los modelos multiparamétricos o de impedancia, que agregan a la fórmula otras variables de la circulación cerebral y sistémica, derivados también de las ondas de VF y PA, como la compliancia arterial y la resistencia cerebrovascular. La impedancia es un concepto similar a la resistencia, pero varía con la variación cíclica de las ondas. Por lo tanto, la fórmula utiliza el valor π y la frecuencia cardíaca. Algunos de estos modelos incluyen también la adquisición de datos simultáneos de PIC. Los detalles para su cálculo se encuentran en la **Información adicional sobre métodos de medición**.

IMPORTANCIA CLÍNICA Y ESTUDIOS DE LA PRESIÓN CRÍTICA DE CIERRE

Se ha estudiado la PCrC en diversas patologías: durante el vasoespasmo en la hemorragia subaracnoidea (HSA), durante el ascenso de PIC en diversas situaciones clínicas (prueba de infusión en hidrocefalia, ondas *plateau* espontáneas de hipertensión intracraneal en el traumatismo craneoencefálico), durante el shock séptico y el posparo cardiorrespiratorio. Se analizarán los estudios más importantes relacionados con este tema.

Presión crítica de cierre durante el vasoespasmo en pacientes con hemorragia subaracnoidea

El grupo de Cambridge publicó dos estudios con 10 años de diferencia (2004 y 2014), que evaluaban la repercusión sobre la PCrC de la circulación cerebral en pacientes con HSA complicada con vasoespasmo.[8,9] El primero evaluó prospectivamente 32 pacientes con HSA[8], quienes fueron seguidos con estudios DTC diarios y diagnosticados con vasoespasmo cuando la VF fue mayor de 120 cm/s y el índice de Lindegaard mayor de 3. La PCrC se estudió con dos métodos gráficos (véase **Información adicional sobre métodos de medición**). Se identificó vasoespasmo en 18 pacientes, de los cuales 3 se excluyeron por presentar vasoespasmo bilateral. En los 15 pacientes que finalmente se incluyeron en el estudio, se comparó el nivel de PCrC basal, prevasoespasmo, con el nivel intravasoespasmo, y también el valor de PCrC homolateral al vasoespasmo con el contralateral. De esta manera, se obtuvo una evaluación temporal y regional de los cambios de la PCrC. Los resultados mostraron que la PCrC disminuía en el vasoespasmo cerebral. La hipótesis de los investigadores previa a este primer estudio era la contraria, ya que razonaban que la disminución del diámetro de la arteria cerebral media causaría un aumento de la resistencia al flujo y, en consecuencia, aumentaría la PCrC, pero encontraron una disminución de la PCrC. Este resultado explicaba la vasodilatación distal de los pequeños vasos arteriolares. El aumento de la VF a este nivel es resultado de a) la disminución del diámetro de la arteria, y b) la disminución de las resistencias cerebrovasculares por delante de la estenosis debida a la vasodilatación reactiva arteriolar como respuesta autorregulatoria al descenso de presión posestenótico. Esta disminución del tono arteriolar disminuye la fuerza que lleva a que los vasos se cierren.

Otro estudio realizado también por integrantes del grupo de Cambridge 10 años después evaluó en forma retrospectiva los registros de VF y PA de 52 pacientes con HSA, en quienes se había diagnosticado vasoespasmo de las arterias cerebrales con DTC.[9] El diagnóstico de vasoespasmo se realizó con los mismos criterios que en el estudio de 2004. Dadas las ventajas de los métodos multiparamétricos sobre los gráficos (véase **Información adicional sobre métodos de medición**), se usó el método de impedancia descrito por Varsos (usando la PPE en la fórmula en los pacientes que tenían monitorización de PIC y la PA en los que no la tenían). Dado que la PCrC expresa la suma de la PIC y la tensión de la pared vascular, los investigadores usaron la estimación de la PCrC con el objetivo de estudiar los cambios en el tono vascular que ocurren en los vasos pequeños distales al vasoespasmo. Desde el punto de vista fisiopatológico, al aparecer el vasoespasmo disminuye el calibre de las arterias cerebrales de conductancia, con lo cual aumenta la resistencia al flujo en ese sector. Esto lleva a una disminución de la presión de perfusión en la región distal a la zona de vasoespasmo. Si la autorregulación está mantenida, los pequeños vasos arteriolares del área hipoperfundida –responsables de las llamadas resistencias cerebrovasculares– se dilatarán, lo que disminuye la resistencia para que se mantenga la perfusión. Esto disminuye la tensión de la pared de estos vasos. La aparición de vasoespasmo de las arterias cerebrales causó disminuciones significativas en la PCrC, sin ningún cambio significativo observado en la PIC. El vasoespasmo, al igual que en el estudio previo, indujo asimetría; la PCrC homolateral al vasoespasmo de las arterias cerebrales fue significativamente menor que la contralateral. Esto significa que comprobaron que la PCrC se reduce en presencia de vasoespasmo de las arterias cerebrales tanto en evaluaciones temporales como espaciales. Como la PIC se mantuvo sin cambios durante el vasoespasmo de las

arterias cerebrales, todo el cambio en la PCrC fue atribuido al descenso de las resistencias cerebrovasculares (recordar que PCrC = PIC + TP).

Los resultados clínicos se evaluaron con la escala extendida de resultados de Glasgow (*Glasgow Outcome Scale-Extended*, GOSE). Los pacientes con malos resultados clínicos (al alta y a los tres meses) tuvieron una PCrC significativamente más baja luego del inicio del vasoespasmo de las arterias cerebrales.

Estos estudios apoyan la interpretación de que lo que evalúa la PCrC en el vasoespasmo pos-HSA es el descenso de la tensión parietal de los pequeños vasos de resistencia distales al vasoespasmo, dilatados como respuesta autorregulatoria a una disminución de la presión de perfusión regional del área irrigada por las arterias espásticas.

> La PCrC disminuye en el vasoespasmo pos-HSA, tanto temporal como espacialmente. Esto se debe a la respuesta autorregulatoria vasodilatadora que aparece frente a la caída de la presión de perfusión distal al segmento espástico.

Estudios de presión crítica de cierre durante la hipertensión intracraneal

De los dos estudios que evaluaron la PCrC en la hipertensión intracraneal, uno se focalizó en los cambios durante un aumento controlado de PIC en la hidrocefalia normotensiva y el otro, en los cambios observados durante la hipertensión intracraneal espontánea generada por la aparición de ondas *plateau* en pacientes con TCE grave.

Aumento controlado de la presión intracraneal en pacientes con hidrocefalia normotensiva

Existen dos estudios de investigación sobre el aumento controlado de la PIC mediante la prueba de infusión en pacientes con hidrocefalia normotensiva, quienes deben ser estudiados en dos etapas de su evolución:

Al primer contacto con un paciente supuesto portador de hidrocefalia normotensiva, se debe valorar la necesidad de colocar de una derivación ventriculoperitoneal (DVP). En los pacientes que ya tienen una derivación, esta puede funcionar en forma anómala.

La prueba de infusión lumbar evalúa la respuesta de la hemodinamia cerebral a un aumento controlado de volumen y objetiva la necesidad de colocación de una DVP o el cambio de una derivación disfuncional. En ambos estudios clínicos se evaluaron, en forma retrospectiva durante la infusión lumbar continua de solución fisiológica, los datos obtenidos de la monitorización de:

- PIC por medio de un catéter lumbar.
- PA continua no invasiva con Finapres.
- VF con DTC.

De esta manera, fue posible evaluar la respuesta de la PCrC a un ascenso controlado de la PIC.

En el primer estudio, los datos obtenidos de 37 pacientes en quienes se realizó una prueba de infusión lumbar se revaluaron en forma retrospectiva para estudiar la PCrC y sus cambios.[10] En este estudio, la PCrC se calculó mediante tres métodos. Durante el aumento controlado de PIC, los valores de PCrC aumentaron significativamente con los tres métodos. Existió buena concordancia entre los tres métodos de cálculo de la PCrC, con coeficientes de correlación mayores de 0,8. Con el método de Aaslid (véase **Información adicional sobre métodos de medición**), aparecieron frecuentemente resultados negativos de PCrC que no se observaron cuando se usó el modelo de impedancia cerebrovascular.

Los investigadores concluyeron que la PCrC invasiva (método de Varsos que incluye PPE en lugar de PA) es más sensible a las variaciones en la PIC y se puede utilizar como indicador de la reserva del sistema cerebrovascular durante las pruebas de infusión.

¿Cómo interpretar el aumento de la PCrC durante un aumento controlado de PIC en pacientes con hidrocefalia normotensiva?

Sabemos que la PCrC es la suma de dos componentes, la PIC y la tensión parietal. La PIC aumentó (este era el objetivo de la prueba). La tensión parietal puede haber disminuido o aumentado, dado que el cambio en el estado de vasoconstricción o vasodilatación de las arteriolas de resistencia depende de la PPE en el sector arteriolar y, por lo tanto, del grado

de vasoespasmo, del estado de la autorregulación y de la respuesta de la PA sistémica. Ante un aumento de la PIC puede aparecer un aumento compensatorio de la PA que mantenga (e incluso eleve) la PPE. Si la PPE se mantuviera y la autorregulación funcionara normalmente, no habría cambios en el tono parietal; si esta aumentara, la respuesta autorregulatoria normal sería un aumento de la resistencia. En caso de que no hubiera hipertensión arterial compensadora, la PPE disminuiría ante el aumento de la PIC; esto debería causar una respuesta autorregulatoria con vasodilatación de los pequeños vasos de resistencia y descenso de la tensión parietal. Es decir, que puede haber un aumento, mantenimiento o disminución del tono de los pequeños vasos. Dado que se constató que la PCrC aumentó, se concluye que la vasodilatación compensadora, si existió, fue de menor grado que el ascenso de la PIC.

Otro estudio del mismo grupo evaluó datos de 34 pacientes con hidrocefalia normotensiva también sometidos a una prueba de infusión con monitorización similar.[11] La PCrC se calculó a partir del modelo multiparamétrico (véase **Información adicional sobre métodos de medición**). La tensión de la pared vascular (TP) se estimó como TP = PCrC − ICP. El margen de cierre (MC) se calculó como MC = PAM − PCrC. Durante la infusión, la PIC aumentó de 7 ± 5 a 25 ± 11 mm Hg (media ± DE), lo que provocó un aumento de la PCrC del 23%. La TP disminuyó un 11% debido a vasodilatación reactiva. El MC mostró una disminución no significativa debido al aumento de la PA de un 9%.

> Por lo general, la presión crítica de cierre aumenta y la tensión parietal disminuye durante las pruebas de infusión, mientras que el margen de cierre inicial puede actuar como un indicador que caracteriza a la reserva compensatoria del sector cerebroespinal.

Estudio de la presión crítica de cierre durante la hipertensión intracraneal espontánea (ondas plateau en pacientes con TCE grave)

Un estudio en pacientes con TCE grave tuvo como objetivo describir el comportamiento de la

PCrC y TP durante los aumentos espontáneos de la PIC denominados ondas *plateau*.[4] El objetivo de este estudio era cuantificar el riesgo isquémico durante estas ondas. Estos investigadores utilizaron el método multiparamétrico, que se basa en el módulo de impedancia cerebrovascular (véase **Información adicional sobre métodos de medición**). Con este método, la PCrC se calcula a partir de la PPE, PA, estimadores ultrasonográficos (basados en parámetros del DTC) de resistencia y compliancia cerebrovascular, y frecuencia cardíaca. La tensión parietal arteriolar fue estimada como TP = PCrC − PIC. Los datos clínicos incluyeron registros de PA, PIC y VF de 38 eventos de ondas *plateau* de PIC registradas en 20 pacientes con TCE. La PCrC aumentó significativamente de 52 ± 9 mm Hg (media ± DE) al inicio del estudio a 63 ± 11 mm Hg en la meseta de estas ondas. La TP disminuyó significativamente durante las ondas de meseta en un 34,3%, lo que sustenta su origen vasodilatador. No se observaron valores negativos no fisiológicos de PCrC que se han descrito con los métodos tradicionales. Por lo tanto, el método usado resultó en una estimación más plausible de la PCrC que los métodos "gráficos". Los investigadores concluyen que el aumento de la PCrC durante las ondas *plateau* aumenta la probabilidad de colapso vascular cerebral y flujo cero cuando la diferencia entre la PA y la PCrC (margen de colapso) se vuelve cero o negativa.

La PCrC aumenta durante las ondas *plateau*, con una disminución simultánea de la tensión parietal, lo que está a favor de su origen vasodilatador.

Presión crítica de cierre en pacientes sépticos y en endotoxemia experimental

Un estudio prospectivo en cuidados críticos estudió la PCrC en 40 voluntarios y 10 pacientes sépticos.[12] En los voluntarios se generó una endotoxemia experimental mediante la administración de lipopolisacáridos bacterianos (LPS) y se compararon los cambios registrados con los de 10 pacientes sépticos o con shock séptico. Se estimó la PCrC mediante el registro de la VF medida con DTC y la PA invasiva. Se usó el modelo de impedancia cerebrovascular (modelo de Varsos) (véase **Información adicional sobre métodos de medición**).

Los voluntarios, en quienes se administró LPS, se aleatorizaron para recibir una infusión de uno de los siguientes fármacos vasopresores: noradrenalina, fenilefrina o vasopresina. El fármaco vasopresor correspondiente se inició una hora antes de la administración de LPS y la perfusión se administró durante 5 horas. En un tercer grupo, se administró placebo. En los pacientes sépticos, el equipo médico tratante tomó la decisión de usar, o no, vasopresores y líquidos, así como qué líquido usar en forma independiente. El objetivo fue lograr normovolemia y una PAM > 65 mm Hg con el uso de noradrenalina.

Se midió la VF con DTC y se registraron en simultáneo la PA, la frecuencia cardíaca, la frecuencia respiratoria y la saturación de oxígeno arterial. La PCrC se midió con el modelo de impedancia cerebrovascular de Varsos (sin PIC).

Resultados: el bolo de LPS se siguió de una disminución de la PCrC, igual en todos los grupos.

En los pacientes sépticos, la PCrC fue de 35,7 mm Hg, menor de la que presentaron los voluntarios luego de recibir LPS. Después de la administración de LPS, la VF disminuye, muy probablemente como resultado de la disminución del flujo de salida del polígono de Willis hacia las arterias cerebrales media y anterior no compensada por la vasodilatación distal. Esta disminución de flujo evidencia que la autorregulación no es funcionante a las presiones estudiadas. Sin embargo, la disminución de la PCrC mantiene una adecuada presión de perfusión cerebral efectiva durante más tiempo, lo que constituye un mecanismo protector de la isquemia.

Los autores concluyen que, tanto en la endotoxemia experimental humana como en los pacientes sépticos, la PCrC disminuye debido al descenso de resistencia del lecho arterial cerebral (vasodilatación arteriolar), y no es prevenida por los vasopresores.

Presión crítica de cierre en sobrevivientes de paro cardiorrespiratorio

Otro estudio del mismo grupo holandés, observacional y prospectivo, en la UCI en un hospital universitario terciario en Nijmegen, Holanda, se enfocó en la PCrC de la circulación cerebrovascular durante el síndrome posparo cardiorrespiratorio (pos-PCR) y determinó si este difiere entre los sobrevivientes y los no sobrevivientes.[13] También comparó los pacientes pos-PCR con los controles normales. Se estudiaron 11 pacientes en coma reanimados de un PCR y tratados con hipotermia terapéutica leve, y 10 voluntarios sanos. Se registró la VF en la arteria cerebral media en varios momentos después del ingreso a UCI. La PCrC se determinó mediante un modelo de impedancia cerebrovascular no invasivo (modelo de Varsos que emplea PA en lugar de PPE) (véase **Información adicional sobre métodos de medición**).

Resultados: la VF al ingreso a la UCI fue similar tanto en los pacientes que sobrevivieron como en los que fallecieron; no obstante, a lo largo del período de observación fue aumentando en los pacientes que evolucionaron a la muerte, en comparación con los sobrevivientes. La VF pos-PCR inmediato fue significativamente más baja en los sobrevivientes, en comparación con los controles normales, con una evolución gradual hacia valores elevados. La PCrC estaba elevada en un inicio y disminuyó significativamente de 61 a 42 mm Hg en las primeras 48 horas, y luego permaneció estable. Fue significativamente mayor en los sobrevivientes, en comparación con los no sobrevivientes. En el período inmediato pos-PCR también fue significativamente más alta, en comparación con el grupo de control.

Conclusiones: la PCrC se eleva en el período inmediato pos-PCR con alta resistencia cerebrovascular y baja VF. Las velocidades se elevan progresivamente durante las primeras 72 horas, y es mayor en los pacientes con malos resultados. Aparentemente, el tono vasoactivo se pierde en los pacientes más graves, lo que resulta en una disminución de la RCV y un aumento en el FSC, con disminución de la PCrC.

> El aumento de la PCrC inmediatamente pos-PCR evidencia que la PPE efectiva o el margen de cierre es menor y sugiere que la presión de perfusión cerebral se debe mantener en un nivel suficientemente alto en los pacientes en coma pos-PCR en esta etapa, para evitar mayor daño cerebral isquémico.

INFORMACIÓN ADICIONAL SOBRE MÉTODOS DE MEDICIÓN

Los métodos para medir la PCrC se pueden dividir en dos grupos. Todos se basan en los datos adquiridos simultáneamente de la PA y el DTC. Se deben ver las ondas de pulso; para ello, la adquisición de los datos se debe realizar a una frecuencia que permita capturar la información fundamental de cada onda de pulso. Por lo general, se utilizan frecuencias de muestreo de 50 Hz (50 medidas en 1 segundo) o mayores.

Los métodos han ido evolucionando desde los que se basan en conceptos más intuitivos, que pueden considerarse "gráficos", hasta modelos más complejos. Todos registran las dos variables existentes en la definición de PCrC: PA y VF. Ambas pueden obtenerse en forma no invasiva o mínimamente invasiva. Algunos métodos agregan la PIC. El registro debe ser continuo y, en el caso de la PA, se puede realizar por medio de metodología fotopletismográfica, como el Finapres, o mediante un catéter insertado en una arteria periférica, como se hace habitualmente en las UCI. En los últimos años, algunos modelos han incorporado la información brindada por la PIC. En este apartado se verá el cálculo del valor de la PCrC con los diferentes métodos. Con cualquiera de ellos y la ayuda de una computadora, esta relación se puede repetir en forma móvil a lo largo de un registro prolongado, y lograr así una curva de PCrC continua para toda la adquisición.

Métodos "gráficos"

Se basan en el supuesto de que la relación entre el flujo y la presión es lineal. Evalúa gráficamente los valores de flujo (a través de la VF) y de presión arterial, encuentra la recta de mejor ajuste entre estos valores, calcula la ecuación de esta recta y la prolonga (extrapola esta recta) hasta que cruce el eje donde está graficada la presión en un punto donde el flujo sería teóricamente cero. Asume, por lo tanto, que cuando la presión cae por debajo del valor mínimo existente en condiciones reales, el flujo mantiene la misma relación con la PA que la registrada en condiciones reales. Se puede estudiar onda por onda o en los valores de varias ondas (siempre simultáneamente PA y VF).[14]

Método basado en valores de varias ondas de pulso. De un período variable de monitorización, se extraen los valores sistólicos y diastólicos de cada onda simultánea de PA y VF. Se grafican solo los valores máximos y mínimos de cada una, los de PA en las abscisas y los de VF de las ondas correspondientes en las ordenadas. Por lo tanto, en la gráfica se visualiza una nube de valores sistólicos y otra de valores diastólicos, que se unen con la recta de mejor ajuste correspondiente. La extrapolación lineal de esta línea hasta el cero de velocidad de flujo define un valor de PA que corresponde a la PCrC (**fig. 16-3**). Cada período puede ir moviéndose en el tiempo y se obtiene así una curva continua de valores de PCrC a lo largo de un período prolongado de monitorización.

En lugar de usar varios latidos, se calcula un valor por latido. Se grafica la parte descendente de una onda de VF (en algunos modelos se usan todos los puntos) contra la parte descendente de la PA (a cada punto de la curva del pulso de PA le corresponde un valor en la curva de VF). La VF no llega a cero en la diástole, pero la recta de mejor ajuste se prolonga también hasta llegar al punto de flujo cero. El punto en las abscisas donde esta recta llega al cero flujo corresponde a la PCrC. Este modelo se muestra gráficamente en la **figura 16-2**.

Método descrito por Aaslid. Es similar a los anteriores en el sentido gráfico, pero en lugar de tomar los valores de PA y VF registrados, se toman los valores del primer armónico de ambas variables. Tiene la ventaja de eliminar los armónicos superiores que distorsionan la onda arterial. Utiliza el análisis de Fourier para determinar la amplitud del primer armónico en el registro de PA y en el de VF. Con esto se consigue realizar el análisis de regresión con datos lineales prácticamente perfectos. Utilizar el valor del primer armónico elimina las distorsiones generadas por el hecho de que las medidas son registradas en diferentes sitios y con valores distorsionados por artefactos debidos al efecto Windkessel. El efecto Windkessel es el efecto de amortiguado que consigue que el flujo sanguíneo, que se genera en forma intermitente en el corazón, llegue a las arterias, arteriolas y capilares en forma continua. Lo ideal, pero por ahora imposible en la práctica clínica, sería tomar ambas medidas a la altura del cerebro. La PA se mide en arterias lejanas a las cerebrales, como la arteria radial. En esta localización, la onda está distorsionada respecto de la que se registraría directamente en los vasos cerebrales. Esto se debe a la transmisión del pulso y la existencia de reflexiones o reverberaciones de las ondas. Los componentes de alta frecuencia de la onda están más distorsionados que el componente fundamental (primer armónico). Por lo tanto, eliminar el error causado por los armónicos de mayor frecuencia antes de procesar los datos resulta en una estimación más exacta de la PCrC. Para esto se analizan las ondas con una transformada de Fourier, que permite

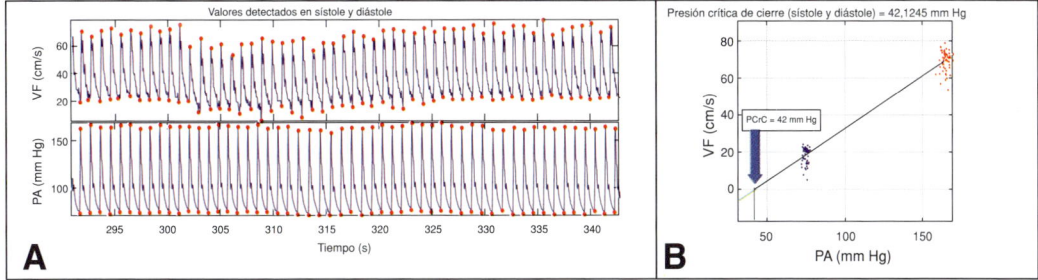

Fig. 16-3. Método de sístole y diástole. **A.** Se estudian todas las ondas de un determinado período, en este caso unos 50 segundos. De cada onda de pulso de VF y PA, se obtienen dos valores: sistólico máximo y diastólico final, marcados con puntos rojos en cada latido de ambas gráficas. Estos valores se grafican en una gráfica de dispersión (**B**) que muestra los valores de VF en las abscisas y los valores simultáneos de PA en las ordenadas. Se obtienen así dos nubes de puntos: una con los valores sistólicos de cada onda pulsátil (en rojo) y otra con los valores diastólicos (en azul). Se inserta una línea de mejor ajuste entre estos puntos. El punto de PA correspondiente a la extrapolación al valor cero de VF de esta recta es la PCrC. En este caso, el valor de PCrC fue de 42 mm Hg. Registros gráficos del Laboratorio de Neuromonitoreo del CTI del Hospital de Clínicas, UdelaR.

ver cuál es la amplitud del primer armónico tanto de la PA como de la VF, y su intensidad relativa. Con este modelo, la fórmula que calcula la intersección del descenso del flujo con el eje de las abscisas, es decir el valor de PA que se corresponde con un flujo cero, es la siguiente:

$$PCrC_f = PA_0 - VF_0 \cdot PA_1 / VF_1$$

Donde la $PCrC_f$ es la presión crítica de cierre "filtrada", es decir, calculada con las variables desprovistas de la distorsión mencionada; PA_0 y VF_0 se refieren a los valores medios de PA y VF correspondientes a cada pulso cardíaco; PA_1 y VF_1 se refieren a la amplitud del primer armónico de la PA y la VF (luego de que se han retirado los componentes de mayor frecuencia). Un esquema de este modelo puede verse en la **figura 16-4**.

De los tres métodos analizados hasta aquí, los "gráficos" se basan en la forma de las ondas registradas y las relaciones entre ellas. Una revisión de los tres métodos puede encontrarse en un artículo de nuestro grupo.[14]

El inconveniente principal es que pueden dar como resultado valores no fisiológicos, como, por ejemplo, valores negativos de la PCrC.[14-15] Dado que la presión crítica de cierre es la presión arterial a la que la circulación se detiene, los valores negativos no tienen una explicación fisiológica ni fisiopatológica plausible. Pueden usarse, sin embargo, para evaluar la tendencia de la PCrC a lo largo del tiempo y observar los efectos de fármacos, situaciones patológicas, etc., sobre el estado de vasodilatación o vasoconstricción del lecho arteriolar y no como un valor absoluto. Estos valores alejados de los valores fisiológicos se deben probablemente a que en los modelos "gráficos" se asume que existe una relación lineal entre las variables, circunstancia que probablemente sea más compleja.

Métodos multiparamétricos o de impedancia

El grupo de la Universidad de Cambridge ha generado un modelo más complejo que los métodos "gráficos" llamado modelo multiparamétrico o

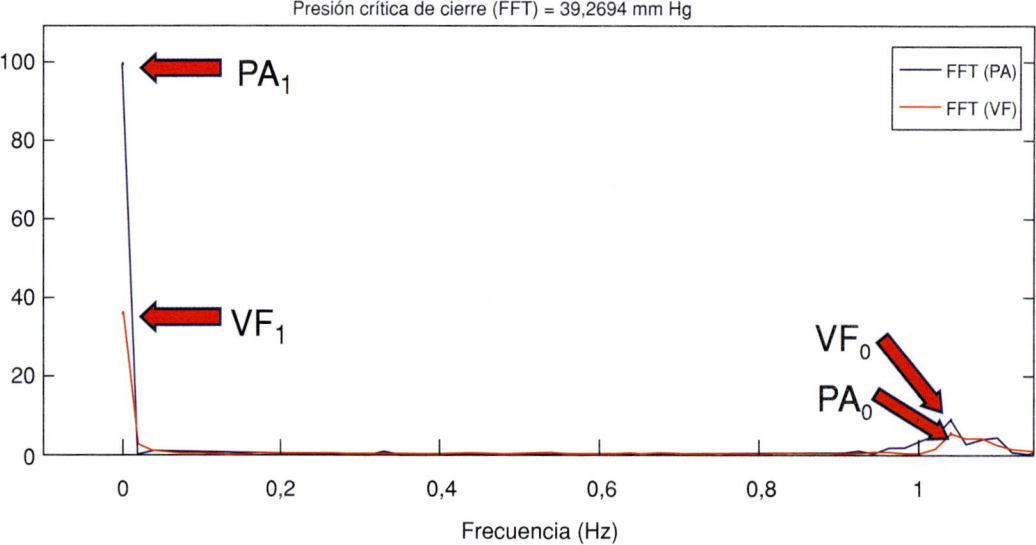

Fig. 16-4. Se muestra la descomposición de los valores de las variables adquiridas en sus dos principales armónicos. Estos son los valores de cada variable que se usarán para el cálculo. PCrCf es la presión crítica de cierre "filtrada", es decir, calculada con las variables desprovistas de la distorsión mencionada en el texto; PA_0 y VF_0 se refieren a los valores medios de presión arterial (PA) y velocidad de flujo sanguíneo cerebral (VF) correspondientes a cada pulso cardíaco; PA_1 y VF_1 se refieren a la amplitud del primer armónico de PA y VF (después de que se han retirado los componentes de mayor frecuencia). La sigla FFT entre paréntesis indica que el método con el que se ha calculado este valor corresponde al del primer armónico, que utiliza la transformación rápida de Fourier (FFT). Registro gráfico del Laboratorio de Neuromonitoreo del CTI del Hospital de Clinicas, UdelaR.

de "impedancia". Se denomina multiparamétrico porque, además de los valores registrados directamente de la PA y la VF, utiliza otros parámetros, algunos derivados, a su vez, de la PA y VF, como la compliancia arterial y la resistencia cerebrovascular. También usa la frecuencia cardíaca, que se puede calcular a partir de los registros directos del ECG o de de PA o VF. Este modelo incluye la PIC y la impedancia, que es un concepto similar a la resistencia cerebrovascular, pero variable a lo largo del ciclo (recordemos que la circulación es pulsátil).[16]

La fórmula para el cálculo de la PCrC introducida por este grupo es:

$$PCrC = PA - \frac{PPE}{\sqrt{(RCV \cdot Ca \cdot FC \cdot 2\Pi)^2 + 1}}$$

Como puede observarse, en esta fórmula se incluye el valor de PIC (PPE = PA – PIC). Sin embargo, en pacientes en quienes no hay sospecha de aumento de PIC, se ha usado esta misma fórmula con la PA en lugar de la PIC.

CONCLUSIONES

La presión crítica de cierre de la circulación cerebral se define como el valor de presión arterial al cual las pequeñas arterias cerebrales se cierran y el flujo sanguíneo cerebral (FSC) cesa. Representa un umbral de presión arterial inferior crítico de la circulación cerebral, imposible de detectar si se mide la PPE en la forma clásica. Se describen diferentes modelos para estudiar la PCrC, basados en la visualización a través del DTC de cómo va descendiendo la velocidad circulatoria en relación con las reducciones de la PA.
A continuación, se resume la información surgida de los estudios clínicos sobre presión crítica de cierre.

- El vasoespasmo en los pacientes con HSA disminuye la PCrC en forma temporal y espacial.
- En la hipertensión intracraneal, tanto inducida en forma controlada (prueba de infusión) como espontánea (ondas *plateau* o meseta), la PCrC se eleva y genera un menor margen de cierre con mayor riesgo de isquemia, no evidenciada por la PPE "clásica" calculada como PAM – PIC.
- En la sepsis, la PCrC disminuye, lo que ayuda a mantener por más tiempo una adecuada presión de perfusión cerebral efectiva, lo que constituye un mecanismo protector contra la isquemia.
- En el período pos-PCR inmediato, la PCrC se eleva, con alta resistencia cerebrovascular; la PPE efectiva es menor, por lo que la PPE debe mantenerse elevada.

PUNTOS CLAVE

- La PCrC es un valor de PA, mayor o igual a cero, que corresponde a la presión arterial a la cual los vasos cerebrales se colapsan y la circulación se detiene.
- Su valor es mayor o igual que la PIC.
- La diferencia entre la PIC y la PCrC representa el tono de los vasos arteriolares cerebrales y se ha denominado "tensión parietal" ("wall tension").
- El cálculo "clásico" de la PPE como PAM – PIC puede no evidenciar una mala PPE efectiva si el tono arteriolar es alto con una alta PCrC.

REFERENCIAS

1. Burton AC. On the physical equilibrium of small blood vessels. Am J Physiol 1951;164:319-29.
2. Thees C, Scholz M, Schaller MDC, et al. Relationship between intracranial pressure and critical closing pressure in patients with neurotrauma. Anesthesiology 2002;96:595-9.
3. Jägersberg M, Schaller C, Boström J, et al. Simultaneous bedside assessment of global cerebral blood flow and

effective cerebral perfusion pressure in patients with intracranial hypertension. Neurocrit Care 2010;12:225-33.

4. Varsos GV, de Riva N, Smielewski P, et al. Critical closing pressure during intracranial pressure plateau waves. Neurocrit Care 2013;18:341-8.

5. Varsos GV, Richards HK, Kasprowicz M, et al. Cessation of diastolic cerebral blood flow velocity: the role of critical closing pressure. Neurocrit Care 2014;20:40-8.

6. Aaslid R, Lash SR, Bardy GH, et al. Dynamic pressure—flow velocity relationships in the human cerebral circulation. Stroke 2003;34:1645-9.

7. Zeiler FA, Czosnyka M, Smielewski P. Optimal cerebral perfusion pressure via transcranial Doppler in TBI: application of robotic technology. Acta Neurochir (Wien) 2018;160:2149-57.

8. Soehle M, Czosnyka M, Pickard JD, et al. Critical closing pressure in subarachnoid hemorrhage: effect of cerebral vasospasm and limitations of a transcranial Doppler-derived estimation. Stroke 2004;35:1393-8.

9. Varsos GV, Budohoski KP, Czosnyka M, et al. Cerebral vasospasm affects arterial critical closing pressure. J Cereb Blood Flow Metab 2015;35:285-91.

10. Kaczmarska K, Kasprowicz M, Uryga A, et al. Critical closing pressure during controlled increase in intracranial pressure - Comparison of three methods. IEEE Trans Biomed Eng 2018;65:619-24.

11. Varsos GV, Czosnyka M, Smielewski P, Garnett MR, Liu X, Adams H, Pickard JD, Czosnyka Z. Cerebral Critical Closing Pressure During Infusion Tests. Acta Neurochir Suppl. 2016;122:215-20.

12. Van den Brule JMD, Stolk R, Vinke EJ, et al. Vasopressors do not influence cerebral critical closing pressure during systemic inflammation evoked by experimental endotoxemia and sepsis in humans. Shock 2018;49:529-35.

13. Van den Brule JM, Vinke E, van Loon LM, et al. Middle cerebral artery flow, the critical closing pressure, and the optimal mean arterial pressure in comatose cardiac arrest survivors - An observational study. Resuscitation 2017;110:85-9.

14. Puppo C, Camacho J, Yelicich B, et al. Bedside study of cerebral critical closing pressure in patients with severe traumatic brain injury: a transcranial Doppler study. Acta Neurochir Suppl 2012;114:283-8.

15. Gazzoli P, Frigerio M, De Peri E, et al. A case of negative critical closing pressure. Abstracts of the 8th International Conference on Xenon CT and related Cerebral Blood Flow Techniques: cerebral blood flow and brain metabolic imaging in clinical practice. Br J Neurosurg 2006;20:348.16. Varsos GV, Richards H, Kasprowicz M, et al. Critical closing pressure determined with a model of cerebrovascular impedance. J Cereb Blood Flow Metab 2013;33:235-43.

CONSTANTE DE TIEMPO
DE LA CIRCULACIÓN CEREBRAL

CORINA PUPPO Y BERNARDO YELICICH

Contenidos

DEFINICIÓN

La constante de tiempo del lecho arterial cerebral, también llamada tau, es un índice basado en ultrasonido que profundiza la valoración de la hemodinamia cerebral, introducida y estudiada ampliamente en la última década por investigadores de la Universidad de Cambridge. Se calcula como el producto de la resistencia y compliancia del sector arterial de la circulación cerebral, y evidencia teóricamente cuán rápido una carga de sangre arterial (que llega al cerebro como el volumen llevado por un pulso arterial) puede atravesar la vasculatura arterial cerebral desde el punto de insonación (arteria grande, de conductancia) hasta el límite arteriolocapilar. Su medición se obtiene en forma análoga a la constante de tiempo de los circuitos eléctricos.[1,2]

> La constante de tiempo de la circulación arterial cerebral, también llamada tau, ha sido introducida en la última década por el grupo de investigación en física del cerebro de la Universidad de Cambridge.

La constante de tiempo de un circuito eléctrico RC es igual al producto de la resistencia del circuito por su capacitancia. Es el tiempo requerido para que la corriente atraviese el circuito. Para calcular esta constante en la circulación cerebral, se utiliza la resistencia del sector arterial y, en lugar de la capacitancia, se usa la compliancia de ese sector.

La constante de tiempo se ha estudiado en animales de experimentación en diferentes situaciones de perfusión y ventilación; en voluntarios sanos en normocapnia, hipocapnia e hipercapnia; en diferentes territorios (arteria cerebral media, PICA y arteria cerebral posterior); y en pacientes con patologías variadas.[3-6] Dentro de estas últimas, destacamos el vasoespasmo en pacientes con hemorragia subaracnoidea espontánea, pacientes con hidrocefalia y estenosis carotídeas.[2,7,8] También se ha estudiado en pacientes con traumatismo craneoencefálico (TCE) grave y en traumatizados con hipocapnia.[9,10]

> Tau se ha estudiado en animales de experimentación, en voluntarios sanos, en diferentes situaciones fisiológicas y en pacientes con diferentes patologías neurológicas, entre las que se destacan: TCE grave, vasoespasmo en la hemorragia subaracnoidea, hidrocefalia y estenosis carotídeas graves.

CONCEPTO DE CONSTANTE DE TIEMPO DE LA CIRCULACIÓN ARTERIAL CEREBRAL

Para entender el significado de tau en la circulación cerebral, es útil pensar de la siguiente manera: cada vez que el corazón se contrae, una determinada cantidad de sangre se dirige al circuito cerebral. Como sabemos, la sangre entra al cerebro a través de ambas carótidas internas en su sector anterior y del sistema vertebrobasilar en su sector posterior. Cuanto más resistencia ofrezca la circulación (fundamentalmente el sector arteriolar por vasoconstricción) al pasaje de la sangre, más tiempo esta permanecerá en el sector arterial; por lo tanto, el índice tau será mayor. Si además de la resistencia elevada el sistema es muy distensible, la sangre que entra, en lugar de atravesarlo en forma directa, lo distenderá inicialmente y demorará

más en salir. De esta manera, resistencia elevada y compliancia elevada actúan en un mismo sentido: elevan el tiempo en que la sangre atraviesa el sistema. En estas circunstancias, la constante de tiempo es mayor. Si, por el contrario, la resistencia es baja, la sangre podrá transitar más rápidamente y si, además, el sistema es rígido –es decir, poco compliante– al no poder ser distendido, la sangre tenderá a atravesarlo rápidamente. En este caso, tanto la resistencia baja como la compliancia baja permiten el pasaje rápido de la sangre, lo que explica una constante de tiempo corta. Si compliancia y resistencia se han modificado en sentido contrario, como resistencia elevada y compliancia baja, o viceversa, la velocidad del pasaje de la sangre a través del sistema dependerá de cuál cambio predomine.

> Tau se refiere al tiempo, en décimas de segundo, que demora un pulso de sangre que proviene de una contracción cardíaca en atravesar el sector arterial de la circulación cerebral, desde el punto de insonación en una arteria de conductancia hasta el límite arteriolo-capilar.

IMPORTANCIA DE LA MONITORIZACIÓN CON DOPPLER TRANSCRANEAL EN LA ESTIMACIÓN DE LA CONSTANTE DE TIEMPO

La neuromonitorización múltiple integrada, que incluye el DTC, permite estudiar la constante de tiempo, ya que es la única técnica no invasiva que posibilita visualizar, a lo largo del tiempo y en simultáneo a la ocurrencia de estos cambios, los parámetros de alta frecuencia de la circulación arterial cerebral, es decir, las características de cada pulso arterial, las velocidades a lo largo de cada momento de ciclo, la velocidad sistólica pico, la velocidad diastólica final, la velocidad media, el índice de pulsatilidad, el cálculo de la resistencia cerebrovascular, etcétera.

> La medición de tau se basa en una monitorización simultánea múltiple que incluye presión arterial, velocidad de flujo sanguíneo cerebral y, si es posible, presión intracraneal.

Una característica muy importante de tau, que se detalla más adelante, se basa en la fórmula para su cálculo: al multiplicar resistencia por compliancia, hay un factor que desaparece porque en la fórmula de resistencia está en el denominador y en la fórmula de compliancia está en el numerador, por lo que ambos valores se anulan. Este factor es el diámetro del vaso insonado, que es desconocido y no puede valorarse con DTC. Esto le confiere a tau las siguientes ventajas: 1) es independiente del diámetro del vaso insonado, y 2) se calcula en unidades absolutas (segundos). Al tratarse de un valor absoluto y no de unidades arbitrarias, se puede evaluar su cambio en un mismo paciente o voluntario, a lo largo del tiempo y en diferentes circunstancias, y también comparar diferentes pacientes entre sí (siempre que el cálculo se realice con el mismo modelo). En el apéndice, se encontrará el desarrollo de su cálculo. En el momento actual, el DTC es el único método que, integrado a la neuromonitorización multimodal, permite el estudio de la constante de tiempo en forma no invasiva al lado de la cama del paciente.

CONCEPTO HEMODINÁMICO DEL MODELO FÍSICO DE LA CONSTANTE DE TIEMPO

Tau se estudia usando la neuromonitorización múltiple, de modo que capture en forma simultánea una frecuencia de al menos 50 Hz (50 muestras por segundo) la velocidad de flujo sanguíneo cerebral con Doppler transcraneal (VF), la presión arterial (PA) y la presión intracraneal (PIC). Para que la monitorización con DTC sea confiable, se deben utilizar vinchas o cascos que permitan fijar el o los transductores a la ventana temporal para que el ángulo de insonación permanezca constante. De esta manera, los cambios de velocidad serán proporcionales a los cambios de flujo. Por este motivo, por el momento solo se puede utilizar DTC y no DTCC, ya que el transductor de este último es imposible de fijar actualmente. Se debe fijar en una zona de la arteria en estudio (ACM o ACA) que no tenga turbulencia (véase **cap. 12**).

Hay fórmulas que prescinden de la PIC cuando esta se presupone normal, por lo que, sumado a la monitorización no invasiva de la PA, se puede calcular en población sana. Se han descrito dos modelos para el cálculo de tau; el primero y más ampliamente usado hasta el momento es el de flujo anterógrado continuo (CFF, *continuous forward flow*), y es el que hemos utilizado en nuestros estudios y que describiremos detalladamente en el apéndice. El flujo anterógrado se refiere a cómo la sangre abandona el sistema, que es la parte más difícil de evaluar. La llegada al sistema arterial siempre se hace de forma pulsátil, a través de las arterias cerebrales. La salida del sector arterial es realizada por el flujo venoso y es difícil de medir, ya que: 1) el flujo que llevan las venas que se pueden medir (siempre con mayor dificultad que las arterias) no corresponde exactamente al flujo que entra por las arterias que se miden; 2) tampoco se puede medir el diámetro de la vena, por lo que, de medirse directamente la circulación venosa se mediría la velocidad de flujo venoso (y no flujo) en venas que no dan salida exactamente al mismo volumen de sangre que se mide a través de la arteria evaluada para el flujo de entrada. Para solucionar este problema, y dado que el flujo venoso es mucho menos pulsátil que el arterial, el modelo asume que es un flujo constante y que sale a través de un vaso con un diámetro igual al de la arteria medida, y su velocidad constante es la misma que la velocidad media de la arteria en estudio. De esta manera, se consigue un volumen de salida igual al de entrada.

En los últimos estudios, se ha descrito un nuevo modelo de flujo anterógrado pulsátil (PFF, *pulsatile flow forward*).[4,5]

TAU EN DIFERENTES SITUACIONES EXPERIMENTALES Y CLÍNICAS

Estudios en animales de experimentación

A nivel experimental, Czosnyka y cols. estudiaron cómo evolucionaba tau en 46 conejos de Nueva Zelanda luego de modificaciones en la presión de perfusión cerebral (PPC) y en parámetros respiratorios.[3] En estos animales, se registraban las siguientes señales: PA, EtCO$_2$, PIC y VF. Los animales se dividieron en cinco grupos dependiendo del cambio realizado. En uno de los grupos, compuesto por 9 animales, se varió la $EtCO_2$ entre 35 y 55 mm Hg mediante el ajuste del volumen corriente del respirador. Los cambios en la ventilación generaron cambios en la PA en algunos de los animales, lo que dificultó la evaluación de la acción de la hipocapnia por sí sola. Al analizar el grupo de animales en quienes no cambió la PA al generar hipocapnia ($n = 6$), se observó una respuesta inversa en relación al cambio de pCO_2; es decir, tau aumentaba al disminuir la pCO_2. Los investigadores atribuyen este resultado al aumento de la resistencia cerebrovascular debido a la hipocapnia, lo que generaba una dificultad en el pasaje de la sangre a través del circuito arterial y llevaba a un aumento de tau. Pero, por otro lado, la compliancia arterial aumentaba con la hipocapnia y tendía a disminuir tau. Es decir, los cambios observados eran en sentido contrario: tendencia al aumento de tau por aumento de la RCV, y tendencia a la disminución de tau por disminución de la compliancia arterial. Entre estos dos cambios que influyen sobre tau en sentido contrario predominó el aumento de resistencia, lo que explica por qué el resultado global fue un aumento de tau.

Los cambios en las presiones se generaron de cuatro maneras diferentes: 1) trimetafán, que generó una caída brusca de la PA; 2) hemorragia, que generó una caída más controlada; 3) dopamina para generar hipertensión arterial; y 4) aumento de la PIC por medio de la infusión de una solución fisiológica a flujo constante a nivel lumbar.

1 y 2) La hipotensión tanto brusca como gradual generó una disminución de la RCV y un aumento de la compliancia. Estos cambios también afectan la constante de tiempo en forma contraria. El cambio en la compliancia arterial fue mayor que el cambio en la RCV, por lo que tau siguió la tendencia de la compliancia: al aumentar esta, la sangre pudo distender más el lecho arterial cerebral y permaneció más tiempo dentro de él. La constante de tiempo aumentó.

3) La hipertensión generó una vasoconstricción reactiva de la pequeña vasculatura cerebral, es decir, la RCV aumentó. La compliancia se modificó en sentido contrario, es decir, disminuyó. El cambio en la compliancia fue mayor que el cambio en la RCV. Al predominar la disminución de

la compliancia, la sangre pasó más rápidamente al sector capilar y esto se tradujo en una disminución de tau.

4) El aumento de la PIC causó una disminución de la PPE, con la consiguiente vasodilatación reactiva como consecuencia del mecanismo autorregulatorio, es decir, disminuyó la RCV. La compliancia arterial aumentó en mayor grado y, en consecuencia, esta modificación aumentó tau (la sangre permaneció más tiempo distendiendo el sector arterial). Este cambio fue similar al generado por la hipotensión.

Como conclusión de estos cambios en la CO_2 y en la perfusión cerebral, los autores concluyen que, en estos casos, compliancia y RCV se mueven en sentido contrario y tau sigue al cambio mayor, que en el caso de la CO_2 es el de la RCV; en el caso de las presiones, predomina el cambio de la compliancia.[3]

En el **cuadro 17-1** se resumen los cambios encontrados en los animales de experimentación.

Estudios en seres humanos

Tau en voluntarios sanos

En individuos sanos, jóvenes y en normocapnia, el valor obtenido en dos diferentes cohortes usando el método CFF ha sido de 220 (170-260) y 179 (160-217) ms en la arteria cerebral media y 184 (154-204) ms en la arteria cerebral posterior, respectivamente; también se ha expresado como un porcentaje entre el 20-30% del ciclo cardíaco.[1,5,8] Con el método de flujo anterógrado pulsátil, los valores hallados son menores.[5]

Cuando se comparó la constante de tiempo del sector anterior de la circulación con la del sector posterior, sí se encontró una diferencia significativa con una constante más corta en el circuito posterior. En la discusión, los autores atribuyen estas diferencias a dos probables orígenes: 1) la menor distancia entre la arteria estudiada en el sector posterior (PICA) y el límite arteriolo-capilar que le corresponde, comparado con la distancia entre la ACM y el suyo. Esta característica daría como resultado un sector arterial más corto que se llenaría en menos tiempo; 2) por otro lado, también se postula que el sector arterial del cerebelo tiene

CUADRO 17-1. RESUMEN DE LOS CAMBIOS OBSERVADOS EN ANIMALES DE EXPERIMENTACIÓN

Cambio generado	Compliancia	Resistencia	Tau
Hipotensión arterial	↑↑	↓	↑
Hipertensión arterial	↓↓	↑	↓
HIC	↑↑	↓	↑
Hipocapnia	↓	↑↑	↑
Hipercapnia	↑	↓↓	↓

HIC: hipertensión intracraneal.

una menor compliancia que el sector anterior del encéfalo, lo cual puede ser otra razón para una menor tau.[6]

Se ha demostrado que la constante de tiempo se alarga en la hipocapnia generada por hiperventilación voluntaria en personas sanas a través de un aumento de las resistencias cerebrovasculares. La hipercapnia genera una disminución de tau a través de una vasodilatación arteriolar, con descenso de la RCV. Los valores informados en ms fueron en hipocapnia, normocapnia e hipercapnia, respectivamente (mediana, [IQR]): 230 (190, 320); 220 (170, 260); 160 (130, 200) ms.[1]

Tau en diversas patologías

Vasoespasmo poshemorragia subaracnoidea

Tau ha sido estudiada en pacientes que presentan vasoespasmo, lo que complica una hemorragia subaracnoidea. Los estudios muestran que el vasoespasmo genera una disminución de tau. Esto se debe a que:

- Distalmente al vasoespasmo, la caída de la presión de perfusión en pacientes con autorregulación cerebral conservada causa una disminución reactiva de la RCV distal, lo que permite un pasaje más rápido de la sangre.
- El engrosamiento de las paredes vasculares causado por el vasoespasmo genera una disminución de la compliancia arterial, por lo que el sector vascular no se distiende o se distiende menos cuando llega un pulso de sangre, lo

que contribuye también al pasaje más veloz de la sangre (**fig. 17-1**). Estos valores, significativamente más cortos, disminuyen antes de que otros índices obtenidos con DTC (aumento de la velocidad media y del índice de Lindegaard) puedan diagnosticarlo.[7]

Estenosis carotídeas unilaterales o bilaterales

Este estudio se llevó a cabo en pacientes evaluados con monitorización multimodal a causa de estenosis carotídeas. Fue uno de los estudios más precoces en constante de tiempo de la circulación cerebral.[2] Se compararon tres grupos: 1) pacientes con estenosis carotídeas unilaterales (en forma separada del lado homolateral y contralateral a la estenosis); 2) pacientes con estenosis carotídeas bilaterales, en quienes se eligió el lado con mayor obstrucción; 3) voluntarios sanos.

Se realizó neuromonitorización multimodal que incluyó estudio simultáneo de VF bilateral con DTC en la ACM y monitorización no invasiva continua con Finapres de la PA.

Los resultados mostraron una disminución progresiva de tau, que fue mayor en los voluntarios, significativamente más corta en los pacientes con estenosis unilaterales (más larga en el lado contralateral a la estenosis que en el homolateral) y menor, también significativamente, en las estenosis bilaterales. Los valores de tau, expresados en milisegundos, para cada uno de los grupos referidos son los siguientes (media y DE): 220 ± 60; 210 ± 40; 180 ± 40; 160 ± 30; $P = 0,011$.[2] Esto se explica

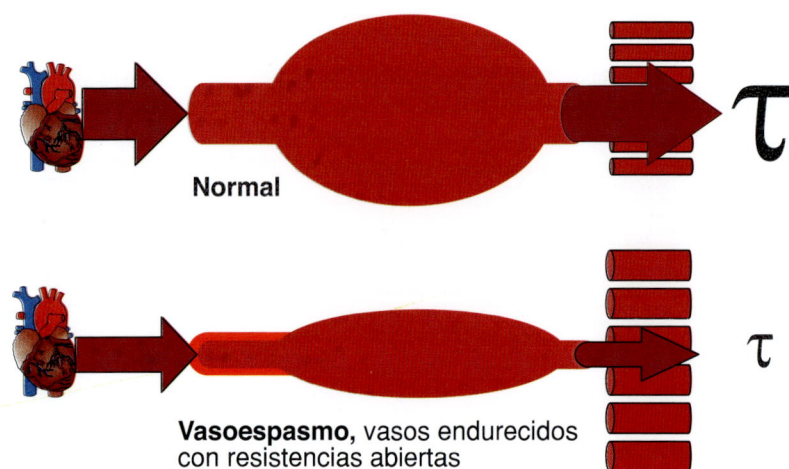

Fig. 17-1. Esquema del cambio que experimenta tau cuando aparece el vasoespasmo en la hemorragia subaracnoidea. En el sector superior se esquematiza una situación normal, con un árbol arterial de compliancia normal y resistencias cerebrovasculares también normales. Durante el vasoespasmo, en el sector inferior las arterias están engrosadas y endurecidas, por lo que el sector arterial es menos distensible y la sangre que llega no puede distenderlo y hace que atraviese el sector más rápidamente. A la vez, la resistencia cerebrovascular desciende, ya que las arteriolas y esfínteres precapilares se dilatan para compensar la disminución de la presión de perfusión distal causada por el vasoespasmo. Esto también genera que la sangre pase más rápidamente. Ambos cambios, la disminución de la compliancia y la disminución de las resistencias actúan en el mismo sentido, lo que explica la disminución temprana de tau.

por la respuesta de las arteriolas encefálicas a la disminución de la presión de perfusión encefálica causada por la obstrucción. Esta respuesta, siempre que la autorregulación esté conservada, es una vasodilatación arteriolar compensadora que permite que la sangre atraviese el sector arterial más rápidamente, lo que se traduce en una disminución de tau.

A diferencia del vasoespasmo en la hemorragia subaracnoidea no hay alteración de los vasos intracraneales grandes que lleven a una disminución de la compliancia arterial. El valor de tau derivado de la neuromonitorización múltiple podría utilizarse como un marcador de la repercusión hemodinámica cerebral de la estenosis.[2]

Traumatismo craneoencefálico

En pacientes con lesión encefálica traumática grave, el índice tau se acorta a través de un descenso en la compliancia arterial cerebral.[11] Un grupo de investigadores de Rusia ha estudiado la constante de tiempo de la circulación cerebral en pacientes con TCE grave. Su metodología incluye la medición del cambio del volumen arterial en cada latido por medio de la tomografía computarizada encefálica por perfusión.[9] Encuentran valores bajos de tau en pacientes con vasoespasmo de las arterias cerebrales postraumatismo y también en pacientes con hematomas (extradurales, subdurales) evacuados.

Traumatismo craneoencefálico e hiperventilación

Nuestro grupo, junto con investigadores del Hospital Addenbrooke de la Universidad de Cambridge, estudió en forma retrospectiva una cohorte de 27 pacientes con TCE grave, en quienes se generó hipocapnia durante una prueba estándar de reactividad al CO_2.[10] La hipocapnia se generó mediante un aumento del volumen minuto del ventilador del 20% que duró 50 minutos. La **figura 17-2** muestra el cambio en las variables adquiridas, PA, PIC, y VF en uno de los pacientes de esta cohorte.

En este estudio se encontró que, previo a la generación de hipocapnia, tau era menor en pacientes con TCE que los valores descritos en voluntarios

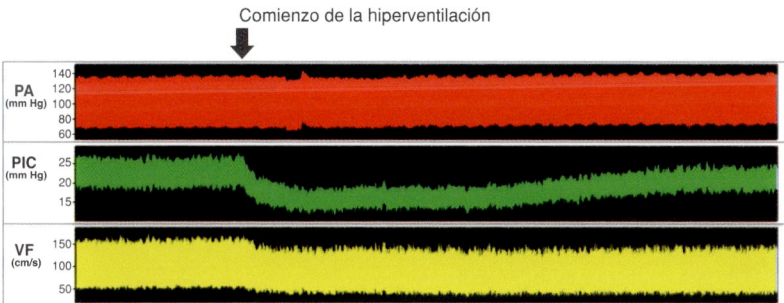

Fig. 17-2. Protocolo de investigación usado en los pacientes que participaron en el estudio de TCE e hipocapnia. Datos recabados de uno de los pacientes con traumatismo grave en quien se realizó hiperventilación. Se muestran los datos crudos de la etapa prehipocapnia y la respuesta a la generación de hipocapnia en el minuto 20 aproximadamente (flecha). Se observa cómo desciende la presión intracraneal (PIC) y la velocidad de flujo en la arteria cerebral media (VF). La presión arterial (PA) no varía.

sanos. Sin embargo, dado que los cálculos de tau en voluntarios no incluyen la PIC, no fue posible realizar una comparación estadística. La PCO_2 basal (mediana/RIQ) fue de 38,2/4,6 mm Hg y luego de la hiperventilación cayó a 32,9/6,9; es decir, aparecieron cambios significativos al generar hipocapnia. Tau aumentó en forma significativa. El cambio del valor medio de tau pre/durante la hipocapnia varió de 136 a 152 ms ($p < 0,001$). Este cambio se relacionó con un aumento en la RCV, que fue superior a la disminución de la compliancia arterial, la cual también fue significativa. La reducción de la compliancia arterial cerebral en el mismo grupo de pacientes traumatizados y con hipocapnia había sido demostrada previamente por Carrera y cols.[11] Estos autores consideran que este cambio se debe al aumento del tono microvascular generado por la hipocapnia. Esta vasoconstricción disminuye la capacidad del lecho arterial cerebral para acomodar la carga de volumen extra que genera cada pulso arterial. Nuestros resultados mostraron que, en pacientes con TCE grave, la hipocapnia modifica el flujo sanguíneo cerebral a través del predominio de los cambios directos en la RCV. El cambio en la reducción de la compliancia arterial se debe, en forma indirecta, al cambio en volumen debido a la vasoconstricción arteriolar. Como consecuencia de una disminución en la La reducción de la compliancia arterial junto con un aumento de mayor grado en la RCV, la constante de tiempo aumenta.[10]

Hidrocefalia normotensiva

Capel y cols. estudiaron, en forma retrospectiva, una cohorte de 50 pacientes con sospecha de hidrocefalia normotensiva. En cada uno de ellos se realizó una prueba de infusión. Se registraron los datos simultáneos mediante monitorización multimodal continua a una frecuencia de 50 Hz; la PA no invasiva mediante Finapres; la PIC mediante punción con aguja fina de un reservorio subcutáneo conectado a un catéter intraventricular, y la VF con DTC.[8]

La prueba de infusión busca evaluar la respuesta de la hemodinamia cerebral a la administración intraventricular (o lumbar en ciertos casos) de una solución fisiológica, mediante bomba de infusión a un flujo constante de 1,5 mL/min (1 mL/min si la PIC de apertura es $\geq$ 15 mm Hg). Se detiene la infusión cuando la PIC muestra un *plateau* o aumenta en forma persistente por encima de 40 mm Hg. Se calcula el cambio de resistencia que aparece en respuesta al cambio de volumen intraventricular.

En estos pacientes, la infusión intraventricular de volumen generó un aumento de la PIC que, a su vez, llevó a una disminución de la PPC (aunque en algunos hubo un aumento de la PPC debido a una reacción de Cushing). Esta disminución de PPC generó una respuesta autorregulatoria ocasionada por dilatación microvascular con disminución de la resistencia arteriolar. El cambio de la reducción de la compliancia arterial fue en

CUADRO 17-2. CAMBIOS DE TAU FRENTE A DIFERENTES ALTERACIONES DE LA HEMODINAMIA CEREBRAL

Alteración	RCV	Compliancia	Tau	Ref.
Vasoespasmo pos-HSA	↓	↓	↓↓	7
Estenosis carotídea	↓		↓	2
TCE		↓	↓	9,11
TCE + hipocapnia	↑↑	↓	↑	9-11
Test de infusión en HCF	↓↓	↑	↓	8

RCV: resistencias cerebrovasculares; Ref.: referencia; HSA: hemorragia subaracnoidea; TCE: traumatismo craneoencefálico; HCF: hidrocefalia.

sentido contrario, pero de menor magnitud relativa. Todo esto redundó en una disminución de tau. En el momento actual, el DTC es el único método que permite la medición continua de los cambios en la hemodinamia encefálica durante el estudio de infusión.[8,12]

En el **cuadro 17-2** se resumen los resultados de tau en las diferentes patologías estudiadas.

CONCLUSIONES

Tau puede considerarse un biomarcador.
La neuromonitorización múltiple, que incluye al DTC, a través de la evaluación de tau permite encontrar asimetrías que alerten de manera temprana la existencia de vasoespasmo en los pacientes con HSA, antes de la aparición del cuadro clínico o del diagnóstico por los marcadores clásicos del DTC (aumento de la velocidad y de los índices de Lindegaard o Soustiel). En la patología no asimétrica, un aumento progresivo de su valor puede alertar al equipo médico tratante de la aparición de cambios en alguno de los dos factores implicados en su cálculo, ya sea RCV o La reducción de la compliancia arterial.

PUNTOS CLAVE

- La constante de tiempo tau de la circulación cerebral evidencia teóricamente cuán rápido una carga de sangre arterial (que llega al cerebro como el volumen llevado por un pulso arterial) puede atravesar la vasculatura arterial cerebral desde el punto de insonación (arteria grande, de conductancia) hasta el límite arteriolo-capilar.

- Es el producto de la compliancia del sector arterial por la resistencia cerebrovascular lo que independiza a tau del diámetro del vaso insonado y permite que se mida en unidades absolutas (segundos), cuyo valor normal es de 220 ms (media).

- Se ha estudiado en animales de experimentación, y en humanos sanos y con patologías neurocríticas. Disminuye precozmente durante el vasoespasmo, lo cual complica a los pacientes con HSA, incluso antes de que los índices clásicos de DTC puedan diagnosticarla; disminuye con la hiperventilación y aumenta con la hipoventilación; aumenta con la hipotensión y la disminución de la PPE, y viceversa.

- Puede considerarse un biomarcador que se estudia mediante monitorización multimodal, en el que debe incluirse obligatoriamente el DTC.

- Avisa de manera temprana al clínico de la existencia de vasoespasmo o de alteraciones en la resistencia o compliancia del sistema.

REFERENCIAS

1. Kasprowicz M, Diedler J, Reinhard M, et al. Time constant of the cerebral arterial bed in normal subjects. Ultrasound Med Biol 2012;38:1129-37.
2. Kasprowicz M, Diedler J, Reinhard M, et al. Time constant of the cerebral arterial bed. Acta Neurochir Suppl 2012;114:17-21.
3. Czosnyka M, Richards HK, Reinhard M, et al. Cerebrovascular time constant: dependence on cerebral perfusion pressure and end tidal carbon dioxide concentration. Neurol Res 2012;34:17-24.
4. Uryga A, Kasprowicz M, Calviello L, et al. Assessment of cerebral hemodynamic parameters using pulsatile versus non-pulsatile cerebral blood outflow models. J Clin Monit Comput 2019;33:85-94.
5. Uryga A, Kasprowicz M, Burzynska M, et al. Cerebral arterial time constant calculated from the middle and posterior cerebral arteries in healthy subjects. J Clin Monit Comput 2019;33:605-13.
6. Kasprowicz M, Czosnyka M, Poplawska K, et al. Cerebral arterial time constant recorded from the MCA and PICA in normal subjects. Acta Neurochir Suppl 2016;122:211-4.
7. Kasprowicz M, Czosnyka M, Soehle M, et al. Vasospasm shortens cerebral arterial time constant. Neurocrit Care 2012;16:213-8.
8. Capel C, Kasprowicz M, Czosnyka M, et al. Cerebrovascular time constant in patients suffering from hydrocephalus. Neurol Res 2014;36:255-61.
9. Trofimov A, Kalentiev G, Gribkov A, et al. Cerebrovascular time constant in patients with head injury. Acta Neurochir Suppl 2016;121:295-7.
10. Puppo C, Kasprowicz M, Steiner LA, et al. Hypocapnia after traumatic brain injury: how does it affect the time constant of the cerebral circulation? J Clin Monit Comput 2020;34:461-8.
11. Carrera E, Steiner LA, Castellani G, et al. Changes in cerebral compartmental compliances during mild hypocapnia in patients with traumatic brain injury. J Neurotrauma 2011;28:889-96.
12. Avezaat CJJ, Eijndhoven JHM. Cerebrospinal fluid pulse pressure and craniospinal dynamics: A theoretical, clinical and experimental study. the Netherlands: The Hague: Jongbloed en Zoon 1984.

APÉNDICE

Cálculo de tau

$$Tau = R \cdot C$$

R: resistencia cerebrovascular; C: compliancia arterial cerebral.

Cálculo de la compliancia arterial cerebral

Como sabemos, la compliancia se define como el cambio en el volumen generado por un cambio en la presión.

$$C = \Delta V / \Delta P$$

Para realizar el cálculo de la compliancia del lecho arterial cerebral, se debe estudiar:

a) cómo cambia el volumen arterial cerebral en cada ciclo con la entrada pulsátil de sangre arterial y la salida poco pulsátil de sangre venosa;

b) cuál es la presión que genera este cambio de volumen.

Cálculo de la amplitud del cambio en el volumen sanguíneo arterial

La estimación del cambio en el volumen sanguíneo arterial (ΔVSa) durante la llegada de cada volumen de sangre pulsátil se basa en la modificación del concepto de Avezaat y von Eijndhoven.[13] En un ciclo completo, el volumen que entra, llevado por un pulso arterial, es igual al que sale a través de las venas. Pero la entrada y la salida se distribuyen de forma diferente en el tiempo. El volumen arterial de entrada se puede calcular (con solo un factor desconocido): Vm arterial por el área "A" de sección transversal de la arteria (desconocido). Entra en forma pulsátil y sale en forma poco pulsátil; en el modelo de "flujo constante hacia adelante" (CFF) que describiremos se asume que el flujo venoso de salida, de baja pulsatilidad, es constante. Se asume un área igual a la arterial (A) y una velocidad constante igual a la velocidad arterial media. Para ver cómo se va distribuyendo a medida que transcurre el ciclo, se debe calcular el volumen instantáneo arterial que entra, restarle el venoso que sale y esa diferencia sumarla a lo que había en la arteria en el instante anterior, calculando que al fin del ciclo el volumen extra que quedaría sería cero. Se debe calcular el volumen que cambia en cada instante y sumarse (o restarse en caso de que el cambio predominante sea negativo) al acumulado en el instante previo. En lugar de calcular el cambio de volumen instantáneo, lo que implicaría una integral dado que el muestreo de la velocidad es finito (p. ej., 50 Hz), se va realizando una sumatoria calculando el volumen neto en cada período de muestreo. Si la frecuencia de muestreo es 50 Hz, cada período de muestreo "p" dura 1/50 s, es decir, 0,02 s.

En cada período de muestreo "p" entra una determinada cantidad de sangre a través de la arteria que se puede calcular como p · Vi (velocidad de flujo en la arteria en el período de muestreo "i") · A.

En el mismo período de muestreo sale una cantidad de sangre venosa que se puede calcular como p · Vm · A (no es necesario especificar qué número de muestra es, ya que la velocidad de salida se supone constante).

La suma de las diferencias entre el volumen que entra y el que sale en cada período corresponde al volumen que va quedando en el sector arterial. Es el cambio de volumen (ΔVsa) que experimenta el sector arterial estudiado durante un pulso arterial por encima del volumen que permanece en el sector al terminar cada ciclo cardíaco (**fig. 17-3**).

En un pulso completo:

$$\Delta Vsa\,(n) = \sum (i{-}1)\,\wedge\,n\,(VFi \cdot 1\,/\,F \cdot A \quad VFm \cdot 1\,/\,F \cdot A) \quad (A.1)$$

ΔVsa: cambio en el volumen de sangre arterial cerebral en cada latido.

n: número de muestras en el ciclo (si la frecuencia de muestreo fuera 50 Hz y el ciclo cardíaco tuviera 1 segundo de duración, el valor de *n* sería 50).

VFi: velocidad de flujo sanguíneo cerebral en el período i.

F: frecuencia de muestreo.

VFm: velocidad media de flujo sanguíneo cerebral (constante).

A: área de sección transversal (desconocida) del vaso insonado.

1/F = período de muestreo (en segundos).

La ecuación A.1 puede simplificarse como:

$$\Delta Vsa\,(n) = A\,/\,F \sum\,(l = 1)\,\wedge\,n\,(VFi - VFm) \quad (A.2)$$

Es decir, la suma de la diferencia de volumen (arterial menos venoso) en cada período.

Una vez que se ha calculado el volumen de sangre arterial cerebral que cambia en cada latido, se calcula su amplitud, es decir, el máximo valor que toma. La amplitud del Vsa (Vsa1) es el máximo volumen al que llega el sector arterial durante un latido arterial, menos el mínimo volumen al final de la fase diastólica. Se calcula como el primer armónico del Vsa usando una transformación rápida de Fourier (no se profundizará en este concepto). Se puede usar también cualquier otro método de cómputo que calcule la diferencia entre la máxima y mínima presión durante el ciclo (**fig. 17-2**).

Cálculo de la amplitud de la presión arterial

Se calcula la amplitud de la presión arterial durante el mismo latido para el que se calculó el volumen de sangre. La amplitud de la PA (PA1) es la máxima presión durante un latido menos la mínima presión al fin de la fase diastólica de la curva de presión del pulso arterial. Se calcula como el primer armónico de la curva de PA usando también la transformación rápida de Fourier.

1. Cálculo de la compliancia arterial cerebral:

Una vez calculados los cambios de volumen y presión, se calcula la compliancia arterial cerebral como el cociente entre ambas amplitudes:

$$Ca = Vsa1\,/\,PA1 \quad (A.3)$$

2. Cálculo de la resistencia cerebrovascular

La resistencia cerebrovascular (R) se calcula como el cociente entre la presión de perfusión cerebral (PPC = PA − PIC) y el flujo sanguíneo cerebral (FSC). El FSC se calcula como la VF multiplicada por el área de sección transversal del vaso insonado (desconocida, pero estable, que llamaremos "A").

$$FSC = VF \cdot A \quad (A.4)$$

$$R = PPC\,/\,(VF \cdot A) \quad (A.5)$$

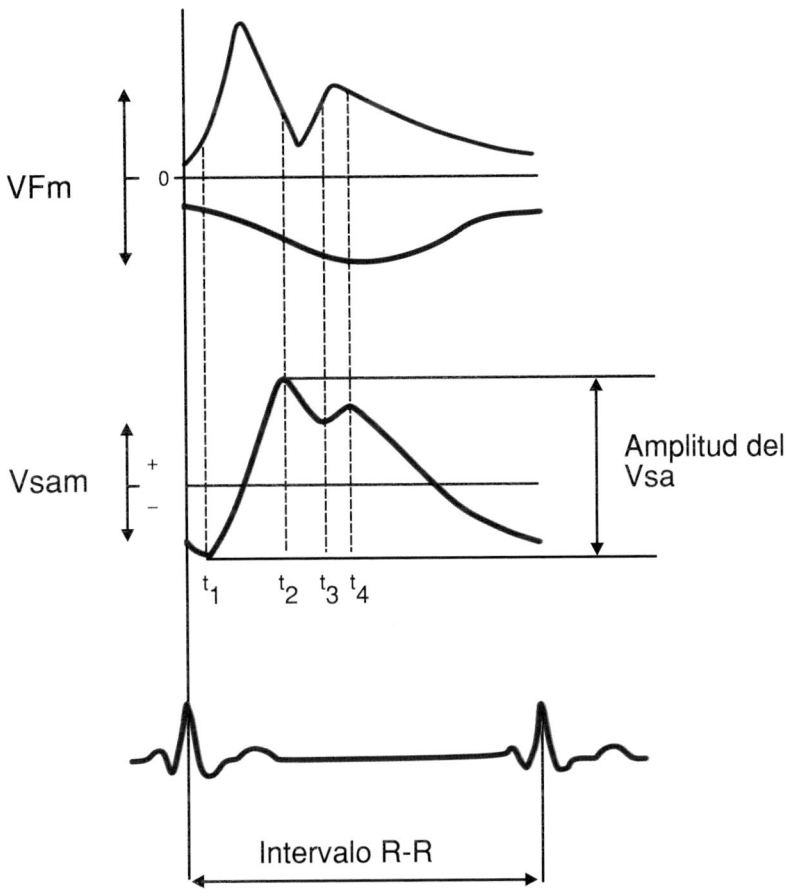

Fig. 17-3. Modificación del esquema de Eindhoven (ref. 12) sobre el cálculo del volumen arterial en un ciclo cardíaco. En el panel superior se muestran las variaciones de flujo, que son proporcionales a las variaciones de la velocidad de flujo medida con DTC. Se esquematiza como positivo cuando entra a la circulación arterial y como negativo cuando sale. Obsérvese cómo el flujo venoso es mucho menos pulsátil que el arterial. En el panel medio se va sumando la diferencia entre la sangre que entra (por la arteria) y la que sale (por la vena) en cada instante, lo que muestra la variación del volumen arterial cerebral. El volumen intraarterial sigue aumentando cuando la velocidad ya ha comenzado a decaer. El panel inferior muestra el ECG para facilitar la comprensión de las diferentes partes del ciclo cardíaco. El flujo arterial de entrada iguala al flujo venoso de salida en los tiempos t_2, t_3 y t_4. El volumen de entrada aumenta, mientras la entrada sigue siendo mayor que la salida (intervalos t_1-t_2 y t_3-t_4) y disminuye en la situación contraria. t_1 y t_2 corresponden al mínimo y máximo volumen, respectivamente. Vsa: volumen sanguíneo arterial; Vsam: volumen sanguíneo arterial medio; VFm: velocidad media de flujo sanguíneo cerebral. (Reproducida con permiso de *Erasmus University*).

Obsérvese que en la fórmula de la R el área de sección transversal de la arteria insonada se encuentra en el divisor.

Cálculo de la constante de tiempo de la circulación arterial cerebral (tau)

$$tau = RCV \cdot Ca \qquad (A.6)$$

El producto de la Ca (ecuación A.3) y la RCV (ecuación A.5) anula la contribución del área de sección desconocida (que se obtiene multiplicando en la fórmula de la Ca y dividiendo en la fórmula de la RCV). De esta manera, este producto permite que tau se mida en segundos.

CAPÍTULO

18

DOPPLER TRANSCRANEAL VENOSO

JORGE MAURICIO MERCADO VILLEGAS

Contenidos

INTRODUCCIÓN

En 1960, Sotomura utilizó por primera vez el efecto Doppler con ultrasonido para el estudio de la velocidad del movimiento de la sangre en las arterias y las venas. Dado que no se pensaba que el ultrasonido pudiera atravesar el cráneo, su estudio se centró en los vasos extracraneales de la cabeza y el cuello. Posteriormente, en 1982, Aaslid logró visualizar los vasos intracraneales con un transductor de 2 MHz. Su buena aplicabilidad y gran precisión para la obtención de datos hemodinámicos convierten a esta técnica, junto con la ecografía Doppler color (también llamada dúplex transcraneal o transcraneal color Doppler), en una de las primeras elecciones para el diagnóstico de la enfermedad vascular cerebral.[1,2]

El Doppler transcraneal (DTC) tiene la ventaja de ser una técnica no invasiva, segura y de un costo relativamente bajo, que la convierte en una opción de evaluación, seguimiento y neuromonitorización con amplia aplicabilidad en múltiples escenarios.

Varios investigadores, entre los que se destacan Valdueza y Stolz, han profundizado en el estudio de las venas cerebrales, inicialmente con Doppler pulsado y luego con ecografía (dúplex). Sin embargo, no se realiza aún de forma rutinaria debido a sus principales dificultades: a) la baja resolución tanto en el Doppler color como en el espectral dificulta la diferenciación de la imagen y el flujo del sistema venoso, además de la superposición con señales arteriales; b) la mayor variabilidad anatómica de las venas intracraneales, y c) la baja incidencia clínica de la enfermedad venosa cerebral pura.[2,12]

Las ventanas óseas descritas para el Doppler transcraneal se utilizan también para el examen venoso cerebral, ya sea Doppler o dúplex.[11] Así, se utilizan las ventanas transtemporal, suboccipital y orbitaria (**fig. 18-1A** y **B**).

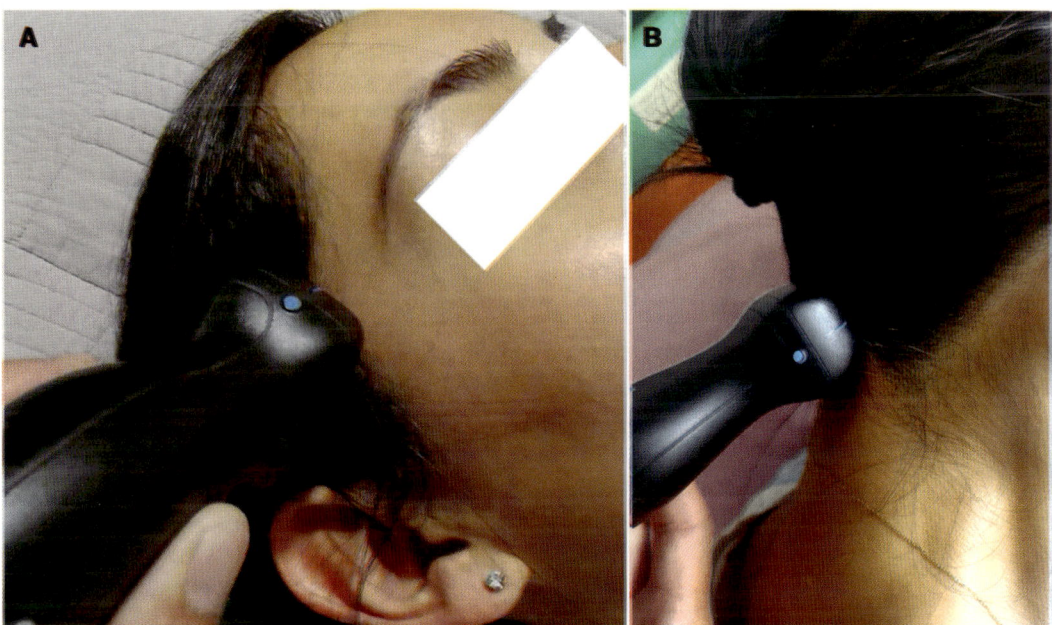

Fig. 18-1. A. Ventanas acústicas de uso común en el dúplex transcraneal venoso. Posición adecuada del transductor con la marca hacia la región cefálica en la ventana transtemporal. **B.** Posición adecuada del transductor en la ventana occipital.

Hace más de 15 años, Laurichesse-Delmas y cols. estuvieron entre los primeros investigadores que publicaron estudios sobre el examen ecográfico del sistema venoso intracerebral.[3] Sus estudios se realizaron en fetos, ya que estos eran más accesibles ecográficamente y, a su vez, brindaban información nueva sobre el desarrollo fetal.[4]

Con la publicación de artículos de hemodinamia encefálica, hay un creciente interés en el examen ecográfico completo del sistema nervioso central.[5] Sin embargo, el interés clínico en la vascularización venosa cerebral en condiciones normales y patológicas ha seguido siendo escaso, en comparación con el sistema arterial cerebral y otros sistemas venosos del cuerpo humano.[6] Las razones pueden deberse tanto a la compleja anatomía como a la dificultad que tiene esta técnica para obtener imágenes de las venas intracerebrales.

ANATOMÍA VENOSA CEREBRAL

El sistema venoso cerebral está compuesto por venas y senos venosos. Las venas son estructuras vasculares delicadas desprovistas de válvulas que efectúan el drenaje sanguíneo del cerebro. En su recorrido perforan la aracnoides, se disponen en un desdoblamiento de la duramadre, y forman los senos venosos. Poseen una configuración errática y, en algunas situaciones, no siguen el trayecto de las arterias (**fig. 18-2**).[7]

Las venas cerebrales que se pueden evaluar con Doppler o dúplex transcraneal venoso (DTCv) son las venas cerebrales internas que se sitúan a ambos lados de la línea media en el techo del tercer ventrículo, por debajo del cuerpo calloso, donde se unen y forman la gran vena de Galeno por encima de los tubérculos cuadrigéminos en la unión del seno sagital inferior y el seno recto. La vena de Rosenthal se considera dentro de este grupo debido al origen de sus afluentes, que recogen la sangre desde el parénquima cerebral. Su porción principal es normalmente subaracnoidea. Se forma a la altura de la sustancia perforada anterior por la unión de las venas cerebral anterior y cerebral media profunda. Desde allí transcurre por el espacio subaracnoideo y sigue una dirección posterior por debajo de la cintilla óptica y medial al uncus, luego asciende y rodea los pedúnculos cerebrales. Finalmente, drena en la vena cerebral magna, aunque

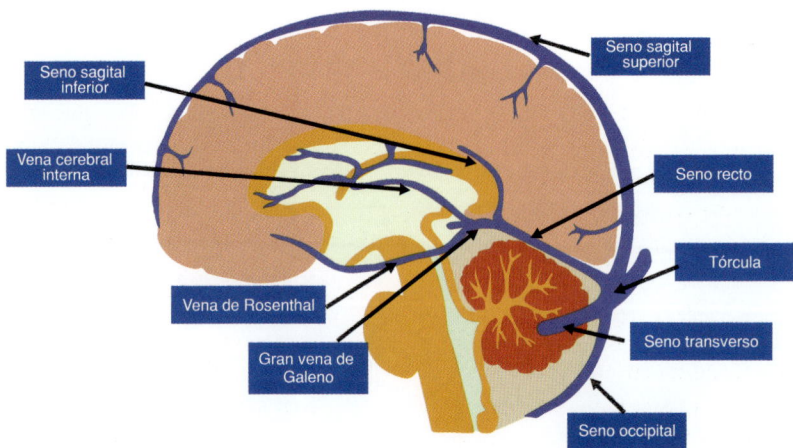

Fig. 18-2. Esquema del cerebro con los senos mayores, el sistema venoso superficial y profundo, y las interconexiones entre estos sistemas.

también puede hacerlo sobre las venas cerebrales internas o en el seno recto.

El seno sagital superior discurre por el borde superior de la hoz del cerebro y drena fundamentalmente las venas corticales. El seno longitudinal inferior pasa por el borde inferior de la hoz del cerebro y se une al seno recto a la altura del tentorio (**fig. 18-3**).

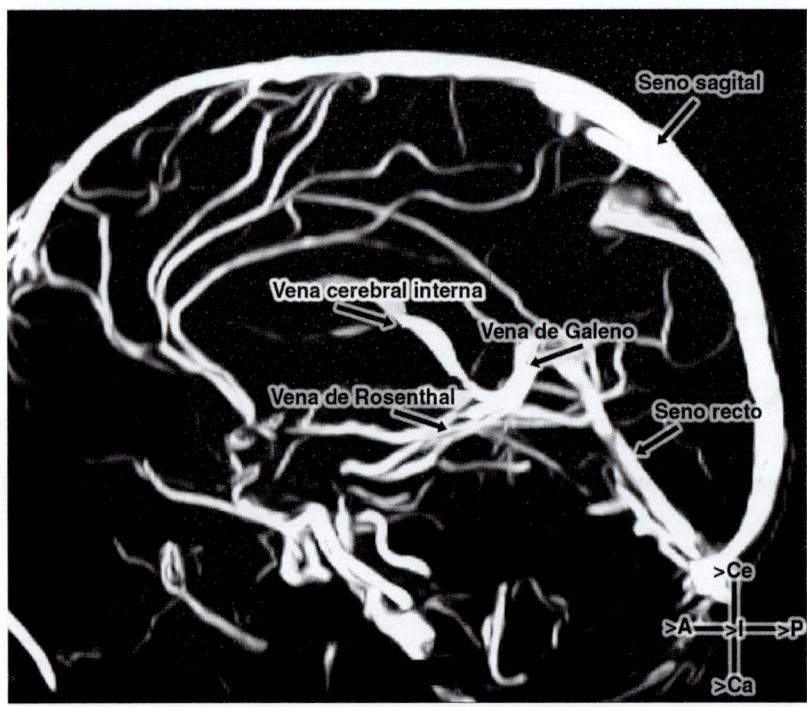

Fig. 18-3. Venografía por resonancia magnética. Vista sagital que identifica las venas cerebrales. Ce: cefálico, Ca: caudal, A: anterior, P: posterior, I: izquierda.

Los senos recto, sagital superior y occipital se reúnen en la tórcula (confluencia de los senos) a la altura de la protuberancia occipital. La tórcula, a su vez, drena a través de los senos transversos y sigmoideos en la vena yugular interna.

Los senos cavernosos son simétricos, pares y están formados por una red venosa irregular que se ubica a cada lado de la silla turca. La pared lateral consta de una doble capa dural. Por la lámina interna transcurren los nervios oftálmico, oculomotor y troclear. Dentro del seno cavernoso, discurre la arteria carótida interna en íntima relación con el nervio abducens (VI par). El seno cavernoso se dirige desde la fisura orbitaria superior hasta la extremidad anterior de la porción petrosa del hueso temporal. El drenaje se hace hacia el seno sigmoideo por medio del seno petroso superior y hacia la vena yugular interna mediante el seno petroso inferior.[8]

TÉCNICA

La evaluación del DTCv se puede realizar con DTC o un ecógrafo con el *software* transcraneal y un transductor phased array de alrededor de 2MHz (que se utiliza en ecocardiografía). La multifuncionalidad de la ecografía permite en la actualidad visualizar directamente la imagen Doppler; la configuración del filtro y la intensidad de la potencia han facilitado la detección de las velocidades bajas del sistema venoso cerebral[9,10] (**cuadro 18-1**).

El análisis sistemático de las venas cerebrales permite una evaluación del espectro venoso. La corrección del ángulo se aconseja solo para la vena cerebral media (VCM) y la vena basal de Rosenthal (VR); para todos los demás vasos venosos, la corrección del ángulo ha dado lugar a grandes inexactitudes porque los ángulos no son óptimos. Sin embargo, en lo que respecta a los exámenes de seguimiento, las mediciones de la velocidad de flujo sin corrección angular son suficientemente precisas para fines clínicos y científicos.[11]

La identificación del vaso se basa en la ventana ósea, el volumen de muestra, la posición, profundidad y dirección del flujo de la señal Doppler de la zona para evaluar.

Es importante considerar que las señales venosas van paralelas a las arteriales y tienen, en la mayoría de los casos, un sonido acústico típico predominantemente de tono bajo, como un viento que sopla de manera constante.

En el DTCC, la imagen bidimensional facilita la identificación exacta de los vasos y da como resultado una buena confiabilidad interobservador.[12] La maniobra de Valsalva puede ser de ayuda para la identificación de las estructuras venosas en pacientes colaborares y produce un incremento transitorio de las velocidades. En algunos casos, se hace necesaria la administración de ecopotenciadores (contrastes ecográficos).[13]

Consideraciones técnicas

Ventana transtemporal

Se ubica en el borde temporal, sobre el borde superior del arco cigomático, por delante y encima del trago. En caso de usar dúplex, el estudio se

CUADRO 18-1. COMPARACIÓN DEL DOPPLER TRANSCRANEAL (DTC) Y DEL DÚPLEX CODIFICADO EN COLOR (DTCC) EN EL ESTUDIO DEL SISTEMA VENOSO CEREBRAL

	DTC	DTCC
Configuración	Se seleccionan los valores bajos de escala, ganancia, configuración del filtro y volumen de muestra para facilitar el reconocimiento visual y acústico de una señal venosa de bajo flujo, a fin de evitar que quede enmascarada por el flujo arterial	Se utiliza un ecógrafo con *software* transcraneal y programación de color sensible de bajo flujo, con un ajuste de filtro de pared baja para detectar venas y senos intracraneales. Es necesario reducir la frecuencia de repetición del pulso, y la ganancia de color debe aumentarse hasta el umbral del artefacto

Continúa

CUADRO 18-1. (CONT.). COMPARACIÓN DEL DOPPLER TRANSCRANEAL (DTC) Y DEL DÚPLEX CODIFICADO EN COLOR (DTCC) EN EL ESTUDIO DEL SISTEMA VENOSO CEREBRAL

	DTC	DTCC
Venas en estudio	Transtemporal Occipital (poco frecuente) Oftálmica (poco frecuente)	Transtemporal Occipital Oftálmica (poco frecuente)
Venas en estudio	Vena cerebral media (poco frecuente) Vena de Rosenthal Seno recto	Vena cerebral media Vena de Rosenthal Vena de Galeno Seno transverso Seno sagital Seno recto
Ventana temporal	Vena cerebral media (poco frecuente) Vena de Rosenthal	Vena cerebral media Vena de Rosenthal Vena de Galeno Seno transverso Seno sagital
Ventana occipital	Seno recto	Seno recto
Técnica	Con un abordaje transtemporal posterior, una vez que se identificó el segmento P2 de la arteria cerebral posterior (ACP) se puede identificar la vena de Rosenthal. Se determinan las profundidades mínima y máxima a partir de las cuales se obtendrá la señal venosa variando la profundidad del volumen de la muestra, con incrementos de 2 mm y pequeñas correcciones del ángulo	Para la localización de la vena basal de Rosenthal, se identifica primero el mesencéfalo. En la parte posterior, se busca el segmento P2 de la arteria cerebral posterior homolateral al lado de la evaluación. En dirección occipital, ligeramente hacia arriba, se identifica la vena de Rosenthal. Se puede seguir hasta su unión con la vena cerebral interna, insonar la gran vena de Galeno y el seno recto

(Referencias 10, 11 y 23).

inicia en proyección axial, con la muesca del transductor hacia la región frontal. Para la localización de la vena basal de Rosenthal, se identifica primero el mesencéfalo. En la parte posterior se busca el segmento P2 de la arteria cerebral posterior homolateral al lado de la evaluación, y en dirección occipital ligeramente hacia arriba se identifica la vena de Rosenthal. Se puede seguir hasta su unión con la vena cerebral interna, insonar la gran vena de Galeno y el seno recto. En ocasiones, también es posible la insonación de los senos cavernoso y esfenoparietal a través de la ventana transtemporal, aunque esto no es rutinario.[14] Los senos cavernoso y esfenoparietal se pueden localizar al reconocer primero el canal carotídeo desde la ventana temporal en el plano axial como un surco hipodenso que está situado por delante del mesencéfalo. Luego de localizado este canal, se desplaza el transductor ligeramente hacia la dirección caudal. La ventana orbitaria permite visualizar la arteria carótida interna intracavernosa, que muestra el drenaje venoso variable: anterior, si ocurre a través de la ventana oftálmica; posterior, si el drenaje se produce por el seno petroso inferior; y superior, si sucede por el seno esfenoparietal (**figs. 18-4A** y **B** y **18-5A** y **B**).[15]

Ventana transoccipital

Si el paciente está sentado, debe posicionarse con la cabeza ligeramente flexionada hacia delante. En el paciente crítico en decúbito dorsal, la cabeza debe estar flexionada hacia el lado contrario

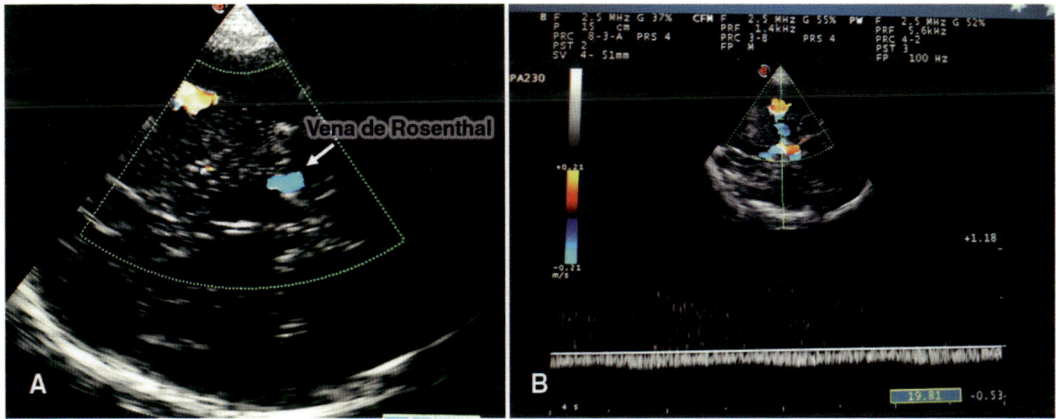

Fig. 18-4 A. En la ventana temporal, hacia el segmento P2 de la arteria cerebral posterior (ACP) y basculando hacia arriba el transductor, se visualiza la vena de Rosenthal. **B.** Flujo normal de la vena de Rosenthal que se aleja del transductor en el Doppler color y espectral.

y elevada con una pequeña almohada, y se deja espacio para la mano que sostiene el transductor. Los puntos para tomar como referencia son la protuberancia occipital, las mastoides y la apófisis espinosa del atlas. Se coloca el transductor en la línea media por debajo de la protuberancia occipital y se dirige el haz de ultrasonido hacia la base de la nariz con la marca del transductor hacia el lateral; basculando el transductor en dirección cefálica, se insonan el seno recto y el plexo venoso basal (**fig. 18- 6A** y **B**).[14]

APLICACIÓN

El DTCv no ha logrado tener un papel significativo en la evaluación de la patología venosa intracrancal.

El dúplex codificado en color (DTCC) puede obtener fácilmente imágenes del sistema venoso, incluidos los senos de la fosa posterior, porque la orientación se basa principalmente en referencias anatómicas parenquimatosas.

La exploración se inicia en el plano mesencefálico. Posteriormente, se coloca el modo Doppler

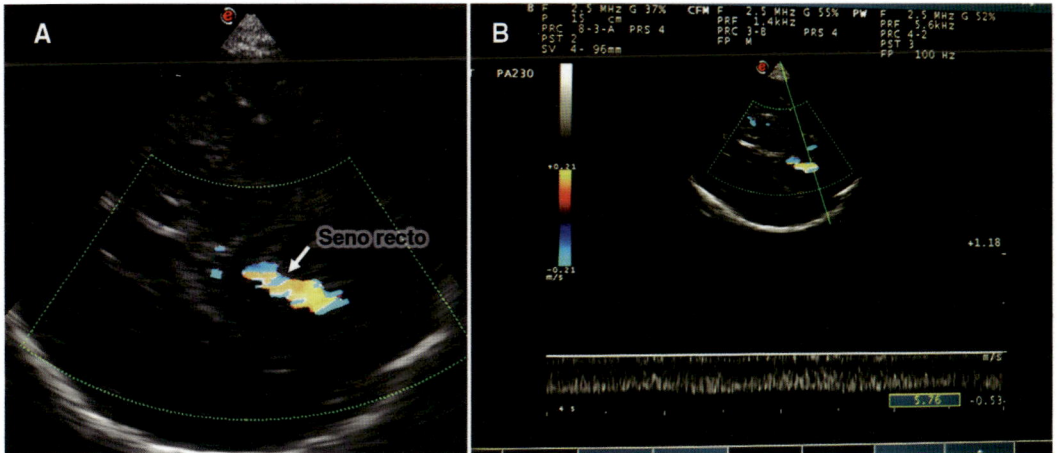

Fig. 18-5 A. En la ventana temporal hacia la parte posterior medial, detrás del mesencéfalo, se visualiza el seno recto. **B.** Flujo normal del seno recto que se aleja del transductor en el Doppler color y espectral.

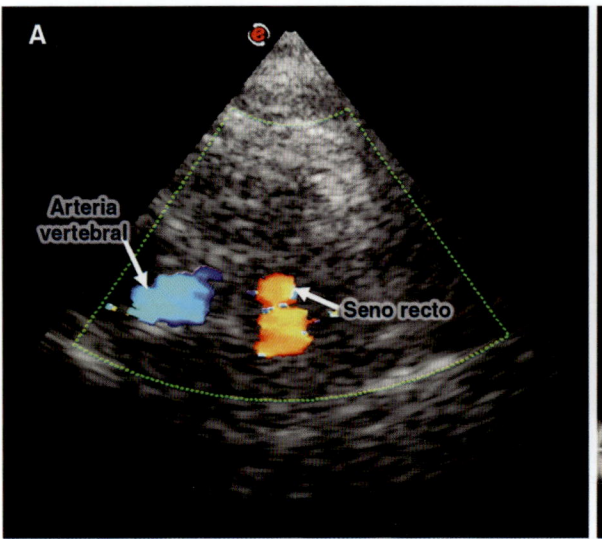
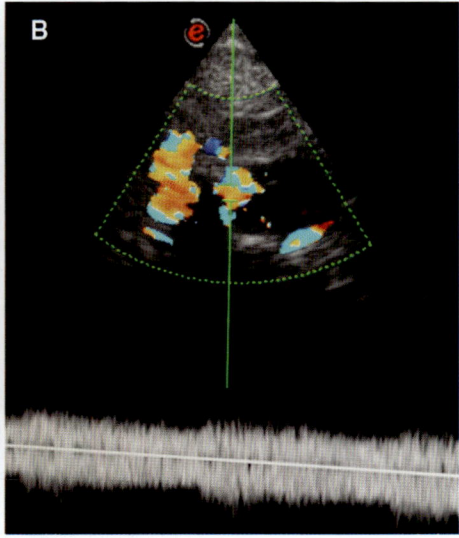

Fig. 18-6 A. En la ventana transoccipital, hacia la parte posterior medial detrás del mesencéfalo, se visualiza el seno recto. **B.** Flujo normal del seno recto que se aleja del transductor en el Doppler color y espectral.

para identificar las principales arterias. Por ejemplo, la vena de Rosenthal sigue el curso de la arteria cerebral posterior, ligeramente más craneal, y muestra un flujo que se aleja de la sonda.[16]

Con el aumento de la edad, se dificulta la identificación de los vasos venosos, y es más pronunciada en los senos durales que en las venas cerebrales. Se ha descrito una tasa de detección más alta en hombres que en mujeres (**cuadro 18-2**).[16]

Varios estudios han publicado valores normales de velocidad en el flujo venoso cerebral. Un estudio de Valdueza y cols. comparó los resultados de diferentes grupos de investigadores y demostró que los de referencia concuerdan entre sí con diferencias menores entre estudios y entre observadores.[16,17]

En el ámbito de la atención neurointensiva, cada vez hay más estudios que sugieren una relación entre el flujo sanguíneo venoso y la PIC.[17,18]

CUADRO 18-2. TABLA DE VALORES DE LA VELOCIDAD DEL FLUJO SANGUÍNEO VENOSO CEREBRAL EN VOLUNTARIOS SANOS

Flujo venoso cerebral					
Hombres			**Mujeres**		
	VS cm/s	VD cm/s		VS cm/s	VD cm/s
Vena cerebral media	9,8 ± 3,3	6,6 ± 2,1	Vena cerebral media	11,1 ± 4,4	7,5 ± 2,7
Vena de Rosenthal	13,2 ± 4,7	9,5 ± 3,4	Vena de Rosenthal	14,4 ± 4,6	10,4 ± 3,3
Vena de Galeno	16,3 ± 5,3	11,6 ± 4,7	Vena de Galeno	18,5 ± 11,2	12,6 ± 6,7
Seno recto	17,5 ± 8,2	12,5 ± 7,4	Seno recto	20,5 ± 8,7	15,2 ± 6,6
Seno transverso	17,1 ± 8,2	11,9 ± 6,2	Seno transverso	18,9 ± 11,3	13,3 ± 8,5
Seno sagital superior	9,6 ± 2,9	6,1 ± 2,4	Seno sagital superior	10,1 ± 4,3	6,2 ± 2,7

VS: velocidad sistólica; VD: velocidad diastólica.[13]

La compliancia cerebral y la PIC dependen, en gran medida, de la compresibilidad del compartimiento venoso y el líquido cefalorraquídeo (LCR). El sector venoso transporta el 70% del volumen vascular cerebral; la estasis en las venas es un mecanismo compensatorio temprano en caso de aumento de la PIC. Por lo tanto, la sangre venosa es empujada hacia las venas mayores y esto determina un aumento de la velocidad del flujo sanguíneo venoso cerebral.

Entre los nuevos modelos de monitorización continua no invasiva de la PIC basados en DTCv, Schoser y cols. han demostrado que el DTCv puede ser una herramienta adicional para la monitorización de la PIC elevada y brinda información sobre la hemodinamia venosa cerebral.[19] Esta técnica puede ser una alternativa cuando la monitorización invasiva está contraindicada. Sin embargo, la insonación del seno recto solo es posible en alrededor del 70% de los pacientes;[20] además, hay otras limitaciones que se describirán más adelante.[19,23]

Entre otras utilidades del DTCv está el diagnóstico y análisis del vasoespasmo en la hemorragia subaracnoidea con el índice de AVI (índice arteriovenoso), malformaciones arteriovenosas, aneurismas venosos cerebrales, hidrocefalia, trombosis venosa y de senos venosos.[18,25-27] En los últimos años, el interés por comprender el papel del drenaje cerebral en los trastornos neurovasculares y neurodegenerativos ha ido en aumento. La descripción de la insuficiencia venosa cerebral espinal crónica (IVCEC) lleva a numerosos investigadores a explorar el papel del flujo venoso disminuido en la esclerosis múltiple, la enfermedad de Alzheimer, la enfermedad de Parkinson, la enfermedad de Ménière y la migraña.[18,25] Desde el punto de vista del comportamiento, también se ha prestado atención a los trastornos del sueño, la fatiga crónica y las características cognitivas, siempre en relación con la IVCEC.

Sería deseable la evaluación combinada, tanto arterial como venosa, para mejorar la precisión diagnóstica.[21,22]

LIMITACIONES

El DTCv es una técnica prometedora. Sin embargo, tiene algunas limitaciones:[9,23,24]

- La principal desventaja es la baja velocidad de flujo de las señales venosas, las cuales pueden quedar ocultas por las señales arteriales.
- Al igual que en el Doppler transcraneal arterial, puede ser imposible realizar el estudio en pacientes politraumatizados debido a la presencia de collarín cervical, cuando se quiere visualizar a través de la ventana occipital.
- En determinados casos no se pueden visualizar ciertas estructuras, como el seno longitudinal inferior o el tercio anterior del seno longitudinal superior, debido a la gran variabilidad anatómica del sistema venoso.
- La insonación del seno recto es factible en solo el 70% de los casos debido a variaciones anatómicas en las venas cerebrales y dificultades de insonación por las ventanas acústicas.

CONCLUSIONES

El DTCv ha demostrado ser un método factible de monitorización en la patología cerebrovascular, y tiene un valor prometedor para el diagnóstico y seguimiento de la hipertensión intracraneal, el vasoespasmo en la hemorragia subaracnoidea, las malformaciones arteriovenosas, la trombosis y en los trastornos neurovasculares y neurodegenerativos.

Este método, basado en ultrasonido, es rápido, de bajo costo y es una tecnología que está disponible en los centros asistenciales.

A pesar de las limitaciones técnicas, es posible estudiar el sistema venoso, lo que puede abrir nuevas perspectivas para el examen no invasivo del flujo sanguíneo cerebral. En 2019, en el Hospital de Clínicas de Montevideo, Uruguay, se realizó la primera monitorización venosa cerebral continua con DTC, con el sistema de neuromonitorización CONTINE dentro de la neuromonitorización múltiple, que además incluye adquisición simultánea de PA y PIC. En este caso, se evidenció una correlación excelente entre PIC y velocidad venosa (**fig. 18-7**).[20]

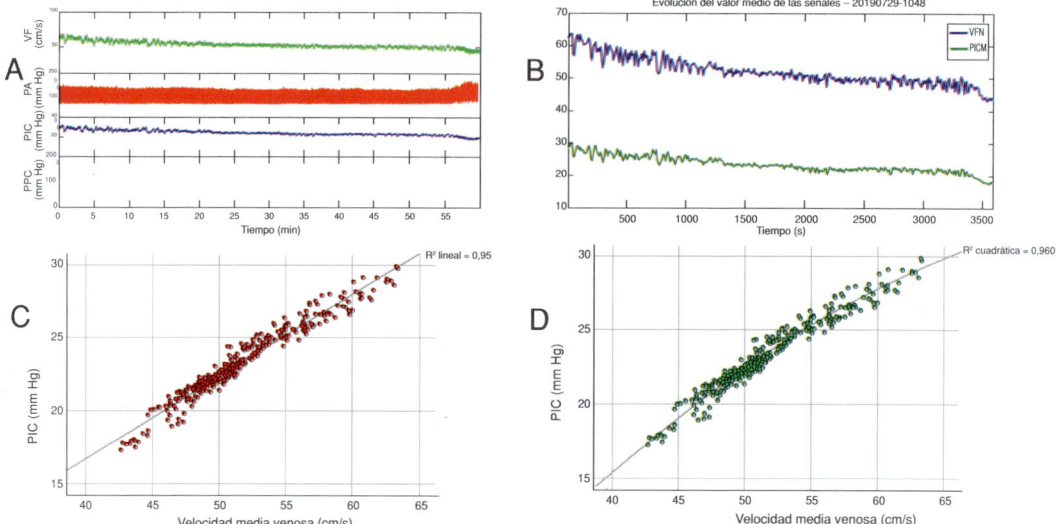

Fig. 18-7. Monitorización venosa. Monitorización integrada de la presión arterial (PA), presión intracraneal (PIC) y de la velocidad de flujo en la vena de Rosenthal (VF) realizada por el Grupo de Neuromonitorización del Centro de Tratamiento Intensivo del Hospital de Clínicas de Montevideo (Dr. Mauricio Mercado). Se usó el sistema CONTINE en un paciente politraumatizado grave. En el panel **A** se visualizan las señales crudas (velocidades sistodiastólicas) de las tres señales adquiridas y la presión de perfusión cerebral (PPC), que se calcula como la diferencia entre PA y PIC. En el panel **B** se muestran las señales medias de la VF venosa y PIC. Se puede observar que sus deflexiones son paralelas, e incluye las ondas lentas. En el panel **C** se muestra la correlación lineal entre la PIC y la VF venosa (R2 = 0,95), que muestra una excelente correlación que mejora aún más al buscar la correlación cuadrática (R2 = 0,96). Este enfoque podría ser un modo de estudiar la PIC en forma continua, aunque queda mucho por analizar.

PUNTOS CLAVE

- El DTCv no se realiza aún de forma rutinaria, lo cual puede deberse tanto a la compleja anatomía, obstáculo de la ventana de insonación, como a la dificultad que conlleva esta técnica para obtener imágenes de las venas intracerebrales.

- Durante la evaluación del DTC, la identificación de las arterias principales es útil, aunque no es un requisito previo para la evaluación del flujo venoso cerebral.

- El DTCv y la monitorización no invasiva pueden ser una alternativa cuando la monitorización invasiva está contraindicada.

- La monitorización venosa cerebral ha aumentado el interés por comprender el papel del drenaje cerebral en los trastornos neurovasculares y neurodegenerativos.

- Es recomendable realizar una evaluación combinada, tanto arterial como venosa, para mejorar la precisión diagnóstica.

REFERENCIAS

1. Caricato A, Mignani V, Bocci MG, et al. Usefulness of transcranial echography in patients with decompressive craniectomy: a comparison with computed tomography scan. Crit Care Med 2012;40:1745-52.

2. Naqvi J, Yap KH, Ahmad G, et al. Transcranial Doppler ultrasound: a review of the physical principles and major applications in critical care. Int J Vasc Med 2013;629378.

3. Laurichesse-Delmas H, Grimaud O, Moscoso G, et al. Color Doppler study of the venous circulation in the fetal brain and hemodynamic study of the cerebral transverse sinus. Ultrasound Obstet Gynecol 1999;13:34-42.

4. Degani S. Evaluation of fetal cerebrovascular circulation and brain development: the role of ultrasound and Doppler. Semin Perinatol 2009;33:259-69.

5. International Society of Ultrasound in Obstetrics, Gynecology Education Committee. Sonographic examination of the fetal central nervous system: guidelines for performing the 'basic examination' and the 'fetal neurosonogram'. Ultrasound Obstet Gynecol 2007;29:109-16.

6. Karl K, Heling KS, Chaoui R. Ultrasound of the fetal veins Part 3: The fetal intracerebral venous system. Ultraschall Med 2016;37:6-26.

7. Bouchet A. Vascularización venosa del cerebro. En: Bouchet A. Anatomía descriptiva, topográfica y funcional – SNC. Buenos Aires: Editorial Médica Panamericana; 1978:313-26.

8. Kuhl V, Tettenborn B, Eicke BM, et al. Color-coded duplex ultrasonography of the origin of the vertebral artery: normal values of flow velocities. J Neuroimaging 2000;10:17-21.

9. Egido Herrero JA, García García AM y Simal Hernández P. Cap. 5. Estudio dúplex transcraneal de arterias y venas: técnica y anatomía. En: Irimia P, Segura T, Serena J, Moltó JM. Neurosonología: Aplicaciones diagnósticas para la práctica clínica. Buenos Aires: Editorial Médica Panamericana 2011:63-75.

10. Valdueza JM, Schmierer K, Mehraein S, et al. Assessment of normal flow velocity in basal cerebral veins. A transcranial doppler ultrasound study. Stroke 1996;27(7):1221-5.

11. Stolz E, Babacan SS, Bödeker R-H, et al. Interobserver and intraobserver reliability of venous transcranial color-coded flow velocity measurements. J Neuroimaging 2001;11:385-92.

12. Schreiber SJ, Stolz E, Valdueza JM. Transcranial ultrasonography of cerebral veins and sinuses. Eur J Ultrasound 2002;16:59-72.

13. Berg D, Becker G. Perspectives of B-Mode transcranial ultrasound, NeuroImage 2002;15:463-73.

14. Baumgartner RW, Schmid C, Baumgartner I. Comparative study of power-based versus mean frequency-based transcranial color-coded duplex sonography in normal adults. Stroke 1996;27:101-4.

15. Valdueza JM, Hoffmann O, Doepp F, et al. Venous Doppler ultrasound assessment of the para-sellar region. Cerebrovasc Dis 1998;8:113 7.

16. Stolz E, Kaps M, Kern A, et al. Transcranial color-coded duplex sonography of intracranial veins and sinuses in adults. Reference data from 130 volunteers. Stroke 1999;30:1070-5.

17. Khan MN, Shallwani H, Khan MU, et al. Noninvasive monitoring intracranial pressure - A review of available modalities. Surg Neurol Int 2017;8:51.

18. Feng H, Zhang H, He W, et al. Jugular venous reflux is associated with perihematomal edema after Intracerebral hemorrhage. Biomed Res Int 2017;2017:7514639.

19. Schoser BG, Riemenschneider N, Hansen HC. The impact of raised intracranial pressure on cerebral venous hemodynamics: a prospective venous transcranial Doppler ultrasonography study. J Neurosurg 1999;91:744-9.

20. Moraes L, Noble M, Furtado S y cols. Inicio de la monitorización venosa cerebral continua. Cátedra de Medicina Intensiva. Grupo de neuroemergencia y neuroreanimación del Hospital de Clínicas, Facultad de Medicina, UDELAR. Presentado en la Semana Académica del Hospital de Clínicas, 17 al 21 sept. 2019.

21. Connolly F, Schreiber SJ, Leithner C, et al. Assessment of intracranial venous blood flow after subarachnoid hemorrhage: a new approach to diagnose vasospasm with transcranial color-coded duplex sonography. J Neurosurg 2018;129:1136-42.

22. Zamboni P. Why Current Doppler Ultrasound methodology is inaccurate in assessing cerebral venous return: the alternative of the ultrasonic jugular venous pulse. Behav Neurol 2016;2016:7082856.

23. Robba C, Cardim D, Tajsic T, et al. Ultrasound non-invasive measurement of intracranial pressure in neurointensive care: A prospective observational study. PLoS Med 2017;14: e1002356.

24. Robba C, Cardim D, Tajsic T, et al. Non-invasive intracranial pressure assessment in brain injured patients using ultrasound-based methods. Acta Neurochir Suppl 2018;126:69-73.

25. McDonald S, Iceton JB. The use of Doppler ultrasound in the diagnosis of chronic cerebrospinal venous insufficiency. Tech Vasc Interv Radiol 2012;15:113-20.

26. Prada F, Del Bene M, Mauri G, et al. Dynamic assessment of venous anatomy and function in neurosurgery with real-time intraoperative multimodal ultrasound: technical note. Neurosurg Focus 2018;45:E6.

27. Busch KJ, Kiat H, Avolio A, et al. Obstructive hydrocephalus due to unruptured brain arteriovenous malformation: demonstrating transcranial color duplex confirmation of cerebral venous hemodynamic alterations and color duplex ultrasound confirmation of shunt patency. Cureus 2019;1:e6181. Correction in: Cureus. 2020;12:c26.

PRINCIPIOS FÍSICOS DEL DÚPLEX TRANSCRANEAL

LEANDRO I. TUMINO

Contenidos

INTRODUCCIÓN

La ultrasonografía (US) es una técnica de diagnóstico médico basada en la acción de ondas de ultrasonido. Las imágenes se obtienen mediante el procesamiento de los haces ultrasónicos (ecos) reflejados por las estructuras corporales.

En los últimos años, esta técnica ha ganado un espacio de importancia en las unidades de cuidados intensivos. Su utilización como guía en la colocación de un acceso venoso central, como monitorización hemodinámica de un paciente en shock o para establecer el diagnóstico de neumotórax, neumonía o derrame pleural son algunos de los ejemplos que marcan la importancia de estar entrenados e interpretar correctamente los hallazgos ultrasonográficos.

Hasta no hace mucho tiempo se consideraba que el cerebro era poco accesible al ultrasonido, y se utilizaba con transductores especiales que solo podían generar una imagen de Doppler pulsado. Con el avance de la tecnología y el gran desarrollo de los equipos ultrasonográficos, esto se pudo revertir y ha permitido no solo obtener imágenes de Doppler pulsado, sino también bidimensionales y Doppler color (dúplex).

El dúplex es una técnica de imagen sencilla, no invasiva y ampliamente accesible que permite la evaluación tanto del sistema nervioso central como también del resto de los sistemas orgánicos en tiempo real, con la ventaja de que puede realizar una evaluación completa del paciente.

———

Sin embargo, tiene la desventaja de ser dependiente del operador, quien debe tener conocimiento de los principios físicos del ultrasonido y estar familiarizado con la sonoanatomía de los tejidos. Además, es importante que el profesional sepa reconocer los fenómenos sonográficos que pueden presentarse como confusores y que se denominan artefactos.

En este capítulo se brindarán los conceptos básicos sobre la física del ultrasonido, así como también las características fundamentales de los equipos, que permitirán una adecuada interpretación de las imágenes cerebrales obtenidas.

DEFINICIONES

Para comprender e interpretar un estudio ultrasonográfico, es necesario contar con conceptos básicos sobre los principios físicos involucrados en la generación de las imágenes. Comenzaremos por establecer algunas definiciones básicas.[1,2]

Sonido

Es una forma de energía mecánica que se propaga a través de la materia en forma de ondas originadas por la vibración de un cuerpo elástico. Estas ondas presentan algunas características (**fig. 19-1**):

- Ciclo: fragmento de una onda comprendido entre dos puntos iguales de su trazado.
- Longitud de onda: distancia en la que la onda realiza un ciclo completo.
- Frecuencia: número de ciclos por unidad de tiempo (habitualmente, segundos) expresada en hercios (Hz) o sus múltiplos.
- Velocidad de propagación: velocidad a la cual el sonido viaja a través de un medio, habitualmente se considera de 1540 m/s para los

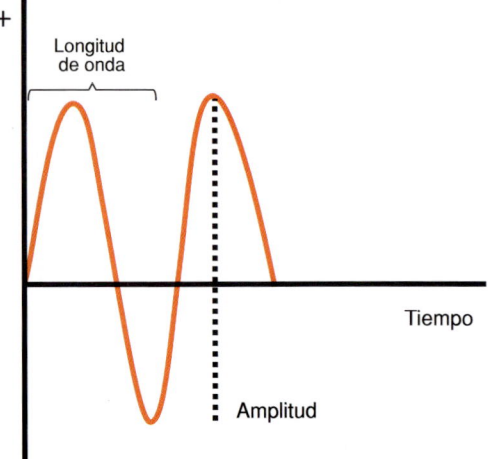

Fig. 19-1. Onda sonora y sus características.

tejidos blandos. La velocidad de propagación (v) se relaciona con la longitud de onda (l) y la frecuencia (f) mediante la siguiente fórmula: l = v / f. De esta relación matemática se puede inferir que, para una misma velocidad, la longitud de onda es inversamente proporcional a la frecuencia. También la mayor o menor proximidad de las partículas de un medio (densidad) influye en la velocidad de propagación. De acuerdo con esta densidad, la velocidad de propagación varía en los distintos tejidos corporales (**cuadro 19-1**).

Ultrasonido

Se define como una serie de ondas mecánicas, generalmente longitudinales, originadas por la vibración de un cuerpo elástico (cristal piezoeléctrico) y propagadas a través de un medio material (tejidos corporales), cuya frecuencia supera la del sonido audible por el humano: 20 000 ciclos/segundo o 20 KHz. Los ultrasonidos que generan los transductores de los ecógrafos tienen una frecuencia que oscila entre 2 y 10 MHz.

La ecografía se basa en el estudio de estas ondas de US reflejadas, las cuales atraviesan los distintos medios con diferentes impedancias, y en cada cambio de medio se crea una interfase en la que rebotan los US. Estos no tienen las mismas

Tejido	Velocidad (m/s)	Densidad (g/mL)
Grasa	1470	0,97
Músculo	1568	1,04
Hígado	1540	1,05
Cerebro	1530	1,02
Hueso	3600	1,7
Agua	1492	0,99
Aire	332	0,001

CUADRO 19-1. VELOCIDAD DE PROPAGACIÓN DEL ULTRASONIDO Y DENSIDAD DE LOS DIFERENTES TEJIDOS

características que el haz de US original, ya que al ser reflejados cambian de amplitud, frecuencia y velocidad. Cuando hablamos de interfase, hacemos referencia al plano de separación entre dos medios físicos con diferentes impedancias acústicas. Cuando el sonido atraviesa un medio físico y choca con una interfase reflectante, una parte del sonido lo atravesará y en otras se reflejará, lo que constituirá el eco de esa interfase. Cuanto mayor sea la diferencia de impedancia entre dos medios, mayor será la amplitud de los ecos reflejados y menor la capacidad de los US de atravesarlos (**fig. 19-2**). El aire y el hueso se caracterizan por impedir el paso del US.

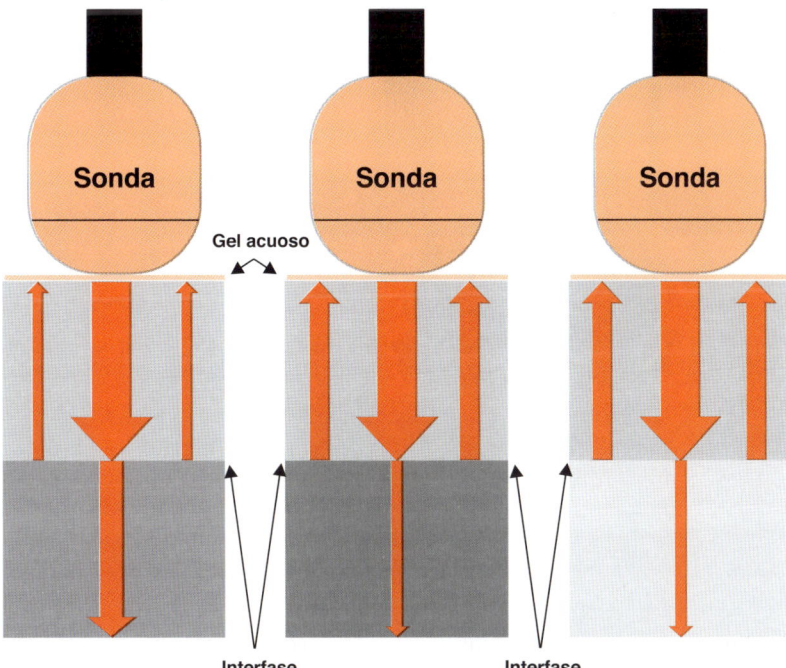

Fig. 19-2. La amplitud de las ondas reflejadas varía dependiendo de la diferencia de impedancia entre dos medios (interfases). A menor diferencia de impedancia entre dos medios, los ultrasonidos atravesarán mejor la interfase y menor será la amplitud de las ondas reflejadas.

A medida que atraviesan los distintos tejidos, las ondas de US pueden sufrir una serie de cambios físicos:

- **Atenuación:** la onda sonora pierde amplitud. El parámetro físico que más influye en la absorción de una onda sonora es la propia frecuencia de onda: a mayor frecuencia, mayor absorción y menor capacidad de penetración, y a menor frecuencia, menor absorción y mayor capacidad de penetración.
- **Refracción:** el sonido cambia de dirección en la interfase de dos tejidos con diferente densidad.
- **Reflexión:** como se ha mencionado, una parte de la onda es reflejada y la otra continúa atravesando los tejidos.

FORMACIÓN DE LA IMAGEN

Un ecógrafo está compuesto por un transductor o sonda ecográfica, una unidad de procesamiento y un monitor (**fig. 19-3**). En este apartado, describiremos con mayor detalle los transductores y las variables que pueden influir en el procesamiento de las señales.[1,3,4]

Transductores

Los transductores son una parte esencial del equipo. En su interior contienen cristales que transforman la energía eléctrica en mecánica (haz de ultrasonido) y también son capaces de traducir la energía mecánica en eléctrica para su posterior procesamiento. Cuando los cristales son

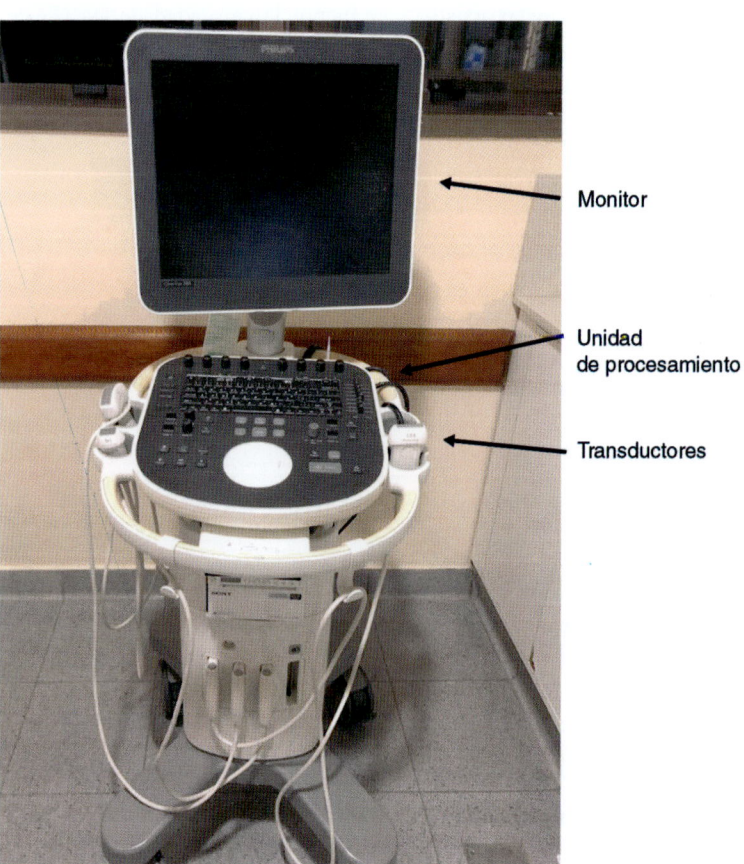

Fig. 19-3. Componentes de un ecógrafo: monitor, unidad de procesamiento de las imágenes y transductores.

sometidos a una diferencia de potencial, se deforman (expansión-compresión). Este movimiento mecánico produce un ultrasonido con la misma frecuencia que la señal eléctrica aplicada. La secuencia inversa también puede ocurrir: el ultrasonido choca contra el cristal, y transfiere la energía mecánica (en forma de contracción y expansión del cristal), lo que provoca una señal eléctrica oscilante.

Hay tres elementos fundamentales que todo transductor debe poseer:

- **Cristal:** es un cristal de cerámica que puede ser titanato o circonato de plomo, un material que posee grandes propiedades piezoeléctricas. Se suelen usar montajes de múltiples cristales, que son manipulables y ajustables entre sí, para constituir conjuntos curvilíneos o lineales. Estos cristales son muy sensibles al calor; por lo tanto, no deben esterilizarse con métodos calorígenos.
- **Amortiguador:** está ubicado detrás de la cerámica y posee las siguientes funciones: amortigua las vibraciones de la cerámica tras los pulsos eléctricos; absorbe las ondas de US emitidas por los cristales en sentido contrario a la dirección del haz; y asegura la estabilidad y conservación del cristal.
- **Adaptador de impedancia:** se ubica delante de los cristales y se utiliza para aislar la piel del paciente de la electricidad del sistema, y actúa también como lente acústica. Su principal función es evitar la fuerte reflexión que se produciría desde la piel hacia la sonda debido al importante cambio de impedancia.

Los transductores pueden funcionar de dos maneras:

- **Modo continuo:** el transductor tiene dos cristales, uno emisor y otro receptor. Se aplica una diferencia de potencial continua.
- **Modo pulsado:** el mismo cristal actual como emisor y receptor. Se aplica una diferencia de potencial en breves períodos y se aprovecha la sonda como receptora durante el intervalo entre pulsos.

Existen dos tipos de sondas:

- **Mecánicas:** están compuestas por uno o varios elementos piezoeléctricos que oscilan o giran y solo emiten ultrasonidos cuando rotan en la superficie frontal del transductor.
- **Electrónicas:** están formadas por múltiples elementos que se activan de modo secuencial por medios electrónicos. Existen dos tipos:
  - De barrido lineal: está compuesta por un grupo de cristales rectangulares ubicados unos junto a otros que producen una imagen rectangular, ya que el haz se desplaza en líneas paralelas. Los cristales se estimulan en grupos.
  - De barrido sectorial: no hay una excitación por grupos, sino que se estimulan todos juntos. Esto sucede en las sondas convexas.

Según la región de estudio será la sonda que utilizaremos (**fig. 19-4**):

- Lineal: de alta frecuencia (5-10 MHz).
- Convexa: de baja frecuencia (2-5 MHz).
- Sectorial: de baja frecuencia (2-5 MHz).

Se debe considerar a qué propiedad se le dará relevancia: resolución o penetración. Los transductores de mayor frecuencia proporcionan mayor definición espacial, a expensas de perder profundidad de penetración, ya que sufren una mayor absorción. Por otro lado, las sondas de menor frecuencia tienen menor definición, pero ganan en penetración, lo que facilita el estudio de tejidos más profundos.

 Para el estudio de las estructuras intracraneales, se debe priorizar el poder de penetración; por lo tanto, se utilizarán sondas con una frecuencia de alrededor de 2 MHz, especialmente las sectoriales por su pequeño tamaño.

Procesamiento de las señales

Para que los ecos detectados por el transductor se conviertan en una imagen en la pantalla, deberán sufrir una serie de procesos.

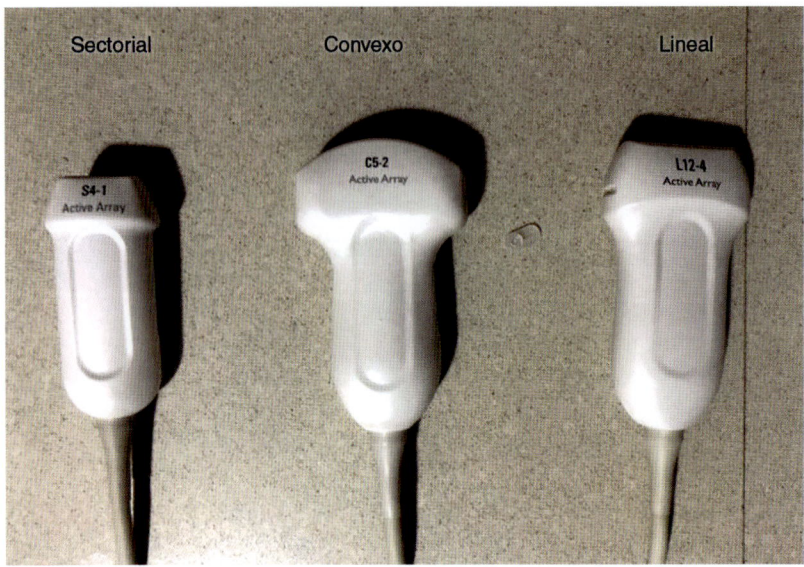

Fig. 19-4. Tipos de transductores: sectorial, de baja frecuencia (2-5 MHz); lineal, de alta frecuencia (5-10 MHz); convexo, de baja frecuencia (2-5 MHz).

 La calidad de la imagen depende de diferentes factores: la resolución, la atenuación, la ganancia, la potencia y la ecogenicidad de los tejidos.

A continuación, se describe cada uno de ellos.

Resolución

Hace referencia a la capacidad para diferenciar dos ecos muy próximos generados por dos interfases reflectantes que también están muy próximas. Se puede diferenciar una resolución axial y una resolución lateral. La resolución axial permite distinguir dos objetos separados cuando están situados uno encima del otro y depende de la frecuencia: cuanto mayor es la frecuencia, mayor es la resolución axial. La resolución lateral permite distinguir dos objetos separados cuando están situados uno al lado del otro y depende de la amplitud del haz de ultrasonido que emite el transductor. Otros tipos de resoluciones que influyen sobre la calidad de las imágenes obtenidas son la resolución dinámica y la resolución de contraste. La primera es la capacidad del ecógrafo de reproducir el movimiento de

estructuras rápidas y la segunda determina qué diferencia de amplitud deben tener dos ecos para que se les asignen distintos valores de grises.

Atenuación

La intensidad de la onda acústica va disminuyendo y se va atenuando a medida que se propaga. Los objetos superficiales se verán representados por un gris más intenso que una misma interfase más profunda, dado que, a pesar de ser iguales, la intensidad de la onda acústica disminuye en el recorrido. La atenuación de la sonda de ultrasonido de 2 MHz es menor de la de la sonda de 7,5 MHz, por lo que la profundidad a la que puede llegar una sonda de baja frecuencia es mayor.

Ganancia

Los ecógrafos modernos tienen la posibilidad de compensar la pérdida de intensidad amplificando la señal del eco en función de su profundidad y en función del tiempo. Esto significa que a cada eco se añade una ganancia artificial que llega al transductor en una cantidad directamente proporcional al tiempo que tarda en alcanzar la sonda. Algunos equipos disponen de comandos que le permiten al operador modificar la intensidad a diferentes niveles de profundidad (**fig. 19-5**). La principal desventaja de aumentar artificialmente la ganancia es el aumento de artefactos de ruido. Siempre se debe intentar trabajar con el menor nivel de ganancia.

Potencia

Al modificar este parámetro, varía el poder de penetración del haz de ultrasonido. Al aumentar la potencia, se obtiene un resultado similar al percibido con el aumento de la ganancia. La diferencia con esta última es que la potencia influye sobre el haz emitido.

Ecogenicidad de los tejidos

Los ecos de los US captados por el transductor se verán representados como un píxel o punto en el monitor mediante una escala de grises de diferente brillo según la amplitud del eco reflejado: a mayor amplitud, mayor brillo, y viceversa. Los haces de US se transmiten muy bien en sangre y líquidos (anecoico/hipoecoicos), mientras que el hueso y el aire reflejan con gran intensidad los haces (hiperecogénicos).

ARTEFACTOS

> Es frecuente que, al formarse la imagen ecográfica, se generen artefactos que forman parte de la imagen sin que estos correspondan a la anatomía real. La importancia de conocer la generación de estas imágenes es que permite identificar estructuras y evitar errores de interpretación.

Entre los artefactos más relevantes, se pueden encontrar:

Sombra acústica: se produce cuando el haz de ultrasonido choca contra una superficie que refleja todos los ecos. Esta superficie, como el hueso, es

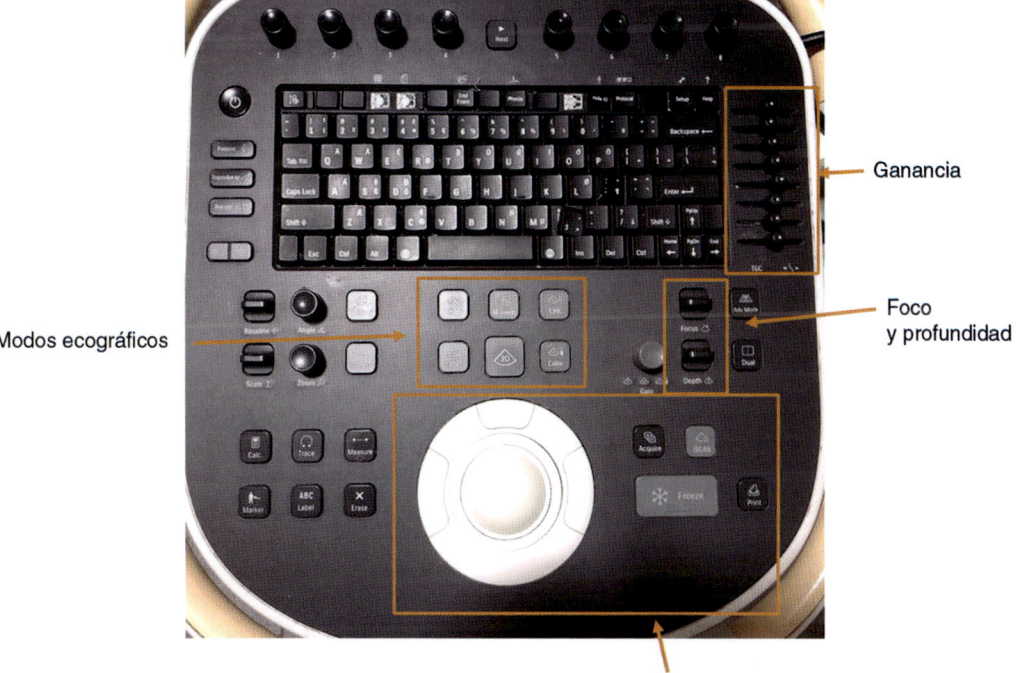

Ganancia

Foco y profundidad

Modos ecográficos

Comandos de desplazamiento y procesamiento

Fig. 19-5. Controles de un ecógrafo. El operador debe estar familiarizado con los controles básicos del equipo para realizar el estudio.

hiperecoica y detrás de ella se produce la sombra anecoica.

Refuerzo posterior: es el fenómeno contrario al anterior. El haz de ultrasonido atraviesa tejidos con muy poca atenuación, lo que permite su paso sin dificultad y produce un aumento de la ecogenicidad por detrás de esas estructuras.

Reverberación: este artefacto se produce cuando el haz atraviesa una interfase que separa dos medios de muy diferente impedancia acústica. Las más típicas son las interfases que separan un sólido y un gas, como en los pulmones.

Cola de cometa: se produce cuando el haz de ultrasonido choca con una interfase muy ecogénica y estrecha. Son, en realidad, reverberaciones de la interfase que, al ser muy pequeña, produce la imagen que simula una cola de cometa.

Imagen en espejo: para que se produzca este artefacto, el haz de ultrasonido debe atravesar una superficie altamente reflectante e incidir con una determinada angulación; esto produce que los haces se reflejen hacia atrás y adelante, y se produzcan las imágenes en espejo.

Anisotropía: si bien no es un artefacto en sí, se debe a la propiedad que tienen algunas estructuras de variar su ecogenicidad según el ángulo de incidencia del haz de US.

MODOS ECOGRÁFICOS

De acuerdo con el efecto piezoeléctrico mencionado previamente, los ecos reflejados chocan con los cristales y generan una corriente eléctrica que se expresa en el monitor de diferentes modos:[6,7]

Modo B: como un punto de un determinado nivel de gris. Con este modo, se obtiene una imagen bidimensional en tiempo real. Es el modo más utilizado en neurointensivismo.

Modo M: como un punto móvil que representa el movimiento de la interfase reflectante. Este modo tiene poca utilidad en neurosonología.

Modo Doppler: este modo se basa en el cambio de frecuencia que se produce cuando el ultrasonido choca con estructuras en movimiento (p. ej., partículas sanguíneas). Esto le permite al equipo calcular la velocidad de ese movimiento y se lo puede registrar en forma de Doppler color, asignándose el color azul a todo elemento que se aleja del transductor y rojo a todo aquel que se aproxima. También se lo puede registrar como Doppler pulsado, lo que genera una gráfica en forma de onda que será positiva o negativa según se acerque o se aleje del transductor.

CONCLUSIONES

Debido a la amplia disponibilidad de equipos de ecografía convencional en las unidades de cuidados intensivos, es importante conocer los principios básicos del dúplex, ya que esto permite minimizar los errores de interpretación. La utilización de equipos de ecografía convencional permite contar con una herramienta adicional de diagnóstico y monitorización en pacientes neurocríticos, al tiempo que hace posible la monitorización de variables sistémicas que influyen en el tratamiento de estos pacientes.

PUNTOS CLAVE

- La ecografía es un método diagnóstico sencillo, económico y de fácil entrenamiento que permite utilizarlo en la cabecera del paciente.
- El avance tecnológico de los equipos de ecografía ha permitido el estudio del sistema nervioso central.
- Conocer las características físicas de este método diagnóstico permite una adecuada interpretación de los resultados arrojados.

REFERENCIAS

1. Aldrich JE. Basic physics of ultrasound imaging. Crit Care Med 2007;35:S131-7.
2. Pineda C, Bernal A, Espinosa R y cols. Principios físicos básicos del ultrasonido. Rev Chil Reumatol 2009;25:60-6.
3. Noble VE, Nelson BP. Fundamentals. Manual of Emergency and Critical Care Ultrasound. 2nd ed. Cambridge: Cambridge University Press; 2011:1-22.
4. Krejza J, Arkuszewski M. Neurosonology: transcranial doppler and Transcranial Color-Coded Duplex Sonography. En: Le Roux P, Levine JM, Kofke WA. Monitoring in Neurocritical care. 1st ed. Philadelphia: Elsevier; 2013. Pp. 300-13.
5. Tejero CT, Perez Lázaro C, Corbalán Sevilla T. Principios básicos de la ecografía. En: Irimia P, Segura T, Serena J y cols. Neurosonología, aplicaciones diagnósticas para la práctica clínica. 1era ed. España: Editorial Médica Panamericana; 2011:15-28.
6. Chater Cure G, Peña Quiñones G. Monitoreo del flujo sanguíneo cerebral en pacientes neurológicos en estado crítico. En: Niño C, Molina Villaverde R, Cohen D. Neuromonitoría. 1.ra ed. Bogotá: Distribuna Editorial; 2009:213-26.
7. Budasoff D. Bases físicas del ultrasonido y Doppler. En: Tamagnone FM, Previgliano IJ. POCUS: Manual práctico de ultrasonografía crítica. 1.ra ed. Buenos Aires: Editorial Corpus; 2019:21-31.

20

DÚPLEX TRANSCRANEAL NORMAL. PLANOS ANATÓMICOS

JORGE MAURICIO MERCADO VILLEGAS

INTRODUCCIÓN

Christian Doppler fue un físico y matemático austríaco que formuló el principio del efecto Doppler en 1842. En 1982, Aaslid y cols. introdujeron en la práctica clínica el uso del Doppler transcraneal como una técnica para evaluar la velocidad de las partículas hemáticas dentro de los vasos sanguíneos intracraneales de manera no invasiva. Esta técnica reproducible y accesible permite evaluar la velocidad del flujo sanguíneo cerebral con una alta resolución temporal.[1]

En la década de 1980, Aaslid introdujo en la práctica clínica el uso del Doppler transcraneal como una técnica para evaluar la circulación dentro de las arterias grandes de la base del cerebro de manera no invasiva.

En los últimos 30 años, el desarrollo y la incorporación de los sistemas microprocesados produjo un gran avance en la ultrasonografía con distintos tipos de transductores, lo que ha favorecido el desarrollo de la neurosonología. En la actualidad, existen tres tipos de equipos para realizar este estudio:[2]

- El Doppler transcraneal (DTC) muestra la imagen espectral de la velocidad del flujo sanguíneo cerebral de las arterias intracraneales.
- El Doppler transcraneal modo M o *Power Motion-Mode* (DTC-PMM) agrega el modo M al Doppler transcraneal clásico; combina el análisis espectral del flujo sanguíneo y la utilización del modo M. Este último emite simultáneamente 33 o más haces de ultrasonido con Doppler pulsado. Cada haz examina una profundidad diferente, y en el *display* se muestra la dirección y profundidad de las señales de flujo que aparecen en el trayecto del ultrasonido. Proporciona una visualización codificada por colores (rojo y azul) de todas las señales de flujo detectadas simultáneamente desde la posición y angulación del transductor en tiempo real. Sirve como guía para el análisis espectral del vaso en estudio: el operador elige el vaso y la profundidad dentro de los que se muestran en el *display*, coloca el volumen de muestra en el punto elegido y aparece el espectro completo correspondiente a esa profundidad. Esto facilita la técnica del DTC, incluso para el personal poco experimentado.[3]
- El dúplex transcraneal codificado en color (DTCC) se basa en la técnica ecográfica unida al Doppler color y al estudio espectral. Puede realizarse con cualquier equipo ecográfico con un transductor de 2,0 a 4 MHz (en pacientes con craniectomía descompresiva, puede usarse una frecuencia mayor, lo cual brindará una mejor resolución). Al igual que las dos anteriores, se trata de una técnica en tiempo real. Permite, de modo simultáneo, el estudio bidimensional del cerebro (dúplex), la visualización en color (rojo-azul) de la dirección del flujo dentro de los vasos intracerebrales (codificación por color), tanto arteriales como venosos, y el análisis del espectro de las velocidades del flujo sanguíneo cerebral (Doppler).[4] El DTCC constituye una herramienta de gran valor para la

monitorización de pacientes internados en la unidad de cuidados intensivos (UCI) o en salas de Emergencia y neurología, en su mayoría inconscientes y con un vacío en el diagnóstico entre el examen físico neurológico y los procedimientos más invasivos.

 El DTCC tiene el potencial de acortar la brecha de diagnóstico en pacientes que no pueden trasladarse. Tiene la ventaja de ser una técnica inocua y repetible cuantas veces sea necesario, similar a todas las aplicaciones del ultrasonido.

———

El DTCC combina la ecografía en modo B de alta resolución (permite visualizar las estructuras) con el Doppler pulsado, y permite medir velocimetría y análisis espectral en un volumen de muestra de determinada arteria que se elige bajo control visual. La corrección del ángulo de insonación facilita de una manera más fiable y precisa la medición de la velocidad de flujo[5] (**fig. 20-1A** y **B**).

El modo B permite visualizar la imagen del parénquima cerebral, con características hipo, iso o hiperecogénicas. Otro beneficio es la codificación de la velocidad media en colores (Doppler color), según la dirección del flujo (el rojo representa el flujo hacia la sonda y el azul el flujo que se aleja de ella). Es posible elegir cualquier punto de estos flujos codificados en rojo o azul para evaluar con Doppler, lo cual mostrará la imagen espectral DTC correspondiente, con valoración de la velocidad del flujo sanguíneo cerebral y sus características.[6]

El Power Doppler es otra modalidad de estudio vascular que complementa al TCCD; se basa en la evaluación de la intensidad del flujo sanguíneo, es decir, estima la cantidad de partículas que están en movimiento, a diferencia del Doppler color que estudia el corrimiento Doppler de la frecuencia del ultrasonido emitido y brinda datos sobre la velocidad de las partículas, dejando de lado la información de la cantidad de partículas. El Power Doppler es más sensible (entre 3 a 5 veces) que el Doppler color y está indicado para los flujos de baja velocidad; es independiente del ángulo de insonación (en caso de

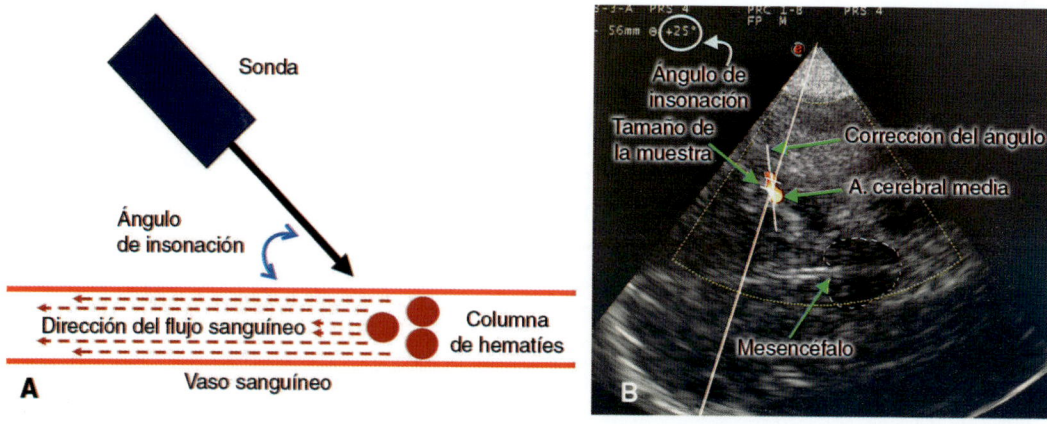

Fig. 20-1. A. El ángulo formado por la dirección del ultrasonido y la dirección de los hematíes se denomina ángulo de insonación. **B.** Cálculo del ángulo de insonación de la arteria cerebral media. Se coloca un marcador lineal (provisto por el *software* del equipo) a lo largo de la dirección del trayecto de la arteria y se mide el ángulo entre este marcador y la dirección del haz ultrasónico. En este caso 25°, cuyo coseno es 0,90. Conociendo el ángulo y la velocidad medida con ese ángulo, el *software* puede calcular la velocidad real.

arterias tortuosas o aneurismas cerebrales o mala ventana ósea). Su desventaja es que no da información de velocidad ni permite determinar el sentido del flujo.[5]

 La angulación óptima para obtener la imagen bidimensional (ecografía) es la perpendicular y para la obtención de la señal Doppler se debe tener ángulos de insonación tan próximos a 0° como sea posible.

———

La corrección del ángulo se puede conseguir a través del equipo. Esto no genera variación en el reconocimiento de patrones de flujo, ya que el cambio del ángulo de insonación afecta todas las velocidades de la misma manera; por lo tanto, no cambia el IP.[6]

TÉCNICA

En la actualidad, no existe una sola guía o protocolo para la evaluación del DTCC. Sin embargo, para un examen DTCC óptimo se recomienda realizar el estudio de manera sistemática para evitar errores en el registro. Además, basándonos en los estudios previos realizados con DTC, es recomendable iniciar el estudio en el hemisferio cerebral menos afectado.

El paciente se encuentra en decúbito supino con el examinador próximo a él, según la complejidad de la instrumentación que esté recibiendo (respirador, monitor, sensor de presión intracraneal, drenajes, etc.). Se debe colocar firmemente el transductor con suficiente gel conductor entre la piel y la superficie de la sonda, y evitar las burbujas de aire, para asegurar una conducción adecuada.

Ventana temporal

Se extiende por encima de la arcada cigomática, delante del trago y detrás de la comisura lateral del ojo homolateral. Se emplea un transductor sectorial (*phased-array*) de 2 a 4 MHz con *software* transcraneal. Este transductor es apropiado para insonar el cerebro a través del cráneo intacto (**fig. 2A** y **B**).

En pacientes con craniectomía descompresiva se facilita la valoración del parénquima cerebral, puesto que no aparecen los artefactos ni la sombra acústica ósea. En estos pacientes, el transductor se posiciona en los sitios donde no hay tejido óseo, y se intenta localizar el mesencéfalo para iniciar la evaluación sistemática. Se utiliza un transductor estándar abdominal convexo con frecuencia de 5 a 7,5 MHz y *software* abdominal para una mejor

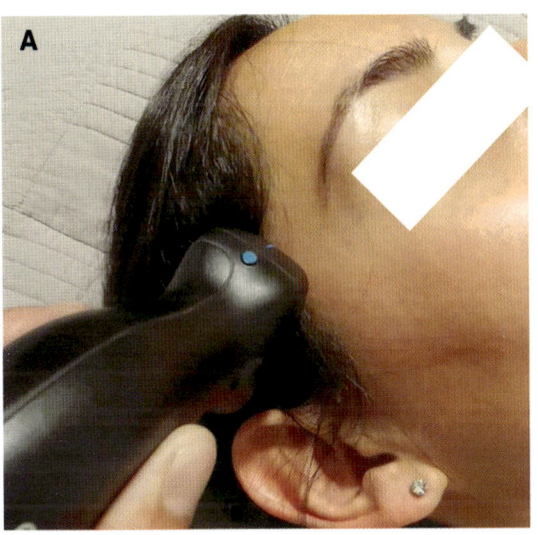
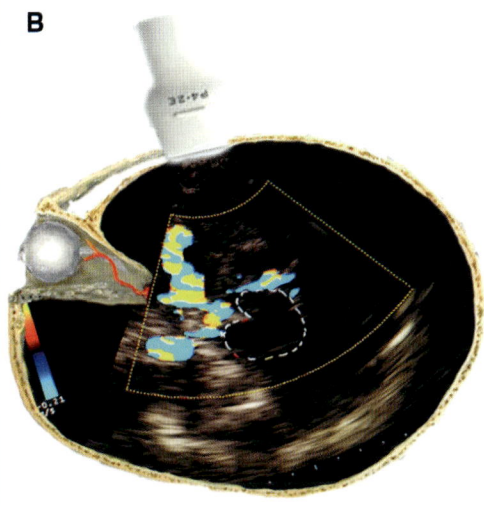

Fig. 20-2. A. Ventana transtemporal de uso más frecuente en el examen con DTCC. Posición correcta del transductor. La marca debe ir hacia adelante, es decir, hacia el ojo del paciente. **B.** Imagen axial del parénquima cerebral que se visualiza a través de la ventana transtemporal. Se ha activado el modo Doppler color para visualizar el movimiento de las partículas dentro de los vasos.

resolución.[2,4] En nuestra experiencia, esta técnica es bastante fácil, pero se debe recordar que la presión con el transductor en la zona en estudio debe ser suave.

En la ventana temporal, se puede obtener la imagen axial del parénquima cerebral en modo B. El transductor debe moverse cuidadosamente hacia adelante y hacia atrás hasta encontrar la mejor ventana ósea. La atenuación del ultrasonido generada por la piel y el hueso se ha establecido en torno al 80% de la intensidad emitida.[7] Aproximadamente entre el 10-20% de los pacientes tienen insuficiente ventana acústica transtemporal, y en los ancianos puede llegar a la mitad. Las imágenes se pueden mejorar con la aplicación de ecopotenciadores,[7,8] que son soluciones de microburbujas de galactosa, perfluorohexano o hexafluoruro sulfúrico, cuyo tamaño oscila entre 1-10 μm, lo que permite que atraviesen la barrera pulmonar[8] y aumentan la señal Doppler unos 25-30 dB al tener una alta impedancia acústica (1000 veces superior a la de los hematíes). Esto aumenta el número de vasos detectados, así como el rendimiento diagnóstico del DTCC. Permiten exámenes concluyentes en más del 90% de los casos.[9,10] En nuestro medio, no existe experiencia en cuanto a su uso.

Planos y estructuras visibles

> 🚧 Durante la evaluación del parénquima cerebral y dependiendo de la permeabilidad de la ventana acústica ósea, hay por lo menos cinco planos que se pueden visualizar: el mesencefálico, el diencefálico (del tercer ventrículo), el ventricular (de los ventrículos laterales), el esfenoidal y el protuberancial.

A continuación, se describe cada uno de ellos.

Plano mesencefálico

Se puede visualizar sosteniendo el transductor en la ventana temporal en posición órbito-meatal para obtener una imagen axial similar a la de una tomografía. El mesencéfalo está situado medialmente a unos 7 cm de profundidad y tiene forma de mariposa. Se visualiza como una imagen hipoecogénica respecto de la ecogenicidad del espacio subaracnoideo y particularmente de las cisternas basales. Este es el "punto de referencia" en la evaluación del parénquima cerebral y se puede observar en el 90 al 95% de los pacientes (**fig. 3A** y **B**).

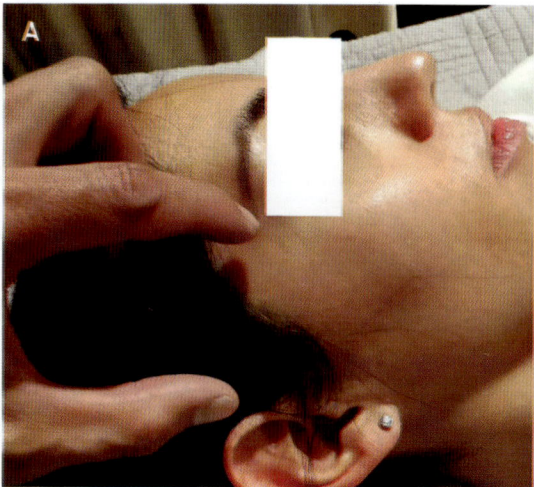
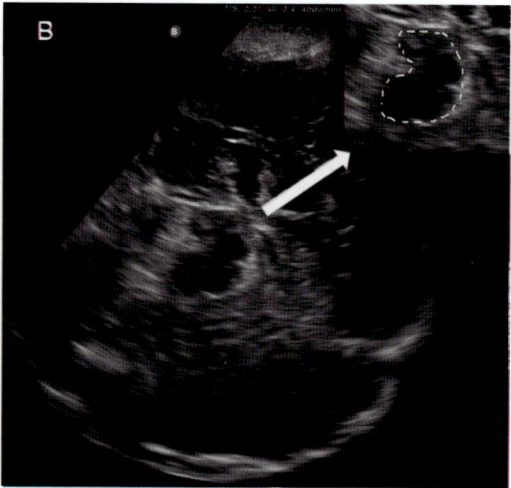

Fig. 20-3. A. Ventana temporal. **B.**Plano mesencefálico. Se visualiza sosteniendo el transductor en la ventana temporal en dirección orbitomeatal (desde el canto externo ocular al centro del meato auditivo externo). Se obtiene una imagen axial similar al corte axial de una tomografía. El mesencéfalo se visualiza medialmente, a unos 7 cm de profundidad, en forma de alas de mariposa (se ha marcado con una línea fina punteada en la figura del ángulo superior derecho).

Plano diencefálico o del tercer ventrículo

El tercer ventrículo se encuentra en dirección cefálica en relación con el plano mesencefálico. Para visualizarlo, se debe bascular el transductor de 10 a 25° en dirección cefálica. El tercer ventrículo se visualiza como una imagen hiperecogénica de doble línea, con una imagen anecoica medial por delante de la glándula pineal (hiperecoica).

Seidel y cols. han demostrado que las mediciones de los diámetros del tercer ventrículo y de las astas frontales de los ventrículos laterales con DTCC tienen buena correlación con las medidas tomográficas.[11] Los valores normales en voluntarios sanos fueron de 4,8 ± 1,9 mm para el tercer ventrículo, considerándose patológico un valor mayor de 9 mm.[12] La medición de la reducción del tamaño del tercer ventrículo durante el aumento de la presión intracraneal (PIC) en pacientes con traumatismo craneoencefálico (TCE) puede tener valor pronóstico respecto de la mortalidad.[13]

La existencia de sangre intraventricular se puede reconocer por la presencia de ecos intensos en un medio hipoecoico.[13] Este plano permite medir la desviación de la línea media. Para ello, una vez identificado el tercer ventrículo desde la ventana temporal, se mide la distancia desde el borde interno (algunos

autores usan el externo) de la calota craneal, del lado del transductor, hasta el centro del tercer ventrículo. Estas mediciones se realizan de forma bilateral (A y B). La diferencia entre ambas medidas dividida por 2 da como resultado un valor que se conoce como "desviación de la línea media" con sus siglas en inglés MLS (*midline shift*).[14] La monitorización de la MLS tiene la mayor utilidad clínica en el TCE, pero también ayuda a monitorizar otro tipo de complicaciones por cualquier lesión con efecto de masa, como hemorragias intraparenquimatosas, colecciones extraaxiales o incluso en el infarto "maligno".

$$MLS = (B - A) / 2$$

Por convención, (A) representa la medida tomada en el lado izquierdo y (B) la del lado derecho. Los valores resultantes son positivos si el efecto de masa es del lado derecho y negativo si el efecto de masa es izquierdo (**fig. 20-4A** y **B**).

Plano ventricular (ventrículos laterales)

Por encima del tercer ventrículo, con una leve basculación en sentido cefálico, se obtiene el plano ventricular. Se pueden visualizar las astas anteriores de los ventrículos laterales (hipoecoicas). Se mide

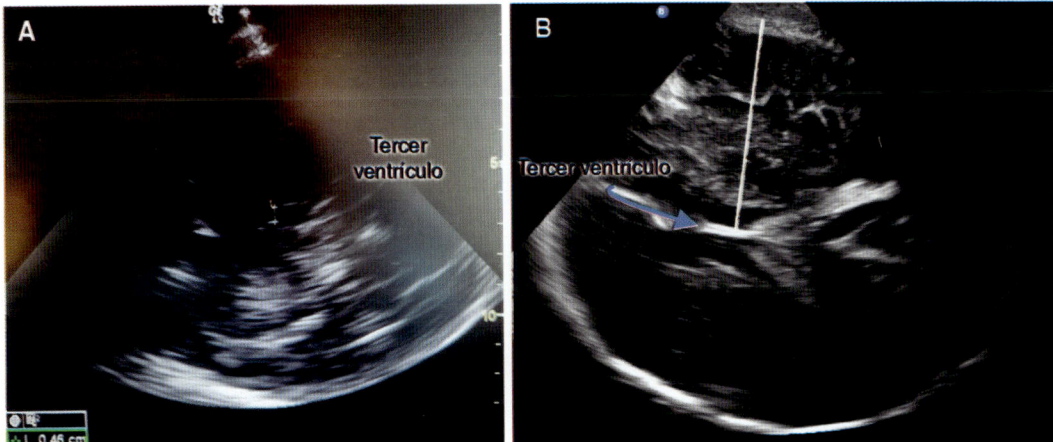

Fig. 20-4. A. Plano diencefálico en el que se observa el tercer ventrículo. Diámetro del tercer ventrículo. **B.** Medición de la desviación de la línea media. Luego de localizar el plano mesencefálico, el transductor se angula 10° en dirección cefálica y localiza el tercer ventrículo en el plano diencefálico. Se identifica por una línea doble, hiperecogénica, en el centro del sonograma (*septum pellucidum*). Se mide bilateralmente, desde la ventana temporal derecha e izquierda, la distancia entre el *calvarium* y la línea media. El punto externo es el exterior o interior del diploe, según diferentes autores.[14-15] La estructura que se utiliza como referencia es el tercer ventrículo para la línea media, ya que presenta una buena correlación con la tomografía computarizada (TC) de cráneo. La desviación de la línea media se calcula con la fórmula (A − B) / 2, donde A es la medición obtenida desde el *calvarium* hasta el centro del tercer ventrículo de un lado y B repite el mismo procedimiento, insonando desde el lado contralateral.

trazando una línea perpendicular entre los bordes del ventrículo. Los valores normales en voluntarios sanos fueron de 16 +/− 2,3 mm, y se consideran patológicos valores mayores de 20 mm.[12]

Adyacente a los cuernos frontales, a ambos lados del tercer ventrículo, en forma ovoidea pueden identificarse el tálamo (hipoecogénico) y los ganglios de la base (**figs. 20-5A** y **B** y **20-6A** y **B**).[5]

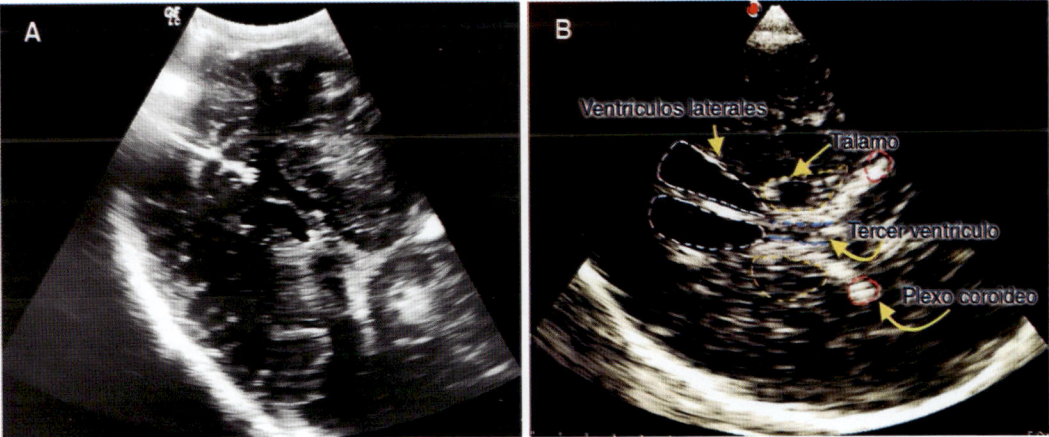

Fig. 20-5. A. Plano ventricular en un paciente craniectomizado. Al faltar la pared craneal, la resolución de las estructuras intracraneales es muy buena; se visualizan las astas anteriores de los ventrículos laterales, tálamos, plexos coroideos y parte del tercer ventrículo. **B.** En esta imagen se han coloreado las diferentes estructuras que se pueden observar en la **figura 20-5A**, para facilitar su identificación. Los ventrículos laterales se han marcado en color blanco, el tercer ventrículo en azul y los tálamos en amarillo. Se visualizan los plexos coroideos, paralelos y a ambos lados del tercer ventrículo e hiperecogénicos. Sus regiones más posteriores están marcadas en color rojo.

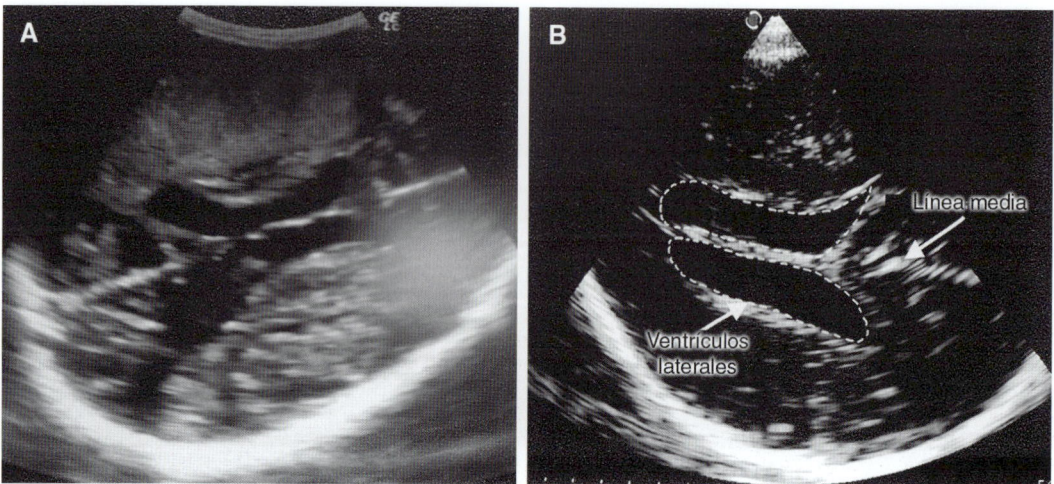

Fig. 20-6. A. Imagen obtenida a través de la ventana temporal, con mejor resolución por tratarse de un paciente con craniectomía descompresiva. La línea media se ha identificado con la línea interventricular. La hoz se superpone exactamente con la línea entre los ventrículos laterales. **B.** En esta imagen se han marcado las diferentes estructuras que se pueden identificar en la **figura 20-6A**. Área hipoecogénica delimitada por una línea punteada que corresponde a ventrículos laterales, con trayecto de la línea media por el centro.

Plano esfenoidal

Volviendo al plano mesencefálico, y basculando ligeramente la sonda en dirección caudal, se encuentra el plano protuberancial alto o plano esfenoidal, donde puede visualizarse el sifón carotídeo en la zona del ala menor del esfenoides (hiperecoica) (**figs. 20-7A** y **B** y **20-8A** y **B**).[2-4,15]

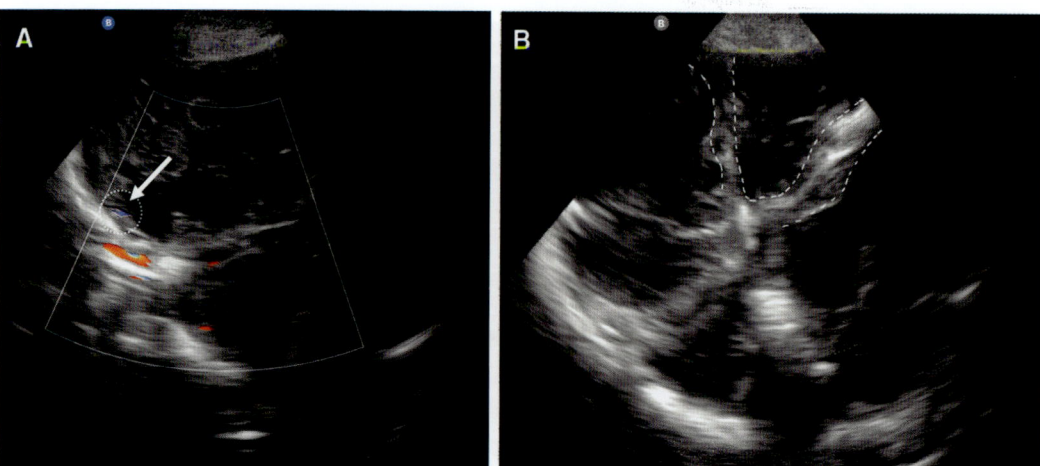

Fig. 20-7. A. Plano protuberancial; se observa el ala menor del esfenoides. Está activado el modo Doppler Color, por lo tanto, se observa la entrada de la carótida interna a la cavidad craneal señalada con un círculo punteado. **B.** Plano protuberancial. Se ha marcado el ala menor del esfenoides. El plano de esta imagen es similar al de la **figura 20-7A**.

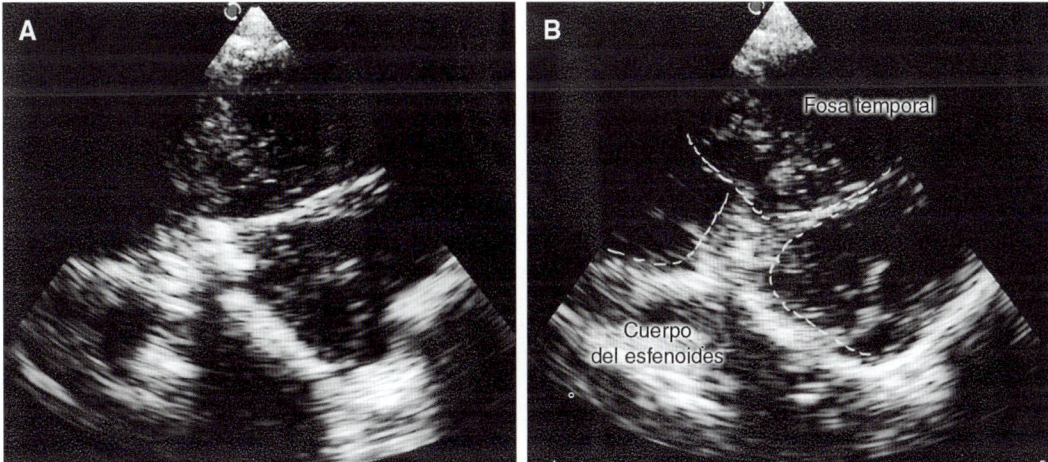

Fig. 20-8. A. Ventana temporal en plano protuberancial bajo; se observa el peñasco temporal, la fosa temporal y parte del cuerpo del esfenoides. **B.** Las mismas estructuras se observan en la figura anterior (plano protuberancial bajo) marcadas con una fina línea punteada para facilitar su identificación: imágenes hiperecogénicas del cuerpo del esfenoides y el peñasco temporal.

Plano protuberancial

En un plano más caudal, denominado protuberancial bajo, se observa la arteria carótida interna (ACI) distal en su porción horizontal petrosa (hiperecoico).

Los planos mesencefálico, diencefálico y protuberancial alto son los más utilizados en el diagnóstico vascular, ya que en ellos se consigue visualizar el polígono de Willis (**fig. 20-9A** y **B**).[15]

Otros planos

Girando el transductor a 90° en sentido vertical, la visualización coronal puede complementar la evaluación del cerebro y visualizar el tronco encefálico, los ventrículos laterales y el lóbulo temporal medial.

La sustancia negra (SN) se observa en el plano mesencefálico como una estructura caudal del pedúnculo cerebral (hiperecogénica). Se evalúa en el lado homolateral al transductor dentro del mesencéfalo (**fig. 20-10A**). Es especialmente visible en pacientes con enfermedad de Parkinson.[16]

La ventana frontal puede ser atravesada por tres accesos: a) frontal paramediano, b) frontal lateral y c) supraorbitario (**fig. 20-10B**), lo que permite la visualización de la porción A2 de la ACA, y más profundamente la porción A1 de la ACA, la M1 de la ACM, la ACoP y la ACP.[17]

Para culminar el estudio del DTCC se busca el plano mesencefálico, se localiza el mesencéfalo y se aplica el modo color para identificar los vasos intracraneales del polígono de Willis y hacer una evaluación de la hemodinamia encefálica como se haría con un DTC (tanto la velocidad del flujo sanguíneo arterial como venoso). La visualización de los vasos con el DTCC permite su identificación de un modo más eficaz y seguro respecto del DTC, sin diferencia significativa en las mediciones de velocidades y de los índices, tanto de pulsatilidad (IP) como de resistencia (IR), que son los parámetros que se valoran con más frecuencia en las arterias basales del cerebro.[18]

Ventana suboccipital

En el estudio de la circulación posterior, se utiliza la ventana suboccipital a través del *foramen*

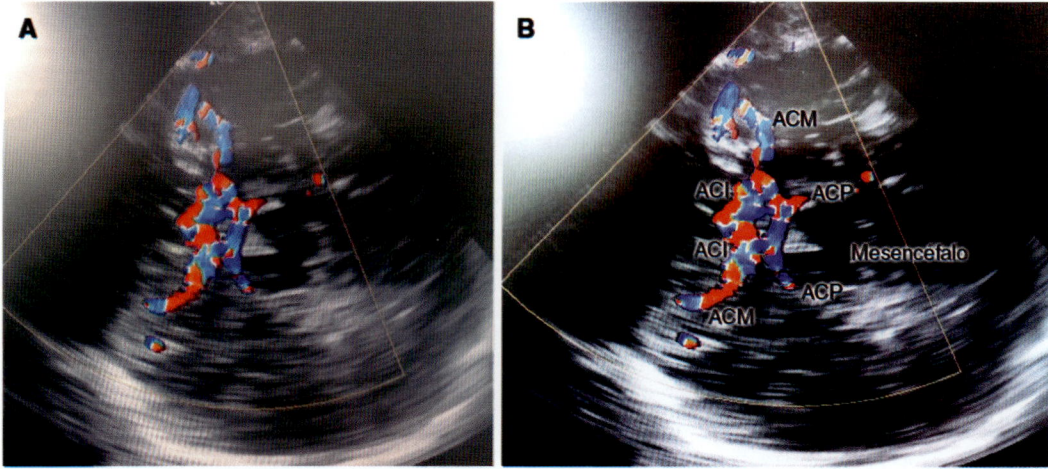

Fig. 20-9. A. Ventana temporal y polígono de Willis en el plano mesencefálico transtemporal en modo B y Doppler color. La dirección del flujo dentro de los vasos está invertida (azul: hacia el transductor; rojo: contraria al transductor). **B.** Identificación y descripción de las arterias del polígono de Willis. ACI: arteria carótida interna; ACM: arteria cerebral media; ACP: arteria cerebral posterior. La dirección del flujo dentro de los vasos está invertida (azul: hacia el transductor; rojo: contraria al transductor).

magnum (estructura redondeada hipoecoica) y se evalúan las arterias vertebrales (AV), la confluencia de estas en la arteria basilar (AB) y el seno recto venoso (**fig. 20-11A** y **B**).[19]

Ventana transorbitaria

Para complementar la evaluación, se puede utilizar el plano transorbitario a fin de estudiar la

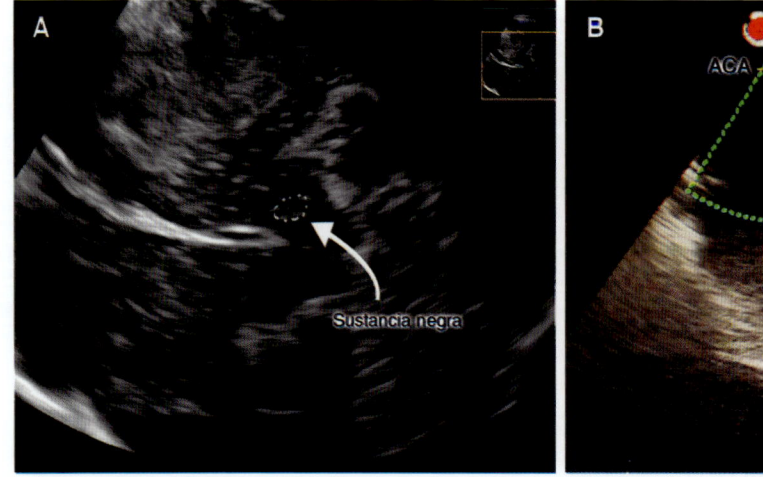
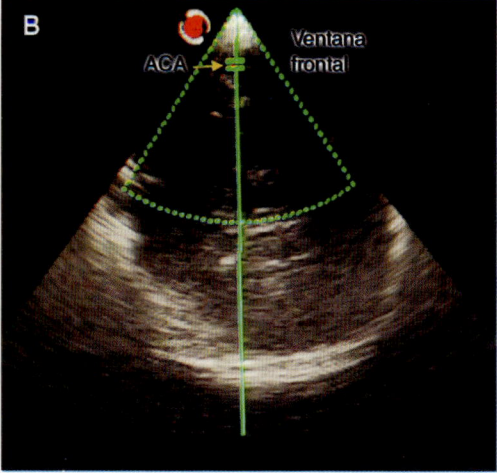

Fig. 20-10. A. Plano axial del mesencéfalo. Puede verse la hiperecogenicidad de la sustancia negra. **B.** Ventana frontal. Visualización del parénquima cerebral en modo B, con insonación de la arteria cerebral anterior (ACA).

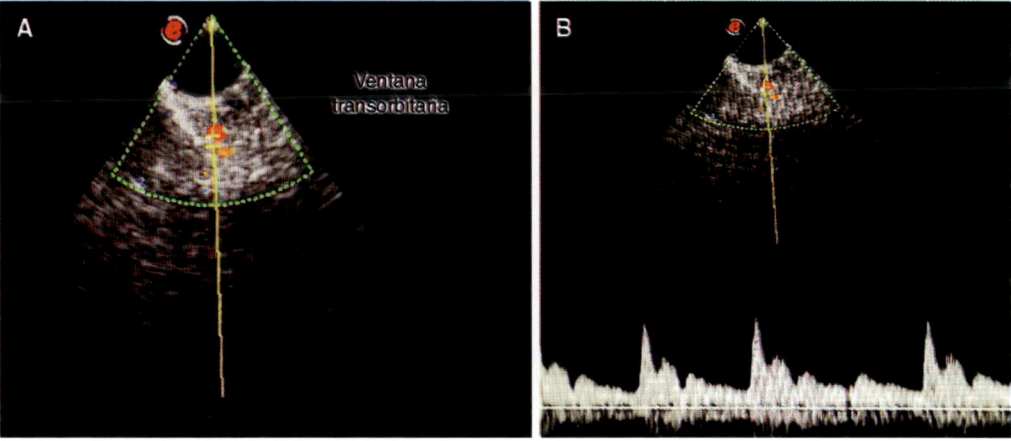

Fig. 20-11. A. Ventana transorbitaria. Con los ojos del paciente cerrados, la sonda de ultrasonido se coloca en el párpado superior del paciente. Se ve el globo ocular y la arteria oftálmica. Más profundamente puede observarse (no en esta imagen) el sifón carotídeo. **B.** Ventana transorbitaria. En el panel superior se observa la dirección normal del flujo de la arteria oftálmica hacia el transductor, en Doppler color. En el panel inferior se muestra el espectro Doppler de la arteria oftálmica.

arteria oftálmica en su segmento extracraneal, lo cual tiene utilidad cuando hay sospecha la oclusión de la arteria carótida. En estos pacientes, se puede observar la inversión del flujo de la arteria oftálmica que indica existencia de circulación colateral (**fig. 20-12A** y **B**).[20]

APLICACIONES

El DTCC es una herramienta portátil, realizable al lado de la cama del paciente y útil en el estudio de las diversas alteraciones que presentan los pacientes neurocríticos.[21]

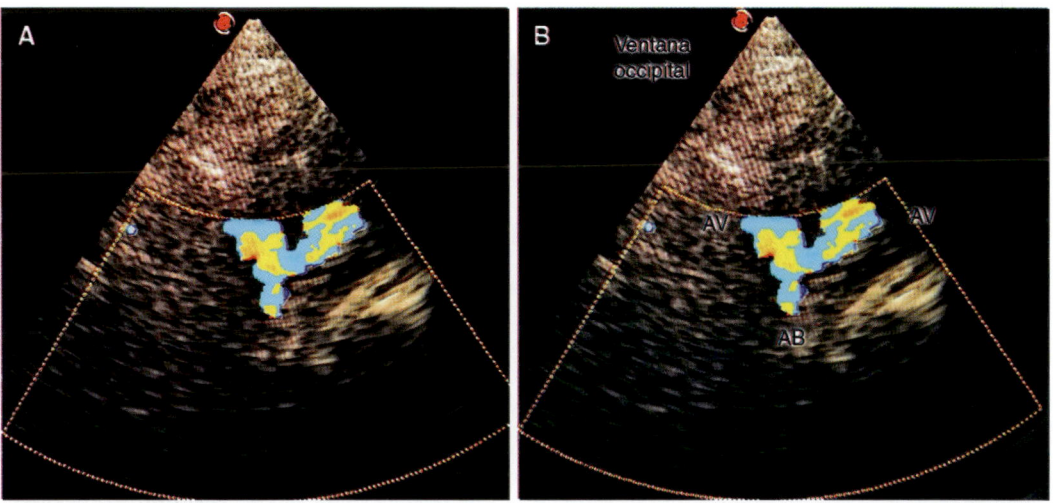

Fig. 20-12. A y **B**. Ventana transoccipital. Se visualiza en Doppler color la configuración de las arterias de la circulación cerebral posterior en forma de Y. AV: arterias vertebrales; AB: arteria basilar, a través del foramen magno.

Las principales entidades clínicas en las que se utiliza el DTCC son isquemia o hemorragia cerebral (hematomas, desviación de la línea media e hidrocefalia) y es de gran utilidad en tiempo real en el TCE, la detección de *shunt* derecha a izquierda, microembolias, estenosis intracraneal, presencia de oclusión distal, evaluación de la vasorreactividad cerebral, hipertensión intracraneal, diagnóstico y seguimiento del vasoespasmo en la hemorragia subaracnoidea, paro circulatorio cerebral y en las malformaciones arteriovenosas.

Cada una de estas entidades se describe en su capítulo correspondiente (**fig. 20-13A** y **B**).[16,21]

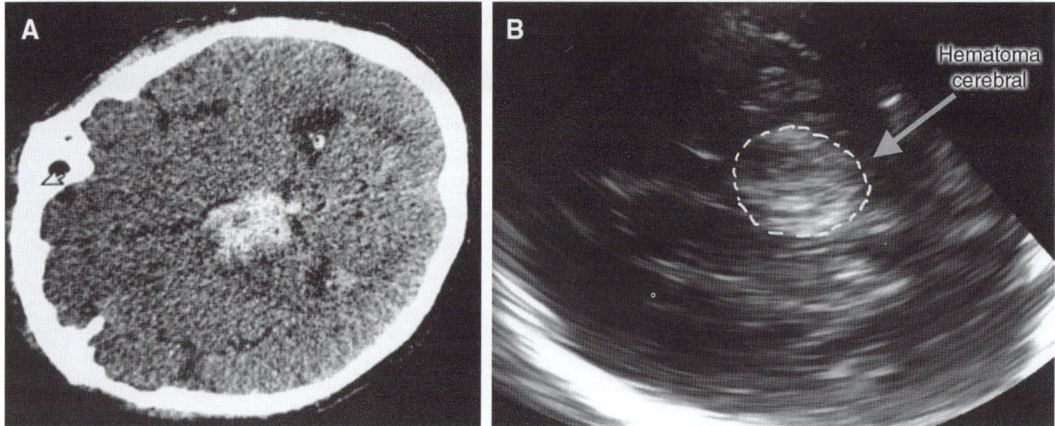

Fig. 20-13. A. Imagen tomográfica de un hematoma intraparenquimatoso talámico izquierdo. **B.** Dúplex transcraneal, ventana temporal; se visualiza una imagen hiperecogénica compatible con hematoma talámico izquierdo, similar al que se muestra en **A**.

CONCLUSIONES

El DTCC es una herramienta de imágenes segura, no invasiva y práctica que se puede utilizar a la cabecera del paciente en la rutina clínica de diferentes ámbitos. Requiere experiencia para realizar una evaluación precisa.[22]

El futuro de la tecnología ecográfica incluirá probablemente dejar de lado el uso del sistema de cristales piezoeléctricos por un sólo chip de silicio. Esto supone un solo transductor para toda utilidad.

Su principal ventaja respecto de otras técnicas ultrasonográficas es la posibilidad de observar la dirección del flujo dentro de los vasos sanguíneos dentro de un corte bidimensional (lo que da una idea de su disposición anatómica) y el parénquima cerebral. Más allá de las indicaciones clásicas del Doppler transcraneal (vasoespasmo, autorregulación cerebral en diferentes tipos de lesión cerebral y ACV), se puede utilizar como técnica de imagen anatómica para el estudio y seguimiento de diferentes patologías del parénquima cerebral (hidrocefalia y hematomas). Es especialmente útil en situaciones en las que, por diferentes causas, el paciente no puede ser trasladado de manera urgente a un tomógrafo.[23]

Entre las principales limitaciones, se destacan la imposibilidad de atravesar la ventana ósea y la necesidad de un examinador experimentado. Estas circunstancias pueden limitar el valor del DTCC en algunos pacientes.

PUNTOS CLAVE

- El DTCC permite, de modo simultáneo, el estudio bidimensional del cerebro, la evaluación de los vasos intracerebrales, tanto arteriales como venosos, y el análisis del espectro del flujo sanguíneo cerebral.
- El DTCC tiene el potencial de diagnosticar a la cabecera del paciente, rápidamente y sin necesidad de traslados, ciertas alteraciones secundarias a patologías cerebrovasculares, de manera similar a todas las aplicaciones del ultrasonido.
- Durante la evaluación con DTCC, dependiendo de la permeabilidad de la ventana acústica ósea, aproximadamente entre el 10-20% de los pacientes tienen insuficiente ventana acústica transtemporal, y en los ancianos puede llegar a la mitad.
- Tanto en la evaluación del parénquima cerebral como en la desviación de la línea media, el DTCC ayuda a diagnosticar y seguir ciertas complicaciones que generan efecto de masa.

REFERENCIAS

1. D'Andrea A, Conte M, Scarafile R, et al. Transcranial doppler ultrasound. Physical principles and principal applications in neurocritical care unit. J Cardiovasc Echogr 2016;26:28.

2. Fernández J, Martínez P, García R, et al. Transcranial color-coded sonography in vascular cerebral study. Neurol Argentina 2012;4:132-43.

3. Bartels E. Transcranial color-coded duplex ultrasound - possibilities and limits of this method in comparison with conventional transcranial Doppler ultrasound. Ultraschall Med 1993;14:272-8.

4. Alexandrov A, Sloan M, Wong L, et al. Practice standards for transcranial doppler ultrasound: Part I-test performance. J Neuroimaging 2007;17:11-8.

5. Egido Herrero JA, García García AM y Simal Hernández P. Cap. 5. Estudio dúplex transcraneal de arterias y venas: técnica y anatomía. En: Irimia P, Segura T, Serena J, Moltó JM. Neurosonología: Aplicaciones diagnósticas para la práctica clínica. Buenos Aires: Editorial Médica Panamericana 2011:63-75.

6. Yic C, Pontet J. Conceptos básicos de la eco Doppler color-duplex craneal en el paciente neurocrítico. En: Pontet J. Neurosonología básica: Ultrasonografía en urgencias, cuidados críticos y anestesiología. Montevideo: Ed. Cuadrado; 2016:267-80.

7. Becker, G, Bogdahn U. Echoenhancers and transcranial color duplex sonography. Oxford: Blackwell Science; 1998:232-50.

8. Abadal J, Llompart-Pou J, Homar J, et al. Aplicaciones del dúplex transcraneal codificado en color en la monitorización del enfermo neurocrítico. Med Intensiva 2007;31:510-7.

9. Escudero D, Otero J, Quindós B, et al. Transcranial Doppler ultrasound in the diagnosis of brain death. Is it useful or does it delay the diagnosis? Med Intensiva 2015;39:244-50.

10. Hölscher T, Schlachetzki F, Bauer A, et al. Echo-enhanced Transcranial Color-coded US: clinical usefulness of intravenous infusion versus bolus injection of SH U 508A. Radiology 2001;219:823-7.

11. Seidel G, Gerriets T, Kaps M, et al. Evaluation of the ventricular system in adults by transcranial duplex sonography. J Neuroimaging 1995;5:105-8.

12. Becker G, Bogdahn U, Straburg H, et al. Identification of ventricular enlargement and estimation of intracranial pressure by transcranial color-coded real-time sonography. J Neuroimaging 1994;4:17-22.

13. Mursch K, Vogelsang J, Zimmerer B, et al. Bedside measurement of the third ventricle's diameter during episodes of arising intracranial pressure after head trauma. Acta Neurochirurgica 1995;137:19-24.

14. Pou J, Centellas J, Sans M, et al. Monitoring midline shift by transcranial color-coded sonography in traumatic brain injury. Intensive Care Medicine 2004;30:1672-5.

15. Blanco P, Abdo-Cuza A. Transcranial Doppler ultrasound in neurocritical care. J Ultrasound 2018;21:1-16.

16. Sidelski P, Florenzano N, Villarino G, et al. Utilidad del ultrasonido transcraneal en Neurología y Neuropsiquiatría. Revista Argentina de Radiología 2016;80:282-8.

17. Sentenac P, Charbit J, Maury C, et al. The frontal bone window for transcranial Doppler ultrasonography in critically ill patients: validation of a new approach in the ICU. Neurocritical Care 2020;33:115-23.

18. Martínez S, Quezada M. Aplicaciones clínicas de Doppler Transcraneal en Neurología y cuidados neurocríticos. Alerta, Revista científica del Instituto Nacional de Salud 2020;3.

19. Frid PE, Schreiber SJ, Pade O, et al. The posterior cerebral artery and its main cortical branches identified with noninvasive Transcranial Color-Coded Duplex Sonography. Ultrasound Int Open 2015;1:E53-7.

20. Serena J, Irimia P, Calleja S, et al. Ultrasound measurement of carotid stenosis: Recommendations from the Spanish Society of Neurosonology. Neurol 2013;28:435-42.

21. Bonow R, Young C, Bass D, et al. Transcranial Doppler ultrasonography in neurological surgery and neurocritical care. Neurosurgical Focus 2019;47:E2.

22. Solano D. El futuro del ultrasonido en dispositivos médicos. Novedades tecnológicas; 2020.

23. Abadal J, Llompart-Pou J, Homar J y cols. Aplicaciones del dúplex transcraneal codificado en color en la monitorización del enfermo neurocrítico. Medicina Intensiva 2007;31:510-7.

USOS DEL DÚPLEX TRANSCRANEAL EN NEUROINTENSIVISMO. VENTAJAS Y DESVENTAJAS

FRANCISCO M. TAMAGNONE

Contenidos

INTRODUCCIÓN

Dadas las características físicas del ultrasonido por las cuales es muy difícil atravesar el aire y el hueso, el cerebro ha sido un sitio de poca consideración y estudio. Se debían utilizar sondas exclusivas de 2-2,5 MHz que no permitían realizar otros modos de ultrasonido, como el bidimensional y Doppler color, y solo podían generar imágenes de Doppler pulsado.

El desarrollo tecnológico en ultrasonido ha permitido que puedan realizarse imágenes del cerebro en forma bidimensional, Doppler color y Doppler pulsado con transductores utilizados para ultrasonografía (US) general. Esto genera una gran ventaja debido a la disponibilidad generalizada de

CUADRO 21-1. DIFERENTES TIPOS DE TRANSDUCTORES

	Multisectorial	Convexo	Lineal
Frecuencia	Baja 5-1 MHz	Baja 5-1 MHz	Alta 13-6 MHz
Penetración	↑	↑	↓
Resolución	↓	↓	↑
Usos	Cardíaco, abdominal, pulmonar, cerebral	Abdominal, pulmonar, cardíaco	Vascular, pulmonar, tejidos blandos

equipos de ultrasonido en prácticamente todas las instituciones.

 El desarrollo del dúplex transcraneal codificado en color (DTCC) permite combinar imágenes cerebrales de US con las obtenidas en el corazón, pulmón, abdomen y vascular con el mismo equipamiento y operador. Esta mirada holística del ultrasonido permite mejorar la valoración de los pacientes neurocríticos desde la hemodinamia cerebral y combinar con la información obtenidas de las imágenes de ultrasonido del resto de los órganos.

——

Este concepto se utiliza tanto en neurointensivismo como en la valoración "*Point of Care*" (POCUS), donde el cerebro puede estudiarse en forma rápida con objetivos puntuales dentro de protocolos de urgencia en shock e insuficiencia respiratoria.[1]

FÍSICA Y KNOBOLOGÍA

 Si bien es posible evaluar con ultrasonido el cerebro utilizando cualquier transductor (**cuadro 21-1**), el que presenta características físicas y morfológicas ideales es el transductor multisectorial o *phased Array* (**fig. 21-1**), que puede colocarse por arriba de la arcada cigomática en la ventana temporal y generar de 1 a 5 MHz. Este transductor se usa en ecocardiografía, pero también permite generar imágenes del abdomen, el pulmón y también obstétricas.

——

Para su utilización, es necesario tener conocimientos básicos del equipo de US general, el cual

inicialmente solicitará que se elija el transductor y un órgano para evaluar. En caso de que no incluya la opción de "cerebro-transcraneal", se debe elegir otro órgano, y corregir la ganancia y la profundidad para ver el cerebro (**fig. 21-2**).

Luego, se coloca el transductor en la ventana temporal, que es la más frecuentemente utilizada, y se acomoda la ganancia para visualizar la tabla craneal contralateral.

> La ventana acústica se valora según las estructuras anatómicas encontradas en el Modo B (hueso contralateral, tercer ventrículo y tronco cerebral) (**cuadro 21-2**). A largo del tiempo, la evolución tecnológica ha mejorado la visualización de los vasos a través de la ventana temporal, y llegó en los últimos trabajos publicados a ser igual para ambos métodos, DTC convencional y DTCC (10% de ausencia de ventana).[2-4]

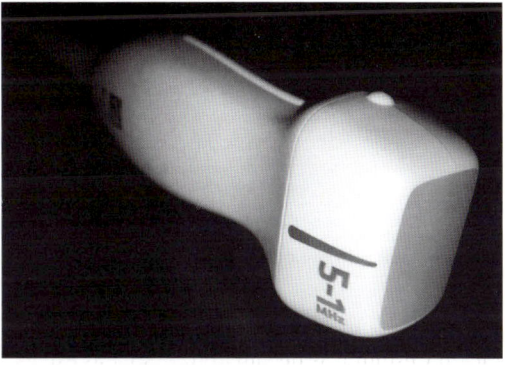

Fig. 21-1. Transductor multisectorial entre 1 y 5 MH, que permite atravesar la pared craneal.

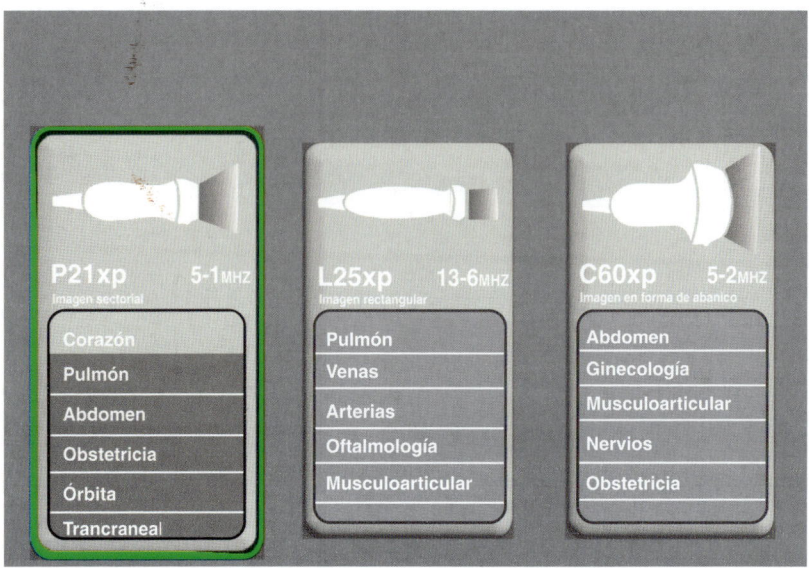

Fig. 21-2. Selección del transductor y tipo de examen.

Modo B: en este caso, es posible realizar la valoración anatómica del tejido cerebral, reconociendo estructuras. Es de suma importancia encontrar el tronco cerebral, ya que será de gran utilidad para realizar el Doppler, que se visualiza como una imagen de mariposa (**fig. 21-3** y **21-4**).

Dado que el transductor utiliza bajas frecuencias para poder ingresar al cerebro (2 MHz), las imágenes obtenidas tendrán baja resolución espacial. Sin embargo, algunas patologías neurocríticas agudas, como los hematomas intracraneales o la hidrocefalia, pueden reconocerse bien, y es extremadamente útil en aquellos casos que no cuenten con imágenes tomográficas (**fig. 21-5**). Si bien se utiliza en forma creciente, la evidencia todavía es escasa.

Modo Doppler color: el Doppler es el único tipo de estudio por ultrasonido que permite valorar las velocidades del flujo sanguíneo.

En el Doppler color, la información obtenida se presenta con colores en aquellos sitios en los que encuentra movimiento: utiliza color rojo para la sangre que se dirige hacia el transductor (arteria cerebral media homolateral) y azul

CUADRO 21-2. CATEGORIZACIÓN DE LA VENTANA

Estudio	Hueso contralateral	Tercer ventrículo	Tronco cerebral
Óptimo	+	+	+
Levemente subóptimo	+	+/–	+/–
Subóptimo	+	–	–
Ausencia de ventana	–	–	–

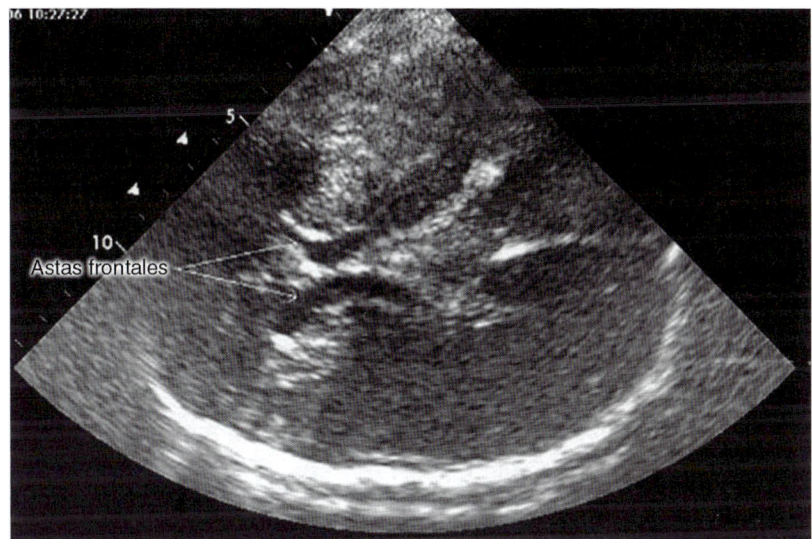

Fig. 21-3. Se visualizan las astas frontales hipoecogénicas de los ventrículos laterales.

para la que se aleja del transductor (cerebral media contralateral) (**fig. 21-6**). En el cerebro, al igual que en el Modo B, las imágenes Doppler color que se obtienen tienen menor calidad, en comparación con los estudios periféricos. Sin embargo, permite la visualización anatómica de los vasos en estudio y sus diferentes sectores (**fig. 21-6**).

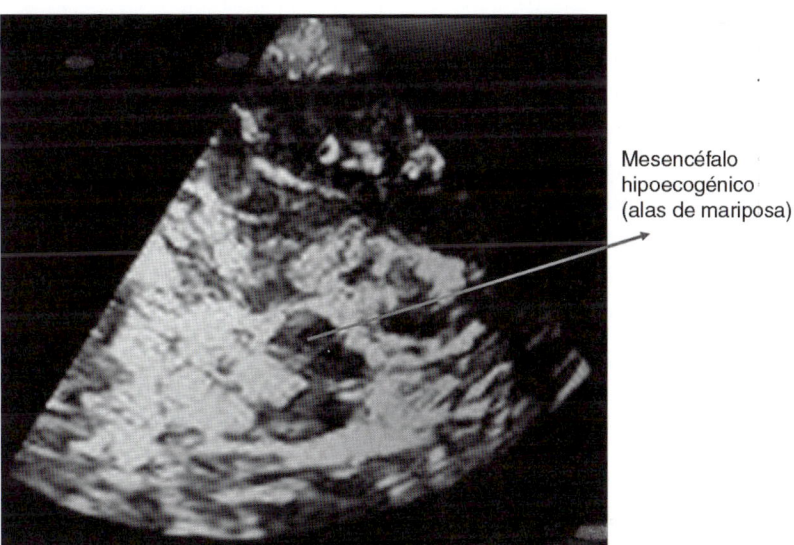

Fig. 21-4. Imagen en modo B, donde se visualiza el tronco cerebral (la flecha indica el mesencéfalo hipoecogénico visto como una imagen en alas de mariposa).

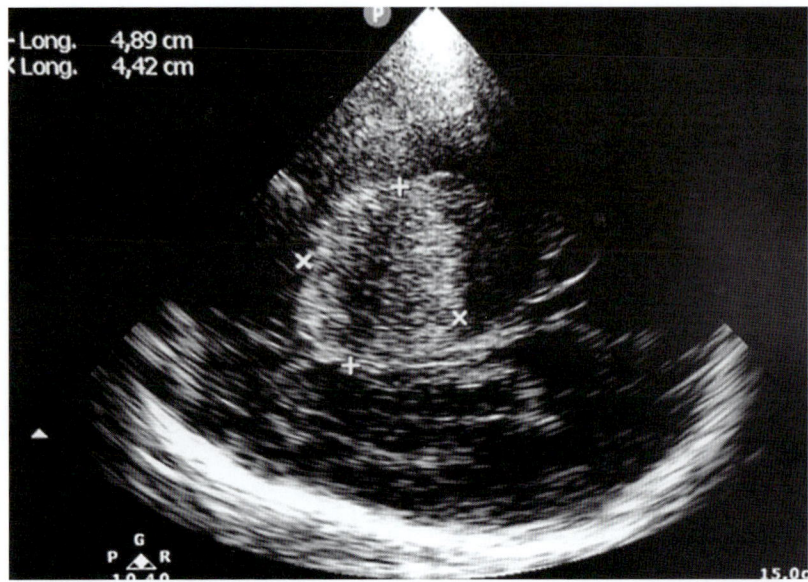

Fig. 21-5. Imagen en Modo B, donde se visualiza un hematoma intracerebral como una imagen hiperecogénica heterogénea. Se ha delimitado con cuatro marcas para definir sus medidas.

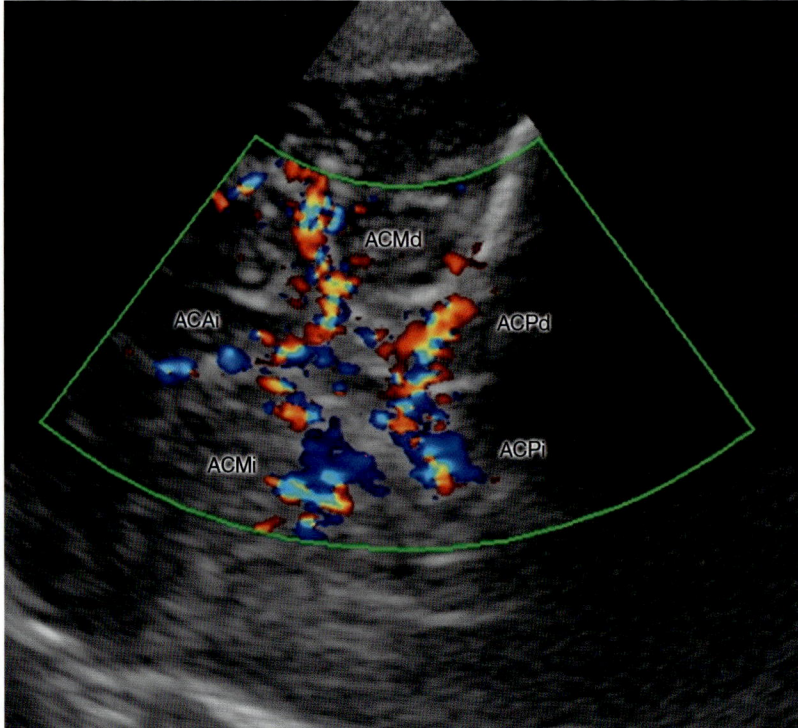

Fig. 21-6. Imagen en Doppler color donde puede valorarse el polígono de Willis. ACMd y ACMi: arterias cerebrales medias derecha e izquierda; ACAi: arteria cerebral anterior izquierda; ACPd y ACPi: arterias cerebrales posteriores derecha e izquierda.

Modo Doppler pulsado: la información se presenta como un espectro de velocidades, y es el que se visualiza al realizar un DTC.

En este modo es posible observar diversas velocidades en sístole y diástole, y patrones determinados que serán útiles para valorar la circulación cerebral (**fig. 21-7**).

Cabe destacar que, al poder visualizar el vaso estudiado, es posible ajustar el ángulo de incidencia del Doppler. Simplemente se informa al equipo la dirección del vaso –y se puede conocer el ángulo al cual estamos insonando– y de esta manera se pueden corregir las velocidades obtenidas, que serán más fidedignas.

Equipamiento: el DTCC puede realizarse con cualquier equipo de US, ya sean institucionales o portátiles. Incluso puede valorarse el cerebro con transductores adaptados a celulares y *tablets*.

UTILIDADES

Las Guías del *American Institute of Ultrasound* publicadas en 2012 se refieren a las indicaciones del DTCC,[3] y se resumen en el **cuadro 21-3**.

Diagnóstico de oclusión de arterias intracraneales

El DTCC presenta una especificidad del 83% y una sensibilidad del 100% para el diagnóstico de estenosis intracerebrales. El diagnóstico inicial se realiza visualizando la estenosis en el Doppler color y, posteriormente, con el Doppler pulsado se observa un aumento de las velocidades en el sitio de la estenosis parcial, reducción de las velocidades o ausencia de señal en oclusión completa o distales a la oclusión. El grado de obstrucción se puede estadificar con el Score COGIF[5] (*Consensus on Grading Intracranial Flow Obstruction*), que presenta un grado 1 de ausencia de flujo, grado 2-3 de bajo flujo –que puede estar presente en una recanalización parcial o distal a una obstrucción completa– y grado 4 con flujo presente, el cual puede ocurrir en casos de flujo normal, flujo con estenosis parcial o en hiperemia (**cuadro 21-4**).[5,6]

En lo que respecta al tratamiento de esta patología, siempre que sea de etiología trombótica aguda, el ultrasonido ofrece dos alternativas: la sonólisis, donde se utilizan únicamente las ondas sonoras para lisar el trombo que está generando

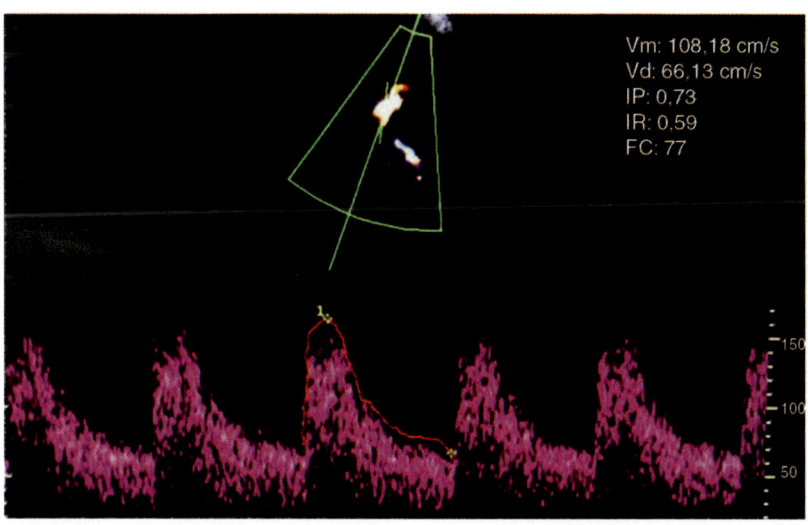

Fig. 21-7. Imagen de Doppler pulsado de la cual se obtiene el sonograma Doppler. Arriba se observa una imagen arterial de la que se ha seleccionado un punto y corregido el ángulo de insonación. Abajo se visualiza el sonograma Doppler correspondiente a ese punto. A la derecha del sonograma se observa la escala de velocidades. El flujo dentro de este vaso se dirige hacia el transductor, tiene una velocidad media (Vm) de 108 cm/s y una velocidad diastólica final (Vd) de 66 cm/s. El IP es de 0,73 y el índice de resistencia (IR) es de 0,59. La frecuencia cardíaca es de 77 lpm.

CUADRO 21-3. UTILIDADES DEL DTCC

Patología	Utilidad
Estenosis	Diagnóstico, grado de estenosis
Traumatismo craneoencefálico	Detección de vasoespasmo, hipoflujo, hiperemia, detección de perfusión cerebral
Hemorragia subaracnoidea	Detección de vasoespasmo, hipoflujo, hiperemia, detección de perfusión cerebral
Paro circulatorio cerebral	Detección de flujo reverberante y espigas sistólicas para el diagnóstico de muerte encefálica
Dúplex dinámico	Valoración rápida de la perfusión cerebral
Detección de cortocircuito (*shunt*)	Evaluación del pasaje de burbujas de derecha a izquierda
Eclampsia	Detección de vasoespasmo, hipoflujo, hiperemia, detección de perfusión cerebral
Hematoma intracerebral	Diagnóstico, detección de hipoflujo, hiperemia, detección de perfusión cerebral

la alteración, y la sonotrombolisis, en la que se utilizan estas técnicas como coadyuvantes de los trombolíticos intravenosos. Al respecto, la bibliografía informa que ambos presentan mayor tasa de recanalización y no se observa un incremento estadísticamente significativo en los sangrados sintomáticos. Estas publicaciones sugieren la necesidad de contar con más estudios que demuestren tanto su eficacia como su seguridad.[7-11]

Detección del vasoespasmo en la hemorragia subaracnoidea

Las técnicas de US cerebral son útiles en las HSA de cualquier etiología, tanto para valorar la anatomía vascular como para diagnosticar un vasoespasmo. Este último caso presenta una especificidad del 97% y una sensibilidad del 100%.[12] En nuestra experiencia, la valoración del Doppler color es de suma importancia, ya que pueden visualizarse los sitios de reducción o aumento del calibre de la arteria, en vasoespasmo o hiperflujo, respectivamente. Además, con el Doppler

pulsado, permite analizar las velocidades en varios segmentos del mismo vaso.

Los patrones ultrasonográficos que permiten diagnosticar esta entidad son: para la arteria cerebral media (ACM), un aumento de la velocidad media (Vm) por arriba de 120 cm/s y para la arteria basilar, de 90 cm/s; en ambas, el índice de pulsatilidad (IP) suele estar por debajo de 0,9 (**fig. 21-8**). Para el resto de los vasos, los límites no son tan claros y los parámetros que se utilizan son el aumento de las velocidades de una arteria

CUADRO 21-4. CLASIFICACIÓN DEL GRADO DE OBSTRUCCIÓN DE LA COGIF

COGIF	Patrón Doppler
1	Sin flujo
2	Bajo flujo, sin diástole
3	Bajo flujo, con diástole
4	Flujo normal-patrón de estenosis-patrón de hiperemia

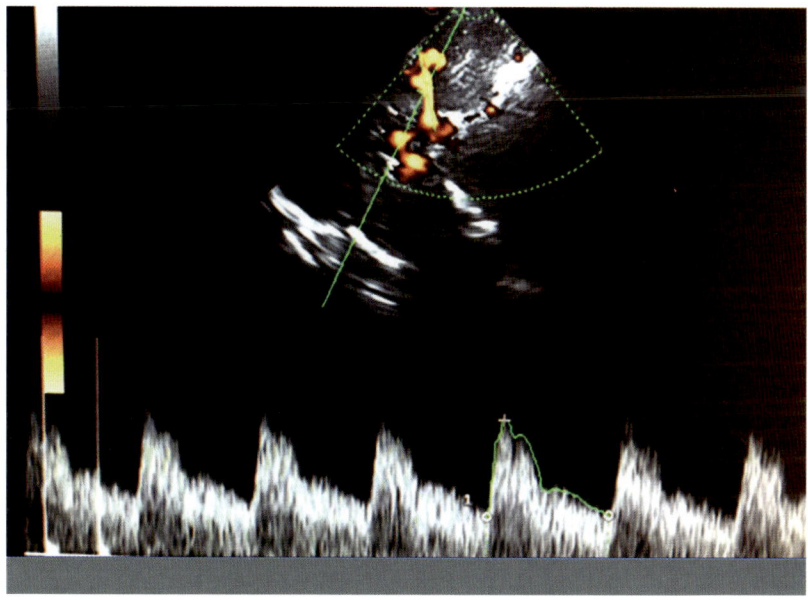

Fig. 21-8. Aumento de las velocidades en la arteria cerebral media. Velocidad sistólica final 200 cm/s, velocidad media 131 cm/s, velocidad de fin de diástole 83 cm/s; IP 0,89.

comparada con estudios anteriores o la diferencia con el mismo vaso contralateral.

El DTCC permite obtener la Vm de la arteria carótida interna (CI) a nivel de su entrada a la cavidad craneal, homolateral al vasoespasmo para realizar el índice de Lindegaard, o la de la arteria vertebral (AV) para realizar el índice basilovertebral (Soustiel). Se utiliza el mismo equipo y operador, y se cambia al transductor lineal que utiliza de 6-13 MHz, genera imágenes de mayor resolución y puede conocer el ángulo, con lo cual se obtienen valores más fidedignos.

Traumatismo craneoencefálico

El TCE es una patología con una elevada morbimortalidad, cuya principal complicación es la hipertensión endocraneal (HTE) que, si no es corregida a tiempo, evolucionará a isquemia cerebral y posteriormente a la muerte encefálica. Esto explica la necesidad de detectar de forma temprana la presencia de HTE, con el fin de iniciar el tratamiento específico, para tratar de evitar su progresión y las consecuencias mencionadas. El estándar de oro para cuantificar la presión intracraneal (PIC)

es la medición invasiva mediante fibras o catéteres (intraparenquimatosos, intraventriculares, subdurales, etc.). El DTCC es una herramienta útil, dado que puede realizarse al lado de la cama del paciente, es reproducible, de bajo costo y no invasivo. Esta técnica permite estimar tanto la PIC como la presión de perfusión cerebral (PPC).

Fórmula de Bellner: PIC = 10,93 • índice de pulsatilidad [IP] − 1,28.

Fórmula de Czosnyka: PPC = PAM • (Vd / Vm) + 14.

Fórmula de Belfort: PPC = (Vm / Vd) • (PAM / presión diastólica).

También es posible estimar la PIC mediante la observación de la onda de flujo que se obtiene al insonar la ACM. Primero, debemos saber que se trata de un vaso de baja resistencia (como todos los vasos cerebrales), por lo que su velocidad diastólica no debe aproximarse a cero; por lo tanto, el IP es habitualmente bajo.

IP = (VPS − VFD) / Vm (VPS = velocidad pico sistólica; VFD = velocidad fin de diástole).

Una curva de flujo normal debe presentar una velocidad diastólica mayor de 20 cm/s y un IP menor de 1,4. La alteración que más tempranamente se produce es el ascenso del IP por arriba de 1,4 y le sigue un descenso de la Vd por debajo de 20 cm/s.[13-18] Si el incremento de la PIC no se corrige, la Vm comienza a descender y, posteriormente, la Vd llega a cero. Aquí comienzan los patrones del paro circulatorio cerebral, que son el de flujo reverberante, patrones de transición, espigas sistólicas y, finalmente, la ausencia de flujo (**fig. 21-9**).

Detección del paro circulatorio cerebral

El DTCC como método instrumental en el diagnóstico de muerte bajo criterios neurológicos presenta una especificidad del 97 al 100% y una sensibilidad del 88 al 100%.[3] Este debe cumplir los mismos requisitos que el DTC en cuanto al protocolo de estudio para que pueda utilizarse como examen auxiliar en el diagnóstico de muerte encefálica (ME).

Los patrones encontrados son los mismos que los del DTC, y pueden visualizarse espigas sistólicas y flujo reverberante (**fig. 21-10**).

Detección de embolias cerebrales

La principal ventaja del DTCC es que puede realizar la valoración del *shunt* cardíaco de derecha a izquierda con la misma aparatología, el mismo transductor y el mismo operador.

Esta técnica permite, al estar insonando la ACM, diagnosticar el pasaje de émbolos a través de esta arteria, ya sean de grasa, aire, coágulos, líquido amniótico, etc. Esto se debe a que estas partículas presentan diferente ecogenicidad que los eritrocitos y también generan un sonido particular. Estas señales se conocen como MES (*microembolic signals*) o HITS (*high intensity transient signals*). Pueden ocurrir por múltiples causas, como infarto agudo de miocardio, fibrilación auricular, reemplazos valvulares protésicos, embolias grasas, ateromatosis aórtica, estenosis carotídeas graves y como complicaciones de procedimientos médicos (angiografías cerebrales o cardíacas y endarterectomías). También pueden presentarse en embolias periféricas con *shunt* intracardíaco de derecha a izquierda. Este método aplicado en ciertas intervenciones, como equipo de monitorización, permite evaluar el riesgo de eventos cerebrovasculares.

Para detectar los cortocircuitos o *shunts* intracardíacos, se debe realizar la inyección de contraste (solución con burbujas) a través de un catéter venoso, al mismo tiempo que se registra la onda espectral de la ACM. Si hay presencia de *shunt*, se observarán espigas blancas dentro de esta onda espectral acompañadas por un sonido característico. En la siguiente infusión, se realiza la valoración

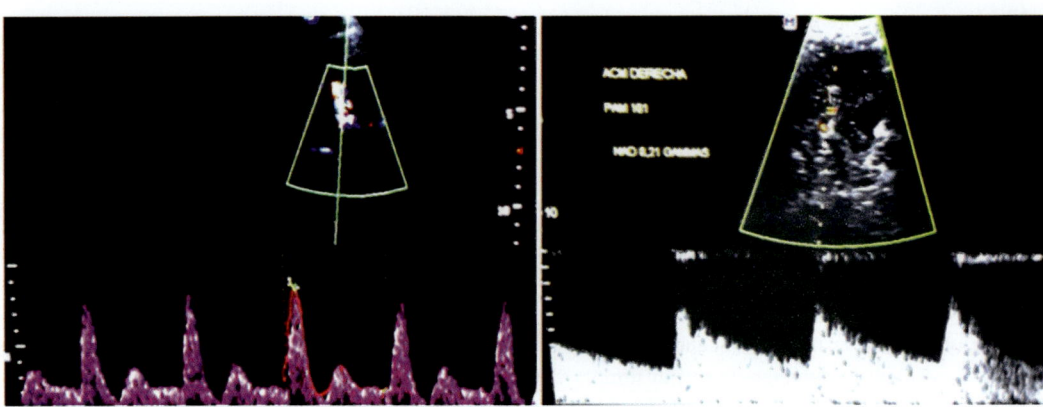

Patrón de alta resistencia   **Patrón normal**

Fig. 21-9. El sonograma de la izquierda presenta un patrón de alta resistencia que puede corresponder a hipertensión intracraneal y la imagen de la derecha es un patrón normal.

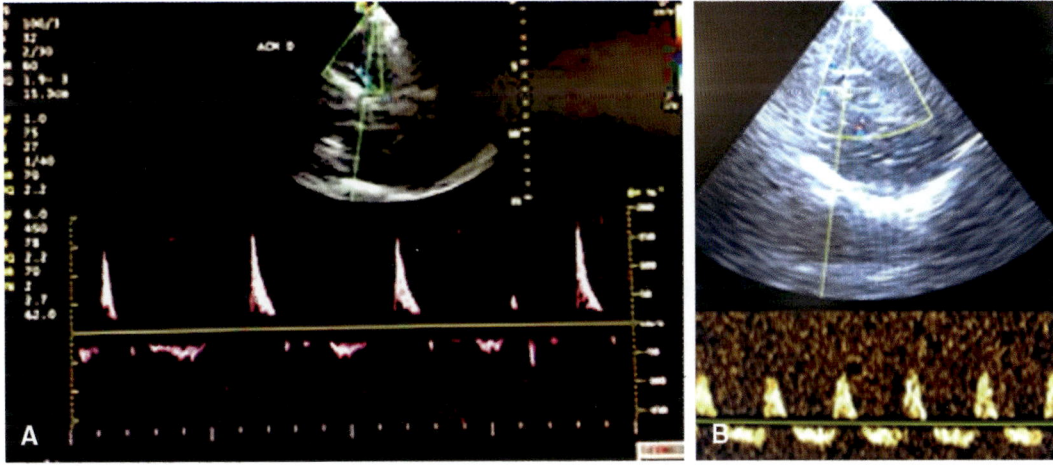

Fig. 21-10. Dos patrones de paro circulatorio cerebral que, en ambos casos, corresponden a flujo reverberante.

cardíaca para detectar pasaje de derecha a izquierda (**fig. 21-11**).

Evaluación rápida de la perfusión cerebral-DTCC dinámico (Protocolo RECCUS)

El DTCC permite la evaluación del cerebro a través de US, junto con otros órganos en el contexto de una urgencia, dentro de la US multisistémica. De esta manera se puede incluir al DTCC en protocolos de shock, donde se realizan imágenes del corazón, el abdomen y el cerebro en forma secuencial.

Si bien todavía no se ha validado ningún protocolo, el DTCC se utiliza para valorar la perfusión cerebral luego de alcanzar la hemodinamia deseada. De esta manera, al realizar un DTCC en pacientes "estables" hemodinámicamente, se evidencian patrones de hipoperfusión cerebral o de paro circulatorio cerebral que obligan a revalorar los objetivos hemodinámicos. Por lo tanto, podemos encontrar la presión arterial media (PAM) necesaria en pacientes con patología neurológica aguda.

 El Protocolo RECCUS (reanimación cerebro-cardiovascular por US) se encuentra en evaluación; este propone la utilización del DTCC en la etapa "D" (*disability*) de la evaluación y manejo (ABCD)

del politraumatismo para determinar si los objetivos hemodinámicos alcanzados en la "C" (*circulation*) son suficientes para el cerebro.

———

Nuestra propuesta es incluir el DTCC como herramienta de monitorización inicial y seguimiento en los pacientes con TCE grave, apoyándonos en la bibliografía disponible. Podemos citar los estudios de Ract,[15] Vigué y Tazarourte[16] (**cuadro 21-5**), quienes encontraron, tanto en el DTC prehospitalario como en el realizado al ingreso a la sala de emergencias, pacientes que presentaban un IP elevado a pesar de tener una PAM normal o elevada. En la misma línea de estudio, nuestro grupo de trabajo estudió la perfusión cerebral con DTC en pacientes neurológicos y no neurológicos, y encontró hasta un 57% de pacientes con mala perfusión cerebral y un 37% que respondieron al aumento de la PAM.[18]

Utilizando como guía el protocolo del ATLS, al llegar a la escena donde se encuentra nuestro paciente con TEC grave, deberíamos seguir los siguientes pasos: A (*Airway*/vía aérea), B (*breathing*/ventilación), C (*circulation*/circulación), D (*disability*/déficit neurológico), y E (*exposure*/exposición), incluyendo en el D la evaluación con DTCC. Esta monitorización debería realizarse

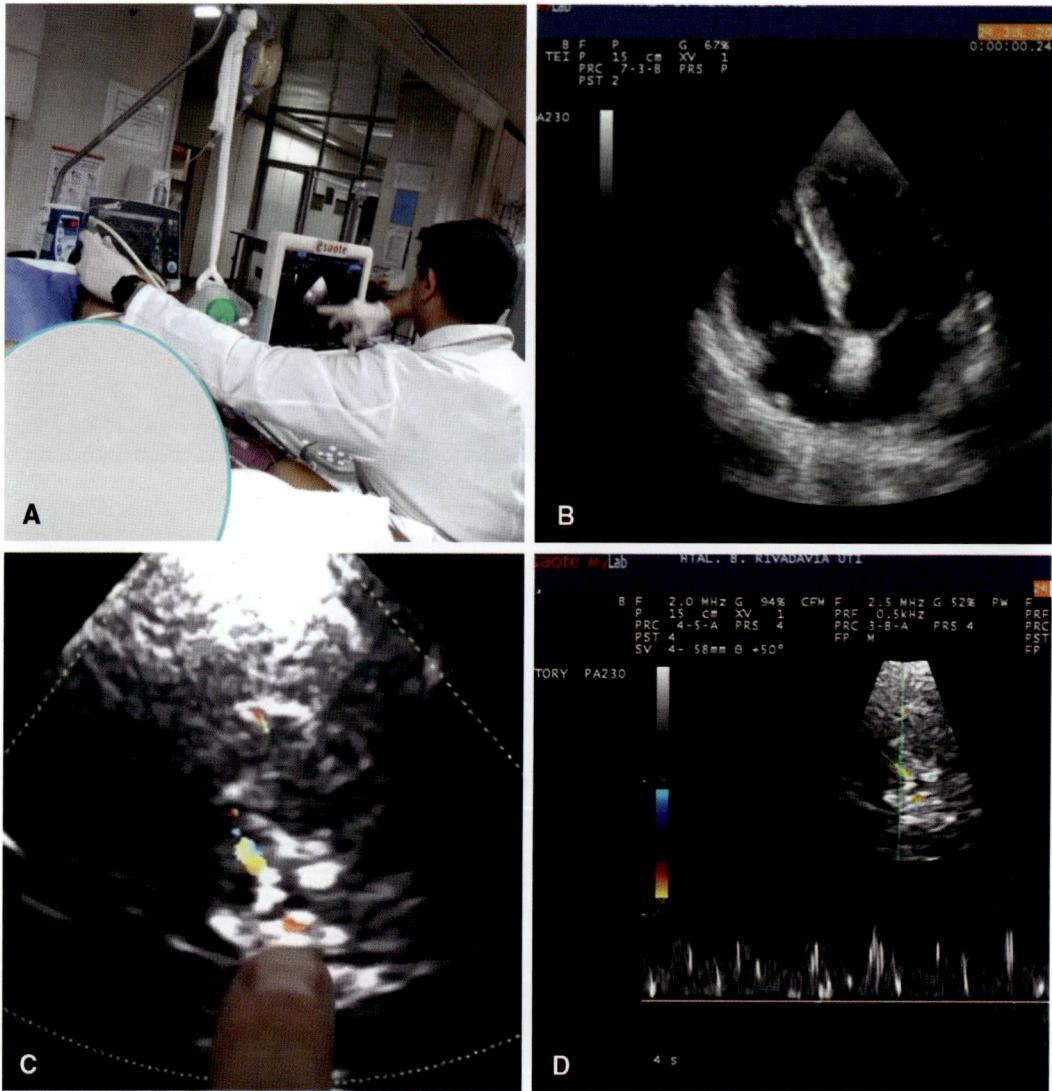

Fig. 21-11. Valoración del cortocircuito (*shunt*) cardíaco-cerebral en un mismo evento con el mismo equipo, el mismo transductor y el mismo operador (A). Se estudia el ecocardiograma (B) y el Doppler transcraneal (C) en busca de un pasaje de burbujas de derecha a izquierda. Las burbujas que pasan a la circulación sistémica se ven como señales o signos de alta intensidad (HITS) en la arteria cerebral media (D).

insonando ambas arterias cerebrales medias para obtener así los valores del IP, que hace referencia a la resistencia vascular cerebral y de la velocidad diastólica (Vd), relacionada con la perfusión cerebral. Si las mediciones difieren entre ambas arterias, utilizaremos los valores del lado más alterado, considerando como anormales IP > 1,4 y Vd < 20 cm/s, según lo indica la bibliografía.[15] Si los valores son normales, se procederá al punto E del algoritmo; por el contrario, si estos son anormales, se volverá al punto C con el objetivo de mejorarlos, ya sea aumentando la PAM o realizando un tratamiento antiedema, para intentar elevar la PPC (**fig. 21-12**).

CUADRO 21-5. ESTUDIOS QUE DEMUESTRAN LA UTILIDAD DEL DTC-DTCC DINÁMICO

Autor	Población en estudio	Valores considerados anormales	Resultados	Intervenciones
Ract[15]	TCE grave	Vm < 30 cm/s Vd < 20 cm/s IP > 1,4	- Grupo 1: 6 pacientes (n = 11) presentaron malos resultados frente a 1 del grupo 2 (n = 13) - El grupo 1 presentó PIC 10 mm Hg mayor de la del grupo 2	Expansores o transfusiones de eritrocitos o noradrenalina o manitol al 20%
Tamagnone[18]	Coma	Vd < 20 cm/s IP > 1,4	- De 28 pacientes, 19 pertenecían al grupo 1 y 9 al 2 - Grupo 1: 13 normalizaron las mediciones luego de la intervención - La mortalidad del grupo 1 fue del 68% (53% en los respondedores y 100% en los no respondedores) y en el grupo 2 fue del 0%	Cristaloides 2 L y luego, noradrenalina
Tazarourte[16]	TCE grave	IP > 1,4	- Grupo 1 (n = 9): requirieron neurocirugía. Los 4 que no respondieron al tratamiento fallecieron y 2 de los 5 que respondieron, también fallecieron - Grupo 2 (n = 9) solo uno falleció por hemorragia incoercible	Noradrenalina o manitol al 20%
Ziegler[17]	TCE grave	Vm < 35 cm/s Vd < 20 cm/s IP > 1,4	- Grupo 1 (n = 72): 71 pacientes murieron y 1 presentó dependencia moderada - Grupo 2 (n = 114): 43 retornaron al hogar, 55 fueron a centros de rehabilitación y 16 fallecieron - Grupo vasoespasmo (n = 69): 12 retornaron al hogar, 35 fueron a centros de rehabilitación y 22 fallecieron	No hubo

Grupo 1: valores de DTC alterados; grupo 2: valores de DTC normales.

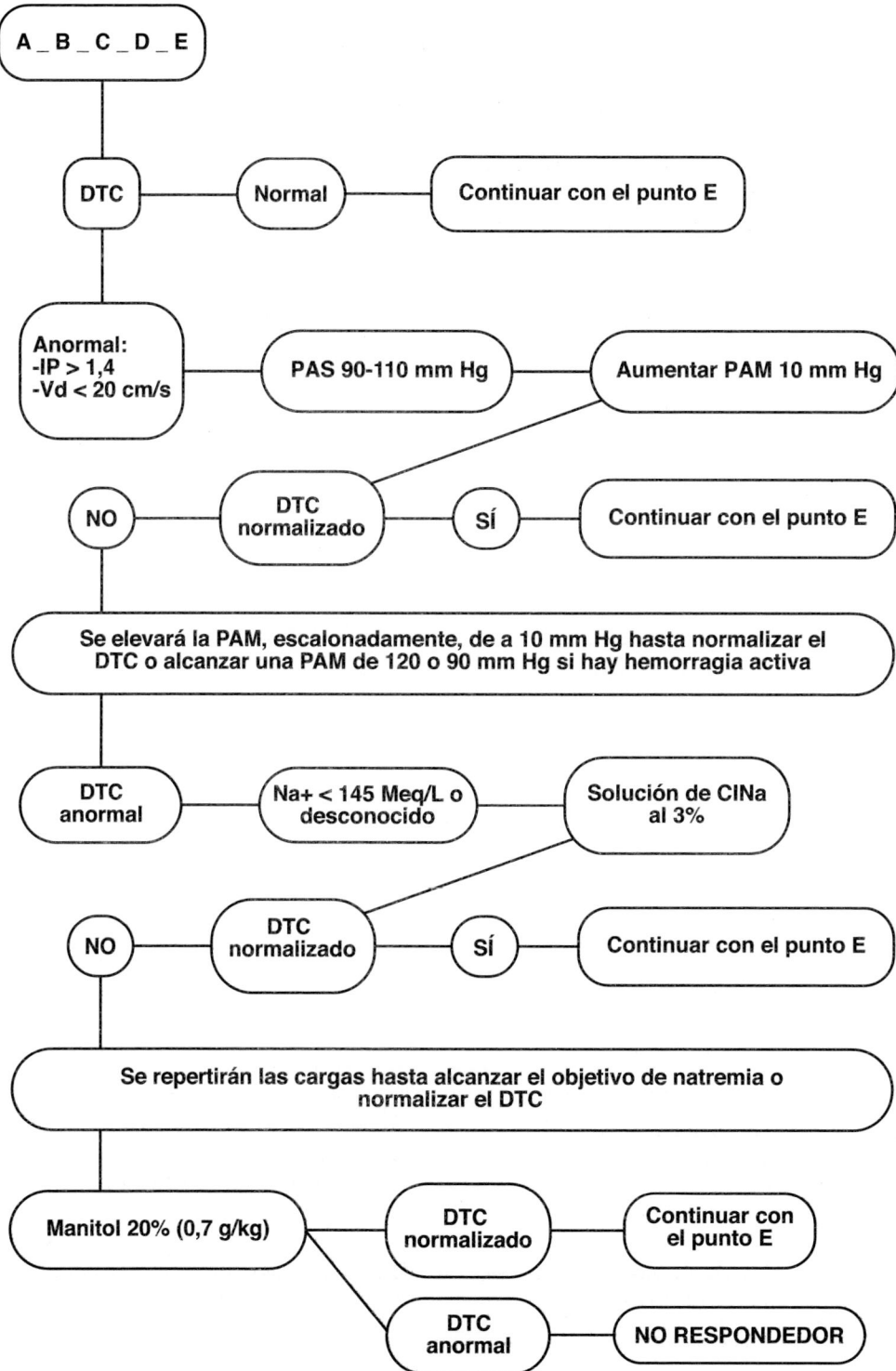

Fig. 21-12. Protocolo RECCUS.

VENTAJAS

El DTCC tiene algunas ventajas respecto del DTC, entre las cuales queremos destacar que la más importante es la posibilidad de utilizar el ultrasonido cerebral como parte de la US multisistémica. Dado que se realiza con cualquier equipo de ultrasonido, se encuentra disponible en la mayoría de los centros asistenciales. La información obtenida puede interpretarse junto con la US cardíaca, pulmonar, abdominal y vascular periférica, lo que permite generar protocolos de US que asocian el cerebro con el resto de los tejidos estudiados.

Otras de las ventajas fundamentales es la posibilidad de realizar Modo B con la visualización del cerebro y, en forma progresiva, utilizarla en la toma de decisiones en áreas críticas, ya que en la actualidad, gracias al progreso tecnológico, se pueden visualizar lesiones hemorrágicas, desviaciones de la línea media y dilataciones ventriculares. Esto se aborda en profundidad en el **capítulo 20**.

El modo Doppler color permite visualizar el vaso para evaluar y, posteriormente, determinar el segmento que se evaluará con el Doppler pulsado.

DESVENTAJAS

La principal desventaja del DTCC es que el porcentaje de malas ventanas en algunos casos puede llegar a más del 10%, aunque esto va disminuyendo con el desarrollo tecnológico. Tampoco permite realizar una monitorización continua debido a que el transductor es más pesado y grande, y su fijación es imposible.

CONCLUSIONES

El DTCC y el DTC pueden utilizarse en forma indistinta, ya que en ambos casos emplean el ultrasonido para colaborar en la valoración de la perfusión cerebral. Sin embargo, la disponibilidad y la posibilidad de evaluación bidimensional para ver estructuras cerebrales y la posibilidad de usar el Doppler color para detectar las arterias cerebrales nos lleva a concluir que, en la práctica diaria, el DTCC presenta ventajas con respecto al DTC. Por otra parte, poder realizar estudios de ultrasonido en el sitio de la atención (*point of care*) con el mismo equipo y el mismo transductor con el que hacemos el DTCC, y evaluar pulmones, corazón y riñones, nos da en conjunto una valoración holística de los pacientes.

REFERENCIAS

1. Tamagnone F, Luna E, Queti N y cols. Dúplex Transcraneal. En: Tamagnone F, Previgliano I. POCUS. .1° ed. Buenos Aires: Editorial Corpus; 2019:72-4.
2. Martin PJ, Evans DH, Naylor AR. Transcranial color-coded sonography of the basal cerebral circulation. Reference data from 115 volunteers. Stroke 1994;25:390-6.
3. Sloan MA, Alexandrov AV, Tegeler CH, et al. Assessment: transcranial Doppler ultrasonography: report of the Therapeutics and Technology Assessment Subcommittee of the American Academy of Neurology. Neurology 2004;62:1468-81.
4. Krejza J, Swiat M, Pawlak MA, et al. Suitability of temporal bone acoustic window: Conventional TCD versus transcranial color-coded Duplex Sonography. J Neuroimaging 2007;17:311-4.
5. Topcuoglu MA. Transcranial Doppler ultrasound in neurovascular diseases: diagnostic and therapeutic aspects. J Neurochem 2012;123(Suppl 2):39-51.
6. Nedelmann M, Stolz E, Gerriets T, et al. Consensus recommendations for transcranial color-coded Duplex sonography for the assessment of intracranial arteries in clinical trials on acute stroke. Stroke 2009;40:3238-44.
7. Kushner MJ, Zanette EM, Bastianello S, et al. Transcranial Doppler in acute hemispheric brain infarction. Neurology 1991;41:109-13.
8. Molina CA, Montaner J, Abilleira S, et al. Timing of spontaneous recanalization and risk of hemorrhagic transformation in acute cardioembolic stroke. Stroke 2001;32:1079-84.
9. Demchuk AM, Burgin WS, Christou I, et al. Thrombolysis in brain ischemia (TIBI) transcranial Doppler flow grades predict clinical severity, early recovery, and mortality in patients treated with intravenous tissue plasminogen activator. Stroke 2001;32:89-93.
10. Saqqur M, Tsivgoulis G, Nicoli F, et al. The role of sonolysis and sonothrombolysis in acute ischemic stroke: a systematic review and meta- analysis of randomized controlled trials and case-control studies. J Neuroimaging 2014;24:209-20.

11. Ricci S, Dinia L, Del Sette M, et al. Sonothrombolysis for acute ischaemic stroke (Review). Cochrane Database of Systematic Reviews 2012;10:CD008348.

12. Proust F, Callonec F, Clavier E, et al. Usefulness of transcranial color-coded sonography in the diagnosis of cerebral vasospasm. Stroke 1999;30:1091-8.

13. Rosner MJ, Rosner SD, Johnson AH. Cerebral perfusion pressure: management protocol and clinical results. J Neurosurg 1995;83:949.

14. Gosling RG, King DH. Arterial assessment by Doppler shift ultrasound. Proc R Soc Med 1974;67:447-9.

15. Ract C, Le Moigno S, Bruder N, et al. Transcranial Doppler ultrasound goal-directed therapy for the early management of severe traumatic brain injury. Intensive Care Med 2007;33:645-51.

16. Tazarourte K, Atchabahian A, Tourtier JP, et al. Pre-hospital transcranial Doppler in severe traumatic brain injury: a pilot study. Acta Anaesthesiol Scand 2011;55:422-8.

17. Ziegler D, Cravens G, Poche G, et al. Use of Transcranial Doppler in Patients with severe traumatic brain injuries. J Neurotrauma 2017;34:121-7.

18. Tamagnone F, Martínez E, Blejman SD, et al. A pilot study of transcranial Doppler-guided initial resuscitation of traumatic and non-traumatic comatose patients. Minerva Anestesiol 2014;80:1012-7.

OTROS MÉTODOS ECOGRÁFICOS ÚTILES EN NEUROINTENSIVISMO

22

ECOGRAFÍA DE LA VAINA DEL NERVIO ÓPTICO PARA LA DETECCIÓN DE LA HIPERTENSIÓN INTRACRANEAL

CHRISTIAN YIC Y LEANDRO MORAES ORONOZ

Contenidos

INTRODUCCIÓN

Breve reseña histórica

En los últimos años, la ecografía del diámetro de la vaina del nervio óptico (DVNO) ha surgido como una herramienta no invasiva, útil para la estimación indirecta de la presión intracraneal (PIC) o para detección de la hipertensión intracraneal (HIC).[1,2] Sus ventajas se basan en que es una técnica simple, realizable a la cabecera del paciente, repetible, de relativo bajo costo y segura (sin riesgo de exposición a la radiación ni efectos secundarios serios para destacar). La implementación de esta tecnología como parte de la monitorización neurológica comenzó a partir de 1997, cuando Hansen y Helmke demostraron que, posterior a la infusión intratecal de solución Ringer lactato, el DVNO se incrementaba de manera significativa, lo cual dio lugar al desarrollo de estudios clínicos en los que se evaluaba este incremento en diferentes escenarios clínicos asociados a la HIC.[3]

Importancia de la ecografía *Point of care* y la hipertensión intracraneal

El modelo *Point of care*, o POCUS por su acrónimo en inglés (*Point of Care Ultrasound*), es una forma de realizar una ecografía clínica dirigida con el objetivo de responder a un interrogante clínico de forma temprana y oportuna.

En las últimas dos décadas, el equipo de ultrasonido se ha vuelto más compacto, portátil, de mayor calidad y menor precio, lo que ha facilitado el crecimiento y difusión de este tipo de ecografía en múltiples escenarios, tanto civiles como bélicos. La ecografía en tiempo real realizada al pie de la cama del paciente, o simplemente in situ, se ha convertido en una herramienta que aporta invalorable información adicional complementaria a la evaluación clínica clásica del paciente crítico y no crítico, tanto en escenarios prehospitalarios (domicilio o vía pública) como durante el propio traslado (terrestre o por aire), y también en diversos lugares del ambiente intrahospitalario con mayor o menor complejidad (departamento de emergencia, block quirúrgico, sala de moderados o medicina intensiva).

 Específicamente en lo que respecta a la neurosonología *Point of care*, dentro del amplio menú de opciones disponibles hoy en día destacamos fundamentalmente la monitorización pupilar ultrasonográfica (en especial cuando el examen directo no es posible), el parenquimograma cerebral (diámetro ventricular, línea media y lesiones ocupantes de espacio) y el estudio de la hemodinamia intracraneal con Dúplex o Doppler transcraneal (DTC). Pero en lo que se relaciona con la estimación indirecta no invasiva de la hipertensión intracraneal, destacamos la medición del DVNO y el Doppler transcraneal.

———

A continuación, realizaremos un análisis pormenorizado y práctico de las fortalezas y debilidades de la primera técnica mencionada; sin embargo, desde ya enfatizamos que es el uso combinado (DTC y DVNO) el que permite, a juicio de los autores, el mayor rendimiento diagnóstico a la hora de detectar HIC o no.

A la luz de la evidencia actual, está demostrada la importancia de la HIC como un factor más de daño neuroglial secundario potencialmente modificable, que se asocia a peores resultados de morbimortalidad o mal pronóstico. Por lo tanto, la detección temprana de la HIC a través de métodos no invasivos, cuando su monitorización invasiva no se ha implementado desde el inicio, es clave en el manejo de los pacientes con lesión encefálica aguda (LEA).[1,2]

ANATOMÍA Y CONSIDERACIONES FISIOLÓGICAS DEL NERVIO ÓPTICO

Ontogénicamente, el nervio óptico (NO) es parte del sistema nervioso central (SNC); por lo tanto, está recubierto por meninges y líquido cefalorraquídeo (LCR), concepto anatómico que explica el papiledema que se presenta con el incremento sostenido de la PIC y el fundamento de los cambios en el DVNO como reflejo de sus variaciones (más o menos constantes).[4]

La primera neurona corresponde a las células ganglionares de la retina que procesan la información proveniente de los conos y bastones, encargados de la agudeza visual, y la reacción a la luz y los colores.

El nervio óptico tiene una longitud aproximada de 4,5 a 5 cm y se divide en cuatro sectores o segmentos anatómicos: el segmento intraocular, localizado dentro del globo (1 a 2 mm), el segmento intraorbitario, que atraviesa la órbita hasta la entrada del canal óptico (25 a 30 mm), el segmento intracanalicular corto (5 a 9 mm) y, finalmente, el segmento intracraneal (9 a 10 mm) (**fig. 22-1**).[5] Después se encuentra el quiasma óptico, donde se decusan las fibras provenientes de la porción nasal que perciben el área hemitemporal (superior e inferior) del campo visual; en tanto que las fibras temporales que perciben el área nasal (superior e inferior), a diferencia de las anteriores, no se decusan.[6]

El segmento intraorbitario del NO, donde se realiza la medición del DVNO, tiene una longitud

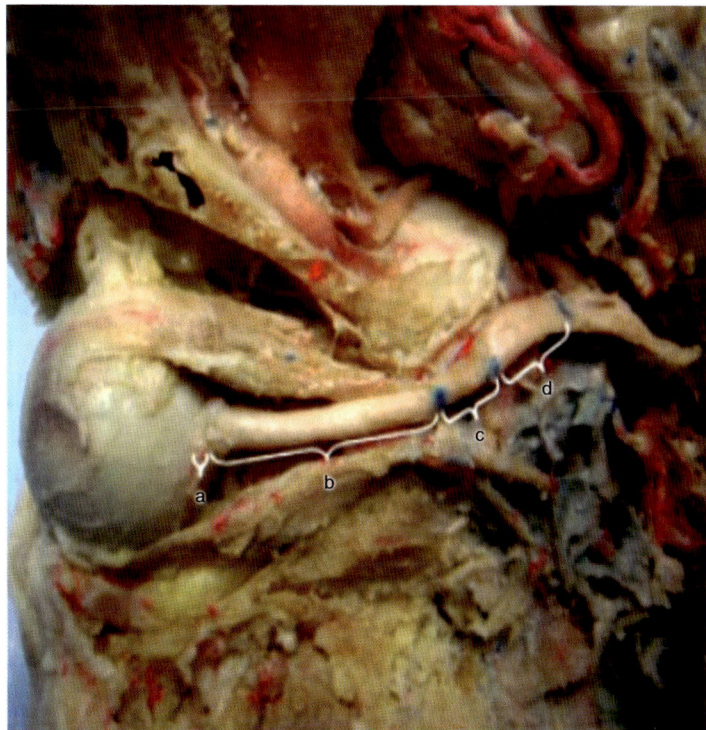

Fig. 22-1. Anatomía del nervio óptico. Se observan sus cuatro segmentos o sectores anatómicos: a, el segmento intraocular; b, el intraorbitario; c, el intracanalicular; y d, el segmento intracraneal.

de 25-30 mm y un diámetro de hasta 3 mm, es alargado y tiene forma de S itálica.[7] Este segmento, que se extiende desde el canal óptico hasta el bulbo ocular, está rodeado de LCR y duramadre, ambas extensiones de la porción cerebral. Es así como el espacio subaracnoideo que rodea al nervio óptico está conectado con el espacio subaracnoideo intracraneal, específicamente con la cisterna quiasmática.[4,8] En condiciones normales, el volumen total del compartimiento subaracnoideo perióptico es de 0,1 a 0,2 mL.

El NO y su vaina están unidos por una compleja estructura que consiste en trabéculas de aracnoides.[9] Curiosamente, aunque el diámetro del nervio óptico es más estrecho en el segmento anterior que en el posterior, es el anterior el que se ve influenciado por aumentos de la PIC. Esta característica se ha relacionado con la distribución asimétrica y menos densa de las trabéculas aracnoideas en el sector retrobulbar.[10,11] Como la vaina del NO es distensible, las variaciones de

presión del LCR intracraneal afectan el flujo del LCR de la vaina del NO, en especial en su compartimiento anterior, lo que condiciona ingurgitación e incremento en su diámetro, que representa el fundamento de la medición del DVNO como una estrategia no invasiva para la evaluación indirecta de la PIC.[12]

INDICACIONES CLÍNICAS

- Pacientes con IEA de todas las etiologías, en quienes la HIC puede ser una de las causas de neurodeterioro: neurotraumatismo, hemorragia subaracnoidea, hemorragia intracerebral espontánea, encefalopatía anoxoisquémica, meningoencefalitis, entre otras. De las mencionadas, el neurotraumatismo cuenta con evidencia más vasta y su implementación está avalada de forma más confiable, por lo que la extrapolación de los umbrales de riesgo para otras etiologías de IEA debe ser extremadamente cuidadosa (véase más adelante). Además, siempre se debe ponderar la fisiopatología de la IEA en cuestión y considerar particularmente la diferente forma de afectación de las meninges (espacio subaracnoideo), el sistema ventricular cerebral y la hidrodinámica del LCR en cada situación particular.

- Pacientes con IEA grave que presenten contraindicación de neuromonitorización invasiva de la PIC (p. ej., alteración de la coagulación sanguínea o plaquetopenia e inmunodepresión grave).
- Pacientes con IEA grave en los que no es posible o se difiere el inicio de la monitorización invasiva de la PIC (p. ej., previo a un traslado a un centro neuroquirúrgico de referencia).
- Neurodeterioro agudo en pacientes con IEA leve (GCS: 14-15) o moderado (GCS 9-13) sin una causa extraneurológica evidente.

TÉCNICA ULTRASONOGRÁFICA

Para la realización de esta técnica se requiere contar con un equipo de ultrasonografía portátil, con resolución espacial menor de 0,4 mm, sonda o transductor lineal con una frecuencia de 7 a 15 MHz y gel conductor para ultrasonido.

La curva de aprendizaje de la ecografía del nervio óptico suele ser rápida. Para el caso de un ecografista experimentado, se describe que este requiere tan solo 10 mediciones con tres exploraciones anormales, mientras que para un operador sin experiencia pueden ser necesarias hasta 25 mediciones para obtener resultados confiables.[13]

Utilizando una sonda lineal de alta frecuencia y operadores experimentados, la técnica muestra una buena variabilidad interobservador (diferencia media entre observadores de 0,2-0,3 mm), que está cerca del rendimiento de una imagen intrínseca de la mayoría de los equipos de ultrasonido.[14]

La medición del DVNO retrobulbar ha sido posible gracias a la introducción de transductores de alta frecuencia y unidades de ultrasonido con una resolución espacial menor de 0,4 mm.[15] La técnica utilizada se basa en el empleo de un

equipo de ultrasonido portátil con un transductor lineal, a una frecuencia de 7 a 15 MHz. El programa de insonación se establece en "partes pequeñas" u "oftálmica". Esto produce un campo predeterminado de 4-5 cm de profundidad.

Para la medición del DVNO, se utiliza la herramienta de medición lineal estándar del sistema de la máquina de ultrasonido, que es la misma que se utiliza para mediciones lineales en ecocardiografía u otras aplicaciones de ultrasonido.

Siguiendo las regulaciones de la FDA para el uso seguro del ultrasonido en medicina, el índice mecánico (IM) y el índice térmico (IT) para el ultrasonido oftálmico deben ser valores menores de 0,23 y 1,0, respectivamente.[16] Si bien el *preset* para partes pequeñas establece un valor automático para cada uno de estos índices, es posible disminuir el índice mecánico debajo de 0,23 al variar la potencia acústica del ecógrafo.

El haz se enfoca en el área retrobulbar y la ganancia se ajusta para obtener el contraste óptimo entre el nervio óptico y la grasa periorbitaria. El paciente debe estar en decúbito supino con la cabecera elevada a 35°. El transductor se coloca sobre el párpado superior, con los ojos cerrados, hasta observar una línea hipoecoica con márgenes claramente definidos posteriores al globo ocular. La sonda debe colocarse siempre suavemente con el párpado cerrado, nunca sobre la córnea o esclera, para evitar lesiones. Se debe evitar en todo momento ejercer presión sobre el globo ocular, dado que esto puede desencadenar el reflejo óculo-cardíaco (trigémino vagal), descrito por Aschner y Dagnini en 1908, potencialmente arritmogénico. Para esto, es útil tomar el transductor lineal entre los dedos índice y pulgar de la mano hábil, similar a tomar un bolígrafo, y apoyar el borde cubital de la mano (incluido el dedo meñique) sobre la región facial.

Las imágenes deben obtenerse en dos planos: sagital y transversal (**fig. 22-2**). La vaina del NO se mide 3 mm detrás de la retina, punto a partir del cual se traza una línea transversal del borde interno a borde interno de ambas líneas hipoecoicas verticales (borde interno de la duramadre), que se ha considerado el punto en que ocurre el máximo ensanchamiento de la vaina del NO por efecto del incremento en la PIC.[17]

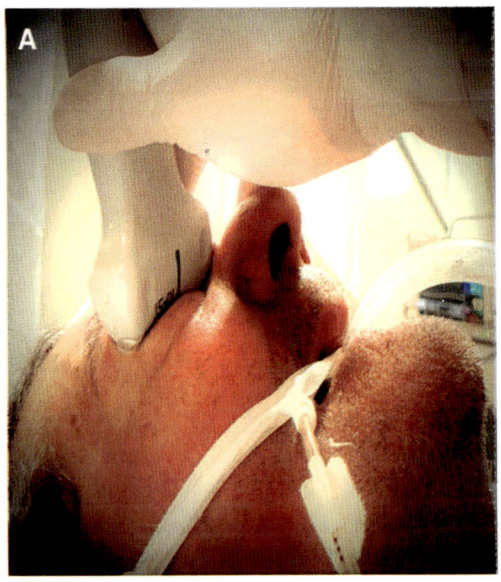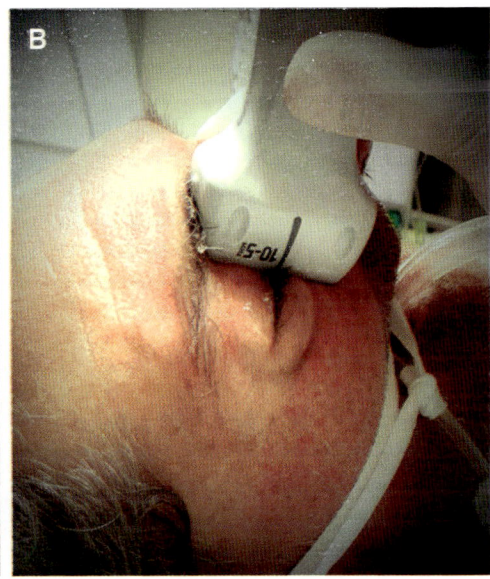

Fig. 22-2. A. Se observa el transductor con orientación transversal para la medición del DVNO. **B.** Vista sagital con el transductor en posición longitudinal.

 Cabe destacar que, para evitar errores en la medición del DVNO, se debe respetar el trazo de 3 mm por debajo del borde posterior de la retina, de lo contrario, se corre el riesgo de sesgo en las determinaciones posteriores (**fig. 22-3**).

El disco óptico se ve como una línea hiperecoica en la parte posterior del polo del globo ocular. El aspecto ecográfico normal del nervio óptico, del centro a la periférica, es: fibras nerviosas hipoecogénicas estrechamente rodeadas de la piamadre de aspecto ecogénico; espacio subaracnoideo anecogénico o hipoecogénico rodeado de duramadre que presenta un aspecto hiperecogénico; y grasa periorbitaria.

Para cada nervio óptico, se deben realizar al menos dos mediciones: una en el plano sagital y otra en el plano transversal mediante la rotación de la sonda en sentido horario, siendo el DVNO la media o promedio de todas las medidas realizadas. Siempre se deben valorar ambos ojos. Una vez que se ha logrado una correcta visualización del nervio óptico con su vaina, se debe congelar la imagen para realizar la medición en el lugar indicado previamente. El DVNO de cada ojo será el promedio de todas las mediciones realizadas en los dos planos mencionados. Por último, el DVNO final será:[18]

DVNO final = [media ojo derecho + media ojo izquierdo] / 2

Los pacientes pueden ser examinados en posición horizontal, o con 20 a 35° de inclinación de la cabecera. Esta última posición es de uso frecuente en los pacientes neurocríticos. Romagnuolo y cols. midieron el DVNO en 10 voluntarios sanos y concluyeron que el diámetro no cambia significativamente al variar la posición (desde Trendelenburg o Trendelenburg inversa hasta la horizontal).[19]

Detallaremos algunos puntos prácticos específicos que se deben considerar para lograr la mejor calidad posible en la medición del DVNO:[20]

- No debe hacerse a través del cristalino debido a que la presencia de artefactos puede conducir a falsos aumentos del diámetro. Cuando se realiza un enfoque del globo ocular, debe evitarse la visualización del cristalino. Esto se logra realizando pequeños movimientos de inclinación del transductor hacia arriba y

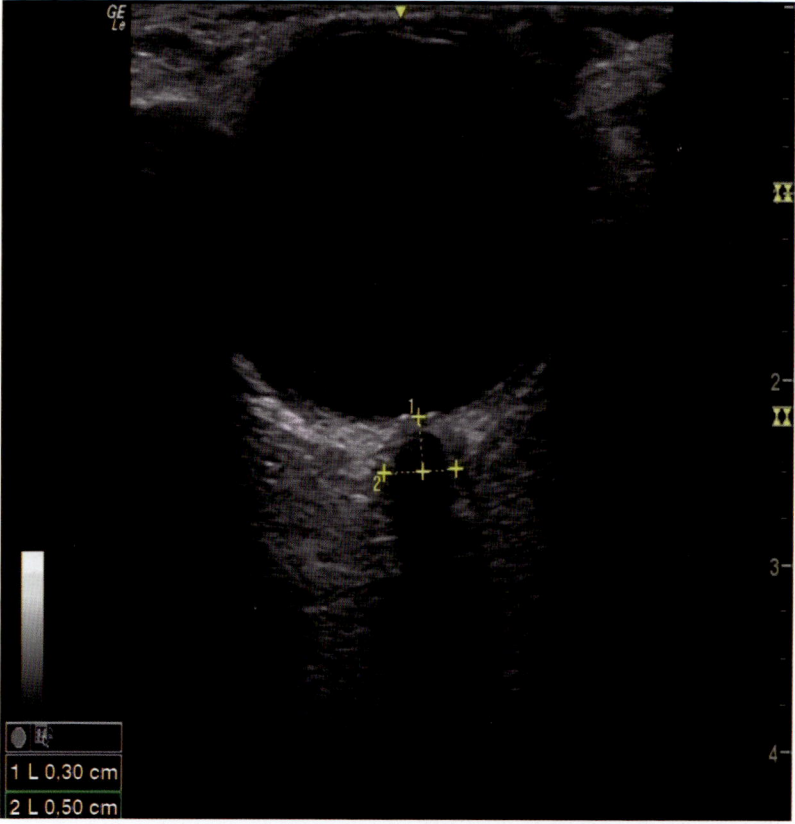

Fig. 22-3. Se observa la imagen de la vaina del nervio óptico (NO), donde se aprecia el contraste entre el propio nervio y el espacio subaracnoideo (ES). Se observa la medida del diámetro de la vaina del nervio óptico (DVNO).

hacia abajo hasta que desaparezca la imagen del cristalino (**fig. 22-4**).

- La distinción ecográfica (contraste) entre el propio nervio y el espacio subaracnoideo tiene que ser evidente; no es aceptable medir una "banda oscura" por detrás del globo ocular sin diferenciar entre nervio y aracnoides.

- Para la medición real del DVNO, debe identificarse el borde externo de la aracnoides; es así como las imágenes claras y confiables deben permitir la medición del diámetro interno de la duramadre; es decir, que la medición debe realizarse entre los bordes externos del área hipoecoica que rodea la piamadre y el NO.

- Las imágenes ideales del nervio óptico muestran el punto de su penetración en el globo ocular, es decir, "lo oscuro alcanza lo oscuro", aunque esto no siempre se puede lograr con exactitud. El nervio óptico aparece anecogénico (oscuro) y esta estructura debería alcanzar la parte posterior del globo ocular, que también se observa oscura. Esto se logra realizando pequeños movimientos de inclinación del transductor al igual que se hace para evitar la imagen del cristalino.

- Como la porción más distensible de la vaina está a 3 mm de distancia de la unión vítreo-retiniana, en este punto las mediciones se realizan en dirección perpendicular al eje mayor del nervio. En las desviaciones extremas de la mirada, esto puede resultar difícil por el ángulo agudo entre el eje del nervio y la pared posterior del globo ocular. Quizá sean necesarios varios intentos o recolocar la mirada, si es posible.

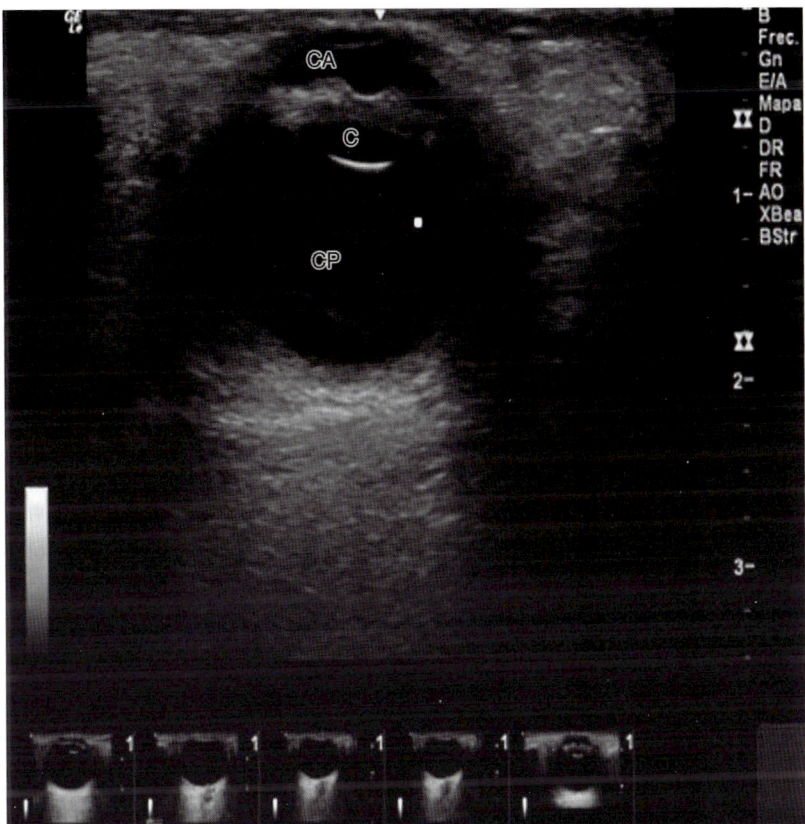

Fig. 22-4. Se observa una imagen ecográfica del globo ocular con su cámara anterior (CA) y cámara posterior (CP) dividi-das por el cristalino (C).

- Es importante medir el DVNO en ambos ojos y en los dos enfoques descritos (sagital y transversal).
- En la monitorización de tendencias del DVNO hay que revisar las grabaciones previas, con el fin de asegurar que las vistas y la técnica de medición sean similares. Las imágenes anteriores deben estar disponibles en el aparato o impresas para que sirvan de referencia. No se puede comparar el DVNO medido en planos sagitales con el calculado en planos transversales.

INTERPRETACIÓN DE LOS RESULTADOS: UMBRAL DE RIESGO O PUNTO DE CORTE

El valor o punto de corte de la medición del DVNO que se asocia con HIC (definida por PIC > 20 mm Hg) varía según los diferentes estudios alrededor del mundo, y pueden observarse valo-res que oscilan entre 5,0-6,0 mm.[21-24] En términos generales, es posible señalar que la sensibilidad y la especificidad de la técnica para la detección de HIC en los estudios mejor diseñados varían entre 88-95% y 74-96%, respectivamente.[21,22]

En Uruguay, nuestro grupo de trabajo (Yic y cols.), en un estudio piloto realizado en 56 pa-cientes, encontró un punto de corte de 5,65 mm de DVNO con una sensibilidad del 92,9% y una especificidad del 88,1%, y un área bajo la curva (ROC) de 0,973 para la detección de HIC mayor de 20 mm Hg (datos no publicados a la fecha).[24]

 Por lo tanto, se debe tener presente que el resul-tado final (promedio) obtenido en milímetros se interpreta de forma dicotomizada, es decir, mayor o menor que determinado umbral seleccionado. Si el valor del DVNO supera al umbral, en ese momento la PIC es mayor de 20 mm Hg.

—

En términos estadísticos, los OR combinados (posibilidad de ocurrencia de HIC con un valor del DVNO por encima del punto de corte) de los metanálisis de Dubourg y cols.[21] y de Robba y cols.[22] fueron 51 (22-121, IC 95%) y 67 (29-135, IC 95%), respectivamente.

Sobre la base de la evidencia nacional e internacional acumulada a la fecha, en opinión de los autores un valor menor de 5 mm es altamente sugestivo de una PIC menor de 20 mm Hg. En el otro extremo, un valor mayor de 6 mm es altamente sugestivo de una PIC mayor de 20 mm Hg. Para valores comprendidos en el rango de 5-6 mm (puede subdividirse en valores mayores o menores de 5,5 mm), se sugiere fuertemente complementar (a la clínica, tomografía y DVNO) la valoración del riesgo con otras técnicas no invasivas, como el Doppler transcraneal o la pupilometría cuantitativa. En casos aún dudosos, se plantea iniciar una monitorización invasiva de la PIC.

LIMITACIONES DE LA TÉCNICA Y SUS RESULTADOS

- La mirada inestable del paciente o la escasa colaboración debido a un síndrome confusional agudo u obnubilación puede dificultar la técnica, hecho excepcional en pacientes con IEA grave (coma) o bajo el efecto de analgesia-sedación en la unidad de cuidados intensivos.
- Los diferentes puntos de corte mencionados evidencian cierta variabilidad anatómica o técnica alrededor del mundo. Causas geográficas, medidas antropométricas, sexo y edad pueden explicar en parte las diferencias, pero los resultados publicados no son uniformes e incluso, a veces son contradictorios. Para sobrellevar esta limitación, se sugiere que, una vez cumplida la fase de entrenamiento, se recaben datos propios (validación interna de la técnica).
- En la criptococosis meníngea, la presencia de abundantes elementos fúngicos en ocasiones

produce una obstrucción completa del espacio subaracnoideo que rodea al nervio óptico, por lo cual estos pacientes pueden no presentar un DVNO aumentado pese a tener HIC.[25]
- En la HSA aneurismática aguda, al momento de la rotura del aneurisma la PIC puede elevarse de forma grave (mayor de 45 mm Hg), y es posible el compromiso de las propiedades elásticas normales de la vaina. Como resultado, la medición del DVNO puede no ser una estimación confiable en este escenario.[26,27]

 El DVNO tiene un comportamiento de saturación en relación con el aumento de la HIC. Esto quiere decir que el DVNO no sigue aumentando linealmente a medida que aumenta la PIC, lo que se explica por el límite de distensibilidad (propiedades elásticas) de la vaina del nervio óptico, la cual no sigue aumentando más allá de determinado valor de PIC.

—

- La necesidad de drenar LCR a través de catéteres intracraneales (ventriculares o cisternales) o lumbares de forma continua o intermitente, pero frecuente, previo a la medición del DVNO. Aunque este hecho no es usual, a la hora de interpretar los resultados es crucial poner en consideración la posibilidad de una subestimación del valor real de la PIC. En el primer caso, dado que se dispone de catéteres intraventriculares o cisternales con la monitorización de la PIC de forma directa, se objetiva el valor de PIC que permite adoptar decisiones terapéuticas de forma segura. En caso de drenaje lumbar, no siempre se cuenta con esta posibilidad (monitorización de PIC simultánea); por lo tanto, es necesario ser particularmente cuidadosos a la hora de interpretar los resultados del DVNO.
- Una situación similar es la existencia de una fístula (aguda) de LCR (p. ej., neurotraumatismo grave). En casos como los anteriores, es recomendable considerar complementar la valoración con un Dúplex o DTC (véase capítulo correspondiente) o plantear la necesidad de comenzar una monitorización invasiva de la PIC en función de la gravedad del paciente.

- Es una estimación puntual, de un momento dado, de un valor de PIC (mayor o menor de 20 mm Hg). Por lo tanto, una medida por debajo del umbral de riesgo para HIC tendrá una vigencia temporal variable en función del potencial expansivo de las lesiones intracraneales. Si se considera que el riesgo expansivo es bajo, entonces la vigencia temporal del valor hallado será más extendida y, por lo tanto, la nueva medida podrá diferirse algunas horas o incluso días. Lo contrario ocurre si el riesgo expansivo del patrón lesional es mayor. La medida deberá repetirse en pocas horas (2 a 6), y así sucesivamente. Por otra parte, también es conveniente repetir la medición ante cualquier empeoramiento clínico no explicable por razones extraneurológicas.
- No detecta gradientes intracraneales y, en consecuencia, la desviación de la línea media (DLM) con herniación cerebral puede pasar inadvertida. Esto es particularmente válido cuando el patrón lesional es asimétrico. La realización de un parenquimograma cerebral empleando el modo B de la sonda sectorial (2-2,5 MHz) a nivel temporal constituye una manera simple de detectar lesiones ocupantes de espacio intraaxiales o extraaxiales y la DLM. Por supuesto, la tomografía computarizada (o la resonancia magnética) representa un estudio superior y ampliamente accesible para aquellos pacientes que puedan trasladarse para su realización.

COMPLICACIONES DE LA TÉCNICA

Las complicaciones de la técnica están vinculadas con el uso incorrecto del ecógrafo o el transductor, sin respetar los puntos de seguridad técnico-prácticos mencionados, que incluyen la configuración adecuada de los límites de seguridad respecto del índice térmico y el índice mecánico. En este último caso, el aumento de la temperatura del tejido o los efectos biológicos mecánicos (cavitación) son posibles, respectivamente. La realización de chequeos periódicos por parte del personal debidamente autorizado contribuye a un uso seguro del ecógrafo.

CONCLUSIONES

En pacientes con IEA estructural de diferente gravedad clínica inicial y potencial desarrollo de HIC, la estimación indirecta de la PIC (mayor o menor de 20 mm Hg) a través de la medición del DVNO se correlaciona fuertemente con los valores de PIC medida de forma invasiva.

Con valores de DVNO inferiores a 5 mm, la posibilidad de estar en presencia de HIC (PIC por encima de 20 mm Hg) es muy baja, en tanto que, para valores superiores a 6 mm, esa posibilidad claramente aumenta (p. ej., el OR agrupado del metanálisis de Bourg y cols.[21] fue 51) y justifica la puesta en marcha de medidas diagnóstico-terapéuticas, cuya finalidad sea evaluar los riesgos potenciales de continuar con las mismas mediciones realizadas hasta ese momento o adoptar otra estrategia que comprenda (si corresponde): repetir nueva imagen, iniciar monitorización invasiva o tratamiento a ciegas con medidas médicas o neuroquirúrgicas.

Siempre que sea posible, debe incorporarse la información aportada por esta técnica al conjunto de datos aportados por otras herramientas de neuromonitorización clínica-imagenológica-instrumental.

Si el paciente tiene indicación de monitorización invasiva de la PIC y esta se encuentra disponible, debe comenzar sin retraso. En cambio, en casos dudosos, se debe considerar el seguimiento del DVNO como una medida no invasiva de tamizaje (*screening*) de PIC elevada o no (mayor o menor de 20 mm Hg). Siempre que se pueda debe realizarse, de manera concomitante, una exploración con Dúplex transcraneal o DTC.

REFERENCIAS

1. Lochner P, Czosnyka M, Naldi A, et al. Optic nerve sheath diameter: present and future perspectives for neurologists and critical care physicians. Neurol Sci 2019;40:2447-57.

2. Ohle R, McIsaac SM, Woo MY, et al. Sonography of the optic nerve sheath diameter for detection of raised intracranial pressure compared to computed tomography: a systematic review and meta-analysis. J Ultrasound Med 2015;34:1285-94.

3. Hansen HC, Helmke K. Validation of the optic nerve sheath response to changing cerebrospinal fluid pressure: Ultrasound findings during intrathecal infusion tests. J Neurosurg 1997;87:34-40.

4. Rothman MI, Zoarski GH. The orbit. En: Sutton D. Textbook of radiology and imaging. 7° ed. Londres: Churchill Livingstone; 2003:1573-95.

5. Rizzo J. Embryology, anatomy, and physiology of the afferent visual system. En: Miller NR, Newman NJ, eds. Walsh and Hoyt's Clinical Neuro-Ophthalmology. 6.th ed. Philadelphia: Lippincott Williams & Wilkins; 2005:25-30.

6. Pauwels LW, Akesson E, Stewart P, et al. Cranial Nerves in Health and disease. 2.° ed. London B. C. Decker; 2002.

7. O'Rahilly R. The early development of the eye in staged embryos. Contrib Embryol 1966;38:1-42.

8. Wood JH. Physiology, pharmacology, and dynamics of cerebrospinal fluid. En: Wood JH, ed. Neurobiology of cerebrospinal fluid. New York: Plenum Press; 1989:1-16.

9. Killer H, Jaggi G, Flammer J. The optic nerve: a new window into cerebrospinal fluid composition. Brain 2006;129:1027-30.

10. Helmke K, Hansen HC. Fundamentals of transorbital sonographic evaluation of the optic nerve sheath expansion under intracranial hypertension. I. Experimental study. Pediatr Radiol 1996;26:701-5.

11. Hayreh SS. Pathogenesis of oedema of the optic disc (papilloedema). Br J Ophthalmol 1964; 48: 522-43.

12. Liu D, Kahn M. Measurement, and relationship of subarachnoid pressure of the optic nerve to intracranial pressure in fresh cadavers. Am J Opthalmol 1993;116:548-56.

13. Tayal VS, Neulander M, Norton HJ, et al. Emergency department sonographic measurement of optic nerve sheath diameter to detect findings of increased intracranial pressure in adult head injury patients. Ann Emerg Med 2007;49(4):508-14.

14. Soldatos T, Karakitsos D, Chatzimichail K, et al. Optic nerve sonography in the diagnostic evaluation of adult brain injury. Crit Care 2008;12:R67.

15. Helmke K, Hansen HC. Fundamentals of transorbital sonographic evaluation of optic nerve sheath expansion under intracranial hypertension II. Patient study. Pediatr Radiol 1996;26:706-10.

16. Miller DL, Abo A, Abramowicz JS, et al. Diagnostic ultrasound safety review for point-of-care ultrasound practitioners. J Ultrasound Med 2020;39:1069-84.

17. Bäuerle J, Nedelmann M. B-mode sonography of the optic nerve in neurological disorders with altered intracranial pressure. Perspect Med 2012;1:404-7.

18. Messerer M, Berhouma M, Messerer R, et al. Intérêt de l'échographie du diamètre de l'enveloppe du nerf optique pour la détection non invasive de l'hypertension intracrânienne. Neurochirurgie 2013;59(2):55-9.

19. Romagnuolo L, Tayal V, Tomaszewski C, et al. Optic nerve sheath diameter does not change with patient position. Am J Emerg Med 2005;23(5):686-8.

20. Sargsyan A, Blaivas M, Geeraerts T, et al. Ecografía ocular en la unidad de cuidados intensivos. En: Lumb P, Karakitsos D. Ecografía en Medicina Intensiva. Barcelona: Elsevier España; 2015:45-50.

21. Dubourg J, Javouhey E, Geeraerts T, et al. Ultrasonography of optic nerve sheath diameter for detection of raised intracranial pressure: a systematic review and meta-analysis. Intensive Care Med 2011;37:1059-68.

22. Robba C, Santori G, Czosnyka M, et al. Optic nerve sheath diameter measured sonographically as non-invasive estimator of intracranial pressure: a systematic review and meta-analysis. Intensive Care Med 2018;44:1284-94.

23. Yic C, Pontet J. Neurosonología básica: Diámetro de la vaina del nervio óptico y pupilometría. En: Ultrasonografía en urgencias, cuidados críticos y anestesiología. Montevideo: Cuadrado; 2016:251-61.

24. Yic C, Pontet J, Bioni I, et al. Utilidad de la medida ecográfica del diámetro de la vaina del nervio óptico para detectar hipertensión intracraneana. Correlación con variables del neuromonitoreo. Premio al 2.° mejor trabajo científico, presentado en el XIV Congreso Nacional de Medicina Intensiva. Octubre de 2015, Montevideo, Uruguay.

25. Nabeta HW, Bahr NC, Rhein J, et al. Accuracy of noninvasive intraocular pressure or optic nerve sheath diameter measurements for predicting elevated intracranial pressure in cryptococcal meningitis. Open Forum Infect Dis 2014;11:ofu093.

26. Hansen HC, Lagrèze W, Krueger O, et al. Dependence of the optic nerve sheath diameter on acutely applied subarachnoidal pressure – an experimental ultrasound study. Acta Ophthalmol 2011;89:e528-32.

27. Zoerle T, Caccioppola A, D'Angelo E, et al. Optic nerve sheath diameter is not related to intracranial pressure in subarachnoid hemorrhage patients. Neurocrit Care 2020;33:491-8.

Índice analítico

Los números de página seguidos de una "c" indican un cuadro y los seguidos de una "f" una figura.